U0306189

中医医学科学理论丛书

中医药学给予西医药学的启迪

李立希　著

中医古籍出版社

图书在版编目（CIP）数据

中医药学给予西医药学的启迪/李立希著 . —北京：中医古籍出版社，2016. 11

（中医医学科学理论丛书）

ISBN 978 - 7 - 5152 - 1312 - 5

I. ①中… II. ①李… III. ①中西医结合 - 文集 IV. ①R2 - 031

中国版本图书馆 CIP 数据核字（2016）第 200212 号

中医药学给予西医药学的启迪

李立希　著

责任编辑　贾萧荣
封面设计　陈娟
出版发行　中医古籍出版社
社　　址　北京东直门内南小街 16 号（100700）
印　　刷　三河市德辉印刷有限公司
开　　本　880mm × 1230mm，1/32
印　　张　15. 25
字　　数　400 千字
版　　次　2016 年 11 月第 1 版　2016 年 11 月第 1 次印刷
书　　号　ISBN 978 - 7 - 5152 - 1312 - 5
定　　价　36. 00 元

内 容 提 要

　　本书全面论述了传统中医药学的特色与优势，以 NEI 为主导的"人体整体调控网络"科学概念是人体科学的基因概念，它是连接中西医学的桥梁，是把两者统一起来的生物学基石。"科学中医整体调控医学"的创立，启迪世人应该创建"西医整体调控医学"这一西医药学的新分支。本书还研究了科学中医整体调控医学临床的特点，并探索比较中药调节功能欠缺的西药开发新药的若干思路。

　　本书内容丰富，是立足于创新的中西医科研、临床工作人员的良师益友。

作者简介

李立希，男，应用数学副教授，原广东工业大学计算机学院软件研究所所长。

主要论著

［1］李立希. 科学中医整体调控医学［M］. 北京：中医古籍出版社，2015.

［2］李立希，管悦，孙桂珍. 科学中医气学基础［M］. 北京：中医古籍出版社，2009.

［3］李立希，管悦，孙桂珍. 中医药治病疗效的机理研究［M］. 北京：中医古籍出版社，2009.

［4］李立希，李粤，管悦，等. 中医医学科学理论研究［M］. 北京：中医古籍出版社，2008.

［5］李立希，杨春燕，李铧汶. 可拓策略生成系统［M］. 北京：科学出版社，2006.

［6］李立希，李铧汶. 可拓策略生成方法与技术研究［J］. 数学的实践与认识，2006，36（1）：190－193.

［7］李立希，李铧汶，杨春燕. 可拓学在数据挖掘中的应用初探讨［J］. 中国工程科学，2004，6（7）：53－59.

［8］李粤，李立希，吴学谋. 泛系方法论与幻方构造［J］. 应用数学和力学，2000，21（7）：675－678.

［9］李立希，李嘉. 可拓知识库系统及其应用［J］. 中

国工程科学，2001，3（3）：61－64.

[10] 李立希. 泛系分析与《内经》[M] //雷顺群.《内经》多学科研究. 南京：江苏科技出版社，1990：6.

[11] 李立希，孟庆云. 中医辨证论治的泛系数学模型（Ⅰ）[J]. 辽宁中医杂志，1986（6）：7.

[12] 李立希，孟庆云. 中医辨证论治的泛系数学模型（Ⅱ）[J]. 辽宁中医杂志，1986（7）：13.

[13] 李立希，沈士芳. 泛系方法论与专家系统. 中医系统工程，1986.

[14] 李立希. 泛系医学：多学科研究医学的一个新专题. 医学与哲学，1986（2）：5.

E－mail：lilixi_ gdut@163. com

选择廿一世纪的最新科技
成果与中医学结合 邓铁涛

国医大师邓铁涛教授为作者题词

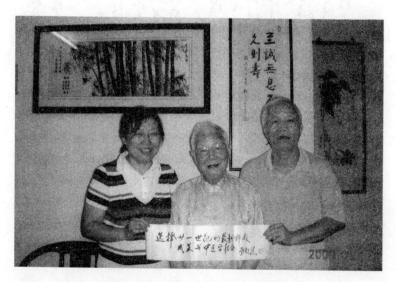

国医大师邓铁涛教授与作者合影留念

李主席 教授：您好！

手足又大作早已收到，还复为歉！大作引用我们之研究成果，甚幸！中医药学乃中华文化之瑰宝，集几千年来先祖智慧与无数前人之生命、其中研究出来的一门以人为本之大自然和谐共处的东方优秀文化之代表。21世纪西方科学越发现以西方为群体的科学哲学的不足接受……愿中药……黄工程取得丰硕之成果。

敬复

邓铁涛

国医大师邓铁涛教授给作者的一封信

肾 虚 与 科 学

——沈自尹院士的中西医结合研究心路历程

主　编　董兑成　蔡定芳

编　委　张新民　吴　斌　黄建华

李立希教授惠存

沈自尹　2012.9.17

中科院沈自尹院士赠送大作《肾虚与科学》

前　言

　　中国科学家因为在中国本土进行的科学研究而首次获诺贝尔科学奖：据诺贝尔奖官网的消息，瑞典斯德哥尔摩当地时间10月5日中午11时30分，2015年诺贝尔生理学或医学奖在当地的卡罗琳斯卡医学院揭晓，爱尔兰医学研究者威廉·坎贝尔、日本学者Satoshi Omura以及中国药学家屠呦呦荣获了该奖项。诺贝尔生理学或医学奖评选委员会主席齐拉特称：中国女科学家屠呦呦从中药中分离出青蒿素应用于疟疾治疗，这表明中国传统的中草药也能给科学家们带来新的启发。她表示，经过现代技术的提纯和与现代医学相结合，中草药在疾病治疗方面所取得的成就"很了不起"。

　　中华民族在历史上是一个名医辈出的民族，但中医不是"经验医学"，中医是具有严密理论体系的医学。中医在两千年前已上升到理论体系的高度，使得我们先辈在医学领域的许多方面处于国际领先水平，并为中华民族的繁衍昌盛作出了伟大的贡献。历史证明中医药知识体系是科学的，中医学曾是一门古老医学科学。人们会自然的发问，难道中医学的作用仅限于"中国传统的中草药也能给科学家们带来新的启发"吗？中医药学给予西医药学的启迪究竟还有什么呢？

　　姚泰编著的《人体生理学（上、下册）第三版》指出："人类对于自身的结构和功能的研究和认识，一方面是向分子生物学的水平深入，另一方面是从机体的整体水平来认识身体各个组成部分的复杂的相互关系和它们如何统一成为一个整体，以及机体如何与自然、社会环境相互作用和统一。生理学研究的一个极其重要的任务，就是要建筑一座桥梁，把细胞、分子水平的知识和整体水平的知识联系起来，用愈来愈多的细胞、分子水平的知识来认识和阐明机体整体的各种生命活动，这也是生命科学各个学科的共同任务。但是目前科学的发展水平离这个目标还有很大的距离，所以我们这本书中仍是细胞和分子、器官和系统以及整体三个水平上对各种生理现象进行叙述，尤其是身体的各部分之间通过复杂的相互联系和反馈调节，使机体内环境相对恒定的机制。"

无论中医还是西医，都以人类的健康为最终目标；中医学和西医学虽然经历着不同的历史进程，具有不同的理论体系，但其研究对象是一致的，疾病发生的物质基础也是一致的，二者之间理应存在着一个共同的生理解剖体系，它可以把两者统一起来。

作者几十年来始终坚持钱学森院士指明的方向，坚持"把西方的科学同中医所总结的理论以及临床实践结合起来"的原则，发现了以 NEI 为主导的"人体整体调控网络"是连接中西医学的桥梁，并在此基础上建立起既能体现中医学科的实质和精华，又能适应现代诊疗的中医理论体系，也是代表未来医学发展方向的中医学——科学中医整体调控医学。"人体整体调控网络"调节机制失调，"现代气"紊乱是患病的根本原因；西医的病和中医的证皆是"人体整体调控网络"调节机制失调时机体不同的状态；治疗的最终目的是激发和提高"人体整体调控网络"的调节能力，使人体恢复健康。所谓药（方）的治病机理，即是药（方）对"人体整体调控网络"具体的影响与作用机制。

因此，应该创建"西医整体调控医学"这一西医药学的新分支。"西医整体调控医学"与"科学中医整体调控医学"的生物学基石都是"人体整体调控网络"。本书全面论述了传统中医药学的特色与优势，以 NEI 为主导的"人体整体调控网络"科学概念是人体科学的基因概念，它是连接中西医学的桥梁，是把两者统一起来的生物学基石。"科学中医整体调控医学"的创立，启迪世人应该创建"西医整体调控医学"这一西医药学的新分支。本书还研究了科学中医整体调控医学临床的特点，并探索比较中药调节功能欠缺的西药开发新药的若干思路。

本书参考了国内外许许多多学者的文章和研究成果，谨向他们表示衷心的感谢。特别是，中科院沈自尹院士赠送大作《肾虚与科学》，国医大师邓铁涛教授赠送大作《中医五脏相关学说研究》与《中医大辞典》，中医理论家孟庆云研究员几十年来给予支持与鼓励，在此致以衷心的感谢。

目　　录

第 **①** 篇

传统中医药学的特色与优势

第1章 中医学是医学复杂性科学

1.1 问题的提出——中医学是不是科学

自近代"科学"一词被引入中国以来，中医药就一直与"科学"有一种"剪不断，理还乱"的情结。20 世纪后，中医药在管理、医疗、教学、科研上遇到的种种困难和问题，其深层次的原因，无不与"中医药是否是科学有关"。中医是不是科学？中医哪些内容是科学的，哪些内容是糟粕？如何来证明中医的科学性？

中医药的生存发展问题已讨论了几十年，但总是陷入老调重弹的怪圈之中，几十年前谈的问题，今天还在"老生常谈"，几十年前想解决的问题"现在仍然是问题"，就像进入一个"魔圈"，绕来绕去总绕不出来。"什么是科学？""中医药到底是不是科学？""如果说中医药是科学，那么，它又是一门什么样的科学？""如果说不是，那么，中医药又是什么呢？"……从根本上搞清楚这一系列问题，是历史赋予我们的重任。

解决问题的最优方法是与现代科学相结合，特别是与现代最新的非线性科学、复杂性科学相结合，从而用现代科学的语言与方法来论证中医的科学性。同时，要回到科学的源头，客观地论证中医的科学地位。

1.2　中医学是一门古老医学科学

首先，中医学是一门古老的医学，这是不争的事实。那么，中医学是不是古代科学？为了回答这一问题，必须研究什么是"科学"。

对"科学"的定义是多种多样的，但有一点是共同的，那就是认为科学就是要追求知识，科学是一种知识体系：科学一词英文翻译为"science"，但也注明同古代"knowledge"，即更为宽泛的知识。在汉英词典中的科学词条下，既有"science"，也有"knowledge"。因此在作科学或文化史考察或思考的时候，使用更为古典和更为宽泛的"knowledge"，即知识更为合适。关于"科学"和"科学史"的定义与这一看法吻合。《不列颠百科全书》的"科学"的定义是这样的："一般说来，科学涉及一种对知识的追求，包括追求各种普遍真理或各种基本规律的作用。"《简明不列颠百科全书》这样给科学史下定义："科学史一直是关于知识不断积累以及科学战胜无知和迷信的成功历程的记述。"总之，其所涉及的是这样一个领域，人类面对的对象是自然与日用知识。

又如，英国生物学家达尔文认为："科学就是整理事实，以便从中得出普遍的规律或结论"。而英国哲学家罗素认为："一切确切的知识都属于科学"。

中华民族在历史上是一个名医辈出的民族，但中医不是"经验医学"，中医是具有严密理论体系的医学。中医学在其理论和技术发展过程中，不断吸收当代的哲学、科学技术和文化成果，包括天文、气象、地理、动植物和农业等相关领域的学术成果。中医两千年前已上升到理论体系的高度，使得我们祖辈在医学领域的许多方面处于国际领先地位，并为中华民族的繁衍昌盛做出了伟大的贡献。历史证明中医药知识体系是科学的，中医学曾是一门古老医学科学。

中医药具有中国文化的特征和功能，但中医药首先是一门医学，具有科学技术的内核。它既是一门充满哲学智慧的医学科学，同时还是一种以医学科学为核心的文化现象。本书的研究仅限于医学科学理论，即中医药的科学技术内核。

1.3 中医学不属于"传统科学"所界定的科学

如果定义科学是按"西方实验＋逻辑、推理"的方法建立起来的认知体系与方法，称之为"西方科学"或"传统科学"，则中医不属于传统科学含义的科学。从人类科技史看，传统科学是指源于古希腊的，以还原论为基础的科学。中医不属于传统科学所界定的科学，我们必须正视这一现实。但这并不意味着否定了中医是科学，不能认为中医是不科学的，更不能因此而断定中医是伪科学。中医是科学，但中医不属于西方科学或传统科学所界定的科学，这就是基本原则。现在有的人，只要你说中医不属于（西方科学或传统科学所界定的）科学，他就说你是否定中医药，这是不对的；而有的人，把西方科学或传统科学认定为唯一的科学，甚至于是真理的化身，根据中医不属于西方科学或传统科学所界定的科学，就否定中医药，甚至于把"伪科学"的大帽强加于中医药学的头上，这更是犯了历史性的错误。

在现实生活中，关于中医学科学性的问题除了个别别有用心的人外，大多都是因为难以掌握"中医是科学，但中医不属于西方科学或传统科学所界定的科学"而引起的。如中西结合，中西医学互相取长补短，则有利于双方的发展与临床水平的提高。在现阶段，由于两种医学不属于同一种知识体系，认为两者可以自然地有机结合，或用西医的标准判断中医药的是非，甚至于用西医改造中医，都是错误的。

下面我们换一个角度，就是不用"西方科学或传统科学所界定的科学标准"来衡量中医学，而是用"科学就是要追求知识，科学是一种知识体系"来衡量中医学，则中医学是科学的。其理由是：在新的历史阶段，中医仍然可以取得很好的临床效果，这是不争的事实，这说明中医学的知识体系是经得起历史考验的。有人说他不否定中医药，仅认为理论不科学。中医理论体系是否经得起时间的考验？我们还是从临床入手加以探讨。2003 年春，国内外很多地区爆发了流行性传染病"非典型肺炎（SARS）"，我国广东省是首先爆发的地区。面对突如其来的新疾病，广州的中医率先运用中医的理论进行分析，结合当年当时的气候特点及患者的症状，将 SARS 辨证诊断为春温病伏湿而论治之，取得了安全有效、可缩短住院天数、后遗症少的重大成果，得到世界卫生组织的嘉许，受到世界人民的瞩目。有学者根据中医运气学说特点，指出 SARS 当年秋冬季不会再来，因为缺乏疫毒生存的条件，事实果然如此。SARS 对中西医来讲都是新的病种，中西医对其突然爆发都没有什么治疗经验，而中医治疗后取得了肯定的疗效。随后，应香港医院管理局的邀请，广东省中医院派出两名年轻的中医师到香港开展临床治疗研究工作，他们在老师远程指导下取得了较好的成绩，受到各界人士的好评，这些靠的是什么？显然，中医战胜 SARS，靠的绝不是什么经验，而是理论，是整体观念和辨证论治的理论精髓。

实践证明，中医药的知识体系是经得起历史考验的，是科学的。中医理论体系虽然创立于两千多年前，但中医学具有现代性质和现代意义，难道仅仅因为是"历史"的就不能是现代的？王琦在《哲眼看中医》一书中指出：科学界对"历史"和"现代"有了新的认同；常泽宗先生在《科学史十论》中说："从孟德尔遗传定律的重新发现这个事例，可以得出这样一个重要的引申：

当一位久远的科学家的思想方法或理论被用为现今理论的一部分时，也可以把它看作'现代的'"。因此，1969 年诺贝尔生理、医学奖的获得者，生物物理学家德尔布律克把亚里士多德看作是分子生物学的创始人之一，他们认为科学和问题的历史只要同我们现今所关注的课题属于相同的知识传统和范式，就应该同现代相同。从这个意义上讲，中医是当之无愧的现代科学。

1.4 结论——中医学是医学复杂性科学

中科院朱清时院士在《哲眼看中医》一书中选文指出："中医是复杂性科学"。

现代唤醒复杂性兴趣的起源地是维也纳。1928 年贝塔朗菲（Von）完成描述生物有机体系统的毕业论文。在此之前的若干年，怀特海在《科学和现代世界》上以"有机体的哲学"一文，描述了相类似的见解。自此以后的 20 年，在这方面做出实质性贡献的人及其著作有：马卡洛赫和匹茨的神经网络（neural network），冯·诺依曼的细胞自动机（cellular automata）和复杂性（complexity）以及维纳的控制论（cybernetics）。到了 20 世纪 50 年代以后，尽管普里高津及哈肯做出过重要的贡献，但关于复杂性的研究，仍进展的较为缓慢。

20 世纪 80 年代初在美国新墨西哥州圣塔菲研究所（Santa Fe Institute，以下简称为 SFI）的一批科学家进行了一场名为"复杂性科学（science of complexity）"的科学革命。SFI 先后邀请了三位诺贝尔奖获得者：夸克理论的创始人、加州理工学院的默里·盖尔曼，斯坦福大学的经济学家肯尼斯·约瑟夫·阿罗以及普林斯顿大学凝聚态物理学家菲利普·W·安德森，另外还有一些年轻的科学家，形成了年轻的科学家可以和世界级的大师携手合作的局面：一批不同领域（生物学、经济学、计算机科学、物理学、数学、哲学等领域）的科学家，他们热衷于不同学科之间的深入与互相影响。SFI 安排了经济、物理、生物、计算机、考古、政治学、人类学等领域中的学者的对话与研究，试图在各种不同的复杂系统之间找出一些共性。SFI 的科学家们摆脱了固有学科的一些观念上的束缚，探索未知的新天地，进行了一场跨学科的、学科大整合的科学革命，致力于他们称之为"复杂性科学"的开创，其所进行的科学发展模式是史无前例的。

他们认为，复杂系统是由大量的、不同的、相互作用的单元构成的网络。他们认识到还原论对处理复杂系统的局限性：

（1）单元的行为无法独立地分析。因无法与其他单元分开。

（2）单元间的关系或相互作用难以明确。

SFI 的一个重要观点可概括为：通过"猜想"看整个系统的重要性；对于复杂的、高度非线性的系统，其整体的行为不是简单地与部分行为相联系，要求有勇气，在全局情况下从广泛的方面看，而不是看个别方面的具体细节。上述看法出自加州理工学院基本粒子物理诺贝尔奖得主盖尔曼。

我国科学家提出了"从定性到定量的综合集成"法。综合集成法的重要意义在于指导人们当遇到复杂的问题时，沿着一种科学的途径去寻求科学与经验相结合的解答。在综合集成法中，专家的猜想与直觉是十分重要的。总之，可以说 SFI 的看法与国内科学家的看法有相同之处：

（1）还原论有局限性，需要有勇气从整体看问题；

（2）在处理复杂问题时，猜想或直觉（形象思维）具有重要性。

复杂性科学（Science of Complexity）是一种新兴的边缘、交叉学科。国外有学者称复杂性科学是科学史上继相对论和量子力学之后的又一次革命，它是系统科学发展的一个新阶段，可称之为"21 世纪的科学"。有关的学术会议和论文发表数量急剧增加，相关的研究在国内外掀起了热潮。总之，它方兴未艾，引起了国内外越来越多学者的关注。复杂性科学打破了线性、均衡、简单还原的传统范式，而致力于研究非线性、非均衡和复杂系统带来的种种新问题。相对于"西方科学"或"传统科学"，我们称之为现代科学。

中医学有超时空的品质，它属于复杂性科学。中医学是数千年针对活着的整体的人及病人而形成的复杂性科学，也可称之为"医学复杂性科学"。人体是一个开放的巨系统，因此，我们要充分借鉴吸收复杂性科学理论与方法来研究中医学。

第2章 中医学思维方法与思维模型

中医不是"经验医学"，中医是具有严密理论体系的医学科学。在医学理论形成过程中，医疗实践的经验，零散的医学知识和片断化的医学理论上升为系统的医学理论，进而形成学术体系，需要较高的思维能力和水平，有赖于医家们浓厚的哲学素养。在战国秦汉，代表先进哲学的宇宙观、认识论和方法论，自然为医家所接受，并用其分析、归纳、整理医疗经验、医学知识，从而建构了《内经》学术体系。战国秦汉哲学，以精气、阴阳、五行学说为代表，对中医学产生过重要影响。其原论载于诸子，特别是《周易》，其价值与贡献主要在于哲学，阐发了对自然、社会普遍规律的认识。《周易》对《内经》学术体系形成的影响，主要是思维方式。因此，我们把中医学理论的主要特色概括为：中医学是以《易经》与《河图洛书》取象运数的思维方法为主，以模型为主要工具构建中医理论的基本框架。从现代科学观点看，中医学的方法是复杂性科学方法。

2.1 中医学的方法是复杂性科学方法

还原论不是复杂性科学的研究方法，而中医学的思维方法是复杂性科学方法。

什么是复杂性科学？《科学美国人》杂志的资深作家霍根（Horgan）曾悲观地认为，复杂系统的定义有31个之多，怎能让研究者创立统一的理论？如果要握简驭繁，则美国《科学》杂志的简明定义可以接受，即复杂系统是这样的系统：通过对它的组成部分的了解不能对它的特性做出完全的解释。复杂性科学是研究复杂系统行为与性质的科学。它的研究重点是探索宏观领域的复杂性及其演化问题。它涉及数学、物理学、化学、生物学、计算机科学、经济学、社会学、历史学、政治学、文化学、人类学和管理科学等众多学科。之所以被称为复杂性科学，似乎有多种理由，其中之一是由于它具有统一的方法论——整体论或非还原论。因此，复杂性科学被称为整体论科学或非还原论科学，也有人把它看作是与简单性科学相对立的科学。复杂性科学的产生是为了避免传统还原论科学的局限性，传统还原论科学的方法论是还原论的。这种还原论方法论具备 3 个特征：①本体层面，事物有组成结构和层次；②认识层面，能从关于部分（或低层次）的概念、定律、理论和学科中推导出关于整体（或较高层次）的概念、定律、理论和学科，当然完成这样的推导需要一些条件；③方法层面，对事物进行研究时，把整体分解为部分，或把较高层次的物质结构分解为较低层次的物质结构。在这种方法论指导下，传统还原论科学虽然取得了巨大成就，但在解释生物机体的秩序、目的性和精神等方面仍遇到不少困难；特别在解决经济、社会等复杂问题时，更是捉襟见肘。自 20 世纪以来，科学的迅猛发展使还原论方法论和简单性思想受到了多方面的冲击。面对这些困境，复杂性科学应运而生，它为科学的发展提供了一个运用"整体"或"系统"以处理复杂性问题的新方向。

中医的研究对象不是单纯的病，而是病人，而人体是一个开放的巨系统。中医学是数千年针对活着的整体的人及病人的研究而形成的复杂性科学，也可称之为"医学复杂性科学"。英国《自然》杂志的主编菲利普·坎贝尔博士到中国访问时说，中国古代科学方法重视从宏观、整体、系统角度研究问题，其代表是中医的研究方法，这种方法值得进一步研究和学习。

中医学的根本特点就是整体观念和辨证论治。整体的含义是，把人体及其生存的天时地域环境、人体与社会、人体各组成部分、心理与形体、动态与静态等作为一个统一体来观察、描述和研究，即其观点是整体的。辨证论治，就是在整体观念的指导下，根据疾病过程中各方面的特征相互作用形成的主要特点，辨别其主要矛盾及矛盾的主要方面，提出解决矛盾的正确方法，然后采用与此方法相应的治疗措施或手段。

中医学的整体观念，是以整体的思想去分析一切事物，面对一件事情、面对一个病人时，当下就用整体观念去思考，而不是先思考局部，再将各个局部特征叠加而成为"一个整体"。在具体操作上，中医学根据"有诸内者必形诸外"的信息藏象原理，通过"司外揣内"的方法对人体及其功能这个"黑箱"进行诊断，根据输入信息（给药、针灸等干预手段）、输出信息（疗效）来研究疾病的防治，在整个诊治过程中运用了比类从容的方法，对这些信息加以思维和调控，这与应用生硬的生化和物理"金指标"的西医显然不同。

模型方法是现代科学的核心方法，当然也是生命科学的核心方法。中国传统生命科学，从《内经》开始就采用模型方法。《内经》作者在《周易》卦名象数的影响下，建立了三类模型：一是实体模型，如通过解剖而视之和以表知里等关于人体局部现象的天然实物模型，这种模型属于实体模型中的结构功能模型。二是关于人体整体的混合理论模型，例如藏象经络学说，既涉及结构功能，又有理论形式推测是为混合理论模型；又如六气、六淫病邪也是混合理论模型，其中六气六淫为实在的气候物理因素，但其致病又是一种理论推测。三是理论模型，如五行模型、三阴三阳模型和九宫模型等。在五行模型中，五行已从实物抽象为五类特征，已从形象模型过渡到抽象的符号，以阐述事物的关系和规律。因此，五行是一种理论模型。

2.2 取象运数是中医思维的主要方法

2.2.1 取象运数的思维方法

取象运数是中医思维的主要方法。

中医采用据"象"归类、取"象"比类的整体、动态思维方法。所谓"象"指直观可察的形象，即客观事物的外在表现。以《周易》为代表的取象思维的方法，就是在思维过程中以"象"为工具，以认识、领悟、模拟客体为目的的方法。取"象"是为了归类或类比，它的理论基础是视世界万物为有机的整体。取象比类即将动态属性、功能关系、行为方式相同相近或相互感应的"象"归为同类，按照这个原则可以类推世界万事万物。

中医即采用这种方法，又称"唯象"的方法。中医在分析人的生理功能结构时，将人体脏腑、器官、生理部位和情志活动与外界的声音、颜色、季节、气候、方位、味道等按功能属性分门别类地归属在一起。《素问·五藏生成篇》："五藏之象，可以类推。"如心脏，其基本功能是主神明、主血脉，宇宙万物中的赤色、徵音、火、夏、热、南方、苦味、七数、羊、黍、荧惑星等均可归属于心。五脏均以此类推。这种取象的范围可不断扩展，只要功能关系、动态属性相同，就可无限地类推、类比。如果客体实体与之发生矛盾，那么也只能让位于功能属性。中医有一个"左肝右肺"的命题，历来争议很大。肝在人体实体中的位置应该在右边，为什么说"左肝"呢？其实这是从功能、动态属性上说的，肝有上升、条达的功能，故与春天、东方等归为一类，东方即左边。同时这个方位又是太极象数模式的方位。

中医在对疾病的认识上，也是据象类比的。中医重"证"不重"病"。将各种病症表现归结为"证"。如眩晕欲扑、手足抽搐、震颤等病症，都具有动摇的特征，与善动的风相同，故可归为"风证"。中医"同病异治，异病同治"的原则，就是根据动态功能之"象"类比为"证"而制定的。因此，有些病的病因症状相同，却分属不同的"证"；有些病的病因症状不同，却归为同一"证"。关键在于是否有相同的病机，而不取决于症状或病因。例如慢性腹泻、脱肛、子宫下垂这三种不同的疾病，其症状（象）不尽相同，发病的原因也不同，但它们的病机（动态功能）都有可能属于"中气下陷"，故可归为同一"证"，都可采用补中益气汤法治疗。

所谓运数思维，就是以"数"为思维工具来把握客观世界。值得一提的是，运数之"数"实质上就是"象"，它并不偏向于定量，而是偏向于定性。

2.2.2　中医思维的特征

中医思维的的特征主要表现在以下三个方面。

（1）重整体、类比

《内经》不但将人本身各部分之间看成一个整体，还将人与自然看成一个整体。这就是在所谓的"人身小宇宙，宇宙大人身"的思维指导下，采用类比、类推的方法，将人体各部分与外界各事物融为一体。对人体各部分不作个体的、深入的分析，对人与外界事物为什么"合一"、怎样"合一"不进行具体的分析，只重视在模型范式上的归类"合一"。中医对疾病的认识也体现这一特点。

（2）重动态、功能

《内经》之"象"是动态、功能之"象"。《内经》很多概念只代表功能，不一定非有实体结构。《灵枢·阴阳系日月》说："阴阳者，有名而无形。"阴阳已从日月的实体意义抽象为动态范畴，是泛指事物的共性，而不是指具体事物的形体。《内经》"藏象"注重脏腑之"象"，不是指生理解剖意义上的实体结构，而是指功能相同、时空节律形态具有同步性、全息性的一组动态结构。

（3）重直觉、体悟

直觉体悟是中国传统的认知方法，《内经》取象比类体现了直觉体悟的认知方法。由取象比类所建立的藏象、经络学说主要是通过直觉体悟感知的。脏腑的生理结构与人体实际解剖部位并不相同，说明不是由实证方法得出的。经络主要是体悟循经感传之"象"的产物。中医在诊断、辨证上更体现了这一特点。望闻问切四诊是一套由表知里的诊断方法，通过对脏腑经络的功能性变化之"象"的感知，把握疾病发生病因、病变机理。与西医运用仪器、直接从病变部位摄取体质方面的信息来把握病变机理的实证、量化方法有所不同。中医诊断辨证有高明与低劣、正确与错误的差异，主要取决于认知主体——医生认知、感悟能力的高低，中医尚缺乏一套具有量化规定性的诊断标准。

2.2.3 取象比类法

取象比类法是人类把握对象世界的一种方式，历来就具有很重要的认识论价值和科学价值。取象比类法是通过对客观事物和现象的观察，确定类的概念和特征，将要认识的事物和现象与"类"的概念和特征进行比较、类比，然后推论出要认识的事物和现象的属性。取象比类法是中医从已知到未知的主要思维方法。这种古典的思维方式，虽然尚不如近代逻辑学中类比法和现代控制论中同构理论那样严密，但在当时的历史条件下，运用这种思维方法，由宏观认识微观，以一般推论个别，从抽象进而到具体，实现了认识由一个领域向另一个领域的过渡，从而为医学研究提供了重要的思维途径，对中医理论的形成起到了积极作用。中医医学认识人体生理、病理及诊断、治疗等方面都应用了取象比类法。

《内经·素问》中有一篇名为《示从容论篇》，黄帝在此作了比类的示范。高士宗认为："圣人治病，循法守度，援物比类，从容中道，帝以此理示诸雷公，故曰《示从容》。"本篇提到"明引比类从容"的方法，并说"不引比类，是知不明也"。比类，就是比较事物的异同，进行归类，进行类比模拟，以总结出事物运动及其状态的规律性，然后类推到其他事物。从容，就是根据事物的具体情状、形容或现象，进行描述和归纳，以总结、抽象出事物运动变化的规律和纲领。

（1）取象比类法的数学研究

所谓"象"指直观可察的形象，即客观事物的外在表现。取象比类法的思维方式可以用数学语言描述如下：设"象"集合为A，即 $A = \{a \mid a$ 是可以直接观察到的对象$\}$。"比较事物的异同"即是在A上建立二元关系 $R = \{(x, y) \mid x, y \in A\}$，若（x，y）$\in R$，则表示 x 与 y 有某种关系、类同或能相互感应。R 一般都可以满足半等价关系，即 R 满足

①自反性：如果 $x \in A$，则（x，x）$\in R$.

②对称性：如果（x，y）$\in R$，则（y，x）$\in R$.

记 A 上的半等价关系为 E_s（A）。半等价关系有一个很好的性质，就是半等价关系的交与并仍然是半等价关系，即

$R_i \in E_s$（A）则 $\cap R_i \in E_s$（A）与 $\cup R_i \in E_s$（A）.

可以利用关系 R 对"象"集合 A 进行分类。

$$\frac{A}{R} = \cup A_i dR = \{A_i, \cdots\cdots A_m. \text{ 其中 } A_i \subseteq A, i = 1, 2, \cdots\cdots, m\}.$$

此种分类称之为不分明分类或模糊分类。

若 R 还满足

③传递性：（x，y）$\in R$，而且（y，z）$\in R$，则（x，z）$\in R$.

则 R 称之为等价关系，记 A 上的等价关系为 E（A）。若 R $\in$ E（A），则可以利用关系 R 对"象"集合 A 进行分类

$$\frac{A}{R} = \cup A_i dR = \{A_i, \cdots\cdots A_m. \text{ 其中 } A_i \subseteq A, i = 1, 2, \cdots\cdots, m\}$$

此种分类称之为分明分类。

取象比类方法在《内经》中有广泛的运用，如运用取象比类法建构藏象理论、认识疾病的状态和表现与说明生理病理现象。而它们都可以用现代数学语言加以描述。

例如，藏象学说认为内在脏腑的生理活动及病理变化必然会反映于人体外部的象征，而这种象征客观地反映了内在脏腑的机能与物质变化，因此人们就可以依靠并根据人体各种"见于外"的、"可阅"的外在表现来分析人体"居于内"的各种脏器的作用、功能及其相互关系。设 Q 为功能之集，F_ε 为表象集簇，如生理表现、病理症状或体征、机体与环境（包括自然环境和社会环境的关系）等，并有模型 $g_\varepsilon \subset Q \times F_\varepsilon$，由表象可以认识机体的功能活动，即对 $\varepsilon_\sigma \in E_s (F_\varepsilon]$，则有 $g_\varepsilon 0 \varepsilon_\delta 0 g_\varepsilon^{-1} \in E_s (Q]$，而

$$Q = \cup Q_i (d \cap g_\varepsilon 0 \varepsilon_\delta 0 g_\varepsilon^{-1})$$

表示人们通过长期的生活观察、反复的医疗实践与其他学科知识，通过机体生理与病理的各种外在表现和体征，机体与季节气候方面的关系以及人们既有的有关认识来推断内部功能的认识。

中医所指的"脏腑"概念，从《内经》的有关记载可知是有一定解剖基础的。古代医学根据当时的历史条件，运用解剖方法来探讨人体的内在脏器，对有关脏器的描述，大多与现代解剖学中所记述的大体相似。解剖学对于中医脏腑概念的形成准则可描述为 $\varepsilon \in E_s (G]$，其中 G 为结构元集，且有模拟关系 $f \subset G \times Q$，但由于历史条件所限，这些认识还是十分原始的、粗线条的，有的根本还没有弄清楚。因此，脏腑概念的形成，除了解剖方面的观察外，其主要属于功能联系为主的体系。设中医的功能划分准则为 $\delta' \in E_s (Q]$，则它诱导的结构划分（参考解剖分类的结构划分）准则 $\delta = \varepsilon \cap (f 0 \delta' 0 f^{-1}) \in E_s (G]$，$G = \cup G_i (d\delta)$ 为中医的脏腑概念，而 $\delta' = \cap (g_\varepsilon 0 \varepsilon_\delta 0 g_\varepsilon^{-1})$，或者表示为 $f 0 g_\varepsilon \subset G \times$

F_ε，$\delta = \varepsilon \cap\ (\ (f\,0g_\varepsilon)\ 0\varepsilon_\delta 0\ (f\,0g_\varepsilon)^{-1})$，它表示中医的藏象学说是在人们的解剖观察、生活实践和医疗实践三方面的基础上，并由于历史条件的限制以及解剖只能看到死后组织的局限性，而活着的生理活动和病理变化就要在活体上进行观察，因此中医脏腑概念形成除了依赖于解剖认识外，更主要是通过观察人体外部征象来研究内脏活动规律及相互关系的。

（2）取象比类法与形式逻辑

从认识论角度看，人们在实践活动中，对客观事物的认识开始于感觉。上面所说的"象"是指直观可察的形象，即客观事物的外在表现，因而属于感性认识阶段上的认识。在实践中，人们的认识并不总是停留在感性认识阶段上，而是要通过对感性材料加以比较、分析、抽象、概括，从而进一步揭示事物的本质和它的内部联系，这就是思维。这是认识的高级阶段，即认识的理性阶段。思维的概括性就在于它不反映个别事物的可感知的、非本质的特性，而是从许多个别事物的大量特性当中，区分出一类事物的一般的、本质的性质加以反映。从思维形式看，感觉、印象为感性认识阶段的形式，而概念、判断和推理是理性阶段上的思维形式。由于判断是概念的关系，而推理是判断的关系，故我们仅限于讨论概念。

概念是什么？概念是对客观事物的本质属性加以反思的思维形式。或者说，概念是通过对事物的本质属性来反映客观事物思想。概念有两个方面：一个是外延，一个是内涵。一个概念的外延就是这个概念所反映的全部对象。一个概念的内涵就是这个概念对象的本质属性。概念的外延与内涵是概念两个有机联系的方面。内涵是指外延对象的属性，外延是指具有内涵属性的对象。

概念的外延由具有共同的内涵的对象而构成一个类，这个就叫作集合，或简称集。因此，研究集合，就是从外延方面研究概念。集合是数学的基础，因此可以利用现代数学的知识研究概念外延。

划分也叫分类。划分就是把一个概念的全部对象，按照一定的标准，区分为若干个小群的一种揭示概念外延的逻辑方法。划分在实践中有重大的意义。它可以帮助我们清楚地掌握概念，扩大和巩固已有的知识，在日常生活中，我们经常用到划分。在科学研究中，划分更是不可少的方式，生物学里把动植物分为门、纲、目、科、属、种，不仅能帮助人们了解其系统性，而且有助于揭示对象的本质属性。门捷列夫的化学元素周期表曾对发现新元素起过推动的作用，早为大家所熟知。事实上，在任何科学系统里都少不了分类这种方式。

任何划分都包括三个部分：划分的母项，划分的子项和划分的根据。划分的母项就是被划分的概念，划分的子项就是划分母项后所得到的新概念，划分的根据就是据以进行划分的事物的特性。划分要遵守以下规则，否则就是错误的划分。

①划分后诸子项必须互相排斥。

②每一次划分只能有一个根据。

③划分后的诸子项外延之和要等于母项的外延。

在近代数学中，集合的划分有严格的定义：

定义 2.1 设 S 是一个集合，A_1，A_2，……，A_m 是它的子集，如果它满足下列条件：

①所有 A_i 间均是分离的，亦即对所有 i, j（i = 1，2，……，m, j = 1，2，……m），如 $i \neq j$ 则 $A_i \cap A_j = \varphi$；

②$A_1 \cup A_2 \cup \cdots \cup A_n = S$。

则集合 A = ｛A_1，A_2，……，A_m｝称为 S 的一个划分，而 A_1，A_2，……，A_m 叫这个划分的块。

取象比类法的明分类与形式逻辑分类有什么关系？在近代数学中它们是一致的，下面我们将进一步探讨。

定义 2.2 设 R 是 X 上的等价关系，对任一个 $x \in X$ 可以构造一个 X 的子集 $[x]_R$ 叫 x 对于 R 的等价类：

$[x]_R = \{y \mid y \in X 且 xRy\}$，$(x, y) \in R$ 另一种表示方式

为 xRy。

由此定义可知，$[x]_R$ 是 X 内所有与 x 有等价关系 R 的元素所构成的集合，对于这种集合，它有下列几个性质：

①$x \in [x]_R$，

②若 $y \in [x]_R$，则 $[y]_R = [x]_R$，

③若 $y \notin [x]_R$，则 $[y]_R$ 与 $[x]_R$ 是分离的。

由上面这三个性质可知，集合 X 上的等价关系 R 所构成的类，它们两两互不相交而且覆盖住整个集合 X，故它们构成 X 的一个划分，而每个类是这个划分的块，由此我们有定理如下：

定理 2.1　集合 X 上的等价关系 R 所构成的类产生一个集合 X 的划分，此划分叫 X 关于 R 的商集，记以 X/R。

由此定理可知商集 X/R 是一个集合，它的元素是 X 上的元素所的类。

定理 2.2　任一个集合 X 上的一个划分 C 可产生一个等价关系。

由上面两个定理可以知道，集合 X 上的一个等价关系可以唯一确定一个划分，反之，一个划分也唯一确定一个等价关系。

形式逻辑与取象比类法相同之处是都与划分和等价关系有关，其不同点为：

①对于集合 X 而言，取象比类法研究的是"象"的集合，而形式逻辑研究的是"对象"的集合。

②从思维方式而言，取象比类法从"象"集合 X 出发，寻找"象"之间的关系 R，然后利用关系 R 对"象"集合 X 进行分类而得 X 的商集 X/R，其方法就是从外延方面研究概念。其思维路线图如下：

X（象集）$\Rightarrow R$（象之间的关系）$\Rightarrow$ 利用关系 R 对 X 分类获取概念 X/R。

例如，设

$X = \{x \mid x$ 是通过四诊获取的症状$\}$，R 为脏腑辨证方式，则

X/R 为脏腑证集，设 $A_i = \{$大便溏泄，食后腹胀喜按，面色萎黄$\}$ $\in X/R$，称 A_i 为脾虚证。

在中医取象比类法中，R 往往是半等价关系，这也是中医的一个特色。

形式逻辑从"对象"集合 X 出发，设 $X = \bigcup_{i=1}^{m} A_i$，对于 $x \in X$，如判断 $x \in A_i$，则 x 具有 A_i 对应概念的属性。其思维路线图如下：

x（对象）$\in X \Rightarrow$ 判断 $x \in A_i \in X/R \Rightarrow x$ 具有 A_i 对应概念的属性。

例如，设

$X = \{x \mid x$ 是动物（包括人）$\}$，$A_i \in X/R$ 为人类，人类有许多属性，其中之一是"凡人必死"。三段论推理是形式逻辑基本推理形式之一，如下面是一个简单的三段论推理：

凡人必死，

张三是人，

故张三必死。

可用上面的形式语言描述如下："张三"是个体 $x \in X$，如果 $x \in A_i$（人类），则 x 具有 A_i 对应概念的属性（如"凡人必死"），故张三必死。

2.3 "象数"模型是中医学的主要理论工具

2.3.1 模型是科研的普适方法

姜璐、刘琼慧在《系统科学与复杂网络研究》一文中指出："物理科学是一门实验科学，它要观察实验，通过实验寻找相应的规律，它所得出的规律也需要通过实验来检测，任何还没有经过实验验证的理论都不会得到世人的认可。英国著名理论物理学大师霍金教授关于宇宙演化的理论由于还没有被实验所验证，所以至今他还没有获得诺贝尔物理学奖。同样，物理科学理论也是模型科学，它的理论大多是针对某一种经过若干假设、简化的模型来讲的。在最著名的经典牛顿理论上建立起来的质点力学、刚体力学、弹性体力学等都是针对模型而言的，并不存在真正的质点（物体不可能体积为零，而有质量）、刚体（不存在受到外力而不发生形变的物体）。点电荷、平面波、电子运行轨道等等都是假想的模型。模型从实际当中总结出来，与实际有密切的联系，每一种模型有一些实际例子，有一套数学处理方法，但模型与实际又存在差别。我们只针对模型建立理论，对模型进行分析。一个实际问题能否用物理的理论很好地解释，在很大程度上是看该实际问题能否简化成已知的模型。实际上，科技工作者通常需要解决两类研究任务，它可以归结为：一是研究模型及其处理方法；二是将实际问题简化为某一种模型，然后进行处理。系统科学中的理论也可以看成是模型理论，系统科学所提出的简单系统、简单巨系统、复杂适应性系统、开放的复杂巨系统等各类不同的系统，实际上也是不同类型的模型。系统科学研究整体与局部的关系，可以理解为系统科学的模型突出其整体、局部关系的特点，模型的划分、模型的分析都是从整体与局部关系的角度来进行的。"

起源于拉丁文 Modulus 的"模型"一词，原义是样本、尺度、标准。科学意义上的"模型"是人们按照某种特定的目的而对认识对象所做的一种简化的描述，用物质或思维的形式对原型进行模拟所形成的特定样态。模型可分为物质模型与思维模型两大类。通过模型来揭示原型的形态、特征和本质的方法称为模型法。物质模型是以某种程度、形式相似的模型实体去再现原型，它既可以是人工构造的（如地球仪、船模），也可以是从自然界获取的（如动物、植物标本）。物质模型是模拟实验赖以进行的物质手段。思维模型不是认识的物质手段而是客体在人们思想中理想化、纯化的映象、模写。思维模型是人们在头脑中创造出来的，并且运用它在思维中进行逻辑推理、数学演算和"思想实验"，可分为形象的（唯象的）模型和符号的（标志性的）模型，前者是以理想的或想象的形态去近似地反映客体的一种思想形式，后者是借助于专门的符号、线条等，并按一定的形式组合起来去描述客体。

2.3.2 "象数"模型是医易模拟人体生命的理论模型

取象运数的思维方法是和象数思维模型（简称"象"模型）分不开的。模型可以分为物质模型与思维模型两大类，《周易》"象"模型是一种思维模型，而不是物质模型。"象"模型来源于《周易》经传及其他先秦经典，由汉代"易学"总结而成。"象"模型是中医思维所采用的理论模型。作为一种思维范式，"象"模型具有程式化、固定化、符号化的特点。"象"模型主要有卦爻模型、阴阳模型、河洛模型、五行模型、干支模型等。中医采用"思维模型"方法建构生命形态和运动规律，而西医采用"物质模型"的方法，这是中西医认知生命的本质差异。

以阴阳五行、河洛八卦为基础的"象数"模型，是医易模拟人体生命的理论模型。中医在"天人合一"观念指导下，将人看成一个"小宇宙"，人体生命与宇宙自然不仅同构、同序，而且互通、互动，人与天一样受到阴阳、五行"象数"的支配。阴阳五行的象数模型，既是中医对生命机体的分类，又是中医生理、病理的基本模式。五脏六腑、十二经脉、五运六气正是这种模型的再现与运用。研究这个模型对中医理论本质的揭示，对中医形成发展的再认识，无疑都是有意义的。因为它深层次解答了中医为什么没有一开始就走向机械、还原、分析之路的根本原因。

从上述可以看出：

（1）模型是科研的普适方法，包括"物理科学理论也是模型科学"。中医学中的"象数思维模型"，不是中医不科学的依据，而是古人超前思维的体现。

（2）"经典牛顿理论上建立起来的质点力学、刚体力学、弹性体力学等都是针对模型而言的，并不存在真正的质点"；"象"模型中的卦爻模型、阴阳模型、河洛模型、五行模型、干支模型等也有此特征。

（3）"科技工作者通常需要解决两类研究任务，它可以归结为：一是研究模型及其处理方法，二是将实际问题化简为某一种模型，然后进行处理"。在中医药现代化进程中，仍然需要"研究模型及其处理方法"。但在临床中，中医学已经有许多经得起历史考验的模型，医生的水平，就取决于"将实际问题化简为某一种模型，然后进行处理"的能力。

2.4　河图与洛书象数模型研究

2.4.1　引言

河图洛书的真实性与作用在历史上有所分歧，但以下几点是不争的事实：

①多种古书有所记载；

②到宋代朱熹等人补有图形；

③河图洛书在《内经》中有重要应用；

④一九七七年安徽阜阳双古堆发掘的西汉汝阴侯墓，在出土文物中有一个"太乙九宫占盘"，据简报说："太乙九宫占盘的正面是按八卦位置和五行属性（水、火、木、金、土）排列的，九宫的名称和各宫的节气的日数与《灵枢·九宫八风》首图完全一致。小圆盘的刻画则与《河图洛书》完全符合"。

2.4.2　相关的中国古代数学知识

河图与洛书都是取象运数思维模型，只有了解古代相关数学知识，才有可能深入了解河图洛书的内涵。

（1）算筹和十进位值制记数法

在商代甲骨文记数的文字中，自然数都用十位进制，没有例外。不过，我国古代的计算，并不是用这些记数的文字来进行，而是用"算筹"作工具来记数和进行计算。古代算筹的功用，大致和后世的算盘相仿。5 以下的数目，用几根筹就表示几个；6、7、8、9 四个数目，用一根筹放在上边表示五，余下的数，每一根筹表示一个单位。用算筹来表示数字有两种形式，一种是纵式，一种是横式。这种算筹记数法和现代通行的十进位值制记数法是完全一致的。至少在春秋时代，我国的算筹记数法便已经完备，这比世界各国都早。

吴文俊院士认为：

我们都知道 0 与 1 的二进位制对于计算机的关键作用。虽然中国未真正进入到二进制，但完善的十进位位值制则早已在中国的远古做出了典范。这一十进位位值制通过印度阿拉伯传入西方后，曾被西方的科学家誉为亘古以来最伟大的一项发明创造。仿制为位值制二进制后，成为制造计算机以至脑力劳动机械化的不可或缺的组成部分。追本溯源，应该归之于中国古代位值制十进制的创造。至于西方把这一创造归之于印度，自然是一种历史性的错误，是张冠李戴。

中国古代的十进位位值制，不仅可以使不论多大的整数都有简明的表达形式，而且加、减、乘、除以至分数运算甚至开方都可变得轻而易举，因而大大减轻了计算中脑力劳动的强度。这是位值制被西方有识之士誉为最伟大创造的根本原因。

（2）珠算

珠算是在我国特有的筹算的基础上发展起来的。据考证，"珠算"这个名称，早在公元 190 年左右东汉末徐岳所著《数术记遗》中就已经出现。公元 570 年左右，北周数学家甄鸾在此书的注释中描述，每位有五颗可以移动的珠，上面那颗相当于五个单位。下面四颗中每一颗相当于一个单位。

（3）驰名世界的"中国剩余定理"

早在公元 4 世纪前，我国数学著作《孙子算经》中就提出过著名的"孙子问题"："今有物不知其数，三三数之剩二，五五数之剩三，七七数之剩二，问物几何？"用现代数学语言就是说：求一最小正整数 N，满足联立一次同余式：

$$\begin{cases} N \equiv 2 \ (\mathrm{mod}3) \\ N \equiv 3 \ (\mathrm{mod}5) \\ N \equiv 2 \ (\mathrm{mod}7) \end{cases}$$

其中，当 $r < n$ 时，$N \equiv r \ (\mathrm{mod}n)$ 表示：N 除以 m 余 r。在我国解联立一次同余式，是同天文、历法中推算日、月、五星运动的周期有着密切联系的一个数学问题。

（4）中国古代（传统）数学的特点与优点

中国古代数学具有鲜明构造性和程序性。其中程序性（机械化）这一思想方法，曾启发当代学者对计算机时代的数学进行深入研究，取得了令世人瞩目的成就，这就是著名数学家吴文俊的"几何定理机器证明"及数学机械化工作。

吴文俊院士在《关于研究数学在中国的历史和现状》一文中指出：

数学研究现实世界中的数量关系与空间形式。在中国的传统数学中，数量关系与空间形式往往是形影不离并肩地发展着的；但在以欧几里得为代表的希腊传统里，则几何学独立于数量关系而以单纯研究空间形式的格局发展着。与以欧几里得为代表的希腊传统相异，我国的传统数学在研究空间形式时着重于可以通过数量来表达的那种属性，几何问题也往往归结为代数问题来处理解决。

我国传统数学在从问题出发以解决问题为主旨的发展过程中建立了构造性与机械化为共特色的算法体系，这与西方数学以欧几里得'几何原本'为代表的所谓公理化演绎体系正好遥遥相对。《九章》与《刘注》是这一机械体系的代表作，与公理化体系的代表作欧几里得《几何原本》可谓东西辉映，在数学发展的历史长河中，数学机械化算法体系与数学公理化演绎体系曾多次反复互为消长，交替成为数学发展中的主流。肇始于我国的这种机械化体系，在经过明代以来近几百年的相对消沉后，由于计算机的出现，已越来越为数学家所认识与重视，势将重新登上历史舞台。《九章》与《刘注》所贯串的机械化思想，不仅曾经深刻影响了数学的历史进程，而且对数学的现状也正在发扬它日益显著的影响。它在进入二十一世纪后在数学中的地位，几乎可以预卜。"

吴文俊院士在《中国数学史的新研究》一文中指出：

"中国传统数学的特色是构造性、计算性和机械化，经典著作中的那些"术"多数可以容易地改写成实现计算功能的程序。实际上，中国传统数学惯于从具体对象中抽取其内在本质，然后综合这些本质提炼出简明的原理。它们论述简单而应用广泛，形成中国传统数学极不平凡的特色。重点在于始终着眼于处理实际问题，在于简单合情的原理和普遍方法。同样的思想也体现在诸如代数化和十进位值制记数法之类的出色成就中。总的说来，中国传统数学有它自己的风格，然而它中断了。蔑视我们祖先的辉煌成就——如同在明朝时那样—是不能容忍的。否认吸收外国的先进技术——如在初唐时那样—是荒唐的，那时，已经传入印度数字的书写体系，但却由于坚持筹算而拒绝采用。

在充分认识我国传统思维方法的威力和吸收当代高度发达的国外技术的基础上，我们可以预料，中国数学将进入蓬勃发展的新时代"。

2.4.3　相关的现代数学知识

中华民族的"取象运数"思维在古代得到特别的发展而早熟，并具有超前思维的特征。因此，只有了解现代相关数学知识，才有可能真正了解河图洛书。

（1）剩余类

①同余关系的性质

设 x 为任意整数，m 为给定的正整数，则存在唯一的整数 q 和 r，使得

$$x = qm + r$$

其中 $0 \leqslant r \leqslant m - 1$，称 r 为 x 除以 m 的余数，q 为 x 除以 m 的商。例如 m = 3，x = 16，则

$$16 = 5 \times 3 + 1$$

即 16 除以 3，其商为 5 而余数为 1。

对于自然数的集合 A，可以在其上面定义模 m 同余关系

$$R = \{ <x, y> \mid x, y \in A \wedge x \equiv y \ (\mathrm{mod} m) \}$$

其中，$x \equiv y \ (\mathrm{mod} m)$ 叫作 x 与 y 模 m 相等，即 x 除以 m 的余数与 y 除以 m 的余数相等，因而亦称为 A 的模 m 同余关系。而且 R 也是等价关系，事实上

$\forall x \in A$，有 $x \equiv x \ (\mathrm{mod} m)$，

$\forall x, y \in A$，若 $x \equiv y \ (\mathrm{mod} m)$，则有 $y \equiv x \ (\mathrm{mod} m)$，

$\forall x, y, z \in A$，若 $x \equiv y \ (\mathrm{mod} m)$，$y \equiv z \ (\mathrm{mod} m)$ 则有 $x \equiv z$ $(\mathrm{mod} m)$。

可以利用等价关系进行分类，例如令 A = {1, 2, 3, 4, 5, 6, 7, 8, 9}，m = 3，则其等价类为

◇余数为 0 的一类：[3] = [6] = [9] = {3, 6, 9}

◇余数为 1 的一类：[1] = [4] = [7] = {1, 4, 7}

◇余数为 2 的一类：[2] = [5] = [8] = {2, 5, 8}

②剩余类

设 I 是整数集，$R = \{ (x, y) \mid x, y \in I, x - y$ 被 m 所整除$\}$，其中，m 为正整数，它是一个等价关系。在这种 I 上的 R 所构成的类分别为

$$[0]_R = \{ \cdots\cdots,\ -2m,\ -m,\ 0,\ m,\ 2m,\ \cdots\cdots \},$$

$$[1]_R = \{ \cdots\cdots,\ -2m+1,\ -m+1,\ 1,\ m+1,\ 2m+1,\ \cdots\cdots \},$$

$$[2]_R = \{ \cdots\cdots,\ -2m+2,\ -m+2,\ 2,\ m+2,\ 2m+2,\ \cdots\cdots \},$$

$$\cdots\cdots$$

$$[m-1]_R = \{ \cdots\cdots,\ -m-1,\ -1,\ m-1,\ 2m-1,\ 3m-1,\ \cdots\cdots \},$$

这些类称为模 m 的剩余类，商集 I/R = { $[0]_R$, $[1]_R$, $[2]_R$, $\cdots\cdots$, $[m-1]_R$ }。

2. 循环群

群论是现代数学的重要组成部分。现代数学的研究对象是关系的总和，空间形式和数量关系是数学产生时直接的研究对象。在二次大战间法国涌现出来的抽象数学的主角布尔巴基学派给数学下的定义为："数学不是研究数量的，而是研究结构的。"这个揭示数学结构的动向，可以说是现代数学诸潮流的共同趋势。其他自然科学也有同样的趋势。中国传统文化中的术数学，属于古代抽象数学，其中的"数"属于"象"的第二种含义，即是抽象符号。而河图洛书是古代抽象数学的代表，虽然不能等同现代抽象数学，但其应用价值是十分明显的。因此，只有了解现代相关数学知识，才有可能真正了解河图洛书；另一方面也告诉我们，使现代数学与中医理论医学相结合，一个重要的方向应该是用现代数学来研究中医学所提供的各种关系。循环群是目前群论中了解得比较透彻的一类群。我们这里仅限介绍有关的剩余类加法循环群。整数集 I 上的模 m 的剩余类，商集 I/R = { $[0]_R$, $[1]_R$, $[2]_R$, $\cdots\cdots$ $[m-1]_R$ } 也可以记为 Z_m，且 $[i]_R$ 记为 $[i]$。故有

$$Z_m = \{ [0],\ [1],\ \cdots\cdots,\ [m-1] \}$$

我们在 Z_m 上定义二元运算 $+_m$，对 $[i]$，$[j] \in Z_m$ 有

$$[i] +_m [j] = [(i+j)\,(\mathrm{mod}\,m)]$$

此时（Z_m，$+_m$）是一个周期为 m 的循环群。则我们有如下的定理。

定理2·3 设有一个由 α 生成的循环群（G, °），若 α 的周期为 m，则（G, °）与（Z_m, $+_m$）同构。

在群论中，如果两个群同构，则可以认为是相同的。

2.4.4 河图象数模型研究

（1）河图模型

古书《尚书·顾命》提出"河图在东序"，在《周易·系辞上》记载："河出图、洛出书，圣人则之"。

河图结构以白圈为天为阳，黑点为地为阴，并以天地合五方，以阴阳合五行，所以，图式结构分布为（图2-1）：

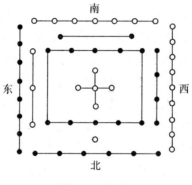

图2-1 河图

河图的文字表述是："天一生水，地六成之；地二生火，天七成之；天三生木，地八成之；地四生金，天九成之；天五生土，地十成之。"故河图以一与六、二与七、三与八、四与九、五与十相配而相反相成。

（2）河图数的性质

①十进制记数法

河图数一共有十个数：1，2，3，4，5，6，7，8，9，10。

河图数属于十进制记数法。我国先人对数的认识是很早的，六千年前的西安半坡村和陕西姜寨人就已掌握了较多的数目，从出土的陶片看，从一到九的全部数都已掌握。从考古材料看，我国是世界上采用十进制记数法的最早国家。"公元前 14 世纪的商代甲骨文中则出现了完善的十进制系统。我们在那里不仅找到对应于 1 至 10 这九个基本符号，而且还能找到'百''千''万'等表示位值的字"（引自：张大卫《中国的一百千世界第一》3 – 4 页，辽宁少年儿童出版社）。另外在上海桥新时器时代晚期的遗址出土的陶片中的数目字，与甲骨文和殷文化是一个系统。甲骨文数字书写是由原始社会刻划符号演变而来的，后来变成汉字的数目字。（参见中外数学简史编写组《中国数学简史》，山东教育出版社）。

②河图数的分布规律

设 X = $\{1, 2, 3, 4, 5, 6, 7, 8, 9, 10\}$。河图数分为五个组：$A_1 = \{1, 6\}$，$A_2 = \{2, 7\}$，$A_3 = \{3, 8\}$，$A_4 = \{4, 9\}$，$A_5 = \{5, 10\}$。显然有

$$\bigcup_{i=1}^{5} A_i = X,\ A_i \cap A_j = \varphi,\ 如果\ i \neq j,$$

故属于等价关系，C = $\{A_1, A_2, A_3, A_4, A_5\}$ 是一个划分。

设 $R = \{(x, y) \mid x = y\ (mod5)\}$，则

$[1]_R = A_1 = \{1, 6\}$，

$[2]_R = A_2 = \{2, 7\}$，

$[3]_R = A_3 = \{3, 8\}$，

$[4]_R = A_4 = \{4, 9\}$，

$[5]_R = A_5 = \{5, 10\}$。

这些类称为模 5 的剩余类，商集 X/R = $\{[1]_R, [2]_R, [3]_R, [4]_R, [5]_R\}$。

而且有

$[1]_R = A_1 = \{1, 5+1\}$，

$[2]_R = A_2 = \{2, 5+2\}$，

$[3]_R = A_3 = \{3, 5+3\}$，

$[4]_R = A_4 = \{4, 5+4\}$，

$[5]_R = A_5 = \{5, 5+5\}$。

从中国古代数学知识可知：

◇从古代算筹可知，5以下的数目，用几根筹就表示几个；6、7、8、9四个数目，用一根筹放在上边表示五，余下的数，每一根筹表示一个单位；

◇对于珠算，每位有五颗可以移动的珠，上面那颗相当于五个单位，下面四颗中每一颗相当于一个单位；

◇古代有剩余定理。

这些说明河图数的分布规律与古代数学知识体系相适宜。

利用模5的剩余类，可以对事物进行分类；从循环群角度看，$(Z_5, +_5)$是一个周期为5的循环群，因而可以模拟有周期运动的过程。

（3）河图中的数字布列的来源

下面我们要研究的是，河图中的这种数字布列是怎么来的？是随机的，还是有意布列的。这就必须从数的源头探讨，《周髀算经》开首就有一段周公问商高"数"是怎么产生的对话，周公说："请问数安从出"，商高回答："数之法，出于圆方。圆出于方，方出于矩。"这句话应作何解释？据《史记》可知，上古圣人在论述到"数"的产生时，讲了两条原则：一是数法阴阳；一是数法日月星辰。

①数法阴阳

数法阴阳，是说任何一个数者是根据阴阳的变化而产生的。河图结构以白圈为天为阳，黑点为地为阴。由于奇数为阳，偶数为阴，奇数得阴而合，偶数得阳而居，所以天地之道，孤阴不生，独阳不长，必须阴阳交合，这个数理就是讲天地阴阳相合的自然数。

②数法日月星辰

《尚书·尧典》："乃命羲和，钦若昊天，历象日月星辰，敬

授人时。"这里说得极明白:"历象日月星辰"来授"时"。而司马迁《史记·五帝本纪》在引用这一段时更动了"历象"二字,变成"数法日月星辰"。《索隐》曰:"《尚书》作'历象日月',则此言'数法'是训'历象'二字,谓命羲和以历数之法观察日月星辰之早晚,以敬授人时也。"《正义》也说:"历数之法,日之甲乙,月之大小,昏明递中之星,日月所会之辰,定其天数,以为一岁之历"。可见"数法"即"历象"——以历法之数示日月星辰之象。数法即历象,原因在于历数。

数法日月星辰,是说数不是扳指头数出来的,它是根据日月星辰的运转而来的。如我们看到太阳的东升西降,就是一个日夜。数字就是根据观察天地的运动而得来的。那么圆怎么出于方呢? 我们怎么知道圆的运动,我们怎么知道天体的运动呢? 我们是从地平线上来观察日月星辰的出入方位,从而确定其运动周期。所以说"圆出于方"。而方是有广长的,矩就是广长,所以又说"方出于矩"。

中国古代文明建筑于农业基础上,农业生产所必需的授时历系统在中国有两种:一种是观察沿着天球赤道,从东方升起,向西方落下的恒星与时令的关系,以确定时令。如用鸟、火、虚、昴四星的昏中以定四季。这种系统是各个古代文明一般使用的。但中国古代还有另一种系统,即根据北斗斗柄回转与方向的关系定时令。

北斗七星围绕北极星旋转时,斗魁和斗柄也跟着一起转,古人就用初昏时斗柄所指的方向来确定季节。所谓"斗柄东指天下皆春;斗柄南指,天下皆夏"(《管子·环流》)。我国现存最古老科学文献之一《夏小正》虽没有如此明确,但已经指出"一月初昏参中,斗柄悬于下,六月初昏,斗柄正在上",所以这系统也是很早就存在。

以北斗授时相配的是十月历制,一年十月,每月三十六日,全年三百六十日,每月分三个节气,也就是每十二天一个节气,全年三十个节气。春秋时期,我国的节气已相当齐全了。《管子》完整地记载了一年三十节气。这三十节气的划分是：春季八个节气，"十二，地气发，戒春事，十二，小卯，出耕。十二，天气下，赐与，十二，义气至，修门间，十二，清明，发禁；十二，始卯，合男女，十二，中卯，十二，下卯；三卯同事。八举时节……治操气，用八数。"夏季七个节气，"十二，小邹，至德；十二，绝气下，下爵赏，十二，中郑，赐与；十二，中绝，收聚；十二，大暑，至尽善，十二，中暑；十二，小暑；终三暑同事。七举时节……治阳气，用七数。"秋季九个节气，"十二，期风至，戒秋事；十二，小卯，薄百爵；十二，白露下。收聚；十二，复理，赐与，十二，始节，赋事；十二，始卯，合男女；十二，中卯，十二，下卯。三卯同事，九和时节……治湿气，用九数。"冬季六个节气，"十二，始寒，尽刑；十二，小榆，赐与；十二，中寒，收聚；十二，中榆，大收；十二，寒，至静；十二，大寒，之阴；十二，大寒，终。三寒同事。六行时节……治阴气，用六数。"。

这样，河图数的布列及其相关的分类为：

数	方位	季节	注释
8	东方	春季	北斗七星的斗柄指向东方为春，八个节气
7	南方	夏季	北斗七星的斗柄指向南方为夏，七个节气
9	西方	秋季	北斗七星的斗柄指向西方为秋，九个节气
6	北方	冬季	北斗七星的斗柄指向北方为冬，六个节气

从这里，我们也可初步感到，河图也是一个时空坐标系。

2.4.5 洛书象数模型

（1）洛书模型

对于洛书，孔传《易疏》说："天与禹，洛出书，神龟负文而出，列如背有数，至于九，禹遂因而第之，以戍九类，常道所以次序。"神龟背呈花纹，其数可概括"九文近头，一文近尾，三文近左肋，四文近左肩，六文近右足，八文近左足，五文在背中"，形成了古"洛书图"。见下图 2 - 2。

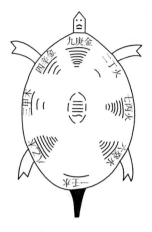

图 2 - 2 洛书图

（2）洛书数的性质

①洛书数

洛书九数的原始定义就是"二九四，七五三，六一八"。按照洛书九数龟形排列的形状，定义洛书为"九宫"曰："九宫者，即二四为肩。六八为足。左三右七，载九履一五居中央"。又因洛书中每行、每列及两对角线所成三元数字的和均为 15，中国及世界的数学家们就称洛书为"幻方"，并建立和发展出"幻方数学"。

②数法阴阳

洛书数与河图数有一定的对应关系，因而也有相同的阴阳属性。河图的四臂数字是一一对应于洛书紧邻的一正一维的两个数：

河图东方的八、三对应于洛书左正和左下维的三、八。

河图南方的七、二对应于洛书右正和右上维的七、二。

河图西方的九、四对应于洛书上正和左上维的九、四。

河图北方的六、一对应于洛书下正和右下维的一、六。

结构以白圈为天为阳，黑点为地为阴。由于奇数为阳，偶数为阴，奇数得阴而合，偶数得阳而居，所以天地之道，孤阴不

生，独阳不长，必须阴阳交合。如下图2-3

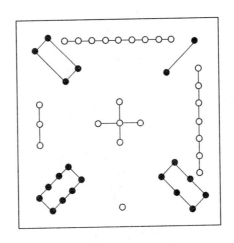

图2-3　洛书数图

（3）洛书是一个普适的理论模型

由于洛书不管怎么摆，不管从哪个角度去数，其直线上的和都是一个固定的数，而这正是圆的特质，亦即洛书用数字构造出一个"圆之象"。那么，初民为什么要造一个"圆之象"呢？圆表明包容，表明和谐，同时表明在包容中和谐的图形，是初民模拟一个最基本的平衡体系过程的产物。图中的九个数各不相同，但横、斜排列起来又是同一个十五，也就是通过内部黑（阴）白（阳）的调节，使条条线线都协调起来，达到了一种稳定状态。

洛书本来是方之象，又构造了一个"圆之象"，正是《周髀算经》中所说的"天圆地方"概念的一个投影。整个人类世界包容在这"天圆地方"之中，而"天圆地方"本身就是一个最大的平衡体系，洛书是这个浩瀚无际体系的一个最简单也是最明确的缩影。应该说，它是初民探究天地间均衡态之本源的产物，而正由于它是以数字的方式表示的最为基本的模型，因而不断引起后人对其数字系统的注意。在附录中，我们将介绍用现代数学工具对洛书数字系统所作的进一步深入的研究。

下面列举洛书作为"缩影"的一部分内容：

数	方位	节气	八风	八卦
1	北	冬至、小寒、大寒	大刚风	坎
8	东北	立春、雨水、惊蛰	凶风	艮
3	东	春分、清明、谷雨	婴儿风	震
4	东南	立夏、小满、芒种	弱风	巽
9	南	夏至、小暑、大暑	大弱风	离
2	西南	立秋、处暑、白露	谋风	坤
7	西	秋分、寒露、霜降	刚风	兑
6	西北	立冬、小雪、大雪	折风	乾
5	中			

如下面是对应的季节图形：

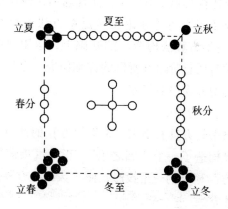

图 2-4 洛书季节图

（4）洛书幻方的性质（本小节内容参考附录）

1）洛书幻方

从现代数学看来，洛书之数是一种三阶幻方：

4	9	2
3	5	7
8	1	6

我国南宋（公元 13 世纪）数学家杨辉称三阶幻方为"纵横图"。他也想出了一个奇妙的换位方法，很快就把三阶幻方编制出来了。不仅如此，他从洛书九数排列，纵、横、斜皆十五的启发，明确了阵图必须维持和谐与平衡。杨辉在《续古摘奇算法》（1275 年）一书中，还进一步编制出了四至十阶幻方。在国外，幻方的最早出现是公元 2 世纪。130 年，希腊士麦拿人塞翁（Theon of smyena）才在他的一本著作中第一次提到幻方。这明显要比我国春秋时期的河图、洛书迟多年。至于对幻方的深入研究，也是我国最早。在欧洲，直到 1514 年，德国著名画家丢勒（Durer，1471 – 1528 年）才在他的一幅版画上绘制了完整的四阶幻方。这不仅比杨辉迟了 200 年，而且远不如杨辉研究的深入。

附录 3 介绍了李粤等在论文《泛系方法论与幻方构造》与《泛系方法论与幻方算法构造》的基础上，运用现代数学工具矩阵与离散数学对任意阶幻方所做的详细研究。今后，我们称按附录方法构造的幻方为洛书幻方。

2）洛书幻方的性质

首先，洛书幻方具有洛书（3 阶幻方）的性质，即洛书本来是方之象，又构造了一个"圆之象"，正是《周髀算经》中所说的"天圆地方"概念的一个投影，而"天圆地方"本身就是一个最大的平衡体系。

洛书幻方又有此特殊的性质，而它是由洛书幻方的生成方法所决定的。

①洛书幻方的生成方法

洛书幻方的生成方法有两种，其一，是已知 A（n－2）生成 A（n）；其二，是已知 A（m）与 A（n）生成 A（mn）。

对于第一种方法，即已知 A（n-2）生成 A（n），其特点是把 A（n-2）作为 A（n）的中心部分，先自身提高一个数量等级（每个元素增加 2n-2），然后扩展成 A（n）。

对于第二种方法，即已知 A（m）与 A（n）生成 A（mn），其特点是在 A（m）的每一个单元生成 A（n），或 A（n）的每一个单元生成 A（m），然后根据有关信息而变换成 A（mn）。特殊情况，即当 m=n 时，其特点是在 A（n）的每一个单元生成 A（n），然后根据有关信息而变换成 A（n²）。

在中国古代，洛书属于运数思维，其特点是以数为思维工具来把握客观世界。洛书幻方作为一种模型，它还反映了客观世界全息性与一些复杂系统的演化机理。

②全息性

全息性的主要特征是"局部是整体的缩影"。现以第二种方法生成的洛书幻方为例，具体例子为 $A（3）\Rightarrow A（3^2）$：

4			9			2		
4	9	2	4	9	2	4	9	2
3	5	7	3	5	7	3	5	7
8	1	6	8	1	6	8	1	6
3			**5**			**7**		
4	9	2	4	9	2	4	9	2
3	5	7	3	5	7	3	5	7
8	1	6	8	1	6	8	1	6
8			**1**			**6**		
4	9	2	4	9	2	4	9	2
3	5	7	3	5	7	3	5	7
8	1	6	8	1	6	8	1	6

③一些复杂系统的演化机制

洛书幻方模拟复杂系统的演化机制有三种类型：

◇自我复制机制

例如，对于由 A（n）生成 A（n^2），其特点是在 A（n）的每一个单元生成 A（n）。如对于 A（4），经过复制演变为 A（16）。

A（4）：

1	14	4	15
12	7	9	6
13	2	16	3
8	11	5	10

A（16）：

1

1	14	4	15
12	7	9	6
13	2	16	3
8	11	5	10

14

1	14	4	15
12	7	9	6
13	2	16	3
8	11	5	10

4

1	14	4	15
12	7	9	6
13	2	16	3
8	11	5	10

15

1	14	4	15
12	7	9	6
13	2	16	3
8	11	5	10

12

1	14	4	15
12	7	9	6
13	2	16	3
8	11	5	10

7

1	14	4	15
12	7	9	6
13	2	16	3
8	11	5	10

9

1	14	4	15
12	7	9	6
13	2	16	3
8	11	5	10

6

1	14	4	15
12	7	9	6
13	2	16	3
8	11	5	10

13

1	14	4	15
12	7	9	6
13	2	16	3
8	11	5	10

2

1	14	4	15
12	7	9	6
13	2	16	3
8	11	5	10

16

1	14	4	15
12	7	9	6
13	2	16	3
8	11	5	10

3

1	14	4	15
12	7	9	6
13	2	16	3
8	11	5	10

8

1	14	4	15
12	7	9	6
13	2	16	3
8	11	5	10

11

1	14	4	15
12	7	9	6
13	2	16	3
8	11	5	10

5

1	14	4	15
12	7	9	6
13	2	16	3
8	11	5	10

10

1	14	4	15
12	7	9	6
13	2	16	3
8	11	5	10

◇杂交系列机制

即已知 A（m）与 A（n）生成 A（mn），其特点是在 A（m）的每一个单元生成 A（n），或 A（n）的每一个单元生成 A（m），然后根据有关信息而变换成 A（mn）。

如 A（3）$\wedge A$（4）$\Rightarrow A$（12）（见附录）。

◇在低级基础上演变为高级机制

即已知 A（n－2）生成 A（n），其特点是把 A（n－2）作为 A（n）的中心部分，然后扩展成 A（n）。

如 A（4）$\Rightarrow A$（6）（见附录）。

④演化机制分析

◇阴阳自我复制机制

《类经·阴阳类》说："阴阳者，一分为二也。"《内经·天元纪大论》说："阳中有阴，阴中有阳"。《内经·金匮真言论》说："阴中有阴，阳中有阳"。因此，阴阳模型的演化机制为自我复制机制。其演化过程为"易有太极，是生两仪，两仪生四象，四象生八卦"（《周易·系辞上》）。更具体的如邵康节所说"一分为二，二分为四，辊分为八，八分为十六，十六分为三十二，三十二分为六十四者，尤见法象自然之妙也。"其图形如下：

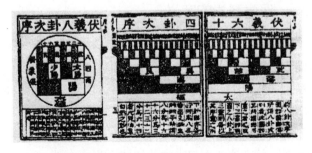

◇实例 生物细胞的阴阳自我复制：

《医学分子细胞生物学》一书指出："正如生物学家威尔逊所指出的那样，细胞是一切生命活动结构与功能的基本单位。""细胞增殖是细胞通过生长和分裂获得和母细胞一样遗传特性的子细胞，而使细胞数目成倍增加的过程，也是生命得以延续的保证；它是细胞发育的一个阶段，也是细胞生命活动的重要体现。……一个细胞通过分裂产生 2 个子细胞，子细胞再分裂得到 4 个细胞……细胞以此方式分裂，数量不断增加。"

◇其他

对于三阴三阳模型，属于 2 与 3 的杂交系列机制；而五行模型属于自我复制机制。

在低级基础上演变为高级机制是生物进化的重要模式，例如，由徐丰彦主编的《生理学》一书指出："神经系统结构和机能的进化神经系统是动物进化的产物。……在神经系统的进化过程中，新发展的结构不是代替了旧有的结构，而是新旧结构的共存，进化中旧有结构也有相应的发展，两者在功能上相互联系，但主要是新产生的结构控制着旧的结构的功能。"

2.5 医学科学的定义

2.5.1 医学科学的定义

在 1·3 节中，定义"西方科学"或"传统科学"是以还原论为基础的，沿着"西方实验 + 逻辑、推理"的方法建立起来的认知体系与方法。考虑到对于医学而言，临床是很重要的一部分，我们对医学作如下定义：

西医学是以还原论为基础的，沿着"西方实验与临床实践 + 逻辑、推理"的方法建立起来的认知体系与方法。

中医学是以整体论为基础的，沿着"临床实践与实验 + 取象比类法与模型"的方法建立起来的认知体系与方法。从中医发展历史看，临床实践为主，而实验是辅助的。但从中医药今后的发展方向看，符合中医药特色的实验将越来越重要。

2.5.2 实例分析

（1）引言

2003 年春季，SARS 在全球暴发流行，波及 32 个国家和地区。这场疫情的暴发流行，是 21 世纪以来全世界人民尤其是中国人民所遭受的一次最严重的生命威胁和伤害，带来的震惊和恐惧是刻骨铭心的。一场与人类不期而遇的疾病灾害，让对自然危机持轻慢态度的人们付出了沉重的代价，同时也考验了人类现有的科学理论与医疗技艺，推动了科学技术通过实践检验朝前发展。在全国老百姓与 SARS 抗争的日子里，"依靠科学战胜非典"，是一大共识。

传染性非典型肺炎，即严重急性呼吸道综合征（Severe Acute Respiratory Syndrome，简称 SARS）。2003 年上半年该病在全球蔓延，给世界各地带来了严重的危害。据世界卫生组织统计，全球共有 8422 人发病，死亡 916 人，死亡率达 10.9%。我国除新疆、西藏、海南、黑龙江、云南、青海、贵州 7 省区没有 SARS 病例外，其他各省区均有非典病例，其中广东、北京、香港、台湾等地是 SARS 疫情重灾区。SARS 是一种全新的传染病，无论中医与西医都碰到了新的问题，也是对两种医学科学的严峻考验。

（2）西医治 SARS

西医学是以还原论为基础的，因此必须查找病原体。形式逻辑思维路线图如下：

x（对象）$\in X \Rightarrow$ 判断 $x \in A_i \in X/R \Rightarrow x$ 具有 A_i 对应概念的属性。

查找病原体，其实质就是

x（对象）$\in X \Rightarrow$ 判断 $x \in A_i \in X/R$

一般来说，非典型肺炎从概念上讲应包括衣原体、支原体、立克次体、军团菌、腺病毒等微生物引起的肺炎。而典型肺炎是指由肺炎双球菌等，常见细菌引起的大叶性肺炎或支气管肺炎。

现在全世界都知道"非典"的病原体是冠状病毒了，但医学界查找病原体的过程中的遭遇却十分的曲折和艰辛。从 2002 年 11 月底广东佛山市发现首位 SARS 病人到 2003 年 1 月底以前，广东省只出现零散病例。2 月 SARS 开始在广州呈爆发趋势，2 月 8 日发病人数达到高峰，每日发病人数超过 30 人。广东查找病原体的工作，很早就开始了。2 月 11 日下午，广东省卫生厅召开第一次新闻发布会。当时香港有媒体以"夺命炭疽肺炎""鼠疫疑云""禽流感"等恐慌性字眼报道广东发生的这起疫情，卫生厅负责人在记者见面会上宣布，经省疾控中心和国家疾控中心实验室检验，导致该病发生的病原体已经排除炭疽、鼠疫、禽流感。

在病因不明的情况下，医生的临床经验十分重要。那天新闻发布会上，工程院院士钟南山作为专家组的组长对这次疫情的病因、诊断、治病与预防措施等方面进行讨论分析，指出该病属"非典型肺炎"，病因不明，但从临床迹象来综合考虑，病毒性感染可能性较大。钟南山强调，没有找到病原体不等于这种疾病没得治，因为引起肺炎的病原体很多，很多病人治好了也不知道到底是被什么感染的。

2003 年 2 月 18 日晚上 7 时的中央台《新闻联播》正式宣布："中国疾病预防控制中心病毒预防控制所报告，通过电镜观察发现两份死于本次肺炎病人的尸检肺标本上有典型的衣原体包涵体，肺细胞浆内衣原体颗粒十分典型。广东省部分地区非典型肺炎的病原基本确定为衣原体。"晚上 8 时 07 分，新华社正式报道："引起广东部分地区非典型肺炎的病原基本可确定为衣原体。"

按照形式逻辑思维路线：

x（对象）$\in X \Rightarrow$ 判断 $x \in A_i \in X/R \Rightarrow x$ 具有 A_i 对应概念的属性。

如果病原是衣原体，衣原体是一种对抗生素非常敏感的病原体，治疗首选红霉素，此外还可使用罗红霉素、阿奇霉素、克拉霉素等，一般用药几天就会出现明显效果，治疗方案将大大简化，但如果"衣原体说"是错误的，病人可能将付出生命的代价。

科学需要诚实，检验要符合相关程序，其结果也要经得起临床的验证。广州市呼吸研究所所长钟南山院士接受记者采访时表示震惊："怎么可能是衣原体？我们用了那么多抗衣原体的抗生素怎么会一点效果都没有？"广州军区总医院黄文杰主任认为："如果按照衣原体治疗，将产生可怕的后果。"广州市第八人民医院感染一科的主任蔡卫平，他是这次"省医疗救护专家指导小组"的成员，当时已经感染非典型肺炎在接受治疗。他认为："绝对不可能是衣原体，我自己病了还不清楚？这是典型的病毒感染，就像流行性感冒一样，全身的骨头都痛，……我们对病人用过衣原体的特效抗生素，一点用都没有"。广东专家经历了一次重大的考验：他们最后决定，为了对病人负责，适当调整治疗方案，在维持原来的治疗原则的基础上对病人同时使用四环素和红霉素类的抗生素治疗。一句话，就是"大包围"，使用针对细菌、病毒、衣原体的多种药物对症支持疗法。

直至4月16日，世界卫生组织在日内瓦宣布，经过全球科研人员的通力合作，正式确认冠状病毒的一个变种是引起非典型肺炎的病原体。因为把病人身上分离出来的冠状病毒接种到猩猩身上，猩猩发生了和人一样的非典型肺炎。建立了动物模型是证实病原体的"金标准"，就像癌症确诊的金标准是病理切片的报告结果一样。

实验固然重要，但临床经验也不可轻视。5月5日，世界卫生组织再次派专家组到广东。帮助广东总结防治非典型肺炎的经验，并向国际权威学术杂志推荐。不管病原体是什么，广东医疗界始终稳步探索有效的临床经验，取得高治愈率、低死亡率。在广东本地的病例，病原体毒力一代一代减弱。

（3）中医治 SARS

1）从抗击 SARS 看中医药的优势

中医在抗击 SARS 的战斗中，显示了震惊世界的威力。WHO 有一个统计数字：2002 年底以来，SARS 疫情在全球 32 个国家和地区蔓延。至 2003 年 7 月，全球病例总数为 8422 例，其中中国内地 5327 例，香港 1755 例。全球 SARS 平均病死率 11%，中国内地为 7%，中国台湾为 12.5%，香港地区和新加坡均为 17%。中国内地 SARS 的病死率大大低于其他国家和地区，一个重要原因是，在中医药界的呼吁下，在国务院领导的支持下，中医药得以介入 SARS 治疗程，中西医两条腿走路发挥了特殊作用。

①降低了死亡率

广州中医药大学附属一院治疗 50 余名 SARS 病人，无一例死亡，医护人员也无一人感染；某西医医院截至 2003 年 5 月份共收治 117 名病人，10 人死亡，其中中医介入治疗 71 人，仅 1 人死亡；广州中医介入最早最深，病死率全国最低，不到 4%，全国约 7%。在北京，中医介入后 SARS 病人死亡率只是介入前的 20%。

②降低了治疗成本

西医治疗一个 SARS 病人的平均费用是 5～10 万元，而广州中医药大学附属一院以中医为主治疗 SARS 病人，费用最高的一例只有 5000 元。

③减少了后遗症

由于大量使用激素等药物，西医治疗的病人患肺部纤维化和骨坏死病的人达 1/3 以上，以中医为主治疗的病人至今尚未发现特别的后遗症。

中医治疗 SARS 的特殊作用与意义已被世界卫生组织（WHO）专家认同。在 WHO 与中国国家中医药管理局于 2003 年 10 月联合主办的"中医、中西医结合治疗 SARS 国际研讨会"上，专家一致认为，中医药科研与临床人员运用中医药抢救了大量 SARS 患者的生命，开展了卓有成效的前瞻性临床研究，积累了丰富的研究资料；在预防和恢复期治疗方面，迄今西医尚无针对性治疗方法，中医有其独到之处；中西医结合治疗 SARS 是安全的，潜在效益很大。专家一致建议，治疗 SARS 要在中医理论指导下，尽可能早期、全程、合理使用中医药；要将中医纳入公共突发事件临床救治体系，建立研究网络，制定应急预案和研究预案；中西医结合治疗 SARS 的经验可作为其他国家防治急性传染病的参考。

不仅中西医结合治疗 SARS 是安全的，而且中医可以单独治疗 SARS。中日友好医院仝小林教授主持的课题组对该院收治的 16 例新发病的 SARS 病人进行了单纯中医中药治疗观察，结果显示：中药在 SARS 治疗中不仅有退热快、不反复、有效缓解症状的特点，而且中医药早期干预在这一疾病的发展中对减轻肺损害程度有一定作用。单纯中医中药治疗期间，无一例病情发生恶化。

国家科技部在 973 计划中紧急启动了"SARS 防治基础研究"专项，由中国中医研究院、中国医学科学院等单位近 150 多人组成的课题组，采用与临床环节相近似的大量动物模型，对国家批准上市并在广州、北京临床治疗 SARS 使用过的 30 多种中成药进行筛选，初步筛选出 8 种对 SARS 的不同病理环节和临床症状改善可能有效的中成药，包括清开灵注射液、鱼腥草注射液、板蓝根冲剂、新雪颗粒、金莲清热颗粒、灯盏细辛注射液、复方苦参注射液、香丹注射液等。上海生命科学药物研究所等单位完成了 400 多个样品的筛选，其中中药验方"解毒丸"抗 SARS 病毒和保护正常细胞作用很明显，被认为是目前国际上抗 SARS 病毒作用最为突出的药物之一。

在 SARS 这场突如其来的灾难中，中医药之所以能发挥特殊作用，做出巨大贡献，在于中医药的比较优势。与西医对抗疗法不同，中医虽无微生物学理论，但其"戾气"学说自有一套解决病毒性疾病的方法。中医治疗并非与病毒对抗，而是注重调护病人正气，使邪不胜正，给邪以出路。西医要先找到致病病毒，再找到杀灭这种病毒的药品，未找到病因之前无法决定治疗方案，更无药可医。也说明了西医"头痛医头，脚痛医脚"还原论理念的无能为力与苍白。而中医精髓在于辨证论治，它研究人体阴阳平衡，以及如何调动人体自康复能力以恢复平衡、恢复健康，所以在治疗病因不明疾病和多因素疾病方面具有不可取代的优势；任何疾病只要有临床表现，中医就可据此拿出一套治疗方案，这就是中医整体论的高明之处。

2）象数思维方式在抗击 SARS 中的体现

中医学是以整体论为基础的，沿着"临床实践与实验＋取象比类法与模型"的方法建立起来的认知体系与方法。

取象比类法其思维路线图如下：

X（象集）$\Rightarrow R$（象之间的关系）$\Rightarrow$ 利用关系 R 对 X 分类获取概念 X/R。

根据邓铁涛、邱仕君、邹旭等发表的论文《论中医诊治非典型肺炎》，则有

$X = \{$发热，微恶寒，身重疼痛，乏力，口干饮水不多，或伴有胸闷脘痞，无汗或汗出不畅，呕恶纳呆，大便溏泻，舌淡红，苔薄白腻，脉浮略数，……，气短、疲乏，活动后略有气促，纳差，舌淡略暗，苔薄腻，脉细$\}$。

$X/R = \{$湿热遏阻肺卫证，表寒里热挟湿证，湿热蕴毒，邪伏膜原，邪阻少阳，热入营分，耗气伤阴，邪盛正虚，内闭外脱，气阴两伤证，气虚挟湿挟瘀证$\}$。

有学者根据中医运气学说特点，指出 SARS 当年秋冬季不会再来，因为缺乏疫毒生存的条件，事实果然如此，这是象数思维模型应用的一个生动实例。

第 3 章 整体调控是传统中医药学的特色与优势

经过多年深入研究，作者认为整体调控是传统中医药学的特色与优势，进而提出"中医整体调控医学"的概念，并认为以中医阴阳学说、气机升降学说、经络学说与方剂作用的整体综合调节理论为核心理论的"中医整体调控医学"是传统中医药学的合理科学内核。

3.1 中医整体调控医学

中医理论体系的核心思想集中体现了中医的特色与优势。那么，中医理论体系的核心思想是什么？"和合"是中国文化的重要价值及精髓。在和合思想的浸润下，中医药理论得以发明、发展及完善。从阴阳、五行的理论模型到"天人合一""形神统一""阴平阳秘""谨察阴阳所在而调之，以平为期"等理论观点，处处体现着"和合思想"的精髓。药物配伍的功能效应通过配伍体现为"七情和合"；方剂中的药物通过"君臣佐使"的等级结构，达到"宣摄和合"；制剂过程实现"剂和众味"的目的，剂型及其加工制作方法也是影响方剂功效的重要因素。"和合"思想是传统方剂配伍追求的目标与境界。

《内经》是中医学和合思想的源头，它秉承了《周易》、儒道的"和合"观念，用以阐释生命、疾病和治疗的原理，甚至直接引用"和合"的概念解释病机变化，如《灵枢·血络论》云："阴阳之气，其新相得而未和合，因而泻之，则阴阳俱脱，表里相离，故脱色而苍苍然。"究全部《内经》，虽文理浩繁、观点众多，但其理论核心均未离开"和合"这一基本思想。生理上，《内经》将脏腑视为既分工、又协调的统一整体，强调"阴平阳秘，精神乃治"（《素问·生气通天论》），并以五脏分属五行，认为"亢则害，承乃制，制则生化"（《素问·六微旨大论》）。同时提出了"人与天地相参"（《素问·咳论》），主张顺应自然才能"内外调和，邪不能害"（《素问·生气通天论》）。因此，《内经》视"和"为生命活动的最佳状态，将常人称为"阴阳和平之人"（《灵枢·通天》）；病理上，认为阴阳五行之气的失调是疾病的根本原因，如《素问·五运行大论》说："从其气则和，违其气则病"；治疗上，提出了"因而和之，是谓圣度"（《素问·生气通天论》）的基本原则，将调整人体阴阳、五行的太过、不及，恢复机体的协调状态，作为治疗疾病的最终目的。可以说，"和合"是《内经》理论体系的核心思想。

从现代生命科学看，稳态观是中医理论体系的核心。中医稳态观又与整体观、"阴平阳秘"和"阴阳自和"密切相关。从系统论的观点看，中医整体观念是中医稳态观的基础。中医整体观念的主要内涵有二：①人体是一个统一的不可分割的整体。藏象学说认为人体以心、肝、脾、肺、肾五脏为中心，通过经络有规律地循行和交会，把五脏、六腑、五官、九窍、四肢百骸联络起来，组成五大功能系统，即心系统、肝系统、脾系统、肺系统和肾系统。五脏系统各有其特定的功能，通过气、血、精、津液的作用，五脏各功能系统（子系统）的功能活动相互协调，完成人体统一的功能活动，使系统整体功能处于有序、协调和稳定状态。②人体与外界环境有密切的联系，在能动地适应外界环境过程中，维持自身的协调和稳定，即所谓"人与天地相应也"（《灵枢·邪客》）。

中医学的生命观、健康观和疾病观的根本是"阴平阳秘"，《素问·生气通天论》说："凡阴阳之要，阳密乃固，两者不和，若春无秋，若冬无夏，因而和之，是谓圣度。故阳强不能密，阴气乃绝，阴平阳秘，精神乃治；阴阳离决，精气乃绝。""阴平阳秘"是《内经》运用阴阳五行理论对人体生命统一规律的总结，是对生命活动中各种功能之间复杂关系及有机联系的概括。"阴平阳秘"用以概括生命的最佳状态，乃是就整体结果而言，是阴阳运动达到合和时的有序和稳定化，其形成和维持过程中，包含有阴阳之间的多重运动形式及相互作用。事物不断地变化，统称为"气化"。气机有运动变化，《素问·六微旨大论》说："升降出入，无器不有。"《素问·生气通天论》指出："生之本，本于阴阳。"说明生命运动本源于阴阳的矛盾运动。《内经》认为生命体与自然一样，也存在着清浊、升降、出入、动静、化气成形等多种对立属性的物质及运动形式。如《素问·阴阳应象大论》说："清阳出上窍，浊阴出下窍；清阳发腠理，浊阴走五脏；清阳实四肢，浊阴归六腑。"阴阳有盛衰、消长、转化等运动。五行有生克、乘侮等运动变化。不管形式有多种多样，都强调要达到"阴平阳秘"。

阴阳自和，是指阴阳双方自动维持和自动恢复其协调平衡状态的能力和趋势。在现存可考的中医文献中，最早论"阴阳自和"的是张仲景的《伤寒论》，有两条经文讲："凡病，若发汗、若吐、若下，若亡血、亡津液，阴阳自和者，必自愈。""问曰：病有不战、不汗出而解者何也？答曰：其脉自微，此以曾发汗，若吐、若下、若亡血，以内无津液，此阴阳自和，必自愈，故不战不汗出而解也。"主要是指治当汗、吐、下而用有过，损伤津血，机能不衰，阴阳会自和，病可自愈。仲景以来，关于"阴阳自和"的理论和实践，概言之包括三方面基本内容：一是人身存在着"阴阳自和"的机制，它是祛病向愈的内在根据和客观基础；二是治疗不论得宜与否，均应诊察和依靠"阴阳自和"，只要"阴阳自和"必能自愈；三是不要仅着眼于症状的纠正，而要以"阴阳自和"为枢机，调理阴阳促其"自和"，病必自愈。

根据以上所述，本章提出"中医整体调控医学"的概念。其中，"调控"的基本信息是指调节、控制。调控医学是建立在人躯体里有一套完整的应激系统，调节机体内外环境的调控功能，使之保持相对平衡的认识之上。所谓"整体调控医学"，其特点是以人为本。"整体"是指在处理局部（如器官、细胞等）与有机整体（包括机体与外界的关系）关系时更重视整体，即着眼于人躯体里有一套完整的应激系统，调节机体内外环境的调控功能；"整体调控"是指在处理组织器官与其调控功能关系时更重视后者，如更重视有机整体调控功能在疾病发生过程中的作用，更重视有机整体调控功能在疾病恢复过程中的作用，更重视中医治疗方法对有机整体调控功能作用。中医阴阳学说、气机升降学说、经络学说与方剂作用的整体综合调节理论是传统中医学的基本内容，显然具有"整体调控医学"的特点。其中，"扶阳法"是以中医阴阳学说为基础的中医整体调控医学实例，黄元御学术流派是以中医气机升降学说为基础的中医整体调控医学实例，而针灸疗法是以中医经络学说为基础的中医整体调控医学实例。

以中医阴阳学说、气机升降学说、经络学说与方剂作用的整体综合调节理论为核心理论的"中医整体调控医学"是传统中医学的合理科学内核，本书所说的"科学中医整体调控医学"，则是"中医整体调控医学"与现代科学的结晶。

3.2　中医阴阳学说与扶阳学派

3.2.1　中医阴阳学说

阴阳学说是在气一元基础上建立起来的中国古代的对立统一

理论，属于中国古代唯物主义和辩证法范畴。阴阳学说认为，世界是物质性的整体，宇宙间一切事物不仅其内部存在着阴阳对立统一，而且其发生、发展和变化都是阴阳二气对立统一的结果。

我国古代医学不可避免地受这些哲学思想的影响。阴阳学说作为古人的说理工具和方法论，已逐渐地渗透和融入《内经》的基础理论体系中，使得《内经》的医学理论在阴阳学说中得到了解释或阐明，用于解释人体的组织结构、生理功能、病理现象，概括病邪的性质等，用于指导疾病的诊断、治法的确立等，使阴阳学说与《内经》有机地结合，成为中医药理论体系之根基，并奠定了中医药理论的基础。《素问·生气通天论》指出："自古通天者，生之本，本于阴阳。天地之间，六合之内，其气九州九窍、五脏、十二节，皆通乎天气。"《素问·阴阳应象大论》说："阴阳者，天地之道也，万物之纲纪，变化之父母，生杀之本始，神明之府也，治病必求于本。""故积阳为天，积阴为地，阴静阳躁，阳生阴长，阳杀阴藏。"又说"水为阴，火为阳。阳为气，阴为味。"……这些都说明阴阳对立统一，宇宙间事物的发生、发展变化无不受这一规律制约。宇宙观生命的起源，以及人类的一切生命活动也受对立统一法则支配。

中医学把阴阳学说应用于医学，形成了中医阴阳学说，促进了中医理论体系的形成和发展。中医阴阳学说是理解和掌握中医理论体系的一把钥匙。"明于阴阳，如惑之解，如醉之醒，"（《灵枢·病传》）"设能明彻阴阳，则医理虽玄，思过半矣。"（《景岳全书·传忠录》）。中医学用阴阳学说阐明生命的起源，人体的生理功能、病理变化、疾病的诊断和防治的根本规律。阴阳学说贯穿于中医学的理、法、方、药，长期以来，一直有效地指导着实践。中医阴阳学说大大发展了古代阴阳学说。阴阳学说所包含的合理科学内核，在指导中国传统医学的理论体系及临床实践中，已有力地论证了其合理性和科学性。

阴阳学说的基本内容包括：阴阳对立制约、阴阳互根互用、阴阳交感与互藏、阴阳消长、阴阳转化、阴阳自和与平衡等几个方面。

在中国古代，阴阳之气的量化有两套系统，分别源于不同的天文宇宙观。其一是二阴二阳系统，其二是三阴三阳系统。

阴阳学说作为中医学理论体系的纲领和指导思想，它贯穿藏象、经络、病因、病机、诊法、治则等各个方面。

中国中西医结合研究会理事长季钟朴在《十论中医生理学与中西医相结合》一书中说："现代生理学中的对立统一规律几乎在各个生理系统、器官水平，甚至细胞水平、分子水平都离不开对立统一平衡规律的作用。例如神经系统的兴奋作用和抑制作用的对立统一，交感神经和副交感神经的对立统一，乙酰胆碱和肾上腺素的对立统一，内分泌系统的雌激素和睾酮的对立统一，各种消化腺的分泌和抑制分泌，消化道的蠕动和抑制蠕动，肾脏的利尿和抗利尿，细尿管的分泌和重吸收，各种肌肉的收缩与舒张，体温（皮肤、肺等）调节的保温与散热，血液的凝固与抗凝，感觉系统的光亮与黑暗感觉，颜色感觉的红绿与黄蓝，痛与抗痛，营养系统的消化、吸收、排泄、新陈代谢，呼吸系统中气体交换，心血管系统中心缩和心舒，全身体液的各种因素的对立统一调节平衡，酸碱平衡，离子平衡，还有免疫系统的抗原与抗体等等。

尽管对立统一、动态平衡的规律在生命活动中无所不在，可以说它是生命现象中的普遍规律，但现代生理学并没有像中医学那样把阴阳作为整个医学的总纲，并没有把阴阳对立统一学说作为生理学的指导思想。现代生理学家像 Claude Bernard 以及 Cannon 提出了稳态平衡（Homeostasis）的概念，它是在根据机体适应外界时调整整个机体内各部分作用，以保持机体内环境恒定这个意义上提出来的。而不是从生理学的普遍规律和指导思想这样的高度提出的。所以说中医生理学与现代生理学既有它的共同之处，又各有它不同的特点。"

"阴阳自和"思想的核心不在"和"而在"自"。"以和为贵"是中国哲学的一个基本观点，讲求阴阳之间的和合、协和是阴阳学说的一个重要思想。但在"阴阳自和"这里，思想更深入了一个层次，即着重于揭示阴阳之间的"和"是怎样实现的？世界上有多种多样的"和""合"，其形成的机制有两种截然不同的情况：一种是主要靠外力的控制而组合成的，是"他和"；另一种是主要靠内在力量自我实现的，是"自和"。那么，阴阳之间的"和"是怎样实现的呢？"阴阳自和"观非常明确地强调了是靠阴阳的内在力量自我实现的，是"自和"，而不是靠外力支配的"他和"。中医学的"阴阳自和"论具有极高的科学价值。尽管它在理论上尚不完备，但它毕竟已经触及并有效地驾驭了少的自组织特性和规律，为研究人身自组织现象打开了一扇大门，由此前进，可全面揭示人的健康和疾病乃至整个生命活动过程的自组织特性和规律，这不仅会有力地促进中医学的现代发展，而且将对整个医学和现代科学作出重要贡献。

3.2.2 扶阳学派

扶阳学派属于以中医阴阳学说为基础的中医整体调控医学范例。

扶阳学派是近现代中医药学上比较活跃的新兴学术流派之一，以比较完善的自身中医理论体系和独特的诊疗技法以及显著的临床疗效而著称，尤以重用姜附的"火神派"为代表。所谓火神派，是指以郑钦安为开山宗师，理论上推崇阳气，临床上强调温扶阳气，以擅用附子、姜（生姜、干姜、炮姜）、桂（肉桂、桂枝）等辛热药物著称的一个医学流派。

（1）扶阳学派理论

①扶阳学派理论核心是"阳主阴从"。

扶阳学派理论以中医阴阳学说为基础，其理论核心是"阳主阴从"。人体阳气的生理病理早在《内经》中就有比较系统的认识，并把阳气置于非常重要的地位，如《素问·生气通天论》说："阳气者，若天与日，失其所，则折寿而不彰，故天运当以日光明……"中医阴阳学说的核心，存在阳主阴从的关系，阳气是机体生命活动的原动力，人体的阳气存之则生，失之则死。正如清代的扶阳宗师郑钦安先生在《医理真传》中说："子不知人之所以立命者，在活一口气乎？气者，阳也，阳行一寸，阴即行一寸；阳停一刻，阴即停一刻，可知阳者，阴之主也。阳气流通，阴气无滞，自然百病不作。阳气不足，稍有阻滞，百病丛生。"阳为阴之主，气为血之帅，气行血随，气滞血瘀，气停就血停。这说明了在人的在正常生理状态下，人体生命始终存在着阳主阴从的关系，阴平阳秘的状态是以阳为主导的阴阳动态平衡。病变的实质是阳为主导地位的阴阳二者的关系遭到了破坏，阴虚的本质是阳的不足，是阳气化生阴精的功能受到了影响。

②火神派注重阳气，肾阳为本

郑钦安学术思想的最基本观点，是从阴阳立论，认为元阴元阳即肾中真阴真阳，是人身立命之根本。在人身各种阳气中，他又特别推重肾阳即元阳，认为是人身立命之根本，当然也是人体疾病善恶转化的关键。

"人生立命全在坎中一阳"，"坎中一阳"即肾阳，为人身阳气之本，立命之根，这是郑钦安在注重阳气的基础上进一步提出的观点。人身阳气有上中下部位之分，上焦有心肺之阳，中焦有脾胃之阳，下焦有肝肾之阳，但是，"下阳为上、中二阳之根"，下焦肾阳是上焦、中焦阳气之根。也就是说，在诸种阳气中，他又特别强调肾中阳气的作用，称之为"真阳""元阳""真气""真火""龙火""肾中真阳为真气，即真火"。

（2）扶阳法理论探源

扶正祛邪是中医学的特色。《内经》云："正气存内，邪不可干。"在扶正中又以"扶阳"为最重要。在治疗疾病时，调整阴阳是以扶阳为先，"阳生阴长，阳杀阴藏"。补养气血又以益气为先，"气为血之帅，气行则血行""有形之血不能速生，无形之气所当急固"。在调补先天之本的肾与后天之本的脾时，均以扶阳补气为先。通过扶阳，可不治痰而痰自去，不治饮而饮自消，不止痛而痛自止。扶阳气包括保护阳气、资助阳气、调理阳气等多方面，包含预防和治疗思想。在阳气未虚之前，治宜顾护阳气，当阳气已伤则应用扶阳的药物扶助阳气，使疾病痊愈。扶阳法是扶助补益人体阳气，治疗因体内阳气虚弱或阴寒所致病症的大法。火神派是近代发展起来的最重要的扶阳法学派。

扶阳法的理论源于《黄帝内经》，至张仲景对扶阳法又有了进一步的阐述，扶阳气为贯穿于六经病中的基本思想之一，经晋唐至金元医家的探索及明清医家的临床实践和理论阐发，有了诸多的创新与发展。

扶阳法肇始于《素问·至真要大论》"损者益之""劳者温之""寒者热之""诸热之而寒者取之阳"以及该书《三部九侯论》"虚者补之"等论。

张仲景发展了《内经》的理论，特别强调扶正祛邪，对阳气十分重视。扶阳气是贯穿在《伤寒论》六经病中的基本思想之一，故温病学家吴鞠通指出"伤寒一书，始终以救阳气为主"。《伤寒论》从太阳篇到厥阴篇，始终贯穿着扶助人体阳气，保护人体阳气。他创立的汗、吐、下、和、温、清、消、补八法，往往从扶阳出发的。例如麻黄汤用于风寒外束，卫阳被遏，以发汗祛邪而保护卫阳。吐法所列的瓜蒂散，治寒饮阻于胸膈，有碍阳气，通过催吐使阳气得舒。小柴胡汤的和法，又着重于扶助气，使居半表半里之邪得以出表。而治三阴经的方法，更明显地是扶阳。《伤寒论》虽为外感热病立论，但全书113方，采用附子的就有20个方剂。其他含有桂枝、肉桂、麻黄、附子、细辛、吴茱萸、干姜等主要温阳药的有65方之多，为后人树立了运用扶阳法的楷模。

张仲景在治疗内伤杂病时，更着重扶正祛邪。在《金匮》一书中，有"小建中汤"治虚劳里急腹中痛，方中并无一味止痛药，而是通过扶阳而止腹痛。"苓桂术甘汤"治心下有痰饮，胸胁支满，目眩，其中并无一味化痰药，也是通过扶阳而化痰饮。"肾气丸"治小便不利，通过扶肾阳以化水。他首创的扶肺阳的甘草干姜汤，扶心阳的甘草桂枝汤，扶肝阳的当归四逆汤，温脾阳的理中汤，扶肾阳的真武汤、附子汤，回阳救逆的四逆汤等，为后世医家运用扶阳法奠定了学术理论基础。

在中医各家学说中，有一个"温补学派"，它起自宋金，盛于明代，代表人物为金代的李东垣，明代的薛己、张景岳等。金代李东垣的脾胃内伤学说，立足脾胃元阳之气不足致病，而强调升发脾胃阳气，临证创用补中益气汤，以甘温补中升阳法调治众多疾病，为扶阳法注入新的内容。其后，元代王好古阐发"内感阴证"，创调中汤、黄芪汤扶助中焦脾胃阳气，强调"药当从温，不可遽热"，若病在少阴，则可加附子等药。在治法用药上又不同于东垣升阳益气的范畴。其"温阳生气""补火生土"的扶阳观对明代的温补学派影响深远。

薛己在继承东垣脾胃学说的基础上，进而探讨肾和命门病机，从阴阳水火不足的角度探讨脏腑虚损的病机和治疗，强调脾胃和肾命阳气对生命的主宰作用，善用甘温之品，建立了以温养补虚为特色的学术体系。孙一奎指出命门为"坎中之阳"为"两肾间动气"，是生命的原动力，张景岳指出两肾皆属命门，命门包含元阴、元阳，称元气为命门火，并喻命门火为"坎中之阳""先天真一之气"。

张景岳倡导"阳非有余，阴常不足"之说，强调了元阴元阳的作用，而尤重视人体的元阳之气。张仲景在《类经图翼·医易义》中，曾用易理分析了阴阳的关系，"易有万象，而欲以一字统之者，曰阳而已矣；生死事大而欲以一字蔽之者，亦曰阳而已矣。虽曰阳为阴偶而乾阳健运，阴为阳基而坤静常宁，然坤之所以得宁者，何莫非乾阳之所为？"他在《大宝论》一文中，更进一步地阐发了扶阳抑阴，阳非有余之说。"凡万物生者，由乎阳，万物之死也由乎阳，由阳能死物也，阳来则生，阳去则死。""天之大宝，只此一丸红日，人之大宝，只此一息真阳。孰谓阳长有余，而欲以苦寒之药伐此阳气，欲保生者，可如是乎?"张景岳提出阳重于阴的观点，为温补学说奠定了理论基础，后世称为温补学派。

（3）火神派的特点：首重扶阳，擅用姜附

郑钦安最重要的学术观点是重视阳气，在人身各种阳气中，他又特别推重肾阳，认为是人身立命之根本，这是就正常生理而言。那么在病理状态下，他自然也重视阳气，认为"万病皆损于阳气""阳气无伤，百病自然不作。有阳则生，无阳则死。"也就是说阳气衰弱与否是疾病善恶转化的关键。故其治病立法，首重扶阳，临证时首先考虑元气损伤情况，以辛热之药扶阳抑阴，擅用姜、附、四逆汤之类的方药，形成非常鲜明的用药风格，以致创立了一个十分独特的医学流派——"火神派"。

①首重扶阳，元气为本

郑钦安说："外感内伤，皆本此一元有损耳。""病有万端，亦非数十条可尽，学者即在这点元气上探求盈虚出入消息，虽千万病情，亦不能出其范围。"（《医法圆通·卷三》）"仲景立法，只在这先天之元阴、元阳上探取盛衰，不专在后天之五行生克上追求。附子、大黄，诚阴阳二症之大柱脚也"（《医理真传·卷二》）。

②擅用姜附，独树一帜

理论上郑钦安推崇扶阳原则，在具体遣方用药上，则以擅用附子、干姜、四逆汤等温热方药著称，形成非常鲜明的用药风格，以至人誉"郑火神""姜附先生"。

在扶阳法中郑氏最推崇的药物是附子，道理何在？他说："用药者须知立极之要而调之""热不过附子，甜不过甘草，推其极也。古人以药性之至极，即以补人身立命之至极，二物相需并用，亦寓回阳之义。""非附子不能挽欲绝之真阳"。郑钦安反复提到："附子大辛大热，足壮先天元阳""能补坎中真阳，真阳为君火之种，补真火即是壮君火也。""桂、附、干姜，纯是一团烈火，火旺则阴自消，如日烈而片云无。况桂、附二物，力能补坎离中之阳，其性刚烈至极，足以消尽僭上之阴气，阴气消尽，太空为之廓廓，自然上下奠安，无偏盛也。"(《医理真传卷二》)

总之，他认为附子为热药"立极"之品，用以"补人身立命之至极"的元阳，自是顺理成章。后来祝味菊先生称附子"为百药之长"，唐步祺先生称"附子为热药之冠"，应该都是从郑氏对附子的推崇演绎而来。

归纳郑钦安擅用附子、干姜的经验和独特风格，可以概括为广用、重用、早用、专用等几个特点。

(4) 火神派临证特色

"一病有一病之阴阳""万病总是在阴阳之中"，突出阴阳作为辨证总纲的地位，这就是郑氏临床辨证最基本的学术思想，这一观点他称之为"阴阳至理"。因此他以阴阳为纲判分万病，"认证只分阴阳""功夫全在阴阳上打算"。在郑氏学说中，"阴阳至理"是一个非常重要的概念，一部《医理真传》通篇都贯穿着这一学术思想。

"认证只分阴阳"，以阴阳为纲统分万病，体现了《内经》"善诊者，察色按脉，先别阴阳"的精神，具有高屋建瓴，执简驭繁的辨证特点，郑钦安在其著作中，反复阐述这一观点。

总而言之，郑钦安在辨证论治中，只讲"阴阳至理"，反对头痛医头，脚痛医脚，袭用"套方套药"的世习；只在阴阳两纲上求根本，不在诸病名目上寻枝叶；认证只分阴阳，不在"五行生克上追求"。套用一句《内经》的话说，就是"谨熟阴阳，无与众谋"，这在历代医家中确实独树一帜，诚如郑氏自述，"虽非万举万当，亦可为医林一助云尔"

在治疗上，火神派以附子为主药，常用的九种温阳配伍方法，包括几十个代表方剂及其常用药物，基本上涵盖了火神派的主要治疗大法和方剂，合而成为火神派温阳法的常用套路，而其代表方则是四逆汤。下面列举几个用四逆汤治病的医案，以显示其特色。

原云南中医院院长吴佩衡治案：

1）陈某，女。因脑血管意外左侧半身不遂已经 8 年，口眼㖞斜，流清涎不止。每年秋冬开始卧床，次年春天可扶床缓慢移步。1971 年冬，病势沉重。

刻诊：入冬以来，畏寒蜷卧，重被覆盖，左侧半身不遂，骨瘦如柴，手足厥冷头部发木，如盛盒内；脸面浮肿，面色苍白；舌质淡，苔白腻。

分析：半身不遂多年，阳气日衰，少阴寒化，阴寒内盛，阳虚水泛已极。急需回阳救逆，化气行水。以四逆汤并真武汤加减主之

制附子 120g（久煎），干姜 60g，炙甘草 60g，白术 30g，茯苓 30g，炮姜 60g，上肉桂 16g（冲服）。

上方服 1 剂后，全身发痒，如虫爬行。连服 4 剂，身上开始感觉轻松，头木之感渐消。上方随证加减：遇有外感风寒、关节疼痛，加麻黄、桂枝、细辛；阳气渐回，则姜、附酌减。其后又酌加人参、黄芪、当归、菟丝子等以增助阳益气、活血养血之效。坚持服药半年，面色渐转正常浮肿消退，食欲倍增，四肢变温，精神好转 1972 年 4 月已能起床，依靠拐杖或他人挽扶，能缓缓移步；同年 7 月，可丢掉拐杖而行。7 年来再未卧床不起，能料理家务。

2）肾结石

黄某，男，44 岁。以腰痛数年而住某医院治疗，经 X 线摄片检查，右肾肾盂有 10 粒结石影像，小如花椒，大至蚕豆，诊断为肾结石。因身体虚弱不能耐受外科手术，出院延吴氏诊治。

腰痛已久，时有所发，痛如纹作，延及腰腹，下引宗筋，痛

甚则神怯而畏寒肢冷；小腹胀痛小便短涩；饮食欠佳，精神缺乏；舌苔白滑而厚腻，脉沉迟无力。辨为肾脏寒极，寒湿不化，内结成石。以温肾扶阳温化之法主之。投以四逆汤加味。

附子 60g，干姜 40g，桂枝 30g，茯苓 30g，上肉桂 10g（研末，泡水兑入），杜仲 10g，北细辛 6g，甘草 6g。

服药 11 剂后，经尿道相继排出结石 4 粒，其中 1 粒较大者，排出时嵌于尿道口，尿线中断，其痛非常，经用镊子夹出。X 线复查，尚余 6 粒结石，但影像均较前为小，原大如蚕豆者已不复见。肾寒日久，腰尚冷痛，继以扶阳温化主之。

附子 100g，干姜 60g，北细辛 6g，薏苡仁 30g，桂枝 30g，狗脊 10g，上肉桂 10g（研末，泡水兑入），甘草 10g。

因服药有效，信心不移，连服不断，病情大减，食增神健，体质大为好转。前后相继数十剂，腰痛已不复作，开始恢复工作。再以上方加减，数月后，最后一粒结石亦随尿排出。

3）麻疹危证

吴佩衡第八女的儿子 1 岁，体质较弱，忽又发热而加咳嗽。以为感冒风寒，即以桂枝汤治之。不料服后更觉发热而加惊烦。值吴出诊，其妻以为内有伏热，即以芍药甘草汤加麦冬煎汤喂之。发热虽退，但脉来紧急，呼吸迫促，不喜吮乳。观之则面项上隐隐现出紫黑疹点，始告之为麻疹，绝不能再服寒凉之剂，若不设法将麻疹升提发泄出来，必至危殆。白附片 300g，加入甘草十几克，煮沸后与服两茶盏。隔约 1 小时，麻疹渐出，色亦转红活。又复发热，再加干姜 30g，频频喂之。其喘促更甚鼻翼胸部均煽动，咳嗽声哑，哼挣不息。每半小时喂药一次，均呕吐涎痰（寒痰温化由上窍排除）。下午又煎附子 300g，干姜 30g，上肉桂 6g（泡水兑入）。日夜频频喂之。病势虽如是沉重，但麻疹逐渐透达。每日仅服汤药，乳食不进。次晨仍照前方早 1 剂，晚 1 剂。三日夜共服附子 6 个 300g，仍继续呕吐痰涎和泄泻稀粪。疹方出透渐灰，鼻煽喘挣始平，发热亦退，且乳食已进，遂平息而愈。

4）咳血

张某，男25岁。虚劳咳嗽已经数月。始因盗汗、遗精、食少难寐，求医无效。近则午后恶寒，发热如潮，面颊及口唇色赤如艳，自汗、盗汗，夜间尤甚；痰嗽不爽，咳声嘶嗄，咯血盈碗，耳鸣，眼花，头常昏晕，气短而喘，精神疲惫，不能入寐，脉来虚数无力，舌根白腻。查所服之方，均以阴虚有热为治，病势反见沉重。盖此病多由素体不足，肾气太亏，真阳内虚不能镇纳阴邪，阴寒水湿挟痰浊上逆于肺，阻遏肺肾升降气机，表阳失固。营阴不敛，则汗易外泄；虚阳无力统摄血液，则散漫游溢脉外而咯血；阴阳相执，虚阳被阴寒格拒于外，发为潮热。虽发热而有恶寒相伴，脉见数，然其体状虚软无力，全属一派阳虚阴寒之象，非阴虚火旺之肺燥咯血可比。往日所治，南辕而北辙，徒劳无功。唯有依照甘温除热之旨，方可挽回生机。方用甘草干姜汤加附子。

炙甘草24g，炮黑姜15g，附子45g，大枣3枚（烧黑存性）

服1剂，咯血止。

再剂则喘咳稍平，精神较增。再拟四逆汤加味治之。

附子60g，干姜、炮黑姜各15g，西砂仁15g，炙甘草15g，大枣4枚（烧黑存性）

服后痰多而兼杂黑血，此乃得阳药温化运行。既已离经之血，当随痰浊而排除。连进4剂，潮热退半，血痰已不见，各症均有所减，泻下黑酱稀粪，为浊阴下降，脉转缓稍有力，饮食略增病情大有转机，照前方去大枣加倍分量，加茯苓30g，白术18g。连进5剂，颊唇赤色已退，喘定八九，潮热微作，竟得熟寐，咳痰有减，咳声较洪，此肺气之通达也。再进数剂则潮热已不作，食思倍增，咳痰更减。唯其周身骤然浮肿，面足尤甚。病家因见肿象，不知为阴邪始退，元气来复之兆，突生疑惧改延他医诊视，断言"误服附子中毒"所致，主以绿豆、贝母、麦冬、熟地黄、西洋参等药。服后是晚喘咳顿作，气滞痰涌，身热再燃。惊惶失措又复促吴氏往诊。知病家不识医理，朝夕更医，几使前功尽弃，吴以诚言相告，力主大剂辛温逆流挽舟以回颓绝。

附子200g，干姜60g，北细辛6g，麻黄绒4g，上肉桂12g（研末，泡水兑入），茯苓60g，甘草24g。

服后微汗，身热始退。连进3剂后，小便畅通，浮肿尽消。遂照原方加砂仁15g。5剂后，咳痰减去七八，饮食、精神转增。去细辛，加黄芪、白术各30g，再进10剂，诸证悉除。以黄芪建中汤加味善后

黄芪100g，桂尖24g，杭白芍24g，附子150g，党参20g，白术20g，西砂仁15g，大枣4枚，生姜30g，饴糖30g（烊化兑入）。

5）血栓性静脉炎

杨某，男，32岁。双下肢小腿部血管胀痛，皮色发青双足冰冷，终日不能回温，稍多行走则足软无力胀痛难忍，步履维艰。昆明某医院诊断为慢性血栓性静脉炎，建议手术治疗。患者改服中药。吴佩衡视之，认为系阳气内虚，寒湿凝滞下焦，阳不足以温煦筋脉，遂致寒凝血瘀，血脉不通而作痛。察其脉沉迟而涩，舌质含青，杂有瘀斑瘀点。主以温肾助阳，行瘀通络之法。

附子80g，干姜30g，桂枝50g，北细辛10g，伸筋草10g，桃仁10g（捣），红花8g，甘草8g。

初服则胀痛更甚，再服觉痛麻兼作，患者疑之，遂来复诊。告之此乃阳药温化运行，行瘀通脉之效果，再服无妨。照原方去桃仁，加羌活9g、白芷9g，连服2剂，则疼痛渐除，双足回温。在原方基础上加减散寒除湿活络之剂调治之，数剂而愈。

3.3 中医气机升降学说与黄元御 "气机升降圆"

3.3.1 中医气机升降学说

气的升降出入贯穿宇宙一切生命活动的始终。人居"上下之位，气交之中"，人体生命活动自然离不开这一规律，升降是生命运动的基本形式。气机升降学说是中医学从动态角度出发，对脏腑特性、气化功能以及整个人体生命活动的高度概括。气的升降出入运动是人体生命的根本，气的升降出入运动一旦停止，就意味着生命的终结。故《素问·六微旨大论》说："非出入，则无以生长壮老已；非升降，则无以生长化收藏。是以升降出入，无器不有。"升和降，是对立的两个方面。这两个方面，既互相对立又互相联结，既互相制约又互相依赖。升降学说是中医学理论体系的重要组成部分，是中医阴阳学说在气机的动态消长转化过程中的具体运用。升，谓上升，是升其清阳之气；降，谓下降，是降其浊阴之气。五脏六腑的气化正是在这种"升已则降，降已而升，升中有降，降中有升"的状态中，共同维系着这个机体的新陈代谢平衡的。气机升降理论贯穿于中医生理学、病理学、诊断学、治疗学和方药学等各个方面。调理脏腑升降，是临床上不可忽视的环节。深入探讨气机升降理论，不仅具有理论意义，而且有助于提高临床疗效。

3.3.2 黄元御 "气机升降圆"

黄元御学术流派的特点是气机升降圆，也是典型的中医整体调控医学例子。

（1）黄元御的"气机升降理论与模型"

　　《四圣心源》这本书是黄元御所有著作中水平最高的一本，代表了他的巅峰之作，是他所有的医学体悟、理论体系的一个汇总，集大成者。而《四圣心源》这本书，它的理论体系就是中医气机升降学说，就是黄元御一直强调本气为病。他在写《伤寒悬解》的时候已经说得很清楚了，在《伤寒悬解》《伤寒说意》中他就认为外邪和自身的正气是相对而言的，对于疾病来讲，真正引起疾病的还是自身正气、本气不足，外邪是助缘、诱因而已。《内经》里面讲"正气存内，邪不可干"，这就是他的理论基础，就是他立论的根源。所以他讲所有的疾病，他阐述对疾病的认识，他的立方，他的方意，全都是站在本气为病的根基上，所有的论点都是从自身正气，本气为病的角度来论述的，这是他一个很重要的特点。那么本气，就是自身的正气，是一个什么样的结构模式呢？就是气机升降，土枢四象。中气为枢纽，左升右降一转，转起来了，成为一个圆圈（图3-1），这就是理论体系。

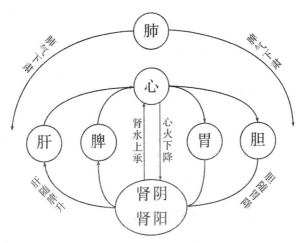

图3-1　黄元御气机升降圆

（2）彭子益继承和发展了黄元御的气机升降圆学说

彭子益认为，黄元御坚持了河图的圆运动中医学的原理系统，应"法其是处，戒其偏处""尝谓中医书籍，惟黄氏当得住一个'偏'字。有整个乃可言偏，无整个即不能言偏，惟黄氏有整个也。整个者，整个河图也。整个河图是圆阴阳平和则圆，阴多则往下不圆矣，阳多则往上不圆矣。故读黄氏须是系统学有把握之后，乃可读之，自能法其是处，戒其偏处。""中医原理，出于河图，河图的圆运动，为中医学的原理系统。并非河图的圆运动来解释药性，安能得药性之正义。唯有黄坤载八种之《长沙药解》，就《伤寒》《金匮》之方，由河图的圆运动，解出药性之原理。"

（3）麻瑞亭与下气汤

麻瑞亭已业医 60 余年，愈疾无计，主要取法于黄元御医术，得力于下气汤之灵活加减化裁。而麻瑞亭基于自己的临床实践，又灵活变换原方两味，以之治诸内伤杂病，医迹卓著，则既是对黄氏医术之继承弘扬发展之明证，亦是异病同治大则之具体实践与发扬也，是乃麻瑞亭医术之精蕴特色也。

下气汤，载黄元御所撰之《四圣心源·卷四》。原方为甘草 6g、半夏 9g、茯苓 9g、杏仁 9g（泡，去皮尖）、贝母 6g（去心）、五味子 6g、芍药 6g、橘皮 6g，治气滞在胸膈右胁者。去敛肺止咳之五味、贝母，加润血疏肝之首乌、丹皮，化裁为云茯苓 9g、粉甘草 6g、炒杭芍 12g、粉丹皮 9g、制首乌 20g、广橘红 9g、炒杏仁 9g、法半夏 9g 之剂，变功专清降肺胃原方，为既能右降肺胃，又能左升肝脾的升清降浊之剂。以之作为主方，随证灵活加减，而治绝大部分内伤杂病。

云苓健脾渗湿，治在脾而助其升。半夏和胃降逆，治在胃而助其降。甘草和中，治在脾胃，助其升降。三味和合而调理后天脾胃，助其气血生化之源，以扶正抑邪。杭芍、丹皮、首乌，入血分，疏肝升陷，兼以平胆。橘红、杏仁，入气分，清肺理气，化痰降逆。八味和合而共奏健脾疏肝、清降肺胃、调和上下之功，则胃降而善纳，脾升而善磨，肝升而血不郁，肺降而气不滞，心肾因之交泰，诸脏腑紊乱之气机，因而复其升降之常，病可向愈也。

药虽平淡无奇，然握中央而驭四旁，复升降而交水火，所以用治内伤杂病，切病机而效可观。所以然者，内伤杂病，多系多脏腑功能之失调，脾胃功能失调尤著者。病机为中气不健，肝胆郁滞，肺胃上逆，脾肾下陷，而导致脾胃不和，肝胆不调，上显标之虚热，下显本之湿寒。此方和中调郁，渗脾湿而不伤肝阴，滋肝阴而不助脾湿，降浊阴而去其上壅，升清阳而理其下陷，自可收脾升而肝肾随之亦升，胃降而心肺随之亦降之功。使紊乱之脏腑气机，复其左升右降之常，胃善纳而脾善磨，肝不郁而肺小滞，气血渐旺，诸症自可向愈也。

作者运用"下气汤"一例：从头到脚都有病的 93 岁的郭大娘怎么样治？

郭大娘，女，93 岁，岳母的好朋友，知道我在为岳母治病（见附录），2012 年 3 月 18 日来电话，希望我去她家帮她看病。主诉：头晕不敢走路，眼涩，气管不适，咳白痰多，心慌，纳差，前几天便秘，感到气短，腿软，早上起来一身汗，下午脚肿，并问家中有高丽参是否可服用。刻下症见：疲倦懒动，声音低，舌淡红，苔薄白腻，除左脉寸稍有力，其余脉细无力。

本例症状很多，但主症是头晕。眩晕，既是多种疾病的一个常见症状，也是一个中医病名。眩晕包括现代医学的数种疾病，如高血压病、低血压病、脑供血不足、梅尼埃病、白细胞减少症等，也可无西医所谓的病而有症状，其病机属于中医的脏腑气机紊乱，郭大娘就算一例。

病机分析：脾主升清阳，脾土左旋，则肝木条达，清阳左升而神旺。患者年老体弱，肾精亏虚，中气不足，又因脾湿肾寒，则肝木郁陷，清阳不升，魂神俱虚，故症见头目晕眩，精神不振，动则心慌气短，感到腿软，早上起来一身汗，喜独居静坐，闭口不语。肝脾不升，胆胃上逆，故症见咳白痰多，头脑空虚晕动。脾肾虚寒，阴凝气结，故症见纳差，下午脚肿。脾肾虚寒，虚阳不潜，故脉细弱，舌苔白薄腻。

治则：补中益气，健脾疏肝，清降肺胃，醒脑安神。

处方：下气汤加减云茯苓 10g，甘草 6g，杭芍 10g，全当归 9g，陈皮 9g，炒杏仁 9g，法半夏 10g，郁金 9g，牡蛎粉 12g，柏子仁 9g，北沙参 12g，白蔻仁 10g，泽泻 9g。5 剂。加高丽参 10g，生姜 3 片，红枣 5 枚（另炖）。

方解：加高丽参、生姜、红枣，以补中益气；云茯苓、甘草、白蔻，健脾和中，增食纳而开化源；炒杭芍、全当归、舒肝润燥；北沙参、郁金、陈皮、炒杏仁、法半夏，清肺和胃降逆；柏子仁，养心安神；牡蛎粉，敛精藏神；泽泻利湿。

服 4 剂后来电说，症状基本消除，没有想到仅十多元一剂的中药（高丽参家中有）效果这样好。因上厕所把腰扭伤，且出现便秘，问第五剂药是否继续用。回答说另行开方。前方去掉北沙参、泽泻、柏子仁，橘红换陈皮，加炒杜仲、五加皮、狗脊、肉苁蓉、炒麻仁补肾强腰，润燥而滑肠，泽兰活血。

处方：下气汤加减云茯苓 10g，甘草 6g，杭芍 10g，全当归 9g，橘红 10g，炒杏仁 9g，法半夏 10g，郁金 9g，牡蛎粉 10g，白蔻仁 10g，炒杜仲 15g，五加皮 10g，狗脊 10g，肉苁蓉 15g，炒麻仁 15g，泽兰 15g。5 剂。服 5 剂后来电说症状基本消除。

3.4 中医经络学说

经络学是研究与阐述经络系统的构成、循行规律、循行部位、生理功能、病理变化及其临床运用的学科。经络学是中华民族的伟大发现，是中医学的重要组成部分和核心理论。中医经络学具有悠久的辉煌历史、独特的理论系统、奇异的显现形式、重要的生理功能、确切的临床疗效、广泛的实际运用，与针灸、按摩、导引、气功关系最为密切。经络理论不仅经受过几千年临床实践的检验，也被现代多项尖端的科学技术方法一致验证证实。

3.4.1　经络系统的构成

经络系统由经脉、络脉、连属组织等结构共同构成。

（1）经脉

经脉是经络系统的主干，分为正经、奇经、经别3种结构。

①正经

正经是经络系统的主体和代表，有十二对，左右对称，合称十二经脉。十二经脉有一定的起始终止部位，一定的向心走行方向，一定的循行部位，一定的交接交会规律，与脏腑、形体、官窍有固定的络属关系。正经上分布有一定数量的经穴，是经气双向运行的主要通道。

②奇经

奇经是不同于正经的经脉主干，有三条五对，合称奇经八脉。奇经具有统率、联络和调节正经经气的作用。

③经别

经别是别行的正经。从正经分出，深入形体体腔深部，加强表里两经在深部的联系。

十二正经和督脉、任脉两条奇经合称十四经脉。在十四经上，各有数目固定的经穴，经穴是经气输注汇聚之处，有调整经气的重要作用。

（2）络脉

络脉是经络系统的分支，主要有别络、浮络、孙络3种结构。

①别络

别络是经脉的较大分支。历代有十五别络或十六别络之称，有比较固定的循行部位，可以加强表里两经在体表的联系。

②浮络

浮络是浮显于人体浅表部位的络脉。因为浮络浮现于体表，因而可以看到。

③孙络

孙络是经络系统中最为细小的分支，又称孙脉。数目众多，难以计量。

3. 连属组织

经络内属于脏腑，外络于官窍、肢节。

①经络在内属络脏腑

正经、奇经、经别、络脉全部与脏腑有一定的属络关系，尤其是正经起着主要的联络作用。除正经以外，还通过奇经、经别、别络，以及经络之间的交接交会、气街、四海等构成了广泛而复杂的联系网络。所以经络就是《素问·灵兰秘典论》提出的脏腑联系的"使道"。

②经络在外联络官窍肢节

经筋是正经经气"结、聚、散、络"于筋肉关节的体系，称为十二经筋。

皮部是正经经气散布在皮肤的十二个区域，称为十二皮部。

经络所连属的官窍、经筋、皮部等形体组织，是经络网状联络和经气散布的主要区域范围。

1.4.2 经络的作用及其临床运用

经络学说以十二正经为主体，包括奇经八脉、经筋、经别、皮部等内容，经络内属于脏腑、外络于肢节，完成"行血气而营阴阳，濡筋骨，利关节"的生理功能，可"决死生，处百病，调虚实"，贯穿周身上下内外，使人体形成一个有机的整体，完成运行气血、协调阴阳、抗御外邪反映病候等生理病理作用，因而"不可不通"。

（1）经络的作用

①联系内外，网络全身

人体的五脏六腑、五官九窍、四肢百节、皮肉筋骨等器官和组织，虽然各有不同的生理功能，但又是互相联系，使全身内外、上下、前后、左右构成一个有机的整体。人体的这种相互联系，有机配合主要是依靠经络系统的联络沟通作用来实现。经络系统的循行和分布，纵横交贯、出表入里、通达上下，联系着脏腑器官，其具体联系通路有以下一些特点：十二经脉和十二经别，着重在人体的体表与脏腑，以及脏腑之间的联系，十二经脉和十五络脉，着重在体表与体表，以及体表与脏腑之间的联系，十二经脉通过奇经八脉，加强了经与经之间的联系，十二经的标本、气街和四海，则加强了人体前后腹背和头身上下的分段联系。这正如《灵枢·海论》说的："夫十二经脉者，内属于府藏，外络于支节"。脏腑居于内，肢节居于外，其间是通过经络系统相联系。经络系统是以头身的四海为总纲，以十二经脉为主体，分散为三百六十五络遍布于全身，将人体各部位紧密地联系起来，使有机体各部分之间保持着完整和统一。

②运输渗灌作用

气与精、血、津液是各脏腑、形体、官窍必不可少的营养物质。人体的各个组织器官必须依靠气与精血津液的温煦濡养等作用，才能维持正常的生命活动。传统中医理论认为，气与精、血、津液之所以能通达全身，均有赖于经络的运输传导作用。其具体体现在经脉的运输和络脉的渗灌，故《灵枢·脉度》说："阴脉荣其脏，阳脉荣其府。""其流溢之气，内溉藏府，外濡腠理。"《灵枢·本藏》说："经脉者，所以行气血而营阴阳，濡筋骨，利关节者也。"王冰将运行气血具体分解为"经脉行气，络脉受血"。

③双向感应传导作用

感应传导指经络系统具有感应和传导各种生命信息的作用。

经络的感应传导作用是通过经气实现的。经气既可自外传里，又可由里达外，能够双向进行。经气的感应传导呈现双向性。

由外向内：当人体正气充足时，经气不仅可以营养人体的各个组织器官，而且可以防止外邪的侵犯。如果人体正气不足，经气亏虚，经络便会成为外邪侵犯人体的通路。邪气可以沿经络自外向内传导，由表入里，由浅入深，甚至传入内脏。如果肌表受到外界某种刺激（如针刺、艾灸、按摩），这些刺激信息也会由经络中的经气感受和负载，沿经络传送至内脏，调整干预人体的生理活动或病理变化，根据信息的性质和强度的不同，产生或补或泻的不同作用。

由里出表：内脏功能活动或病理变化的信息也可以由经络中的经气感受，并沿经脉、络脉、经筋、皮部依次传达于体表，反映出不同的症状或体征，这是中医据外测内、诊病辨证的主要生理基础。

平衡、调节作用：经络系统通过其沟通联系作用、感应传导作用、运输渗灌作用，对各脏腑、形体、官窍的功能活动进行调节，使人体复杂的生理功能相互协调，维持其间的动态平衡。故《灵枢·经脉》说："经脉者，所以决死生、处百病、调虚实，不可不通。"

经络的调节作用可以促使人体机能活动恢复平衡协调。实验证明：针刺腧穴可以对脏腑机能产生调节作用，这种调节作用在病理状态下尤为明显。如针刺足阳明胃经的足三里穴，可调节胃的蠕动与分泌状态，当胃的机能低下时给予刺激，可使胃的收缩加强，胃液浓度增加；当胃处于亢奋状态时给予刺激，则可引起抑制性效应。又如针刺手厥阴心包经的内关穴，既可使心动加速，在某些情况下，又可抑制心动，故该穴在临床上既可治疗心动过速，又可治疗心动过缓。可见，经络的调节作用可表现出"适应原样效用"，即原来亢奋的，可通过调节使之抑制；原来抑制的，又可通过调节使之兴奋。这种良性的调节作用在针灸、推拿、按摩、导引气功等疗法中具有重要意义。

（2）经络的临床运用

经络理论在临床上的运用，可分为诊断和治疗两类。诊断方面是根据经络来切脉、诊察体表和辨别证候，称为经络诊法和分经辨证；治疗方面是根据经络来选取腧穴，运用不同治法及药物，称为循经取穴和分经用药。

①经络诊法

《灵枢·经水》说："审、切、循、扪、按，视其寒温盛衰而调之"，这些都是就经络部位进行诊察的方法，如审查、指切、推循、扪摸、按压，以及观察该部寒温和气血盛衰现象。《素问·三部九候论》说的"视其经络浮沉，以上下逆从循之"，也是同一意思。"切循而得之"，本身就是检查经络的基本方法。经络外诊多用直接的检查，近代又采用一些客观的检测方法，如从皮肤电现象等作观察等，使检查探测方法趋于多样化。分经切脉，原属经络诊法的主要内容。《灵枢》以寸口脉诊候阴经病证的虚实，人迎脉诊候阳经病证的虚实。又以阳明脉气最盛，其下部可诊候冲阳（趺阳）脉，肾气盛衰则可诊候太溪脉。分部诊络，则是指分皮部诊察血络的色泽，以辨痛、痹、寒、热等，这在皮部中已有说明。近人亦有从皮疹辨证，也属于诊络法。压痛的检查，对临床取穴尤为重要。"按其处，应在中而痛解（懈）"（见《灵枢·背腧》），这既是取穴法，也是经络诊法之一。

②分经辨证

全身外至皮肉筋骨，内至五脏六腑，都以经络为纲，按经络来分析病证即称分经辨证，《素问·皮部论》说："皮有分部，脉有经纪，筋有结络，骨有度量，其所主病各异。"指出皮肤的分部，筋肉的有起有结，骨骼连属和长短，都是以经脉为纲纪，从而分析其所发生的不同病证。十二经脉各有"是动则病……"和"是主某所生病"的记载，意指此经脉变动就出现有关的病证，此经脉腧穴能主治其所发生的病证，这就是经脉的主病。各经脉既有其循行所过部位的所称外经病（证），又有其有关的脏腑病（证）。此外，络脉、经筋也各有主病，皮部之病实即经络之病的综合反映，总分为六经病。奇经八脉与各经相交会，其所主病证又有其特殊性质。分经辨证，主要也就是分十二经（合为六经）和奇经八脉，一般以十二经为正经，主疾病之常；奇经为十二经的错综组合，主疾病之变。

③循经取穴

经络各有所属腧穴，腧穴于分经之外还有不同的类别，腧穴以经络为纲，经络以腧穴为目，多络的分布既有纵向的分线（分行）关系，还有横向的分部（分段）关系，这种纵横关系结合有关腧穴其意义更为明显。循经取穴的意义应当从这种关系去全面理解，因而按经络远道取穴是循经，按经络邻近取穴也是循经。《内经》所说的"治主病者"就是指取用能主治该病证的经穴。经脉的"是主某所生病"，说的就是这一经所属穴的主治症。这主要以四肢部经穴为依据。作为将定类别的四肢经穴就有井、荥、输、经、合、原、络、郄等。在头面、躯干部，则有处于分段关系的脏腑俞募穴及众多的交会穴。对脏腑五官说来，取用头面躯干部的经穴是近取法，取用四肢部的经穴是远取法。循经远取和远近配合，在临床治疗中具有特殊重要意义。

④经络整体调控在治疗上的体现

《灵枢·经脉》篇说："经脉者，所以能决死生，处百病，调虚实，不可不通。"经络整体调控的功能还突出地表现在以纠正阴阳气血偏盛偏衰为最终目的的针灸治病过程中。赤羽氏的"天平学说"认为，如果机体一侧有病，除在同侧施治外，也可以刺激对侧（健侧）以调节经络失衡，使疾病好转或痊愈。如对于半身不遂、口眼歪斜的治疗就是通过调节、纠正机体左右经脉的失衡而发挥治疗作用的。经络对机体治疗性调节的结果，一方面减轻或消除了疾病的症状，一方面可以使经穴皮肤导电量（或电阻值）趋于平衡。经络的这种调治作用，是以它在正常情况下能调节机体阴阳平衡为基础的。

《素问·三部九候论》指出:"实则泻之,虚则补之……无问其病,以平为期。"这是针灸调治脏腑、经络失衡的总则。在具体运用上有主张先补后泻者(《灵枢·终始》《难经·六十九难》),有主张先泻后补者(《素问·三部九候论》《素问·血气形志篇》)。但不论先补后泻,还是先泻后补,都是以补虚泻实、调节经气为手段,最终达到"阴阳不相移,虚实不相倾""阴平阳秘,精神乃治"的目的。《素问·阴阳应象大论》说:"善用针者,从阴引阳,从阳引阴,以右治主,以左治右。"《素问·离合真邪论》说:"气之盛衰,左右倾移,以上调下,以左调右。"为针灸调治脏腑、经络的失衡创立了左右交叉、前后对应、上下颠倒、内外相合等多种形式。

左右交叉调治法:由于经络在人体是左右对称分布的,并有左右交叉、交会的现象,所以,对于左右经络失衡的病证,就可以"左强者攻其右,右强者攻其左"(《灵枢·癫狂》)。这在《内经》中称之为"缪刺"(左右交叉、浅而刺络)和"巨刺"(左右交叉、深而刺经)。当邪客于络脉或身形有痛而脉象无异常时用缪刺法;邪客于经或一侧有病而对侧脉象出现异常时用巨刺法。对口眼歪斜、半身不遂、单侧肢体疼痛、跌仆损伤、落枕、牙痛、偏头痛等疗效显著。具体可在与病痛部位相应的对侧局部选穴,也可以在对侧肢体循经远端取穴。

前后对应调治法:"前"指身前、胸腹,"后"指身后、腰背。是一种"阳病治阴、阴病治阳"的调治方法,《内经》中称之为"偶刺"。具体有前后随意选穴、对应部位取穴和俞募选穴等几种形式。对于脏腑病证和躯干部疼痛疗效较好。

上下颠倒调治法:"上"指上肢或腰以上,"下"指下肢或腰以下。《灵枢·终始》篇说:"从腰以上者,手太阴阳明皆主之,从腰以下者,足太阴阳明皆主之。病在上者下取之,病在下者高取之,病在头者取之足,病在腰者取之腘"。即是本法的纲领性条文，是以经脉循行为依据的远端取穴法，《内经》称之为"远道刺"。体现了"经脉所通，主治所及"的治疗特点。临床以此法治疗关节疼痛，还可以按上下部位相应选穴。例如左肘关节扭伤可选用左膝关节的阳陵泉，也可结合左右交叉法选取右侧的阳陵泉。

内外相合调治法："内外"一指身体的表里深浅部位，一指脏腑、经脉的阴阳表里。《素问·至真要大论》说："调气之方，必别阴阳，定其中外，各守其乡，内者内治，外者外治。""从内之外者，调其内；从外之内者，治其外；从内之外而盛于外者，先调其内而后治其外；从外之内而盛于内者，先治其外而后调其内。"从身体的表里部位而言，内病内治，外病外治，为直接调治；内脏病以针灸治其外，体表病以汤药调其内，为间接调治。从脏腑、经脉的表里关系而言，既可以以表治里，也可以以里治表，还可以表里同治（如原络配穴法）。也属于阳病治阴、阴病治阳的范畴。

⑤药物归经

药物按其主治性能归入某经，简称药物归经，此说是在分经辨证的基础上发展起来。因病证可以分经，主治某些病证的药物也就成为某经和某几经之药。宋金以来，如医家张元素（洁古）等发扬此说，为掌握药物主治性能提供方便。清代徐灵胎《医学源流论》说："如柴胡治寒热往来，能愈少阳之病；桂枝治畏寒发热，能愈太阳之病；葛根治肢体大热，能愈阳明之病。盖其止寒热、已畏寒、除大热，此乃柴胡、桂枝、葛根专长之事。因其能治何经之病，后人即指为何经之药"。

经络学形成于两千多年以前，由《黄帝内经》做了系统总结。当前，经络系统客观存在已经获得世界各国科学界的公认，其实质则仍是千古之谜。在生产力和科学水平非常低下的远古时代，能够创造出如此博大精深的理论，非常难能可贵。这是中华民族对人类的伟大贡献，是祖先留给我们的宝贵财富。我们必须珍惜这份财富，并且使它发扬光大。

3.5 方剂的"整体调控"作用

与单纯对抗和补充的药物干预模式不同，方剂是以中医药理论为指导，在辨证的前提下，针对病机的关键环节，以中药药性理论为基础，遵循配伍理论进行"君、臣、佐、使"配伍，从而使群药形成"有制之师"，针对患者或证或病或症，达到"整体综合调节"的作用。"整体综合调节"是方剂作用的主要方式，同时也是方剂作用的特点和优势所在。

3.5.1 方剂作用的整体性

方剂作用的整体性体现在方剂通过配伍整合为一整体，方剂干预的对象也为一整体。

首先，方剂是中药饮片按一定规则组合的一个整体，中药饮片是组成方剂的元素。但方剂并非通过饮片的简单堆积而达到功能的简单叠加，而是根据病情的需要和药物的性味归经、功能主治以及药物之间的七情合和关系，按君臣佐使配伍原则进行有序组合。各个元素按一定规则进行组合后，便形成了关系密切、排列有序，既有分工又有合作，既有协同又有制约，并达到整体目标、功能、定位都十分明确的组织——方剂。古人将配伍合理的方剂形象地比喻为"有制之师"。经过按规则组成方剂后，即赋予方剂不同于饮片简单相加的整体性的新性质，这一点"现代哲学家早就感到，那些无生命的元素一旦形成组织就会产生新的性质。"在处方遣药时，也必须在把握治疗对象整体状态的情况下，根据所制定的治疗原则和药物配伍原则，结合以往的治疗经验和选药配伍经验，构建配伍合理、精良，阶段目标明确，作用鲜明突出的方剂。这一过程是遣药配伍，形成方剂的行为过程。

方剂干预的对象是疾病状态下的人。将疾病状态的人看作是一个整体，是中医诊疗理论的特色之一。这种整体理论主要体现在两个方面：首先，构成人体的各个组成部分之间，在结构上是不可分割的，在功能上是相互协调、相互为用的，在病理上是相互影响的；其次，人与自然界也有着密切联系，人体要维持健康生命活动，就必须要顺乎自然，适应所处地理环境和四时寒温的变化。根据这一理论，中医学不仅从整体来探索生命活动的规律，而且在分析证候的发生机制时，也首先着眼于整体，着眼于局部病变引起的整体病理反应，把局部反应与整体变化统一起来，从整体来考虑疾病的病机、病位、病势；同时，还要强调因时、因地、因人制宜。

方剂正是在这一整体理论指导下进行处方遣药的。无论是在疾病发生的哪一阶段，方剂都是从整体出发，按照辨证论治原则，明辨病机，并根据病证之标本缓急，进行立法处方。《灵枢·本神》说：凡治疗"必审五藏之病形，以知其气之虚实，谨而调之也。"也就是说，在对病人进行诊断治疗时，首先要辨别其体质之强弱，五脏阴阳气血之虚实，把握发病机制，然后再根据情况"谨而调之"。仅根据病名或症状而组方并不是方剂所追求的境界。如《伤寒论翼》说："因名立方者，粗工也；据症定方者，中工也；于病中审病机，察病情者，良工也。""审病机，察病情"，从整体出发，抓住病机的关键环节，准确辨证，制定适宜的治疗法则，是正确开具方剂的前提和保证。方剂的立方之本旨主要是围绕处方时机体的整体状况即辨证情况而进行配伍，这样，法因证立，方从法出，药随方变，并根据不同情况进行随症加减，使方剂既能声随形符，效取桴鼓，又能达到整体治疗效应。辨证—立法—处方三个环节要环环相扣，相互呼应，才能满足方剂组方的整体性。

在方剂配伍中，还特别注重人与自然是一个统一整体，即"天人合一"这一命题。在处方遣药时，注意根据季节和地域特点，进行不同的配伍，即所谓因时、因地制宜。一般来说，春夏季节，气候由温渐热，阳气升发，人体腠理疏松开泄，即使外感风寒，也不宜过用辛温发散药物配伍；而秋冬季节，气候由凉变寒，阴盛阳衰，人体腠理致密，阳气内敛，此时若非大热之证，当慎用寒凉药物配伍。如《素问·六元正纪大论》说："用寒远寒，用凉远凉，用温远温，用热远热，食宜同法。"即是这个道理。如：以香薷为夏月麻黄，再如："白芍药……治腹中疼之圣药也。如夏中热腹疼，少加黄芩……如冬月大寒腹中冷痛，加桂二钱"。不同地区，由于地势高低、气候条件和生活习惯各异，人的生理活动和病变特点也不尽相同，所以治疗用药时，应根据当地的环境特点和生活习惯选药配伍。如《素问·五常政大论》说："地有高下，气有温凉，高者气寒，下者气热。""西北之气，散而寒之，东南之气，收而温之。所谓同病异治也。"《素问·异法方宜论》说："一病而治各不同，皆愈何也？岐伯对曰：地势使然也"。也就是说，因于地域不同，相同的疾病需要不同的配伍用药来治疗，这也是异病同治原理之一。如：外感风寒证，西北严寒地区，用辛温解表药量较重，常用麻黄、桂枝之类；东南温热地区，用辛温解表药量轻，多用荆芥、防风之属。凡此种种都是方剂配伍的整体性原则在因时因地制宜方面的具体体现。

3.5.2　方剂作用的综合性

方剂作用的综合性体现在其干预人体的范围是多重的，其作用途径也是多样的。

首先方剂对人体的干预范围是多重的，它包括涉及证候（或疾病）发生发展的各个环节。一张方剂的功效往往涉及了多个方面，如归脾汤，其功在健脾养心、益气补血，涉及了心、脾、气、血等方面。十全大补汤，其功在补益气血，虽然在最终功效上仅涉及气、血两个方面，但却是综合了健脾、益气、养血、补肝、助阳、固卫等功能，最终达到了补益气血的作用。即便是功能主治相对简单的方剂，也多是通过调节疾病或证候的不同环节而达到治疗目的的。如：治疗外感风寒表实证的经典方剂麻黄汤，在方剂配伍时虽仅选四药，但它们在该方剂中分别具有发汗散寒、通阳解肌、宣肺化痰、止咳平喘、益气和中、甘缓润肺等诸多功能，干预范围涉及了肌表、肺、卫气、阳气、中气、痰等诸多方面。

其次，方剂达到其最终功效的作用途径也是多样的。如出自《太平惠民和剂局方》的益气健脾基本方剂——四君子汤，功能可谓相对单一，但从配伍分析，方中四药分别从不同侧面支持整个方剂益气健脾的功效：人参益气补中，白术健脾燥湿，茯苓渗湿健脾，甘草和中健脾。从整体上看，方剂通过益气达到健脾的目的，同时也通过健脾达到益气的目的，二者相互为用。但围绕益气健脾这一功效，又涉及了燥湿、渗湿、和中等方面。所选诸药，其健脾益气的作用途径各自不同，方剂通过配伍后，综合了诸药的不同功能才达到了最终的功效。

在治疗观念上，中医特别强调立足于整体，明辨病机，全面综合考虑问题。如"善补阳者，必于阴中求阳……善补阴者，必于阳中求阴，则阴得阳升而泉源不竭。""善治血者，不求之有形之血，而求之无形之气。""善治脾胃者，能调五脏，即所以治脾胃也。""善治痰者，不治痰而治气，气顺则一身之津液亦随气而顺矣。"这些论述都要求在处方遣药时，不能单纯"头痛医头"，一定要综合考虑涉及方面的"标本缓急"。

方剂的"君、臣、佐、使"配伍理论，能最大限度地满足中医整体综合治疗方式的要求。君、臣、佐、使各部分分别针对证候发生的主、次不同环节，从病因、主证候、主症状、次证候、次症状、兼症等不同方面考虑，同时兼顾减毒、反佐、引经、调和等问题予以选药配伍，使合方既有分工，又有合作，完全满足治疗原则所涉及的各个方面，体现了方剂综合性的治疗方式。此外，中药的性味、归经、功能主治很少是单一的，大都是复合的，一味药物的性味、归经分别是两种以上，功能也不只一途，这也是方剂综合性治疗方式的客观原因。

3.5.3 方剂的主要作用以调节为主

方剂的主要作用不是单纯补充与对抗，而是以调节为主：一方面是调节阴阳、脏腑、气血的关系，使之关系恢复到正常状态；另一方面是要保证祛邪不伤正，扶正不留邪。

正因为方剂作用方式的整体性和综合性，导致了方剂主要的作用不是单纯补充与对抗，而是以调节为主。

首先，疾病的发生，从根本上说是人体阴阳的相对平衡被破坏，出现阴阳偏盛偏衰的结果。因此，在治疗上，恰如《素问·至真要大论》明确指出："谨察阴阳所在而调之，以平为期"。调整阴阳，补偏救弊，恢复阴平阳秘相对平衡的状态，是临床治疗的根本法则之一。这其中明确指出了其治疗方式是"调之"，其治疗目标是"以平为期"。阴阳是互根互用的，阴阳偏衰可以互损，因此在治疗时，还要注意"阴中求阳，阳中求阴"。《景岳全书·新方八略》说："此又阴阳相济之妙用也。故善补阳者必于阴中求阳，则阳得阴助而生化无穷；善补阴者必阳中求阴，则阴得阳升而泉源不竭。"方剂正是在这种理念下，进行配伍组方的。对阴阳偏盛偏衰的治疗，不单纯是"损有余、补不足""热者寒之，寒者热之"的补偏救弊式的补充、对抗疗法，而特别要强调"阴中求阳，阳中求阴"的调节方式。如温补肾阳的金匮肾气丸，重用干地黄（八两）滋阴补肾，山茱萸、山药（各四两）补益肝脾精血，仅以少量桂、附（各一两）温阳暖肾，意在微微生火，以鼓舞肾气。这种"阳得阴助而生化无穷"的配伍，绝非是简单补偏救弊式的补充与对抗，而是调节阴阳的平衡关系。

人体是一个有机整体，各脏腑之间在生理上相互协调、相互促进，在病理上也是相互影响，如肺脏的病变，可因本脏受邪而发病，也可因心、肝、脾、肾及大肠的病变所引起。脾脏的病变，可因本脏受邪而发病，也可因肝、心、肾及胃等病变引起。

因此，在治疗脏腑病变时，要按照《灵枢·本神篇》所说：凡治疗"必审五藏之病形，以知其气之虚实，谨而调之也。"不能单纯考虑一个脏腑，而应注意调整各脏腑之间的关系。

气血是各脏腑和其他组织功能活动的主要物质基础。气血各有其功能，又相互为用，二者的关系是"气为血之帅""血为气之母"。气、血间相互为用，相互促进的关系失常时，就会出现各种气血失调病证。调节气血关系的主要方法是"有余泻之，不足补之"。

从正邪关系来看，疾病的过程是正气与邪气相互斗争的过程。《素问·通平虚实论》说："邪气盛则实，精气夺则虚"。其治疗原则如《素问·三部九候论》所说："实则泻之，虚则补之"。泻即是祛邪，补则是扶正。但在处方遣药时，十分强调祛邪不伤正，扶正不留邪，扶正与祛邪相互为用，相辅相成。

综上所述，方剂是通过配伍将中药饮片整合为一整体后，干预作为整体的疾病状态下的人。它对人干预的范围是多重的，作用途径也是多样的。它干预的主要方式是调节，即便是单纯补充或对抗，也强调祛邪不伤正，扶正不留邪。方剂治疗的主要目的是通过调节人体的阴阳、脏腑、气血等功能关系，达到机体内环境以及机体与环境之间的动态平衡与和谐统一。这种整体综合调节的作用方式是方剂治疗的特色，也是治疗优势所在。要满足整体综合调节作用方式的要求，就要在辨证的基础上，制订正确的治疗原则；在方剂配伍理论指导下，以中药药性理论为依据进行处方遣药，这样才能开具符合治疗原则的方剂。

第 ② 篇

人体整体调控网络

现代医学发展到今天，中医和西医都应该有"大医学"的理念，无论中医、西医还是中西医结合，其最终目标都是实现人体的健康；中医学和西医学虽然经历着不同的历史进程，具有不同的理论体系，一为辨证论治，一为辨病论治，但中西两医的研究对象是一致的，疾病发生的物质基础也是一致的，二者之间理应存在着一个共同的生理解剖体系，它可以把两者统一起来。

由于历史文化背景不同，传统中医药学与西医药学几乎无法直接沟通。因此，要研究"中医药学给予西医药学的启迪"问题，首先必须用现代科学技术破译传统中医药，而这实质上就是钱学森院士所说的："把西方的科学同中医所总结的理论以及临床实践结合起来"。作者几十年来始终坚持钱学森院士所指出的方向，终于概括出"人体整体调控网络"科学概念。以 NEI 为主导的"人体整体调控网络"科学概念定义人体科学的基因概念，它是连接中西医学的桥梁，是把两者统一起来的生物学基石。

第4章 "人体整体调控网络"的提出

4.1 "现代科学"对人机体的新的认识

4.1.1 人体是一个开放的复杂巨系统

我国科学家钱学森院士等从系统学观点出发，分析自然界和人类社会中的一些极其复杂的事物，提出用开放的复杂巨系统来进行描述，并且指出，在目前处理这种复杂系统的方法论只能是从定性到定量的综合集成法。

自从20世纪90年代初开放的复杂巨系统科学提出至今10年以来，通过多个领域的专家的共同努力，从系统科学的角度，已经揭示出了社会系统、人体系统、地理系统、人脑系统等在系统本质上是开放的复杂巨系统。这些系统都从根本上与自然界密不可分，具有很强的自然演化发展的特点，不太容易让大家深入理解。

开放复杂巨系统的开放性与复杂性的含义为：

（1）开放复杂巨系统的开放性有两重含义

主动适应和进化，下面分别说明。

①系统不可避免地会受外界的影响。物理中的相变系统即是一例，如铁磁体的磁性受外界温度的变化影响。

②主动适应和进化的含义。以经济系统为例。在某种程度

上，经济系统可以和生命进化系统相类比。只是，经济系统中的个体具有一定的"预见性"，这种预见性来源于个体间的交互（如通过学习获取知识）。更重要的是，来源于个体和外部环境的交互（这方面最明显的例子就是股票市场）。由于个体的"预见性"，个体可以根据外部环境的变化，主动地、适应地改变自己的决策方法和行为，"子系统之间关系不仅复杂而且还随时间及情况有极大的易变性"。对这种系统而言，个体的"预见性"或对外界的适应性和系统的开放性，使得系统的动力学行为具有一种"进化"的含义。Kauffman曾做过类似的工作以模拟两个物种进化的过程，但在其模型中，个体无法主动地适应地变更自己的行为，只能被动地适应外界的变化。

（2）开放复杂巨系统中"复杂性"的含义

这个问题已被阐述得很清楚，一是子系统的种类繁多；二是系统的层次复杂；三是子系统之间相互联系与作用加强。

（3）人体本身是一个开放的复杂巨系统

人体本身是一个开放的复杂巨系统，这个系统具备了：①与周围环境进行物质、能量、信息的交换；②系统包括了很多子系统，比如脑神经系统、呼吸系统消化系统、生殖系统、血液循环系统以及免疫系统等等；③这些子系统下又包含种类繁多的子系统。子系统之间既是独立、变化的，又是相互联系、相互作用的，一起构成了一个不仅庞大而且复杂的体系。人体具备了开放性、复杂性、演变性和开放的复杂巨系统的许多动力学特征。从这个观点出发，具体到对人体各个系统进行研究，人体免疫系统的研究已经取得了一些进展。

4.1.2 系统生物学和信息医学

分子生物学在近半个世纪以来取得了显著成绩，但并非如人所料。究其原因就在于生命体的复杂性。所以，现代生物学逐渐发展了研究复杂生命现象的生命科学，即后基因组时代，如功能基因组学、蛋白质组学等，其中最为突出的就是系统生物学。

系统生物学（System biology）于 1999 年，由 LeroyHood 创立，是研究一个生物系统中所有组成成分（基因、mRNA、蛋白质等）的构成及其在特定条件下这些组分之间的相互关系。与分子生物学一次只研究一种基因不同，系统生物学解释生命的奥秘，是综合研究细胞中的所有基因和蛋白质。其认识生物的观点是从局部观走向整体观，从线性思维走向复杂性思维。系统生物学在医学上的主要特点包括：①整合：系统内不同构成要素（基因、mRNA、蛋白质、生物小分子等）的整合；从基因到细胞、到组织、到个体的各个层次的整合。②信息：生命系统的信息流向是从 DNA→mRNA→蛋白质→蛋白质相互作用网络→细胞→组织/器官→个体。

20 世纪中期的观点认为，生物体是由"物质和能量"所组成的，但现在的人们已逐渐认识到人体是一个复杂的巨系统，生物系统最重要的特点在于其各个部分之间的高度协调。在一个细胞中，在同一时刻有条不紊地进行着数千个代谢过程，细胞之间亦同时进行着各种协调与整合，如此才会最终形成各种脏器和系统并然有序的功能表现。显然，这些高度协调、密切相关的过程只有通过交换信息才能实现。固然，物质和能量仍是生物体的生存要素。在细胞中，核糖体拥有氨基酸组建模块以及 ATP 合成为 ADP 过程中释放的能量，但如果没有细胞核中 DNA 所携带的信息，同样无法合成具有功能的蛋白质。所以，信息在任何过程中都起着关键性的作用，物质和能量不过是附属物而已。生物体内的信息传递和整合是由细胞内外的受体和信号传导系统来完成的，不同的信号通路之间存在相互的联系和作用，形成动态的功能网络。

按系统生物学的观点，可以将生物系统的特点概括为"整体、动态、层次、整合"。机体内无数个大小网络是一个通过层次与层次之间、网络与网络之间、系统与系统之间的联系和整合而建立起来的复杂系统，并不是简单系统的叠加。这个复杂系统也会通过不同网络之间的信息传递和整合，使基因或蛋白质产生出最终的生物学功能，如此势必会出现一些涌现性行为和规律，出现一些单独系统所不能反映的新行为，这就是系统生物学的特征。因此也可以说，信息是生命赖以存在的至为关键的因素。

4.1.3 神经－内分泌－免疫网络理论

传统的观点认为，神经系统和内分泌系统调节着动物和人体的机能活动。近几十年来，由于免疫学的迅速发展，人们认识到在生物体内还存在着第三个大的调节系统——免疫系统。而且，已经证实神经内分泌系统与免疫系统之间存在双向信息传递机制，即免疫系统不仅受神经－内分泌系统的调控，而且还能调节神经、内分泌系统的某些功能。这种相互作用的功能联系是通过神经、内分泌和免疫三大调节系统共有的化学信息分子与受体实现的。即免疫系统不仅具有多种神经内分泌激素的受体，还能合成各种神经递质和内分泌激素，并对其发生反应；免疫系统产生的细胞因子能影响中枢神经系统；中枢神经系统又能合成细胞因子及其受体，并对其发生反应。由此构成神经－内分泌－免疫网络。

（1）神经－内分泌－免疫网络理论概述

现代医学对生命规律的认识逐步由整体器官水平向细胞分子乃至基因水平深入，在不断发现新事物新现象的同时，越来越重视机体整合调控机制的探索。机体各细胞、器官、系统的功能活动不仅依靠神经内分泌系统的调节，而且有赖于免疫系统的参与。神经内分泌免疫（NEI）3大系统在保持平衡协调的同时，完成对内环境稳态及循环、呼吸、消化、泌尿、造血、生殖等系统的调节整合。目前已有无可辩驳的实验证明，一些细胞因子、肽类激素和神经递质以及它们的受体是神经系统、内分泌系统以及免疫系统共同使用的生物学语言。免疫系统通过免疫调节介质如白介素、干扰素（IFN）、肿瘤坏死因子等作用于下丘脑－垂体前叶－肾上腺皮质轴而影响神经和内分泌系统的状态。神经系统可通过下丘脑－垂体前叶－肾上腺皮质－免疫器官这一多级路径调节内分泌和免疫系统的功能，而内分泌系统则可通过激素控制神经系统和免疫系统的活动。这3个系统之间不仅存在大的回路，而且彼此之间进行着直接的双向交流，对机体在不同条件下稳态的维持起着决定性的作用。神经内分泌系统在感受情绪、物理、化学等刺激产生相应反应的同时，还通过递质、激素将信息传递到免疫系统。免疫细胞可随血液循环在全身各处移动，起一种"游动脑"的作用，能感受神经系统不能感知的刺激如肿瘤、病毒、毒素等，通过免疫系统释放的各种细胞因子和神经内分泌激素及递质，对这些刺激做出恰当的反应，包括免疫系统本身的反应以及上述物质作用到神经内分泌系统和全身各器官系统后所作出的反应，最终实现清除病因，保持机体稳态的目的。

神经内分泌免疫网络是机体极其重要的整合调控系统。网络的功能性环路主要是通过神经肽、激素、免疫分子三者之间相互作用而构成。

（2）神经－内分泌－免疫网络理论的意义

提出神经－内分泌－免疫网络的概念，这是当代生物医学理论的重要发展。神经内分泌系统和免疫系统在体内成为机体的两个感受和调节系统，形成网络。它们通过一些共同的介导物质——神经递质、激素和细胞因子交换信息，相互作用，使机体在生理和病理条件下保持稳态。其重要意义表现在三个方面：其一是该理论的建立深化了对稳态机制的认识，引起机体生理变量波动的所有内外因素所导致的内环境变化，都可以通过此网络调节来校正，这是对稳态机制的真正再认识；其二是为用微观分子的活动来认识机体整体功能提供了一个有启发意义的模式；其三是不但在生物医学范围内深化了疾病发生机制的认识，而且扩展到社会医学的领域，从而为医学模式由生物－医学模式向生物－

心理－社会医学模式的转化提供了进一步的理论依据。

①深化了对稳态机制的认识

内环境稳定的概念从贝纳德提出至今已有一个多世纪。近半个多世纪以来，在以神经内分泌系统（Neuroendocrinological System）调节为中心的稳态机制的研究不断深入，取得了许多重要的成果。近年来，人们认识到，在长期进化的过程中机体为适应各种周期性的外环境剧烈变化（如昼夜、季节等），已形成了一种稳态机制，它可使机体在预期发生的变化之前就先做好调整。据此，有人提出了"预言性稳态"（Pre－dictive Homeosfasis）的概念，以区别于传统的"反应性稳态"（Reaction Homeosfasis）。他们认为这是两种不同的稳态机制。但实际上，预言性稳态在本质上并未脱出传统的所谓"反应性稳态"的范围。因为，尽管他们引起生理变量波动的原因不同，但稳态的维持有超越神经内分泌系统调节的范围。

在生命过程中，机体除受各种物理、化学、生物、社会，以及时间节律变化等外界因素的影响外，在机体本身的生命活动中，包括分子复制、细胞分裂、细胞内外信息传导等基本生命过程都可发生误差，从而导致在"分子－细胞"这一范围内稳态的破坏。这一"小范围"内稳态的破坏，后果有时可以是非常严重的。当这种破坏一旦成为不可逆，如细胞分裂时，由于分子复制错误而发生基因突变。导致该细胞癌变时，为维持整个机体的健康和安全，该细胞就应当被清除。识别和清除这种"非己"化了的自身细胞的任务是由免疫系统来完成的。免疫系统是除神经系统外，机体唯一能特异地识别"非己"的内外信号，并对之作出精确应答，保留记忆反应的功能系统。侵入机体的细菌、病毒等病原体，以及发生了突变了的自身细胞都会导致机体稳态的严重破坏。要恢复这种破坏了的稳态，只靠神经内分泌系统是无法完成的。显然，免疫系统对这种"非己"成分的精神识别，适度应答和有效排除，在维持机体内环境稳定方面具有独特的重要意义。

神经－内分泌－免疫网络理论的意义在于，它揭示了传统的"反应性稳态"与上述所谓"免疫稳态"（Immunological Home－osfasis）之间在功能上的相对独立，而又有密切的相关性，并揭示了它的结构基础。这样，我们可以说，引起机体生理变量波动的所有内外因素所导致的内环境变化，都可通过神经－内分泌－免疫网络调节来校正。这是稳态机制的真正的再认识。

②为用微分子的活动研究机体整体功能提供了有启发意义的模式

神经－内分泌－免疫网络的概念在20世纪80年代才逐步形成，这不是偶然的。30多年来，神经科学和免疫学向分子水平的深入，为研究神经、内分泌、免疫系统的相互关系奠定了基础。它们之间的这种网络关系的揭示，不是通过静态的组织解剖的研究来完成的。而且这种网络关系也并没有固定静止的解剖结构作基础。现已证明，神经系统、内分泌系统、免疫系统之间进行信息沟通的语言是一套通用的信息分子，即各种神经递质、激素和细胞因子。三个系统的细胞表面都有接受这些分子语言的受体；同时也都能分泌这些信息分子。如免疫细胞不但产生细胞因子，也能分泌神经递质和内分泌激素；而神经细胞除产生神经递质外，也可以分泌激素和细胞因子。正是通过对这三大系统的细胞和分子（包括膜分子）的功能的深入研究和作用方式的精细描述，才揭示了连接这三大系统功能的分子的调节网络。

现代生命科学对机体生理功能的研究已越来越深入，不但形成了独立的分子生物学学科，而且还出现了"量子生物学"等这样更微观层次的研究领域。这对揭示生命活动的规律无疑是十分重要的。但生命的本质毕竟不能单纯通过描述这些组成生命体的分子的活动来阐明。在这里综合是必需的。但长久以来，人们无可奈何地发现，对生命现象的分割研究越是深入，积累的信息越多，越是难有一种"百科全书"式的科学天才来完成这个综合的使命。神经－内分泌－免疫网络的研究成功地从分子水平上整合了机体最重要三大功能系统的相互调节关系，从而为用微观分子的活动来认识机体整体功能提供了一个有启发意义的模式，对生命科学的发展是有重要意义。

③为医学模式的转换提供了进一步的理论依据

神经、内分泌、免疫系统各司其职，又相互调节，是保持机体内环境稳定的基本条件。在这个调节网络中任何一个环节的严重失调，都会明显影响其他系统的功能，导致相关疾病的发生。免疫系统的功能紊乱，不但会引起免疫缺损、过敏性疾病和自身免疫病，而且会产生神经系统和内分泌系统的疾病。甲状腺功能亢进、糖尿病等内分泌系统疾病的发生都与免疫功能紊乱密切相关；重症肌无力、自身免疫性脑炎等神经系统疾病。免疫功能紊乱是其发病的主要原因。目前已发现，精神病患者的免疫功能也明显缺陷，据报告，大剂量的胸腺素对一些精神性疾病有明显疗效。同样，神经系统，尤其是高级神经中枢的功能紊乱，如紧张、忧虑，以及突发性的非常条件，都不但会引起神经、内分泌功能的紊乱，而且可以导致免疫功能的全面降低，使传染病和癌症的发病率都明显升高。

显然，神经－内分泌－免疫网络概念不但在生物医学范围内深化了疾病发生机理的认识，而且扩展到社会医学的领域，从而为医学模式由生物—医学模式向生物－心理－社会医学模式的转化提供了进一步的理论依据。

神经－内分泌－免疫网络学说的提出和发展，打破了传统现代医学还原论的束缚，与几千年来中医理论提倡的整体观念可谓不谋而合、殊途同归，并在一定程度上为来源于长期临床实践的中医理论提供了现代医学证据。现代医学对生命规律的认识逐步由整体器官水平向细胞分子乃至基因水平深入。在不断发现新事物新现象的同时，越来越重视机体整合调控机制的探索。机体各细胞、器官、系统的功能活动不仅依靠神经内分泌系统的调节，而且有赖于免疫系统的参与。神经内分泌免疫（NEI）三大系统在自身保持平衡协调的同时，完成对内环境稳态及循环、呼吸、消化、泌尿、造血、生殖等系统的调节整合。中医学的全部体系都是建立在整体宏观现象的联系方法之上。中医生理学非常重视各脏腑功能活动的动态平衡，强调"阴平阳秘精神乃治""亢则害，承乃制，制则生化"。在病理认识上突出脏腑阴阳气血失调在疾病发生发展过程中的重要作用，因而在治疗上顺理成章地主张"谨察阴阳所在而调之以平为期"这种非特异性的调节手段通过"同病异治""异病同治"原则得到充分体现。中医学对人体调控机制的认识有独特的理论体系和行之有效的调节手段。这种整体的非特异性的调节理论与现代医学 NEI 网络学说有着很多联系之处。两者相互渗透，相互结合，不仅非常有利于中西医结合研究，而且可能产生突破性发展。NEI 的深入研究将对中医学发展产生极其深远的影响。

4.2 "人体整体调控网络"的提出

《中医药治病疗效的机理研究》一书系统总结了多学科研究中医的成果，第一次提出"人体整体调控网络"科学概念。下面是相关内容的原文：

沈自尹院士在《系统生物学和信息医学在中西医结合中的应用》一文中指出：

"生物体内的信息传递和整合是由细胞内外的受体和信号转导系统来完成的，不同的信号通路之间存在相互的联系和作用，形成动态的功能网络。按系统生物学的观点，可以将生物系统的特点概括为'整体、动态、层次、整合'。机体内无数个大小网络是一个通过层次与层次之间、网络与网络之间、系统与系统之间的联系和整合而建立起来的复杂系统，并不是简单系统的叠加。这个复杂系统也会通过不同网络之间的信息传递和整合，使基因或蛋白质产生出最终的生物学功能，如此势必会出现一些涌现性行为和规律，出现一些单独系统所不能反映的新行为，这就是系统生物学的特征。因此也可以说，信息是生命赖以存在的至为关键的因素。"

"1977 年 Besedovsky 首先提出宏观的'神经－内分泌－免疫'（NEI）网络假说，神经内分泌调控免疫属下行通路模式，免疫亦能调控神经内分泌属上行通路模式，如此形成双向信息传递机制。三者拥有一套共同的化学信息分子与受体，从而使这三个系统之间能够相互交通和调节，形成多维立体网络状的联系，使涉及整体性的系统之间得以相互交通和调节，形成多维立体网络状的联系。从涉及整体性系统之间调节的神经－内分泌－免疫网络，到局部性质的下丘脑－垂体肾上腺皮质－胸腺轴网络，还有数不清的小网络，机体就是由大大小小众多网络所构成的，并将其作为对外反应与自我调节的基础。正常的人体功能是人类基因的一个有序表达，病或证则是基因表达的失衡，治疗绝大多数病或证都将从调控基因功能入手，即从修饰或改变基因的表达与基因的产物着手。大、小网络的调控都是立足于基因表达的调控，这些基因网络最后都要通过中枢信号传导由负反馈机制来完成调控作用，使生命体有自我调节的能力。网络是一个高度复杂的、非线性动力学系统。"

我们称这些"作为对外反应与自我调节的基础"的"通过层次与层次之间、网络与网络之间、系统与系统之间的联系和整合而建立起来的复杂系统"为"人体整体调控网络"。"人体整体调控网络"包括从涉及整体性系统之间调节的神经－内分泌－免疫网络，到局部性质的如下丘脑－垂体－肾上腺皮质－胸腺轴网络、肾素－血管紧张素系统（RAS）等，直到细胞网络、分子网络与基因网络。

4.3 "人体整体调控网络" 的特点

"人体整体调控网络"是近几年发现的人体科学的基因概念，其特点如下：

4.3.1 "人体整体调控网络"是人体科学的基因概念

现代医学没有"人体整体调控网络"的概念，"人体整体调控网络"科学概念是多学科研究中医的重要成果，是作者在系统总结近二十多年来多学科研究中医的成果中发现并抽象概括出的人体科学的基因概念。

值得深思的是现代医学发现了包括从涉及整体性系统之间调节的神经－内分泌－免疫网络，到局部性质的如下丘脑－垂体－肾上腺皮质－胸腺轴网络、肾素－血管紧张素系统等，直到细胞网络、分子网络与基因网络。也基本搞清了它们相互联系的细节，并认可它们是密不可分的。但是现代医学没有"人体整体调控网络"这种具备整体观的概念。究其原因，其一可能是由于其研究的指导思想依然没有脱离还原论的"主旋律"：研究意图是先从最简单的系统或单元如单个细胞着手研究，还原出它的完整的调控系统和生命活动，然后通过研究网络关系将多个简单系统"自下而上"地拼装成逐步复杂的系统（如组织、器官）最终到整个人体。或者说，是从"弄清楚"局部开始研究，采用自下而上的方式整合多层次的研究结果直至人体这个最高层次。其二可能是，虽然现代医学揭示了大量的机体内部的网络调节机制，以至达到分子水平，但缺少调节的手段等种种原因。

复杂性科学的研究成果认为：开放复杂巨系统中"复杂性"的含义已被阐述得很清楚，一是子系统的种类繁多；二是系统的层次复杂；三是子系统之间相互联系与作用加强。人体本身是一个开放的复杂巨系统，这个系统具备了：①与周围环境进行物质、能量、信息的交换；②系统包括了很多子系统，比如脑神经系统、呼吸系统、消化系统、生殖系统、血液循环系统以及免疫系统等等；③这些子系统下又包含种类繁多的子系统。子系统之间既是独立、变化的，又是相互联系、作用的。构成了一个不仅庞大而且复杂的体系。人体具备了开放性复杂性、演变性和开放的复杂巨系统的许多动力学特征。

自然界中存在的大量复杂系统都可以通过网络加以研究与描述，人体是一个复杂巨系统，人体由无数个大大小小的网络所构成。今天的生命科学正面临着一个新的转型期，既需要系统生物学的整体思想与方法，也离不开还原分析方法，故而迫切需要以生物分子所组成的网络的结构和功能来认识与阐明人体这一复杂巨系统生命活动的规律。

中医学的根本特点就是整体观念和辨证论治。整体的含义是，把人体及其生存的天时地域环境、人体与社会、人体各组成部分、心理与形体、动态与静态等作为一个统一体来观察、描述和研究，即其观点是整体的。中医学的整体观念与系统生物学的整体思想不谋而合。

因此，"人体整体调控网络"科学概念更符合复杂性科学、系统生物学与中医学共同的逻辑。

4.3.2 "以药测证"与现代科学技术相结合的实验方法

网络是高度复杂非线性动力学系统，钱学森说过要看动力学就要造成干扰，才能看到变化，并从宏、微观中进行整合。中医是用自然的系统概念考察人体的变化，一向着重于证效关系来判别辨证的正确性，也就是"以药测证"，这就提供了一个研究证的干预手段，其"方法"是从临床（疗效）到实验（动物）到药物（验证）成为一个系统的研究。以药测证本是验证中医学理论的强有力手段，而其与现代科学技术相结合的科学实验方法，则是实现钱老所说的"把西方的科学同中医所总结的理论以及临床实践结合起来""要从微观一直到整体，把它连起来"的有力工具。

沈自尹院士等在长时期科学研究的基础上，总结了从细胞内的小的信号转导通路组成的网络到中等的下丘脑 - 垂体 - 肾上腺 - 胸腺（HPAT）轴网络和涵盖全身，联络多个重要系统的大的神经内分泌免疫网络，提出人体受到外界干预而形成的"病"或"证"，亦都是以众多的分子网络变化为基础。描绘了信号转导通路的方式、能力、研究信号转导通路变化的方法，提出"以药测证"是按系统生物学方法研究证的干预手段。沈自尹院士等采用补肾复方以药测证发现肾阳虚证涵盖着 NEI 调节网络，而且直接作用于 NEI 网络的调控中枢下丘脑。采用从补肾复方中提取的有效组分——淫羊藿总黄酮（EF），发现它通过 NEI 网络的下行通路激活免疫系统，能激活生长激素轴，性腺轴、淋巴细胞凋亡3个方面的网络机制发挥分子网络效应；也观察到 EF 调控基因网络表现出多种多样的方式，在淋巴细胞凋亡和增殖的网络机制中重塑对立的凋亡相关基因及增殖相关基因平衡；能会聚与整合共刺激分子、转化生长因子及多个原癌基因，成为启动促增殖、抗凋亡的上游因子网络；使 NIK/IKK/IκB/Rel/NFκB 信号转导通路中对立的 IκBα 与 NFκB 同时升高，既维持 NFκB 适度升高，又保证 NFκB 呈强者态势发挥其分子调控网络中的枢纽作用，由此观察到肾虚证 HPAT 轴上有序的基因网络调控路线图谱。并于 2005 年提出肾虚证所具有特征性的有序的基因网络调控路线图谱（下图）。

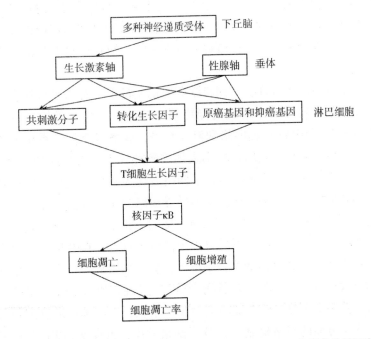

图 4-1　肾虚证下丘脑-垂体-肾上腺皮质-胸腺轴基因网络调控路线图谱

　　沈自尹院士等的研究又表明，从补肾复方中提取的有效组分——EF，并观察到 EF 对老年大鼠的有效干预。而且由于取材恰当，将 7 个组织块中众多小网络进行整合使得基因网络之间关系逐步明朗、变得有序，凸显出神经-内分泌-免疫以及神经-内分泌-骨代谢两大系统，同时亦形成相互交叉的两大基因网络调控路线图谱。用以药测证显示了"肾"在生理状态下对机体进行调控的两大主要基因调控路线及规律（下图）。

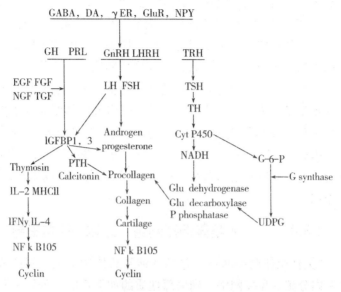

图 4 - 2　肾虚证两大基因网络调控路线图谱

沈自尹院士等的研究成果是"人体整体调控网络"科学概念形成的重要原因。

4.3.3 "人体整体调控网络"强调"整体调控"

沈自尹院士在《肾虚与科学》一书中指出："其实机体就是由大大小小众多网络所构成，无论哪一种网络都存在着网络状或相互对立而制约的基因并通过对中枢的信号传导由负反馈的机制来完成调控作用，并涉及整体 - 组织器官 - 细胞 - 分子多层面的基因网络的整合作用。"

从涉及整体性系统之间调节的神经 - 内分泌 - 免疫网络，到局部性质的下丘脑 - 垂体肾上腺皮质 - 胸腺轴网络，还有数不清的小网络，机体就是由大大小小众多网络所构成的，并将其作为对外反应与自我调节的基础。神经内分泌免疫网络是机体极其重要的整合调控系统。机体各细胞、器官、系统的功能活动不仅依靠神经内分泌系统的调节，而且有赖于免疫系统的参与。神经、内分泌、免疫 3 大系统在保持平衡协调的同时，完成对内环境稳态及循环、呼吸、消化、泌尿、造血、生殖等系统的调节整合。正常的人体功能是人类基因的一个有序表达，病或证则是基因表达的失衡，治疗绝大多数病或证都将从调控基因功能入手，即从修饰或改变基因的表达与基因的产物着手。大、小网络的调控都是立足于基因表达的调控，这些基因网络最后都要通过中枢信号传导由负反馈机制来完成调控作用，使生命体有自我调节的能力。因此，"人体整体调控网络"的"整体调控"是以 NEI 为主导的，涉及整体－组织器官－细胞－分子多层面的基因网络的整合作用。

4.3.4 "人体整体调控网络"是以 NEI 为主导

"人体整体调控网络"包括从涉及整体性系统之间调节的神经－内分泌－免疫网络，到局部性质的如下丘脑－垂体－肾上腺皮质－胸腺轴网络、肾素－血管紧张素系统等，直到细胞网络，分子网络与基因网络。大、小网络的调控都是立足于基因表达的调控，这些基因网络最后都要通过中枢信号传导由负反馈机制来完成调控作用，使生命体有自我调节的能力。现代医学对生命规律的认识逐步由整体器官水平向细胞分子乃至基因水平深入，在不断发现新事物新现象的同时，越来越重视机体整合调控机制的探索。神经－内分泌－免疫网络是机体极其重要的整合调控系统。机体各细胞、器官、系统的功能活动不仅依靠神经内分泌系统的调节，而且有赖于免疫系统的参与。神经、内分泌、免疫（NEI）3 大系统在保持平衡协调的同时，完成对内环境稳态及循环、呼吸、消化、泌尿、造血、生殖等系统的调节整合。"人体整体调控网络"是以 NEI 为主导的。

传统的观点认为，神经系统和内分泌系统调节着动物和人体的机能活动。近几十年来，由于免疫学的迅速发展，人们认识到在生物体内还存在着第三个大的调节系统——免疫系统。而且，已经证实神经内分泌系统与免疫系统之间存在双向信息传递机制，即免疫系统不仅受神经、内分泌系统的调控，而且还能调节神经、内分泌系统的某些功能。这种相互作用的功能联系是通过神经、内分泌和免疫三大调节系统共有的化学信息分子与受体实现的。即免疫系统不仅具有多种神经内分泌激素的受体，还能合成各种神经递质和内分泌激素，并对其发生反应；免疫系统产生的细胞因子能影响中枢神经系统；中枢神经系统又能合成细胞因子及其受体，并对其发生反应。由此构成神经 – 内分泌 – 免疫网络。

网络的功能性环路主要是通过神经肽、激素、免疫分子三者之间相互作用而构成。目前已有无可辩驳的实验证明，一些细胞因子、肽类激素和神经递质以及它们的受体是神经系统、内分泌系统以及免疫系统共同使用的生物学语言。免疫系统通过免疫调节介质如白介素、干扰素（IFN）、肿瘤坏死因子等作用于下丘脑 – 垂体前叶 – 肾上腺皮质轴而影响神经和内分泌系统的状态。神经系统可通过下丘脑 – 垂体前叶 – 肾上腺皮质 – 免疫器官这一多级路径调节内分泌和免疫系统的功能，而内分泌系统则可通过激素控制神经系统和免疫系统的活动。这 3 个系统之间不仅存在大的回路，而且彼此之间进行着直接的双向交流，对机体在不同条件下稳态的维持起着决定性的作用。神经内分泌系统在感受情绪、物理、化学等刺激产生相应反应的同时，还通过递质、激素将信息传递到免疫系统。免疫细胞可随血液循环在全身各处移动，起一种"游动脑"的作用，能感受神经系统不能感知的刺激如肿瘤、病毒、毒素等，通过免疫系统释放的各种细胞因子和神经内分泌激素及递质，对这些刺激做出恰当的反应，包括免疫系统本身的反应以及上述物质作用到神经内分泌系统和全身各器官系统后所作出的反应，最终实现清除病因，保持机体稳态的目的。

神经内分泌免疫网络是机体极其重要的整合调控系统。"人体整体调控网络"是以 NEI 为主导的。

（1）神经 - 内分泌 - 免疫网络的生物基础

①三大网络之间的相互作用

神经、免疫和内分泌系统是动物和人体内三大调节系统。这三大系统之间不仅存在大的回路，而且彼此之间还进行着直接的双向交流，维持着机体正常的生命活动。这种功能上的互相联系是通过三大系统共同存在的介导物质，即细胞因子、神经递质和内分泌激素及其受体实现的，在三大系统的协同作用中发挥着关键作用。

目前已知有 20 多种神经内分泌激素和神经递质都能调节免疫系统的功能，其中最重要的有肾上腺皮质激素、生长激素和阿片肽。研究表明，生长激素对免疫功能具有广泛的加强作用，而肾上腺皮质激素则具有广泛的抑制作用。这两类激素在体内形成一正一负的调节，使机体的免疫功能保持正常。而阿片肽的主要功能可能是机体在各种应激条件下，在更高的水平上进行复杂的调节，使机体保持稳态。

另一方面，免疫系统可以通过它们所产生的细胞因子以及其他的调节物质作用于神经和内分泌系统，还可以通过由免疫细胞分泌的内分泌激素作用于神经和内分泌系统。免疫细胞在被激活后可以产生多种多样的因子对自身的活动进行调节，还可以作用到神经和内分泌系统，从而影响全身各系统的功能活动。

由此可知，神经、内分泌与免疫系统之间的关系是一种相互作用的双向调节。它们相互交织、协调作用（如刺激和抑制），构成一个立体的网络结构，共同负责机体对不同外环境和内环境的适应性反应，如下图所示。这个环路基本上可以分为两种类型：一种为长轴免疫 - 神经 - 内分泌相互作用，另一种为局部免疫 - 神经 - 内分泌相互作用。长轴相互作用是指刺激免疫系统导致免疫源性介质的释放，后者反过来再作用于远处的神经内分泌组织，影响其功能，这种反馈作用称为长环反馈；而局部相互作用是指免疫源性介质和神经内分泌因子就在它们被释放的组织或器官内发生相互影响,称为短环反馈。但有时一相互作用最初是发生在局部水平,后来便影响到远处的神经内分泌机制,成为长轴相互作用。

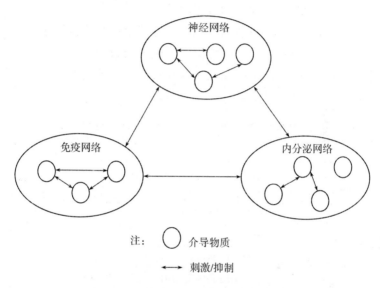

图4-3 三大网络之间的相互作用抽象图

②三大网络之间相互作用的共用的生物学语言

范少光等在《神经内分泌与免疫系统之间相互作用的介导物质:共用的生物学语言》一文中指出:

"目前已有无可辩驳的实验证明,一些细胞因子、肽类激素和神经递质某些其他因子以及它们的受体是神经系统、内分泌系统以及免疫系统共同使用的生物学语言。依靠这些内源性媒体,神经内分泌及免疫系统之间进行着信息的交流,这是近十多年来最引人注目的发现之一,它改变了人们对神经内分泌及免疫系统的传统认识。新的观点认为,它们除了具有传统的功能外,神经系统还具有重要的免疫调节功能;而免疫系统也是机体的一个重要的感受和调节系统。神经内分泌和免疫系统之间的相互作用，对机体在不同条件下稳态的维持起有决定性的作用。"

A. 免疫细胞中的肽类激素以及神经递质受体

• 免疫细胞中产生的内分泌激素

大量实验结果明确表明，免疫细胞能合成某些神经递质样物质和激素。Smith 和 Blalock 将免疫细胞中的激素称为免疫反应性激素（immuroreactivehormone，it hormone）。目前已发现的这类激素多达二十几种（表 4－1）。

表 4.1　免疫细胞中的肽类激素和神经递质

来源	肽或蛋白质药物
T 淋巴细胞	ACTH、内啡肽、甲状腺素刺激素（TSH）、生长激素（GH）、生乳素（PRL）、甲硫脑啡肽、甲状体腺素相关蛋白、胰岛素样生长因子（IGF－1）、绒毛膜促性腺激素
B 淋巴细胞	ACTH、内啡肽、GH、IGF－1
巨噬细胞	ACTH、内啡肽、GH、P 物质、IGF－1、心房肽
脾细胞	黄体生成素（LH）、滤泡刺激素（FSH）、促肾上腺皮质素释放激素（CRH）
胸腺细胞	CRH、黄体生成素释放激素（LHRH）、精氨酸升压素（AVP）、催产素（OT）
肥大细胞及多形核细胞	血管活性肠肽（VIP）、生长抑素
巨核细胞	神经肽 Y

• 免疫细胞上的神经递质及内分泌激素受体

近年来由于采用放射自显影、放射受体分析法等已经证明免疫细胞上有很多神经递质和内分泌激素的受体。它们包括，类固醇受体、儿茶酚胺受体、组织胺受体、阿片受体、胰岛素受体、胰高血糖素受体、血管活性肠肽受体、促甲状腺素释放因子受体、生长激素受体、催乳素受体、生长抑素受体、P 物质受体等等。可以认为大多数神经递质及内分泌激素受体都可以在免疫细胞上找到；所有的免疫细胞上都有不同的神经递质及内分泌激素受体。

B. 免疫细胞产生的细胞因子对神经内分泌的作用

免疫细胞在被激活后可以产生多种多样的因子（包括淋巴因子和单核因子），对自身的活动进行调节，做出相应的反应。这些因子又称为免疫调节物。目前已有大量研究证明，它们还可以作用到神经内分泌系统，从而影响全身各系统的功能活动。

由于免疫调节物对中枢神经系统具有调节作用，因此神经内分泌系统与免疫系统之间的关系是一种相互作用的双向调节。下面就目前认为较重要的几种免疫调节物作一简要介绍。

● 白细胞介素 1（IL-1）

IL-1 是单核细胞产生的一种多肽，它不仅在免疫系统内部有调节作用，还具有很多免疫系统外的调节作用。Besedovski 等的实验表明，IL-1 可以作用到垂体，通过 ACTH 促使肾上腺皮质激素的释放。给小鼠注射 $0.5 \sim 1.0 \mu g$ 的 IL-1 就能使血中肾上腺皮质激素含量升高，这仅相当于 4×10^6 个巨噬细胞 24 小时产生的量，是机体在免疫反应中完全可能达到的浓度。作者认为在机体受到感染时，IL-1 通过对垂体-肾上腺轴的作用，提高血中肾上腺皮质激素的含量，从而抑制免疫机能，这可能是一条重要的反馈回路。他们认为在某些急性感染早期，免疫机能降低，可能与 IL-1 分泌过量有关。

近来的研究表明，丘脑、下丘脑海马、嗅球、弓状核、室旁核等神经元中有 IL-1 免疫活性物质；脑内存在 IL-1 受体；以 IL-1 作下丘脑推挽灌流可促进促肾上腺激素释放因子（CRF）的释放；脑室极微量注射（3.1fmol）可抑制外周自然杀伤细胞（NK）活性和 IL-2 的产生。这些结果表明 IL-1 很可能是神经和免疫系统之间的一种重要传递物质或桥梁物质，在神经和免疫系统之间进行调节。有人将 IL-1 称之为免疫神经递质（Immunoneurotransmitter），说明它的重要性。

我们的研究表明，脑室注射 IL－1 受体阻断剂可降低束缚应激后血清及淋巴结细胞产生的免疫抑制因子。而注射 1 pg（0.05fmol）的 IL－1β 即能使上述抑制因子的产生增加。如此小剂量的 IL－1 即能对免疫功能产生作用，说明脑内 IL－1 对免疫功能的确有重要的调节作用。

● 白细胞介素 2（IL－2）

IL－2 是 T 辅助细胞产生的、由 133 个氨基酸组成的多肽。主要促进杀伤 T 细胞及 LAK 细胞增殖。近来发现在临床应用 IL－2 时可以升高血中 ACTH 含量，并使血中肾上腺皮质激素升高。进一步研究发现，它可增加 POMC mRNA 的表达。因此 IL－2 具有 CRF 样作用，通过垂体－肾上腺轴促进肾上腺皮质激素分泌。由于 IL－2 可由病毒、毒素等刺激而分泌，而肾上腺皮质激素具有免疫抑制作用，因此 IL－2 的 CRF 样作用可能是这种作用的一条重要负反馈性调节回路。

● 干扰素（INF）

干扰素是由白细胞产生的一种多肽，由于它有抗病毒和抗肿瘤生长作用，并能获得纯度很高的产品，已应用于临床治疗。后来发现，在它的结构中有 ACTH 和 β－内啡肽片段。在动物实验中也发现它具有 ACTH 和内啡肽的生物活性。例如给动物注射干扰素可产生镇痛和木僵，临床应用干扰素可使血中肾上腺皮质激素含量升高。此外，它还可以作用于甲状腺细胞增加对碘的摄取（TSH 样作用），促进黑色素合成（MSH 样作用），对抗胰岛素（胰高血糖素样作用）等作用。可见它具有多种激素的作用。干扰素可通过干扰素受体发挥作用。近年发现它还可以通过其他受体产生作用，例如它的镇痛和木僵作用可被阿片受体阻断剂纳洛酮所阻断，而纳洛酮所产生的阿片戒断症状也可被干扰素阻断，说明干扰素可与阿片受体结合产生相应的效应。由于干扰素已应用于临床治疗，上述激素样副作用已经引起注意。

以上结果表明，由免疫细胞产生的细胞因子，它不仅对免疫细胞的细胞具有调节作用，它们还可能是神经内分泌系统中的调节物质。神经系统内部也可以产生细胞因子以神经递质的方式调节神经系统的功能。

C. 神经内分泌激素的免疫调节作用

很多内分泌激素和神经递质都具有免疫调节的功能。下表（表4-2）概要总结了这方面的研究结果。

表4-2 神经内分泌激素对免疫功能的调节作用

激素	作用	效应
糖皮质类固醇	-	抗体产生，NK活性，细胞因子的产生
儿茶酚胺	-	淋巴细胞转化
乙酰胆碱	+	骨髓中淋巴细胞和巨噬细胞数目
性激素	-/+	淋巴细胞转化，混合淋巴细胞培养
β-内啡肽	+/-	抗体合成，巨噬细胞活化，T细胞化
甲硫脑啡肽	+	T细胞活化（低浓度）
强啡肽	+	植物凝集素刺激的T细胞转化
甲状腺素	+	空斑形成（PFC），T细胞活化
生乳素	+	巨噬细胞活化，IL-2产生
生长激素	+	抗体合成，巨噬细胞活化，IL-2调节
加压素	+	T细胞转化
催产素	+	T细胞转化
血管活性肠肽	-/+	细胞因子产生
褪黑激素	+	混合淋巴培养反应，抗体产生
ACTH	+/-	细胞因子产生，NK活性，抗体合成，巨噬细胞活化
生长抑素	-/+	PFC，淋巴细胞对分裂原反应
促肾上腺皮质激素释放因子	+/-	抑制生长激素分泌

注：+、-分别表示兴奋和抑制作用

下面仅就其中几种比较重要的予以说明。

●肾上腺皮质激素

肾上腺皮质激素刺激下丘脑可通过促肾上腺皮质激素释放因子（CRF）引起垂体释放 ACTH，通过血流，ACTH 可促进肾上腺皮质释放糖皮质激素，因此形成下丘脑－垂体－肾上腺轴。肾上腺糖皮质激素几乎对所有免疫细胞都有抑制作用，包括淋巴细胞、巨噬细胞、中性粒细胞、肥大细胞等。在急性应激时通过下丘脑－垂体－肾上腺轴的作用，提高血中肾上腺皮质激素的浓度，对免疫功能产生抑制作用，这是应激抑制免疫功能的主要途径之一。这方面的研究已有几十年，材料很多，这里不再赘述。近来 Sapolsky 等发现，老年大鼠由应激所引起的血中皮质酮含量的升高明显高于青年大鼠。他们认为这种过高的反应可能是老年动物容易在应激条件下诱发感染和肿瘤的原因。

●生长激素（GH）

它是垂体前叶分泌的一种多肽，由 191 个氨基酸组成，对骨骼生长和代谢有促进作用。近年来 GH 的基因（DNA）及 GH 受体基因都已克隆成功。以 GH 重组基因所生产的 GH 也已成功地应用于临床，治疗由于 GH 缺乏所产生的矮小症。这些基础和临床的研究进展大大促进了对 GH 作用的认识。发现 GH 对免疫功能有很重要的调节作用。归纳起来，GH 几乎对所有免疫细胞，包括淋巴细胞、巨噬细胞、NK 细胞、中性粒细胞、胸腺细胞等都具有促进分化和加强功能的作用。因此在体内有广泛的增强免疫功能的作用。实验证明生乳素与生长激素对免疫功能有类似的作用，它们在某些方面是相辅相成的。

●阿片肽

阿片肽是 1975 年发现的第一种肽类神经递质。它包括内啡肽、脑啡肽和强啡肽等。目前已有很多实验证明，阿片肽在免疫调节中有重要作用。甚至有人将这类肽称之为神经免疫肽。阿片肽对淋巴细胞转化、T 淋巴细胞玫瑰花环反应、NK 细胞的活性、多形核白细胞及巨噬细胞功能、干扰素的产生等等都有调节作用。从文献报道看，阿片肽对上述功能的调节作用，各家报道的结果不完全一致，有的证明对某一功能具有加强作用，而另外的报道则认为对这一功能具有抑制作用。整体和离体实验结果有时也不能吻合，这些矛盾现象一方面说明阿片肽对免疫功能的调节相当复杂，不同机能状态，不同条件下可能作用不同。另一方面也说明目前的研究还不够深入。

前面着重介绍了三种不同激素对免疫功能的调节作用。生长激素（包括生乳素）对免疫功能具有广泛的加强作用，而肾上腺皮质激素则具有广泛的抑制作用。因此有人认为这两类激素在体内形成一正一负的调节，使机体的免疫功能保持正常。而阿片肽的主要功能可能是机体在各种应激条件下，通过对心血管、疼痛及免疫功能的作用在更高的水平上作复杂的调节，使机体保持稳态。

以上结果说明，由神经内分泌系统产生的激素和神经递质不仅可以调节神经内分泌系统自身的功能，它们也对免疫功能具有重要的调节作用。免疫细胞自身也可以释放某些激素和神经递质样物质，调节神经内分泌系统和免疫系统自身的功能。

D. 神经内分泌与免疫系统之间相互作用的途径

病毒、毒素、肿瘤等可以直接作用于免疫细胞，通过细胞因子的作用，动员和调节免疫系统本身的功能；也可以通过免疫细胞释放的神经内分泌激素调节免疫功能。所产生的细胞及单核因子和神经内分泌激素也可以作用于全身各器官系统，动员全身各种机能活动对上述刺激做出协调和有效的反应。通过细胞因子、单核因子及神经内分泌激素对免疫系统和神经内分泌系统的反馈性作用，调节机体的反应保持在适当的强度和时间范围之内。

神经和精神刺激作用于神经系统可通过神经的直接作用影

响免疫功能，也可以通过释放内分泌激素或其他因子（包括应激时产生的免疫抑制因子等）对免疫功能和全身各器官系统进行调节。细胞因子、激素对神经系统也有反馈性调节作用。

病毒、毒素、肿瘤、异体蛋白等的刺激是神经系统无法感受的刺激，而免疫系统则对它们十分敏感。通过免疫系统释放的各种免疫调节物以及免疫细胞释放的内分泌激素，对这些刺激做出恰当的反应，包括免疫系统本身的反应和通过上述物质作用到神经内分泌系统以及全身各器官系统后所作出的反应。最终达到清除病因保持机体稳态的目的。

细胞因子、激素和某些其他物质（包括由应激或条件性免疫反应所产生的物质）可以作为神经内分泌系统及免疫系统的共同介导物质，对免疫系统、神经系统以及全身各器官系统的功能进行调节。神经系统还可以通过神经的直接作用，影响免疫系统的功能。由于免疫系统不仅是机体的一种防卫系统，它同时还是机体的另一重要的感受和调节系统。又由于免疫细胞可随血流循环在全身各处移动，Blolack 等 1985 年在"今日免疫学"（Immunology Today）中提出免疫系统可以起一种"游动脑"（mobile brain）的作用。从而形象地勾画出了免疫系统的这一重要功能。今后进一步深入的研究，定会更加充实和丰富以上关于机体稳态机制的理论。

神经系统可以感受精神和躯体的刺激。免疫系统可感受肿瘤、病毒、毒素等的刺激。因此神经内分泌系统和免疫系统在体内成为机体的两大感受和调节系统，它们通过一些共同的介导物质（共同的生物学语言）交换信息，相互作用，使机体在生理和病理条件下保持稳态。（下图）

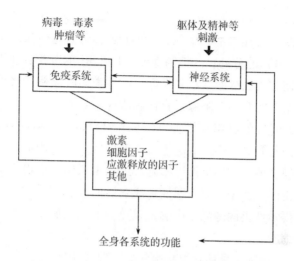

图4-4 神经-内分泌-免疫网络作用图解

（2）下丘脑-垂体-靶腺-免疫之间反馈简介

蔡定芳等在《中西医结合神经内分泌免疫网络研究的思考》一文中对下丘脑-垂体-靶腺-免疫之间的反馈联系作了如下的简述。

1）下丘脑-垂体-肾上腺皮质-胸腺轴（HPAT）

HPAT轴的反馈调节由如下步骤组成：①肾上腺皮质分泌过高的皮质醇和皮质酮；②抑制下丘脑促肾上腺皮质激素释放激素（CRH）的分泌；③抑制垂体ACTH的分泌；④继上述3项之后，使肾上腺皮质激素降低，低水平的循环皮质激素刺激各种成熟淋巴细胞的活性，加速未成熟前淋巴细胞发育为效应淋巴细胞；⑤低水平糖皮质激素还能增加胸腺激素的分泌，胸腺激素能影响淋巴细胞的成熟；⑥高水平的胸腺激素通过对下丘脑和垂体的正反馈调节而升高肾上腺皮质的糖皮质激素刺激淋巴细胞和单核细胞分泌的IL-1，糖皮质激素增高因子（GIF）、IL-1和GIF分别作用在下丘脑-垂体使糖皮质激素升高。

2）下丘脑-垂体-性腺-胸腺轴（HPGT）

HPGT 轴的反馈调节由如下步骤组成。①性腺分泌过高的性类固醇激素（雌二醇和睾酮）；②抑制下丘脑促性腺激素释放激素（GnRH）的分泌；③抑制垂体 LH 和 SH 的分泌；④上述 3 项之后，使性类固醇激素水平降低；⑤性类固醇激素的降低可能导致胸腺激素的升高，胸腺素直接刺激淋巴细胞功能。胸腺素增加下丘脑 GnRH 的分泌和增加垂体 LH、FSH 的分泌；⑥继而性腺分泌类固醇升高，再进入①进行调节循环。性类固醇激素也能通过类固醇受体直接影响淋巴细胞。虽然未成熟的淋巴细胞不具有这样的受体，但是研究表明发育成熟后的淋巴细胞则具有类固醇受体。提示性类固醇激素影响未成熟的淋巴细胞发育为成熟的效应淋巴细胞。

3）下丘脑 – 垂体 – 甲状腺 – 胸腺轴（HPTT）

HPTT 轴的反馈联系目前还不甚明确，特别是有关甲状腺素对免疫系统影响的报告甚少。TSH 促进免疫应答的作用已比较明确。离体实验证明，脾细胞在 TRH（促甲状腺素释放激素）作用下能产生 TSH 及出现 TSH mRNA（信使核糖核酸）的表达，这种作用可被 3 – 碘甲腺原氨酸（T_3）负反馈抑制。提示淋巴细胞不仅有 TRH 受体而且具有垂体样功能；TRH 能促进 T 辅助细胞的功能，这种效应为生长激素释放激素（GHRH）、AVP、CRH 等所不具备；TRH 能促进抗体应答，这一作用可被 TSH 抗体所阻断，说明 TRH 对免疫的作用可能通过 TSH。桥本病是典型的自身免疫疾病，给小鼠长期注射 γ – IFN 可产生甲状腺内淋巴细胞浸润，抗甲状腺球蛋白抗体升高，血甲状腺激素降低等类似桥本病变及甲减；给小鼠短期注射 IL – 1，血 T_3、甲状腺素（T_4），反 T_3（γT_3）等均下降，长期注射时血 T_3、T_4 下降而 TSH 升高，推测其作用部位可能在甲状腺水平。相信随着 NEI 网络的深入研究，HPTT 轴的反馈联系规律必将得到进一步阐明。

第5章 "人体整体调控网络"是"科学中医整体调控医学"的生物学基础

大量的科学事实充分说明,"人体整体调控网络"调节机制失调,"现代气"紊乱是患病的根本原因。中医的各种证候正是"人体整体调控网络"调节机制失调时机体不同的功能状态。

中医学认为疾病是机体和合机制失调的结果,因此,治疗的最终目的是促进和激发机体和合机制的调节能力,使人体重建协调、有序的功能状态。中医治病的原理,正是着眼于机体的和合调控机制。也可以说,中医学的各种证候正是"人体整体调控网络"调节机制失调时机体不同的功能状态,治疗的最终目的是促进和激发"人体整体调控网络"的调节能力,促使紊乱的"现代气""阴阳"平衡,使人体恢复健康。所谓中药(方)的治病机理,即是在病证结合中,中药(方)对"人体整体调控网络"具体影响与作用机制。

在"人体整体调控网络"科学概念的基础上实现科学"理法方药"的统一,夯实了"中医整体调控医学"的现代生物学基础。

5.1 中医"气"的科学内涵

用现代科学与医学理论来解释中医"气"的科学内涵,揭示人体气的本质,是现阶段中医学现代化的一个重要内容。《科学中医气学基础》一书根据相关的研究，给出中医"气"的定义："人体气"是人机体的一些微物质，它们是具有调节、推动功能或具有能量作用的微物质，"人体气"也简称为"气"，其调节、推动功能，或能量作用统称为气的功能。并根据中医"气"的这一定义，把中医学的气理论与现代医学理论相比较，寻找人体中与人体气相关的"微物质"。在"人体整体调控网络"定义的基础上阐述了中医"气"的科学内涵并给出"现代气"的概念，然后系统阐述"现代气"的重要组成部分。

5.1.1　"现代气"的定义

古代哲学以"气分阴阳"的理论来阐释宇宙万物世界的"气化"规律与过程，中医学在哲学科学化的过程中继承了这一合理内核，以此阐释人体的气化规律与过程。中医学"气分阴阳"理论最大的意义在于：在气为人体调控之本的基础上进一步体现了人体之气的调控之道，即气是如何推动、调节、维系人体生命活动变化的，以及遵从的规律是什么：即生之本，本于阴阳，而阴阳之和，本于阴阳二气。古代哲学气分阴阳，阴阳和则万物生化的辨证思想精华在中医学得到充分合理的继承与应用。

根据"气为人体调控之本""气是人机体的一些微物质，它们是具有调节、推动功能或具有能量作用的微物质"，以及"人体整体调控网络"的定义，我们认为中医"气"的科学内涵是：中医所谓的"气"是由"人体整体调控网络"中具有调节、推动功能的或具有能量作用的等三大类微物质所组成，如 NEI 中的共同的化学信息分子与受体，RAS 中的血管紧张素 II（AngII），DNA，具有调节功能的酶，或具有能量作用的线粒体，等等。为方便起见，下文中的"气"或"人体气"仍然表示传统中医气学所指的气，而"现代气"则指由"人体整体调控网络"中具有调节、推动功能的或具有能量作用的等三大类微物质所组成。

5.1.2 "现代气"的组成

（1）作为人体整体调控网络中信息载体的"现代气"

1）神经－内分泌－免疫网络的共同的化学信息分子与受体

神经－内分泌－免疫网络的共同的化学信息分子与受体是"现代气"的重要组成部分。

①神经递质和受体

神经信息的转导，大多依赖突触部位化学物质的传递，这种化学物质称为神经递质，神经递质主要在神经元细胞体内合成，而后储存在突触前囊泡中，在信息传递过程中由突触前膜释放到突触间隙，与突触后膜的特殊受体结合，而产生生理效应。神经递质须作用于相应的受体才能完成信息传递。除递质外，还有一类对递质信息传递起调节作用的物质称为神经调质。但两者并没有十分明确的界限。

可将递质和调质分成若干大类，如表5－1所示。

表5－1 神经递质和神经调质的分类

分类	主要成员
胆碱类	乙酰胆碱
胺类	多巴胺、去甲肾上腺素、肾上腺素、5－羟色胺、组胺
氨基酸类	谷氨酸、门冬氨酸、甘氨酸、γ－氨基丁酸
肽类	下丘脑调节肽*、血管升压素、缩宫素、速激肽*、阿片肽*、脑－肠肽*、心房钠尿肽、血管活性肠肽、血管紧张素Ⅱ、降钙素基因相关肽、神经肽Y等
嘌呤类	腺苷、ATP
气体类	一氧化氮、一氧化碳
脂类	花生四烯酸及其衍生物（前列腺素等）*、神经类固醇*

*为一类物质

②激素与受体

激素是实现内分泌系统调节活动的基础。作为体内传输化学信息的物质，激素通过与靶组织细胞膜和细胞内的受体结合，启动靶细胞内的多种信号传导系统，激发相应细胞固有的生物效应。激素的种类繁多，来源复杂，主要激素及来源如下表。

表5-2　主要激素及来源

主要来源	激素
下丘脑	促甲状腺激素释放激素（TRH）、促肾上腺皮质激素释放激素（CRH）、促性腺激素释放激素（GnRH）、生长激素抑制激素（GHIH）/生长抑素（SS）、生长激素释放激素（GHLH）、催乳素释放因子（PRF）、催乳素释放抑制因子（PIF）、促黑素细胞激素释放因子（MRF）、促黑素细胞激素抑制因子（MIF）、生长因子等
腺垂体	促甲状腺素（TSH）、促肾上腺皮质激素（ACTH）、卵泡刺激素（FSH）、黄体生成素（LH）/间质细胞刺激素（ICSH）、生长激素（GH）、催乳素（PRL）、促脂素（LPH）、β-内啡肽、促黑素细胞激素（MSH）等
神经垂体	血管升压素（VP）/抗利尿激素（ADH）、缩宫素（OT）等
松果体	褪黑素（MLT）、8-精缩宫素
甲状腺	甲状腺素（四碘甲腺原氨酸，T_4）、三碘甲腺原氨酸（T_4）
甲状旁腺	甲状旁腺激素（PTH）
胸腺	胸腺素
胰腺	胰腺素、胰高血糖素、生长抑素（SS）、胰多肽素（PP）、促胃液素、血管活性肠肽（VIP）、淀粉素等
肾上腺皮质	皮质醇、醛固酮（Ald）、雄激素等
肾上腺髓质	肾上腺素（Ad）、去甲肾上腺素（NA）、肾上腺髓质素（AM）等
性腺卵巢	雌二醇（E_2）、黄体酮（P）、睾酮（T）、抑制素、激活素、松弛素
性腺睾丸	睾酮（T）、雌二醇（E_2）、抑制素、激活素
心、血管	心房钠尿肽（ANP）、内皮素、一氧化氮（NO）

续表

主要来源	激素
肝脏	胰腺素样生长因子 – I（IGF – I）/生长激素介质（SM）、25 – 羟维生素 D_3
胃肠道	促胃液素、缩胆囊素（CCK）、促胰液素、肠高血糖素、血管活性肠肽（VIP）等
肾脏	红细胞生成素（EPO）、1，25 – 双羟维生素 D_3
胎盘	人绒毛膜促性腺激素（hCG）、人绒毛膜生长激素（hCS）
其他部位	前列腺素（PG）、血小板源生长因子（PDGF）、上皮生长因子（EGF）、细胞因子、血管紧张素（ANG）、瘦素（LP）等

③细胞因子与受体

细胞因子是由机体的各种细胞分泌的小分子蛋白质，通过结合细胞表面的特异受体发挥生物学作用。细胞因子由抗原、丝裂原或其他刺激物活化的细胞分泌，通过旁分泌、自分泌或内分泌的方式发挥作用。众多细胞因子在机体内相互促进或相互抑制，形成十分复杂的细胞因子网络。细胞因子可分为白细胞介素、干扰素、肿瘤坏死因子、集落刺激因子、趋化性细胞因子和生长因子六类。

白细胞介素（IL）：目前已发现 29 种白细胞介素，分别被命名为 IL – 1 ~ IL – 29。干扰素（IFN）：根据来源和理化性质，干扰素分为 α、β 和 γ 三种类型。肿瘤坏死因子（TNF）：目前肿瘤坏死因子超家族（TNFSF）成员至少有 18 个。集落刺激因子（CSF）：目前发现的集落刺激因子有粒细胞 – 巨噬细胞集落刺激因子（GM – CSF）、粒细胞集落刺激因子（G – CSF）。此外，红细胞生成素（EPO）、干细胞生长因子（SCF）、血小板生成素（TPO）和白介素 IL – 11 也是重要的造血刺激因子。趋化性细胞因子：根据半胱氨酸的位置、排列方式和数量，趋化性细胞因子被分为四个亚家族；生长因子（GC）：生长因子是具有刺激细胞生长作用的细胞因子，包括转化生长因子-β（TGF-β）、表皮细胞生长因子（EGF）、血管内表皮细胞生长因子（VEGF）、成纤维细胞生长因子（FGF）、神经生长因子（NGF）、血小板衍生的生长因子（PDGF）等。

2）肾素-血管紧张素

肾素-血管紧张素系统（RAS）是一个重要的血压和水电解质调节系统。经典的 RAS 是指由肝脏分泌的血管紧张素原释放入血液循环，在肾近球细胞产生的肾素作用下转化为 10 肽的血管紧张素Ⅰ（AngⅠ），再经肺循环的血管紧张素转化酶（ACE）的作用转化为 8 肽的血管紧张素Ⅱ（AngⅡ）。近年来，研究发现除上述经典 RAS（循环 RAS）外，局部组织如心脏、血管壁、肾脏、脑等组织还具有独立的 RAS，主要调节局部组织的生长和分化。而且在 RAS 的组成成分方面增加了几个新成员，如胃促胰酶（chymase）、血管紧张素转化酶 2（ACE_2）和血管紧张素 1~7（Ang1~7），它们都是 RAS 中的主要活性物质，在心血管疾病的发生和发展过程中起了非常重要的作用。

3）器官激素：胃肠激素

自 Bayliss 和 Startling 于 1902 年发现第一个人类胃肠激素——促胰液素（secretin）以来，胃肠激素的研究大致经历了以下四个时期：消化生理时期、化学时期、免疫时期和基因研究时期。近年来，胃肠激素的发展非常迅速，它不仅涉及生理、生化、细胞生物学、分子生物学、神经学科、免疫学等许多学科，而且在临床上日益显示出其重要性。已发现胃肠激素不仅存在于消化系统，而且还存在于中枢神经系统，如原来认为只存在于中枢神经系统中的肽，也在胃肠道中发现。现在胃肠激素已用于许多疾病机制的研究，并用于诊断和治疗。

表 5 - 3 几种胃肠激素简介

激素名称	主要生理功能
促胃液素	促进胃液、胰液、胆汁分泌,促进胃运动,促进胃黏膜生长(营养作用)
促胰液素	促进胰液(H_2O、HCO_3^-)和胆汁分泌,抑制胃分泌运动
缩胆囊素(CCK)	促进胆囊收缩和 Oddi 括约肌舒张、促进胰液(酶)分泌,抑制摄食
抑胃肽(GIP)	抑制胃分泌和运动,促进胰岛素分泌
生长抑素(SS)	抑制胃液、胰液分泌,抑制促胃液素、促胰液素、胰岛素分泌
血管活性肠肽(VIP)	促进唾液、胰液、肠液分泌(水、电解质),促进胃肠血管舒张,抑制胃肠运动,引起括约肌松弛
胃泌素(Gas)	促进胃酸、胃蛋白酶分泌,营养胃黏膜,促进胃肠道平滑肌收缩,松弛幽门括约肌

脑 - 肠肽的概念:一些最初在胃肠道发现的肽,如 P 物质(SP)、促胃液素等,后来发现也存在于中枢神经系统中;而原来认为只存在于中枢神经系统中的神经肽,如生长抑素、神经肽 Y(NPY)随后也在消化道中被发现。这些双重分布的肽被统称为脑 - 肠肽。目前已知的脑 - 肠肽有 20 余种,双重分布的脑 - 肠肽的生理意义正在被广泛研究。

4)细胞信号传导成分

细胞信号传导系统由受体或能接受信号的其他成分(如离子通道和细胞黏附分子)以及细胞内的信号传导成分(如接头分子、GTP 结合蛋白、磷脂酶以及蛋白激酶和蛋白磷酸酶等)组成。不同的细胞外信号可启动不同的细胞内信号传导通路,导致离子通道的开放或关闭、酶的活性和基因表达等方面的改变,从而调节细胞的增殖、分化、代谢、适应、防御和凋亡等。在高等动物,它们还介导神经内分泌对脏器功能的调节和维持内环境的稳定。

①膜受体介导的跨膜信号转导

膜受体一般为跨膜的糖蛋白，根据它们在结构上的同源性和信号转导模式的类似性，可将它们分为不同的受体类型或家族。以下介绍主要膜受体介导的信号转导通路。

● 离子通道受体

分为细胞膜的和胞内的，由于这类受体既是受体又是离子通道，当它们与配体结合后，可直接导致通道的开放，通过离子的跨膜流动转导信号。

● G 蛋白偶联受体（GPCR）

GPCR 是个数量庞大的受体超家族，能介导多种激素、神经递质、神经肽、趋化因子、前列腺素，以及光、气味等的信号转导，在细胞代谢和组织器官的功能调控中发挥重要作用。活化的 G 蛋白能激活以下多条信号转导通道：a. 通过刺激型 G 蛋白（Gs），激活腺苷酸环化酶（AC），并引发 cAMP – PKA 通路。b. 通过抑制型 G 蛋白（Gi），抑制 AC 活性，使 cAMP 水平降低，导致与 Gs 相反的效应。c. 通过 Gq 蛋白，激活磷脂酶 C（PRCβ），产生脂质双信使 DAG 和 IP_3。DAG 可激活蛋白激酶 C（PKC），后者可通过多种机制促进基因表达和细胞增殖。d. G 蛋白 – 其他磷脂酶途径：如激活磷脂酶 A_2（PLA_2），促进花生四烯酸、前列腺素、白三烯和 TXA_2 的生成；激活磷脂酶 D（PLD），产生磷脂酸等，它们也是细胞内重要的脂质第二信使。e. 激活 MAPK 家族成员的信号通道。f. PI – 3K – PKB 通路：磷脂酰肌醇 – 3 激酶（PI – 3K）能被包括激活 G 蛋白和小 G 蛋白在内的多种细胞外信号所激活。g. 离子通道途径：已证明多种 G 蛋白偶联受体与配体结合后，还能直接或间接地调节离子通道的活性，从而参与对神经和心血管组织的功能调节。

● 受体酪氨酸蛋白激酶（RTK）

包括 20 种不同的受体家族，其中有胰岛素受体、多种生长因子受体以及与其有同源性的癌基因产物。一种 RTK 激活后，可通过多种底物蛋白启动多条信号转导通路。

● PTK 连接的受体

这类受体包括细胞因子受体超家族、淋巴细胞抗原受体和部分细胞黏附分子。

● 丝/苏氨酸蛋白激酶（PSTK）型受体

转化生长因子 β（TGF－β）受体超家族是具有 PSTK 活性的受体。其配体分为 TGF－β 家族、活化素家族和骨形态发生蛋白（BMPs）家族。

● 肿瘤坏死因子受体家族

肿瘤坏死因子（TNF）受体家族迄今发现有十几个成员，包括 1 型和 2 型 TNF 受体（TNFR1 和 TNFR2）、Fas、低亲和力的神经生长因子（NGF）受体和 TNF 受体相关蛋白（TNFrp）等。

● 鸟苷酸环化酶（GC）受体

受体与配体结合后，通过受体的寡聚化激活胞内区的 GC，生成 cGMP，后者再通过激活蛋白激酶 G（PKG）、cGMP 激活的磷酸二酯酶以及调节离子通道等，参与对体液平衡及血压的调节。

● 细胞黏附分子

细胞黏附分子（CAM）至少有 5 大家族，即钙黏素家族、整合素家族、选凝素家族、免疫球蛋白超家族和 CD44 家族。

②核受体介导的体信号转导通路和效应

细胞内受体主要是核受体（NR）超家族成员，它们由经典甾体激素受体家族、甲状腺激素受体（TR）、维甲酸受体（RAR）、$1,25-(OH)_2D_3$ 受体（VDR）以及众多的孤儿受体（TR）组成。核受体本质上为一类配体依赖的转录调节因子，它们均为单亚基，其配体为脂溶性分子，受体与配体结合后，主要通过调节靶基因的表达产生制物效应。

（2）作为具有推动功能的信息载体的"现代气"

1）细胞周期调节因子

细胞增殖是细胞通过生长和分裂获得和母细胞一样遗传特性的子细胞，而使细胞数目成倍增长的过程，也是生命得以延续的保证；它是细胞发育的一个阶段，也是细胞生命活动的一个重要体现。

细胞增殖周期的调控与个体发育、分化、生长、衰老及癌变都有密切关系。真核细胞周期主要有两个重要的调控点，即 G_1 - S 和 G_2 - M，其中 G_1 - S 点的调控作用更重要。G_1 期限制点（restriction point，R）是增殖细胞唯一能够接受外界增殖和抑制增殖信息的调控点。

细胞周期调节因子包括：①细胞周期蛋白（cy - clin）：包括 cyclinA ~ H，其中以 D1 最为重要，它们作为调节亚基与催化亚基 CDK 结合成复合物，在细胞周期各时相发挥作用。②细胞周期蛋白依赖性激酶（CDK）：包括 CDK1 ~ CDK7 共 7 种。CDK 通过与 cyclin 结合成复合物而控制细胞周期的检查点，实现对细胞周期的调控。cyclin 和 CDK 促进细胞增殖、分化，被认为是细胞周期的正调节因子性。③细胞周期依赖性激酶抑制因子（CKI）：通过抑制 CDK 的活性，导致细胞周期停止，阻断细胞增殖，是细胞周期的负调节因子。目前已知 CKI 分为两类：一类为 INK4 即 $p16$ 家族。包括 $p15$、$p16$、$p18$ 和 $p19$，这些蛋白均含有独特的 4 级锚蛋白结构（ankyrin），能特异性地抑制 cyclinD - CDK4/6 - RB 的磷酸化过程；另一类为 CIP/KIP 即 $p21$ 家族，包括 $p21$、$p27$ 和 $p57$，对 CDK 有广泛抑制作用。cyclin 过表达或 CKI 失活均可引起细胞增殖失控，使细胞持续性增殖向恶变发展。

细胞周期停滞是细胞衰老的一个关键特征。研究发现衰老细胞主要含有 G_1 期的 DNA 含量，因此认为衰老细胞停滞于 G_1 期，不能顺利进入 S 期。细胞衰老是一种不可逆的生长停滞。研究发现，多种肿瘤细胞系及不朽细胞系，当遇到 DNA 损伤试剂或其他攻击时，能够发生可逆的增殖停滞，而激活的 $p16$、$p21$、$p53$

以及 RB 都与 G_1 期停滞有关。目前认为这些关卡（check point）蛋白停止细胞增殖，以使 DNA 能够进行修复。与此相比较，衰老细胞或将近衰老细胞的生长停滞是不可逆的，表明有可能细胞周期 G_1 期的关卡是衰老的关键调控点。近年来研究发现细胞衰老时，$p16$ 基因的 mRNA 转录及蛋白表达水平增高，抑制有丝分裂原刺激发生反应而产生 RB 蛋白的磷酸化，从而维持了衰老细胞不可逆的生长停滞状态。尽管细胞衰老不可逆发生增殖停滞状态，可能发生多种变化，但 $p16$ 及 RB 基因的表达及功能的改变可能是细胞周期停滞于 G_1 期的根本原因。

研究发现，细胞衰老时，$p16$ 表达明显增高；当年轻细胞中导入 $p16$ 基因可出现衰老表型。因此 Mcconnell 认为 $p16$ 等是细胞寿限的关键调控基因。

2）控制细胞凋亡基因信号因子

细胞凋亡是一种受细胞外环境和细胞内多基因程序性调控的主动性细胞自杀性死亡方式，它的生理意义在于及时清除体内过剩或有害的细胞从而调节机体的发育、衰老并维持内环境稳态。细胞凋亡与免疫系统存在着极为密切的关系，参与了免疫系统中免疫细胞的发育、免疫调节、免疫效应等许多生理病理过程，在维持免疫功能方面起着重要的调节作用。

生物体是依赖于多种调控手段来共同维持其内稳态，细胞凋亡就是其中之一，是通过遗传基因控制而实现一种细胞的生理性、主动性的自杀性死亡方式，犹如秋天树叶的"凋落"，故称为凋亡（apoptosis）。人体内每小时都有数百万个细胞在凋亡，而每个凋亡的细胞都由新生的细胞来取代，这样，组织与器官才能维持原状或稳态。例如能体外计数的淋巴细胞数量保持着惊人的恒定，就是由于细胞的凋亡和增殖受基因的严密调控，一旦平衡失调则可能导致疾病的发生。控制细胞凋亡的基因一般分为生存基因（抗凋亡）和死亡基因（促凋亡）两大类。也有人分为凋亡相关基因（促凋亡）和凋亡相关原癌基因（抗凋亡）。原癌基因和抑癌基因多数参与一般细胞凋亡的调控，当原癌基因发生突变（癌症的发生都是通过基因突变），致使促凋亡的信号下调，由于原癌基因和抑癌基因是对垒而处于平衡，若加上抑癌基因也突变异常，则往往导致肿瘤的发生。现已知道原癌基因 $bcl-2$、$c-myc$、$c-fos$ 及 ras 等均在调控细胞凋亡中起重要作用，而抑癌基因以 $p53$、$p16$ 的作用较肯定，这些基因在非癌症疾病（如心血管疾病、神经变性疾病等）的细胞凋亡中亦扮演了重要的角色。

细胞凋亡受到来自细胞内和细胞外诸多信号的调控，另一方面通过多种生物信号在细胞间的传递而实现。这些信号亦可划分为两类：正调控信号，如肿瘤坏死因子 TNF 家族、转化生长因子 TGF-β、糖皮质激素等；负调控信号，如 $bcl-2$、胰岛素样生长因子 IGF-1、生长激素等。说明基因或因子的调控是多元化和参差多态的，而用单个基因调控对于多基因疾病来说显得难以胜任。

细胞凋亡涉及到相关促凋亡及抗凋亡信号转导途径的启动或抑制，各种信号转导途径形成精细而复杂的调控网络，对凋亡刺激的反应性取决于相反力量之间的阴阳平衡与否，任何一个环节存在缺陷最终将导致凋亡的异常。此外，细胞凋亡和细胞增殖又是机体维持细胞数量恒定的手段，并借两者之间互为消长以维持自身的阴阳平衡。

转化生长因子 TGF-β 本身就具有诱导某些细胞的凋亡反应，又能增强某些细胞的抗细胞凋亡作用，这种显而易见的矛盾性质是被机体按其需求而利用。

原癌基因和抑癌基因大多数参与细胞增殖和凋亡的调控，原癌基因既是促进细胞增殖，又是抗细胞凋亡，故而有利于癌肿的生长；抑癌基因的作用正好相反。但原癌基因和抑癌基因的作用不是独立的，而是两种功能相反的基因形成相互制约的状态。力量的对比发生变化就会倾向于凋亡或增殖。在衰老过程中，原癌基因多呈低表达，抑癌基因呈高表达。

细胞凋亡在维持 T 细胞数量和功能稳态中起着重要作用，T 细胞过早、过度凋亡是 T 细胞数量减少及功能低下的重要机制。细胞凋亡涉及到促凋亡和抗凋亡基因群所组成的各种信号转导途径的功能平衡协调与否。任何一个环节或任何一条途径的缺陷都会导致凋亡的异常。因此，调控细胞凋亡的研究绝不能仅从单一的靶点或途径去考虑，而应全面考虑凋亡信号转导途径之间的网络联系，从整体着眼，协调促凋亡及抗凋亡双方的力量水平，从而合理地重建凋亡的平衡。激活诱导的 T 细胞凋亡主要与死亡受体（death receptor）途径的激活及相关抗凋亡途径的抑制有关，Fas、TNFR1 是肿瘤坏死因子受体（TNFR）超家族的成员，因其具有介导细胞凋亡的作用，又被称为死亡受体；FasL。（Fasligand）是 Fas 的天然配体，称为死亡因子。Fas 与其配体交联激活后，最终可导致细胞凋亡执行环节的启动酶 caspase – 8 活化，caspase – 8 通过酶促级联反应激活下游的死亡执行酶 caspase – 3，继而导致凋亡的发生。TNFR1 与 Fas 拥有共同的促凋亡的信号转导途径。TNFR 超家族的另一成员 TNFR2 可动员细胞凋亡抑制蛋白（cIAP）cIAPl、cIAP2，cIAPl、cIAP2 可与 caspase – 8、caspase – 3 结合并抑制其活性，从而拮抗凋亡的发生。Bax、Bcl – 2 属于 Bcl – 2 家族，Bcl – 2 通过阻断 caspase – 8 和 caspase – 3的激活而拮抗凋亡的发生；Bax 可与 Bcl – 2 形成复合物从而拮抗其抗凋亡活性，因此具有促凋亡的作用。由此可见，细胞凋亡相关调控机制之间并非相互独立、互不干涉的，而是相互作用的，其内在联系与中医学中阴阳五行的认识是非常接近的。

（3）具有调节功能或具有能量作用的酶、线粒体与氧

1）具有调节功能或具有能量作用的酶

酶是一种催化特定化学反应的蛋白质、RNA 或其复合体。是生物催化剂，能通过降低反应的活化能，加快反应速度，但不改变反应的平衡点。绝大多数酶的化学本质是蛋白质。具有催化效

率高、专一性强、作用条件温和等特点。

哺乳动物的细胞就含有几千种酶。它们或是溶解于细胞质中，或是与各种膜结构结合在一起，或是位于细胞内其他结构的特定位置上（是细胞的一种产物）。这些酶统称胞内酶。另外，还有一些在细胞内合成后再分泌至细胞外的酶——胞外酶。酶催化化学反应的能力叫酶活力（或称酶活性）。酶活力可受多种因素的调节控制，从而使生物体能适应外界条件的变化，维持生命活动。没有酶的参与，新陈代谢只能以极其缓慢的速度进行，生命活动就根本无法维持。例如食物必须在酶的作用下降解成小分子，才能透过肠壁，被组织吸收和利用。在胃里有胃蛋白酶，在肠里有胰脏分泌的胰蛋白酶、胰凝乳蛋白酶、脂肪酶和淀粉酶等。又如食物的氧化是动物能量的来源，其氧化过程也是在一系列酶的催化下完成的。

所有的酶都含有 C、H、O、N 四种元素。

酶是一种生物催化剂。生物体内含有千百种酶，它们支配着生物的新陈代谢、营养和能量转换等许多催化过程，与生命过程关系密切的反应大多是酶催化反应。但是酶不一定只在细胞内起催化作用。人体内没有了活性酶，生命也就结束。人类的疾病，大多数均与酶缺乏或合成障碍有关。

2）作为具有能量作用的微物质的生物能线粒体与氧

中医学认为"气"分布于体内各组织器官中，主要来源于肺吸入之清气（氧）和脾胃运化的水谷精气积于胸中成为宗气。正如《灵枢·五味》篇说："故谷不入，半日则气衰，一日则气少矣。"明确指出具有物质性的气对人体生命活动的重要性。近代生物能学认为，机体内主要生物能源是三磷酸腺苷（ATP），它的来源是由肺吸入空气中的氧与肠胃消化吸收的小分子物质，随血液循环输入周身的组织细胞内线粒体部位，通过三羧酸循环需氧代谢途径，经脱氢反应生成 $NADH + H^+$ 和脱羧反应生成 CO_2，前者循电子吸呼传递系统，在消耗氧的基础上产生高能物质

（ATP）。这一过程称为氧化磷酸化反应（即在耗氧的同时伴有ADP磷酸化为ATP）。这是生物机体生成能源的主要途径。尽管上述两种理论各异，但所生成的"气"或"ATP"的前体物质都是食物和空气（氧），具有共性的物质基础。

气概念的产生与对呼吸之气的认识密切相关，人在呼吸时，能感受到气的存在，这是古人对人体内之气的最原始最朴素的认识，因而，"气"与机体中的氧关系密切。

5.2 中医"证"与"人体整体调控网络"

"证"是中医基础理论的核心，也是连接中医基础与临床间的重要桥梁。中医"证"的标准化、客观化及"证"本质的研究是实现中医药科学化、现代化的必由之路。中医药学本来就是先进的系统生命科学认知体系，"证"的研究正好可以和这个处于科学前沿、综合程度很强的系统生物学理论相结合，同时也是生命科学和临床医学相结合。

大量的科学事实充分说明，"人体整体调控网络"调节机制失调，"现代气"紊乱是患病的根本原因。中医的各证候正是"人体整体调控网络"调节机制失调时机体不同的功能态。

5.2.1 从机体的整体调节中把握证的实质

随着分子生物学的不断发展，新技术、新方法的不断涌现，人们的感官不断被延伸，使我们看到了微观世界丰富多彩的生命现象，获得了大量有关人体生命活动的信息和启示，为人们了解疾病、战胜疾病提供了有力的手段。但由于现代医学脱胎于西方"分析还原论"的理论体系，热衷于对机体微观形态结构分析，忽视与整体联系的思维方式日益暴露出其弱点：人们可以观察到细胞膜受体亚型的亚型，胞内信号传递系统中某些成分或酶的变化，基因表达或表型的改变等等，至于如何联系人体生理功能机制则不得而知。正如瑞典医学家 Folkow 教授指出的那样"教师在细胞膜下消失了"。将细胞分子生物学研究与机体的整体研究在功能调节上有机结合起来，正是整个生命科学界关注的重要命题。所幸的是，许多明智的科学家已觉察到"分析还原论"在现代医学研究中的缺陷，美国著名生理学家 S. G. Schultz 教授指出："对部分的知识虽是必要的，但是是不充分的，我们还必须要知晓有关整合或联系的一般法则，阐明这些法则将是生物学下一场令人震惊的革命。"李政道博士也指出："仅是基因并不能解开生命之谜，生命是宏观的。"因此，现代分子生物学的研究应力求从分子水平辩证地研究整体功能和联系，即在应用还原论方法在对生命现象进行微观分析的基础上，再经综合分析过程，利用现代系统论、控制论、信息论和协调论等学说，把"孤立"的物质与组成整体的所有器官联系在一起，把局部的作用与整体功能联系在一起，把局部的病变与整体的健康状况联系在一起，把人与社会、自然界联系在一起，形成以生理整合为基础的整体调节理论，并由此促进现代医学模式由生物医学模式向社会－心理－生物医学模式的转变。以现代整合生理学为标志的新的生命观不再满足于对受体离子通道、跨膜信号转导、细胞内物质传递及核内反应机制的局部生理功能的阐释，而是力求对如此众多的细胞/分子水平的发现与整体综合研究相结合，阐明其在整体水平宏观生理活动中的意义；在治疗中，不再单纯追求某些生化指标（或其他指标）的改善，而是着眼于人的生命质量的提高。所有这些表明：现代医学的发展正经历着由"分子到人体"的转变，即把分子生物学上的发现在功能调节上与人体整体研究有机结合起来。

因此，对中医证的研究除了继续加强证的规范化研究，改进研究方法、手段以外，尚需把握正确的思维方式，充分发挥中医整体思维的优势，并紧密结合现代医学的发展，以现代医学的整体调节理论研究中医证的本质。首先，应从理论上提出新的假说。众所周知，许多重大科学成就的取得，就是以在当时科学技术的基础上提出的正确的假说为先导，中医证的研究也不例外，如肾阳虚证的研究成功就是在下丘脑－垂体－肾上腺皮质轴改变的假说基础上加以证实而取得的。

因此，应从人体机能的整体调节入手，发扬中医学整体观优势，在理论上和实践中以全面联系的观点，加强中医证的研究。

5.2.2　中医的病机与 NEI

神经－内分泌－免疫网络学说的提出和发展，打破了传统现代医学还原论的束缚，与几千年来中医理论提倡的整体观念可谓不谋而合、殊途同归，并在一定程度上为来源于长期临床实践的中医理论提供了现代医学证据。

以沈自尹院士为首的一批中国学者，经过长期的科学研究，得出如下结论：肾与神经－内分泌－免疫网络，或肾与下丘脑－垂体－肾上腺皮质－胸腺轴基因网络调控路线有本质的关系。故脏腑辨证中，由于阴气与阳气失调的脏腑证，以及由于阴气与阳气失调而引起的寒证或热证，一般都会不同程度的与上面两个网络相关，这也为现代研究所证实。梁月华在《从现代医学研究观点探讨脏腑辨证实质》一文中指出："从现代研究中证明，无论哪一脏腑其临床观察均证明有神经－内分泌的改变，只是变化的形式与程度不同。伴有阴亢、寒证的心阳虚、肺寒咳喘、脾胃虚寒、肾阳虚等病人，均有交感神经机能低下，肾上腺系统和甲状腺系统、代谢机能降低，免疫疫功能偏低或紊乱等共同的变化。属于阴虚、阳盛、热证等，如肾阴虚、肝阳上亢、心阴虚、肺热咳嗽等，均有交感神经亢进，肾上腺、甲状腺、代谢等机能提高。因此，交感神经－内分泌与免疫功能更多的是反映整体的阴阳、寒热、气血等平衡状态，这一点与阴阳、寒热本质的研究结果是一致的。""在临床证的研究和药物的研究中证明，神经和内分泌与免疫功能平衡失调和各有关脏腑的特殊机能变化共同形成了脏腑辨证的本质。其中阳亢、热证、气盛时交感神经和内分泌系统机能增强；阴亢、阳虚、寒证者交感神经和多数内分泌系统机能减弱。"

5.2.3　寒热本质与 NEI

梁月华在《大寒热本质研究进展》一文中指出：

近年来有关的研究又有很大的进展，如寒证、热证模型的改进，机能水平的研究，形成机制及治则的研究等。

（1）寒证、热证机能水平及反应性的研究

1）中枢机能与神经递质变化：虚寒证时中枢抑制过程占优势，临床可见针麻手术中有虚寒证表现的患者手术效果最好，I级的可达83%，而虚热证者只有39.1%，效果最差。虚寒证时脑内5－羟色胺（5－HT）时含量升高，它参与镇静和镇痛作用。而 NE、DA 含量降低，使中枢的兴奋活动降低，这是针麻手术效果较好的重要原因之一。虚热证者针麻效果最差，此时脑内 NE、DA 增多，而5－HT 减少。虚寒证时内脏肺、胃、十二指肠、大肠以及尿内儿茶酚胺（CAs）含量减少，5－HT 增多，这可能是容易发生肺寒咳喘和腹泻便溏的内在原因；虚热证的结果与此相反。此外，用同样方法自虚寒证和虚热证鼠脑提取物质，虚热证鼠提取出兴奋性物质，而虚寒证鼠脑提取出抑制性物质。因此虚寒证中枢抑制占优势是与中枢含有更多的抑制性物质以及5－HT增多、CAs 降低有关；虚热证兴奋占优势，是因为中枢兴奋物质增多，CAs 增多而5－HT 下降引起的结果。

2）垂体－肾上腺、甲状腺、性腺机能变化：虚热时代谢增强，动情周期缩短，尿内17－OHCS 增多。此因垂体促甲状腺素（TSH）、促黄体生成素（LH）、促肾上腺皮质素（ACTH）的合成增多，释放也多。实热证时由于发热的刺激能使80%的大鼠提前出现动情期，说明发热使促性腺激素更快地释放，因而提前排卵，缩短周期。虚寒证时 TSH、LH、ACTH 激素含量降低，则代谢减弱，动情周期延长，肾上腺皮质激素释放也受抑制。

（2）形成寒证、热证的机理

寒证、热证是整体的变化，其形成的机理主要在中枢的变化，可概括为以下三方面：

1）单胺类递质的作用：对垂体的神经调节，大多数学者认为脑干的蓝斑核和缝际核神经元轴突上升分布到全脑，特别是丘脑下部来控制垂体机能；也有认为由丘脑下部两类神经元调节垂体功能。本组的工作证明了，正常大鼠丘脑下部第 3 脑室、室旁核内有 NE 能神经元也有 5 - HT 神经元，其神经纤维下行分布于正中隆起，垂体中间叶和神经垂体同时在肾上腺的髓质也有 5 - HT、CA，递质存在于细胞内。在免疫组化研究中也证明了，虚寒证时垂体内含有的 ACTH、LH、TSH 颗粒细胞数量明显少于对照组，而虚热证明显地多于对照组，说明虚寒时 5 - HT 递质增多，直接或间接地抑制了 ACTH、TSH、LH 的合成和释放以及肾上腺皮质和髓质功能。热证时因 NE 的释放增多直接或间接地促进三类激素及肾上腺皮质和髓质激素的合成和释放。因此单胺类递质参与虚寒证和虚热证的形成。

2）丘脑下部的肽类对垂体的控制：虚寒证大鼠注射 ACTH 和促黄体激素释放因子（LHRH）后，尿 17 - OHCS 和血清内黄体酮的释放均呈延缓反应，这反映寒证状态，是因脑内促肾上腺皮质激素释放因子和 LHRH 的释放不足。热证时则因释放过多所致，因此在丘脑下部的释放因子或某些肽类也参与寒证、热证的形成和机能反应性的变化。

3）寒证、热证鼠中枢提取物的作用：取两种模型鼠大脑进行提取，并用离心、亲和层析等方法分离，用整体和离体等方法检测后证明，虚寒证鼠脑内含有抑制性物质，它能抑制垂体 ACTH、LH、TSH 的释放并抑制交感神经的机能。虚热证鼠脑内提取到促进 ACTH、LH、TSH 释放和兴奋交感神经的中枢兴奋性物质。

因此虚寒证的形成与脑内抑制物和 5 – HT 增多、CAs 减少，以及丘脑下部促激素释放因子和其他肽类的减少有关。虚热证则与中枢兴奋物质，CAs 丘脑下部促激素释放因子或其他肽类的增多而 5 – HT 的减少有关。

5.2.4　证的分子调控基础

沈自尹院士等在长时期科学研究的基础上提出"证"的新概念与肾虚证所具有特征性的有序的基因网络调控路线图谱。

（1）证的基因网络调控研究

沈自尹院士等提出"证"的新概念为"证是一种有机综合的功能态，由一个调控中心及其所属众多分子网络所构成，作为对外界反应与自我调节的基础"。

中医学把人体看成一个整体，把病或证看成是整体协调受到了干扰，证是一种多基因参与的有序的功能态，所以证本身就是一种基因调控网络的表现。对于"证"的基因调控网络研究需要采取以基因芯片为手段，研制该证的基因表达谱，如果能采用有效的中药加以干预，既可通过纠正基因网络失衡，以"差异分析"而找到基因表达的差异谱；同时又是"以药测证"，动态地观察到与该证相关基因群遵循的活动规律，由此阐明证的本质。

（2）肾虚证下丘脑 – 垂体 – 肾上腺皮质 – 胸腺轴基因调控网络

沈自尹院士等在长时期科学研究的基础上提出肾虚证所具有特征性的有序的基因网络调控路线图谱（图 4 – 1）。

5.3　中医药对"人体整体调控网络"的调节

中医学的各证候正是"人体整体调控网络"调节机制失调时

机体不同的功能态，治疗的最终目的是促进和激发"人体整体调控网络"的调节能力，促使紊乱的"现代气""阴阳"平衡，使人体恢复健康。所谓中药（方）的治病机理，即是在病证结合中，中药（方）对"人体整体调控网络"具体影响与作用机制。

5.3.1 中医药具有多环节多途径的整体调节作用

沈自尹院士《论补肾药对虚证的多环节多途径的整体调节作用》一文中指出：

中医长于"调理"。包括在临床各科，对许多慢性病或急性病后期的调治中都可见到卓著的疗效。以往西医着重于病因、病位、病理的研究，治疗上也就注意病因、病位、病理的针对性措施，对功能低下则是补缺治疗，虽有保持内环境稳定之说，但对调节失衡缺少有效手段。

纵观国内"证"的研究，由肾阳虚证开始，以至脾虚证、心气虚证、阴虚火旺证，都是从"异病同治"着手。虚证研究最终阐明了每个虚证都有其共同的调节功能紊乱，并表现为多层次、多环节散在性隐潜的变化。由于近代科学技术的发展，不断揭示机体维持生命复杂变化的精巧调节途径，从微观上提供了可见并定量的测试方法。这样，应用补益药在多个层次和环节的各种单项或同步的研究，综合起来分析，就足以给"调理"以丰富的科学内涵，不仅是双向调节，还有多环节、多途径调节，力图发挥人体各种储备功能以及自稳调节能力，以有利于达到治疗目的。显示了在整体观念指导下的调理是很有效的调节方式。

（1）补肾药的整体调节作用

1）补肾药对同病的多系统、多环节作用

支气管哮喘是以呼吸道症状为主的变态反应性疾病。正如中医的治疗理论里提到"治喘咳不离乎肺、不只于肺"。现代医学对哮喘的发病过程除变态反应系列性变化最终影响到"肺"以外，还涉及非变态反应变化。

从 1979 年起，我们根据明代中医对哮喘"发时治肺（标）、平时治肾（本）"的治疗理疗理论，运用温阳片（即补肾防喘片）预防哮喘的季节性发作，前后八批补肾组共 470 例，显效率为 53.2% ~ 73.2%，而三批对照组共 151 例，显效率仅 4.4% ~ 10.2%，差别十分显著。在不同年份的不同批间病人进行疗愈原理研究。

①变态反应方面

● 血清总 IgE 检测

以 1984 年为例，对照组 25 例，7 月份 IgE 均值为 405.9iu/ml，10 月份发作季节为 550.5iu/ml，前后比较 $P < 0.05$，可见明显季节性升高；补肾组 77 例，7 月份为 420.7iu/ml 与对照组治前无差异，10 月份为 395.0iu/ml，前后比较 $P < 0.05$，发作季节时反而明显下降。用尘螨诱导产生特异性 IgE 在此两组的变化趋势与总 IgE 相似。

● 组胺释放试验

1984 年正常人平均组胺释放率为 2.4%；哮喘患者为 15.4%。7 月份补肾组和对照组的组胺释林率相似，$P > 0.05$，10 月份补肾组 77 例的组胺释放率从 15.7% 降为 8.4%，前后相比 $P < 0.001$，而对照组 25 例从 14.9% 略升为 15.5%，治后补肾组组胺释放率明显低于对照组，$P < 0.05$。而且补肾祖治疗前后组胺释放率与总 IgE、特异性 IgE 均具明显相关性，γ 分别为 0.6525、0.6969，P 均 < 0.001。说明这三项测定的同步观察，具有相同的变化趋势。

● 组胺吸入（激发）试验

1986 年正常人 PC_{26} 值均大于 32mg/ml，而 30 例哮喘患者 7 月份均值仅为 0.66mg/ml，差异极显著。治前补肾组 19 例和对照组 11 例的肺功能和 PC_{26} 值均无明显差异，治后补肾组 PC_{26} 好转者 14 例，好转率为 74%，对照组仅 1 例好转，好转率为 9%，两组相比差异极显著，$P < 0.01$。在补肾组与对照组的相比中，

显示了温阳片作用于以上三项变态反应环节的证据。

②非变态反应方面

● 抑制性 T 细胞（T_s）对 IgE 的免疫调节

1981 年补肾组 50 例与对照组 33 例在 7 月份与 10 月份防治前后的对比中，已发现温阳片能抑制血清 IgE 的季节性升高，并能提高 T_s 功能，7 月份补肾组 T_s 抑制率为（33.2 ± 15.4）%，10月份为（50.9 ± 10.5）%，前后比较 $P < 0.001$。同步观察防治前后 T_s 和血清 IgE 的相关变化，发现补肾组 IgE 与 T_s 防治前后差数呈负相关，$\gamma = 0.440$，$P < 0.05$，对照组则无明显直线相关，说明了补肾的温阳片可能通过免疫调节而发挥预防作用。

● 外周血淋巴细胞 β 受体功能测定：哮喘患者淋巴细胞内

cAMP 的异丙基肾上腺素刺激上升值（反映 β 受体功能）明显低于正常人，发病期间更为降低。1983 年对照组 27 例，7 月 β受体功能为（122.9 ± 6.1）%，10 月为（104.9 ± 6.5）%，$P < 0.05$，可见进一步下降。补肾组 52 例，7 月为（136.1 ± 9.7）%，10 月为（141.9 ± 9.4）%，能免于下降，反略有上升。两组治前无明显差异，$P > 0.05$，治后则差异极显著 $P < 0.01$。

● 下丘脑－垂体－肾上腺皮质轴功能测定

1979 年，通过哮喘患者采用补肾法预防前后的垂体－肾上腺皮质轴功能的研究表明，哮喘患者的肾上腺皮质分泌和代谢都有明显降低，与 Shapiro 的结论相一致，补肾治疗后，尿 17 羟值、ACTH 浓度低下，以及 ACTH 滴注试验延迟反应均能恢复正常，前后相比 P 均 < 0.01。

2）补肾药对同系统的多层次、多环节作用

我们通过选择符合典型肾阳虚证患者，与同病无特殊见证组（或同病异证组）及正常组进行下丘脑－垂体及其所属三个靶腺轴的全套测定对比观察，发现肾阳虚证患者在下丘脑－垂体－靶腺轴的不同水平上，与两个对照组相比时，经统计学处理均见显著差异。从 9 例慢性支气管炎肾阳虚患者的甲状腺与肾上腺皮质轴平行观察中，就可看出肾阳虚证具有多靶腺的功能紊乱，而且表现为不同环节、不同程度的功能紊乱，亦即是隐潜性变化。对于这些散在的隐潜性功能紊乱，经补肾治疗可见：

①在靶腺水平：肾阳虚 35 例治前尿 17 羟均值为 2.47 mg/24h，治后为 6.49 mg/24h，肾阳虚 8 例治前总 T_s 均值为 36.0 ± 30 ng/dl，治后为 164 ± 24 ng/dl，治疗前后相比，P 均 < 0.001。

②在垂体水平：肾阳虚 24 例 ACTH 滴注试验呈延退反应者，治后复查，其均值恢复正常反应。肾阳虚 6 例血浆 ACTH 浓度测定治前为 14.54 ± 3.12pg/ml，治后为 37.48 ± 6.50pg/mL，治疗前后相比，$P < 0.02$。

③在下丘脑水平：肾阳虚 4 例 TRH 兴奋试验呈延迟反应者，有 2 例在治后得以恢复。肾阳虚 7 例血皮质醇昼夜节律呈异常曲线者，有 4 例在治后得以恢复。

且不论温补肾阳法对肾阳虚证患者的下丘脑 – 垂体 – 靶腺轴的作用点侧重于哪一个水平，总之可对这三个层次中的低水平者，以及各个环节都具调节能力。

3）补肾药对性腺不同水平的作用

对三组老年人（补肾组用补肾益寿片或汤，健脾组用四君子汤，对照赚组用安慰剂）及三组大鼠（18 月龄补肾鼠组，18 月龄对照鼠组用普通饮水，4 月龄成年鼠组用普通饮水），从性腺的不同水平，以观察补肾药的延缓衰老作用。

①脏器水平：补肾组 15 例经 4 个月治疗，血清睾酮治前为 595 ± 228ng%，治后为 796 ± 219ng%，前后相比明显升高，$P < 0.05$，其他两组治疗前后无明显变化。

②细胞水平：老龄补肾鼠组经 6 个月喂饲，其睾丸细胞学的病理定量研究，可见曲细精管支持细胞（Sertoli 细胞参与生精细胞微环境稳定）数为 14 ± 6.3（n = 26），比老龄对照鼠组的 7 ± 2.6（n = 27）明显增加，搬 $P < 0.01$，而与成年鼠组的 15 ± 5.2（n = 30）无明显差异。

③受体水平：按 Ginsburg 修改法测定大鼠下丘脑双氢睾酮（DHT）受体，老龄补肾鼠组的受体结合常数为 1.29 ± 0.258Ka（$\times 108M^{-2}$），虽比成年鼠组的 2.18 ± 0.246Ka 明显为低，$P < 0.01$，但比老龄对照鼠组的 0.85 ± 0.196Ka 明显为高，$P < 0.01$。说明补肾益寿汤可提高受体与激素结合的亲和力。

值得深思的是现代医学揭示了大量的机体内部的调节机制，以至达到分子水平，但缺少调节的手段，也很少有意识地应用一对或一组相反的药物进行有效的调节治疗。以前认为下丘脑的每一种特异因子（如 CRF、TRH、LHRH、GRF 等）刺激其相应的一种垂体激素（ACTH、TSH、LH、GH）的分泌、成为下丘脑 - 垂体轴。近年内分泌研究的新成就发现这些生物活性神经肽（CRH、TRH 等）不仅分布于脑和胃肠道，而且广泛分布于其他周围组织，成为下丘脑－垂体轴外的调节，这种神经内分泌系统不断发展的新概念，增添了多途径调节的依据。

中医则根据"有诸内必形诸外"，从由表知里的认识方法，针对各种证候进行药物配伍，组成最优选的处方，这种复方里常常包含着相反作用的配伍，在各个水平上进行调节而达到整体功能的平衡。这种微观水平的调节在有证可辨时是如此，对于隐性的证或尚未显于外表的体内隐潜性变化亦是如此。显示补益药是立足于调动机体巨大的自稳调节与储备潜力，使得人体在已经失衡状态下获得新的动力，以多环节、多途径的整体调节作用方式来达到治病的目的，可以说这是补益药对机体功能的"再调整"，这或许就是对复杂的人体进行"调理"能获得卓著疗效的奥秘。

5.3.2 中医药具有调节整体改善局部作用

沈自尹院士《中医药的一大特色——调节整体改善局部》一文中指出：

通过调节整体而改善局部病变，是中医药的一大特色，而且大多都是通过神经、内分泌、免疫三大调节系统中的激素、细胞因子，从整体的调节而影响及局部。通过调节整体而改善局部病变，就是中医药的一大特色，试举实例以说明。

（1）活血化瘀药干预冠心病介入治疗后再狭窄

经皮腔内冠状动脉成形术（PTCA）及冠状动脉内支架植入术以其无须开胸而获得冠脉血运重建之效，目前已成为冠心病的主要有效治疗方法，但术后冠脉的再狭窄仍严重影响着其临床远期疗效。再狭窄属于局部的病变，其形成机制可能为血管壁直接损伤、血管弹性回缩及血小板的黏附聚集，从而导致某些细胞因子释放、原癌基因的异常表达和调节细胞周期的蛋白质合成等，其结果可启动血栓形成、血管壁炎症、平滑肌细胞增殖等再狭窄的形成过程。这一病理过程与中医学的"心脉痹阻"有雷同之处，属于血瘀证范畴。西苑医院最初证实活血化瘀方药血府逐瘀汤浓缩丸具有一定预防 PTCA 术后再狭窄的作用，进一步简化方药由川芎和赤芍有效部位组成芎芍胶囊，1999—2000 年在 65 例 PTCA 及冠脉内支架植入术患者随机分为中药组 28 例及对照组 37 例，部分病例术后 6 个月的随访，中药组与对照组的再狭窄率分别为 40.0% 与 81.3%，两组比较差异有显著性（$P < 0.01$）。2002—2004 年对 124 例患者分两组进行随机双盲对照观察中，术后平均 200 天的随访中，中药组与对照组的再狭窄率分别为 14.0% 与 42.0%，两组比较亦差异有显著性（$P < 0.05$）。

用血清药理学方法对芎芍胶囊在内皮素诱导的胸主动脉平滑肌细胞（SMC）增殖的离体实验中，空白血清组和对照药的不同剂量组对内皮素诱导的 SMC 增殖均无明显影响，而芎芍胶囊含药血清具有明显的抑制率且呈剂量依赖性。在芎芍胶囊对内皮素诱导的 SMC 细胞周期及细胞凋亡的实验中，空白血清组和对照药对细胞周期及细胞凋亡均无明显作用，而芎芍胶囊含药血清可显著增加 G_1 期细胞、减少 $G_2 + S$ 期细胞，且呈剂量依赖性，芎芍胶囊大剂量组还可明显增加细胞凋亡率。都说明活血化瘀药通过整体观的运用对 PTCA 术后局部再狭窄具有预防作用。

（2）清热解毒药抑制过度炎症反应

同济医科大学早在 20 世纪 80 年代就注意到应用清热解毒药——热毒清对局部胆系感染、阑尾炎及胰腺炎等有较好疗效，并认为热毒清并非基于其抑菌作用，还有增强整体的免疫功能以及拮抗大肠杆菌内毒素所致弥漫性血管内凝血（DIC），实验研究是在内毒素所致家兔 DIC 模型上，对比热毒清和地塞米松两者在体内外拮抗内毒素的 DIC 生物效应，结果热毒清与地塞米松均能预防 DIC 的发生，形态上可见肝、肾细胞损伤或枯否氏细胞的吞噬反应都有相同的保护作用，体外实验提示热毒清直接对内毒素具有一定程度的降解作用。以后的实验亦证明热毒清和地塞米松的体内外实验都能拮抗内毒素所致肝细胞溶酶体和线粒体损伤。

以往认为炎症是机体抗病和修复的一种有益的反应，是一种保护性防御过程。但半个世纪以来，发现炎症的过度反应（尤其是内毒素血症）可引发感染性休克、DIC 等，称之为全身炎症反应综合征，这种过度炎症反应是由肿瘤坏死因子（TNF-α）最早启动，有 TNF-α→IL-1→IL-6 成为细胞因子级联反应的过程并诱发炎症介质。同济医科大学进一步的实验，观察到在大肠杆菌内毒素所致家兔 DIC 模型中，血浆 TNF-α、IL-6 水平显著升高，其升高水平和脏器组织损伤程度一致，表现为过度炎症反应。经热毒清静脉注射，在降低 TNF-α、IL-6 水平的同时，明显减轻组织 DIC 病理改变。天津急腹症研究所在急性化脓性腹膜炎模型上观察到血中 β 内啡肽、精氨酸加压素、血管活性肠肽（与脓毒症休克有关）及血中单个核细胞分泌的 TNF-α、IL-6 水平均显著升高，而经清热解毒和活血化瘀的化解冲剂灌胃治疗，对上述改变均有抑制作用，而且化解冲剂治疗组的死亡率明显低于对照组。清热解毒药具有与地塞米松削弱防御机制的过度反应，使 TNF-α、IL-6 得以降低的类似的作用机制，所不同的是，激素是一个全面的免疫抑制剂，带来其他有危害的不良反应。清热解毒药却是通过整体的细胞因子网络进行精密协调，使得前炎性细胞因子不至于过度分泌，从而改善局部炎症与组织损害。两种清热解毒药对感染性炎症或过度的反应都有负向调节能力，也可以说是发挥了免疫调节剂的作用。

（3）芳香温通药促进缺血心肌血管新生

中医药积累了数千年的中华文明和智慧，在冠心病治疗中，通过调节整体来改善局部，发挥着不可替代的作用。早在 20 世纪 70 年代华山医院根据心脉不通引起心绞痛，可能由于寒邪内犯，根据"气血得寒则凝，得温则行"采用宋代芳香温通的代表方——苏合香丸，经过简化与筛选制成麝香保心丸（HMP），1981 年组织上海市五大医院对 209 例大样本进行与日本救心丸作双盲对照试验，结果心绞痛起效时间 HMP 最快为 30s，而救心丸为 3min，前者即刻疗效为 80.95%，而后者为 66.67%。为了解 HMP 对在体血管内皮细胞功能和一氧化氮的代谢，在高胆固醇血症家兔模型上，首先观察到高脂血症通过氧化型低密度脂蛋白及氧自由基损伤血管壁及内皮细胞。实验证明 HMP 通过升高超氧化物歧化酶水平，降低氧自由基的产生，提高了动脉壁一氧化氮合酶 mRNA 的表达，增加了一氧化氮的活力，从而改善内皮细胞功能，减少动脉粥样硬化斑块形成。

血管内皮生长因子（VEGF）和碱性成纤维细胞生长因子（bFGF）是调节内皮细胞和平滑肌细胞的最重要的生长因子。血管新生是一种机体对缺氧缺血损伤的代偿机制以及修复方式，通过药物促进缺血心肌新的有供血能力的小血管生长，建立起有效的侧支循环，恢复缺血心肌血供，对冠心病的治疗有很重要的意义。进一步的实验，在鸡胚绒毛尿囊膜（CAM）模型及培养的微血管内皮细胞系统中进行，结果 HMP 在 CAM 上血管数明显增加，细胞表达 VEGF 和 bFGF mRNA 明显增高，上清液中 VEGF 和 bFGF 含量明显增多；体外实验微血管内皮细胞明显增殖，内皮细胞形成管腔结构明显增多。HMP 促血管生成的机理可能与其能使内皮细胞表达 VEGF 和 bFGF 增多有关。表明芳香温通药多环节、多途径的整体调节让局部血管新生起到了"自身搭桥"的作用。

（4）温补肾阳药改善肾上腺皮质功能

下丘脑－垂体－肾上腺（HPA）轴功能在某些疾病过程中所具有的重要作用很少被人们注意到，也未曾见有用药物提高 HPA 轴功能从而改善某些疾病预后的报道。

华山医院早在 20 世纪 60 年代就发现大多数肾阳虚患者存在 HPA 轴功能减退的状态。对于哮喘，明代就提出"发时治肺，平时治肾"，对 260 例哮喘分为补肾组 186 例，对照组 74 例，进行预防哮喘季节性发作的观察，结果显效率分别为 59.1% 与 6.8%。通过 HPA 轴功能检查，认为哮喘即使无肾虚时，肾上腺皮质功能已受影响，而发展至肾阳虚时，HPA 轴功能已明显减退，此两型患者经补肾后 HPA 轴功能均恢复正常，说明补肾可改善体质，由此能预防哮喘季节性发作。对于激素依赖型哮喘，近年用激素吸入替代口服激素，撤激素成功率在 27%～44%，华山医院采用激素吸入加补肾药对 30 例哮喘患者进行撤激素治疗，结果撤激素成功率为 70%，对此 30 例作 Synacthen（人工合成 ACTH）兴奋试验，显示补肾药提高 HPA 轴功能从而成功撤激素。

儿童肾病综合征采用大剂量激素治疗有效，缓解率高但停药后复发率亦很高。蔡德培等对两组（对照组和补肾组）患儿按序每 2 周测血浆皮质醇直至停药，可见补肾组肾上腺皮质较快恢复分泌反应。相应的临床报道将 81 例患儿分两组观察，结果对照组目前缓解率为 58.1%，复发率为 80.6%；而治疗组分别为 84% 与 42%。说明补肾药配合激素治疗，提高缓解率降低复发率，系与肾上腺皮质功能状态密切相关。

需用激素治疗的几种疾病患者共 65 例，随机分为单味补肾药淫羊藿组 40 例和对照组 25 例，观察用药前后变化，结果补肾组的皮质醇与 ACTH 较对照组明显上升，提示补肾的淫羊藿具有保护外源性激素对 HPA 轴的抑制作用。为观察淫羊藿是否以肾上腺皮质为靶标，采取以药物灌胃两周取肾上腺细胞体外培养，分别测定 Cortrosyn（人工合成 ACTH）刺激前后的变化，结果补肾复方组和淫羊藿组都处于对照组与地塞米松组之间，说明复方和淫羊藿同样能提高肾上腺细胞对 Cortrosyn 刺激的反应能力。

肾上腺皮质细胞再生和细胞凋亡共同调节了肾上腺皮质细胞的数量和功能，为进一步观察淫羊藿的有效组分（EF）保护肾上腺皮质的作用环节，将 30 只 SD 大鼠分为正常对照组、皮质酮造模组波质酮加 EF 组，用药连续 14 天，用流式细胞仪观察细胞凋亡，结果 EF 组凋亡率明显低于造模组，与对照组已无明显差别。用 BrdU 免疫组化染色检测肾上腺皮质干细胞增殖和迁移的变化，经计数和分析，阳性染色细胞数/细胞总数的比率以 EF 干细胞的增殖最显著；检测干细胞迁移，对照组和造模组干细胞均位于球状带，而 EF 组干细胞大部分位于束状带/网状带，由于肾上腺皮质干细胞是依次由外侧球状带向束状带、网状带迁移，表明 EF 能促进干细胞向内侧迁移。EF 减轻肾上腺皮质细胞凋亡，促进干细胞增殖和迁移，都成为促进肾上腺皮质再生的有力佐证，亦是补肾药通过调节肾上腺皮质功能从而改善某些疾病预后的例证。

5.3.3 中医药在调节基因平衡上的优势

沈自尹院士在《中医药在调节基因平衡上的优势》一文中指出：

钱汝红等观察到在不同月龄组（幼龄、中龄、老龄）小鼠中 p53 基因的 mRNA 及其蛋白产物，野生型蛋白和突变型蛋白都随增龄而增多，这是符合机体衰老后细胞增殖能力下降、肿瘤形成机会加大这一客观规律的。实验同时观察到喂饲固真方的老龄组，其 p53 野生型蛋白与突变型蛋白都比老龄对照组明显降低，补肾药的调控作用既减少了肿瘤的发生，同时也降低了对细胞增殖的抑制，从而延缓衰老。

我们在用补肾复方延缓免疫衰老的研究中，观察到一个有趣的现象。30只22月龄大鼠随机分为对照组、补肾组（右归饮组），每组各15只大鼠。从22月龄开始灌胃，至25月龄时，老龄对照组因自发性肿瘤而死亡的有7只，占总数的47%，补肾组仅有2只因自发性肿瘤死亡，占总数的13%。实验还观察到，在老龄补肾组和老龄对照组T细胞凋亡百分率的比较中，老龄对照组呈过度的T细胞凋亡，而老龄补肾组过高的T细胞凋亡百分率明显降低了。而且，老龄补肾组是由促凋亡基因 $FasL$、$TNRF1$ 的下调和抗凋亡基因 $bcl-2$ 的上调相互协同，从而明显降低了过高的T细胞凋亡百分率。说明补肾复方既能抑制老年自发性肿瘤，又能延缓免疫衰老。这一观察和钱汝红等的结果互为印证。

基因是生物体内信息可遗传的主要储存单元，但绝不是全能的基本单元，只有细胞才具有全能性，因为基因不能单独发生作用，基因的活动是涉及基因组中一群基因形成大、小网络协同活动、程序化表达，从而使细胞能够处于稳态，使生命有条不紊地进行。基因群在体内存在着互相对立又互相依赖的对子，可相互制约又可相互转化，好比中医的阴阳五行中所讲的对立统一、相生相克的状况。在运用藏象学说进行辨证论治时多是着眼于调节对立双方的不平衡状态，而不是一味单方面地促进、压抑或取代。生物体内的生理、病理活动绝大多数是由多基因参与调控，因此，中医在这方面的认识更符合自然规律而具有治疗上的优势。补肾复方是通过调节多基因中促凋亡、抗凋亡基因对立的双方，通过协同与整合，重塑基因平衡，使得大、小网络调控总效应对中药的应答沿着一个方向进行。亦可看出中医药不是改变基因的结构，而是从修饰基因的功能着手，而且在调节基因失衡方面有一定的规律可循。

5.3.4 中医药调节 NEI 特点

中药（复方或单味药），按照中药的散弹理论，实际上是一个多靶作用系统，进入体内后能够多靶点、多环节、多层次、多途径作用于失去平衡的神经内分泌免疫网络，起到调和阴阳的作用，使得机体重返稳态，恢复健康。

（1）中医药对神经内分泌免疫网络的良性调节

虽然现代医学界首先提出神经内分泌免疫网络，但令人遗憾的是一直没能够找到调节这一网络的有效手段，而中医药却能对这一网络起到很好的良性调节作用。

多年来，国内有关中医药对神经内分泌免疫网络调节的研究开展了不少。例如：

步世忠等研究的治疗妇女更年期综合征的更年健，是以补肾中药为主的中药复方，虽然其本身不是激素，但可对雌性大鼠生殖神经内分泌免疫网络起良性调节作用，使体内雌激素受体 mRNA 表达提高，从而提高雌激素的生物学效应。蔡定芳等通过临床和实验研究发现淫羊藿可保护外源性糖皮质激素抑制神经内分泌免疫的作用。孟宪丽等采用自然衰老的雄性大鼠，观察淫羊藿提取物多糖或黄酮对下丘脑和皮质 β - 内啡肽、血促性腺激素、睾酮、雌二醇、白细胞介素 - 2、自然杀伤细胞活性的影响。发现应用淫羊藿提取物多糖或黄酮后，可提高上述各指标。提示淫羊藿提取物多糖或黄酮可增强神经内分泌免疫网络的调节功能。使机体内环境稳定，延缓衰老。沈自尹等对中医肾阳虚证进行了多年的研究，提出肾阳虚证涵盖了神经内分泌免疫网络，其调控中心在下丘脑，补肾中药可特异性直接作用于下丘脑，提高促肾上腺皮质激素释放因子 mRNA 表达，促进下丘脑 - 垂体 - 肾上腺 - 胸腺轴功能。操红缨等观察了中药复方二至丸对阴虚大鼠血皮质醇、胰岛素、睾酮、胆固醇、β - 内啡肽含量及胸腺和肾上腺重量等相关指标。并观察二至丸对小鼠自然杀伤细胞活性和刀豆素 A 诱导的小鼠腺淋巴细胞增殖反应，发现阴虚大鼠血皮质醇、胰岛素、睾酮、β-内啡呔含量降低，胸腺和肾上腺重量下降，血胆固醇含量升高，阴虚小鼠淋巴细胞增殖程度降低，自然杀伤细胞杀伤率降低。二至丸对上述指标有调节作用，可有效增强阴虚动物神经、内分泌、免疫调节功能，维持机体内环境稳定。金敬善等研究了脾气虚证与神经内分泌免疫网络相关性，认为四君子汤通过对神经内分泌免疫网络的影响，改善脾气虚症状。王文俊等建立了大鼠腹腔感染模型（即脓毒症模型），动态观察了脓毒状况下大鼠血浆中 β-内啡肽、精氨酸加压素及血管活性肠肽的变化。同时观察了血单核细胞分泌肿瘤坏死因子及 IL-6 能力的改变。并观察了活血化瘀代表方剂"化解冲剂"对上述改变的调节作用。发现脓毒症时上述指标显著升高，但"化解冲剂"对上述改变有抑制作用。说明活血化瘀法的整体调节作用与神经内分泌免疫网络有关。阙华发等认为乳腺增生病的发生是以神经内分泌免疫网络功能失调或紊乱为中心的多因素共同作用的结果。通过对 147 例乳腺增生病患者采用中药乳宁冲剂治疗，观察临床疗效及治疗前后神经递质、内分泌激素、T 细胞亚群和淋巴细胞 DNA 损伤修复功能的变化。发现乳腺增生病患者去甲肾上腺素、催乳素、T 辅助及诱导细胞、T 抑制或细胞毒细胞异常升高，黄体酮、睾酮、总 T 细胞、淋巴细胞 DNA 损伤修复能力值明显低下，5-羟色胺、肾上腺素、雌二醇、卵泡刺激素、黄体生成素呈分泌紊乱状态，乳宁冲剂对此有明显的调节作用。其机理是从整体上多环节、多途径、多层次的调节了失调或紊乱的神经内分泌免疫。中药抗肿瘤作用与对神经内分泌免疫的良性调节有关。朱惠蓉等以 C57BL/6 近交系 Lewis 肺癌荷瘤小鼠为模型，观察神经内分泌免疫网络下行通道的相关指标，发现中药益肺抗瘤饮能抑制荷瘤小鼠的肿瘤生长，增加体重，提高自然杀伤细胞、淋巴因子激活杀伤细胞、IL-2 的水平，降低 β-内啡肽、雌二醇的水平。

应激刺激可引起神经内分泌免疫网络平衡的破坏。在社会 - 心理 - 生物医学模式下, 应激引起的疾病与神经内分泌免疫网络相关研究正在受到重视, 这方面已经有一些实验研究。如调肝方药对束缚应激所引起的神经内分泌免疫功能的紊乱具有一定的调节作用。严灿等以束缚动作为应激原复制应激反应大鼠模型, 检测模型大鼠下丘脑 - 垂体 - 肾上腺轴功能, 及有关免疫功能的变化, 并观察调肝方药的调节作用。结果显示束缚应激大鼠下丘脑 - 垂体 - 肾上腺轴兴奋亢进。脾淋巴细胞增殖反应降低, 腹腔巨噬细胞功能下降。而调肝方药能抑制下丘脑 - 垂体 - 肾上腺轴的兴奋性, 提高大鼠的免疫机能。王琳等的研究表明, 中药复方 (枳壳、黄芪、人参、柴胡等组成) 抗疲劳应激是通过对机体下丘脑 - 垂体 - 肾上腺 - 胸腺轴的调节而实现。王米渠等为研究中医 "恐伤肾" "肾为先天之本" 等理论, 设计了以家猫惊恐孕鼠并检测子代鼠自然杀伤细胞活性实验。发现受到惊恐的子代鼠自然杀伤细胞活性明显升高, 提示孕鼠在惊恐应激后神经内分泌免疫内环境的改变可能影响到其子代鼠的先天之本, 导致其 "肾气" 发生适应性代偿性的功能异常增强反应。应用补肾方药金匮肾气丸可有一定调节作用。而武成等的应激与支气管哮喘相关性的实验研究则揭示了应激、情志致病与神经内分泌免疫网络的本质联系, 中药对这种应激引起的支气管哮喘具有良好的调节作用。

(2) 寒凉和温热药调节 NEI

1) 用免疫组织化学方法观察寒证及温热药治疗后大鼠垂体激素细胞的变化

大量实验证明, 在给予寒凉药时, 血清中的 TSH、LH 及 ACTH 明显减少, 而垂体中这 3 种激素含量明显增高。因此认为, 知母、石膏具有抑制垂体激素释放的功能。李良等用免疫组织化学方法观察寒证及温热药治疗后大鼠垂体激素细胞的变化表明:

本实验利用免疫组织化学方法, 对寒证大鼠及用温热药治疗大鼠垂体的 3 种激素细胞进行了观察。在寒证组中，3 种激素强阳性细胞数均有明显增加。经统计学处理，差异有显著性。这一点支持以往的实验结果。

一些研究实验表明，寒证动物在给予热药治疗 3 周后，血清及垂体中的激素含量均有明显增高。说明热性中药不但具有促进垂体激素释放的功能，亦有促进垂体激素合成的功能

本实验在给予热药治疗后，3 种激素的强阳性细胞数均减少。经统计学处理，差异亦具有显著性。说明热性中药具有促进垂体激素释放的作用。本实验重点观察温热药治疗早期垂体激素的改变，从结果看出：热药作用的早期主要是促进原来储存在细胞内的激素释放，而对垂体激素的合成影响作用尚不明显。特别是对 ACTH 细胞的影响，在给予热性药治疗 5 天时，强阳性细胞数下降到正常水平以下。治疗 7 天时，仍有所下降。说明在治疗早期只是耗竭原有储存在细胞内的激素，而此时细胞的合成能力尚低。

2）三黄汤的一般药理作用及对大鼠脑中枢提取物影响的研究

三黄汤（黄连、黄芩、黄柏）是重要的清热燥湿药物。它有寒凉药物的共性"清热"作用，又有其特性，如燥湿作用。有关的药理研究已有许多报道。总体看来对较多系统机能有抑制作用。金星等侧重于研究三黄汤对神经－内分泌的影响及其中枢提取物的抑制作用以探讨其对整体的抑制。大鼠喂三黄汤 3 周后许多系统的机能均有改变。

①交感神经系统

三黄汤对心率有抑制作用，进一步分析证明三黄汤能抑制 DβH 酶的活性因而减少 NE 的合成。不仅肾上腺，血清内酶的活性降低而且脑内酶的活性也降低，中枢的儿茶酚胺合成也受抑制，因此三黄汤抑制整体的交感神经系统机能。

②垂体激素

用药第 3 周时尿内 17－OHCS 的排出量略为减少，肾上腺内

皮质激素略有升高，说明肾上腺皮质激素释放受抑制。推测垂体的 ACTH 释放也受抑制而减少。在生殖系统的作用中，用药后动情周期延长，最长者可达 15 日。但第 3 周即恢复，而第 3 周时血清内 LH 含量仍降低，垂体内 LH 含量仍高于对照组，可见三黄汤抑制垂体对 LH 的作用尚未消失，但动情周期的延长作用已不甚显著，因此器官功能的变化往往是在激素变化之后而消失在激素水平恢复之前。这在临床病人的观察中也有类似现象。同时也说明 LH 释放减少是动情周期延长的重要因素。同样甲状腺系统机能也有相应的改变。已知大鼠喂寒凉药使氧的消耗量降低，用三黄汤后血清内 TSH 含量降低而垂体内含量高于对照组，说明垂体 – 甲状腺系统机能也受抑制，自然使能量代谢降低。

由上述结果可见，三黄汤对垂体 TSH、LH 等内分泌系统机能抑制的速度及强度不完全一致，对性周期的作用快而强但不持久。对甲状腺和肾上腺的作用较弱而对交感神经的抑制作用既快又强。其机制可能与三黄汤含有多种成分，各自作用机制不同则结果各异。其确切机制有待进一步研究。

③脑中枢提取物

用知母、石膏制成的虚寒证动物模型，取脑进行提取后证明有抑制 DβH 活性，抑制 ACTH、LH、TSH 的释放作用。三黄汤对神经内分泌的抑制作用与喂知母、石膏汤的作用有相似之处，因此考虑喂三黄汤的大鼠脑内是否也有抑制性物质存在。经生物化学方法提取后的物质，用整体和离体的方法研究后证明，脑内三黄 2 的部分能抑制 TSH、LH、ACTH 的释放并抑制 DβH 的活性。说明喂三黄汤的大鼠在中枢内也产生抑制性物质，其抑制作用与喂知母、石膏汤大鼠脑中枢提取物作用相似。同时在三黄 1~3 的部分也有对 TSH，AC – TH，DβH 抑制释放或抑制活性的物质。由此看来，用三黄汤的大鼠脑内也确实含有抑制性物质使较多垂体激素机能降低。

以上结果表明，三黄汤有清热作用，其机理与抑制交感神经系统和垂体－甲状腺系统机能有直接关系。较多的寒凉性药物有抑制交感神经和内分泌的作用，其机制可能有多种，如直接作用于器官，影响中枢递质或肽类等等。经知母、石膏汤和三黄汤的研究发现两方均使脑中枢产生某类抑制物或使原有的某类抑制物增多，这些可能是药物对整体产生抑制作用的主要因素。至于是一种物质或为复合物的同时作用尚有待研究。这些结果提示，是否寒凉性而有清热作用的药物，中枢多能产生中枢抑制物而造成整体的不同程度的抑制作用，这是个值得进一步研究的问题。

3）温热药的治疗机理

梁月华等研究结果表明，温热性中药复方，通过不同部位、不同作用机制的综合效果来提高交感神经、内分泌系统机能和免疫功能的作用如细胞、器官的直接作用，对有关中枢的直接作用，在中枢产生兴奋性物质对机体的调节作用，因此中药的复方治疗是多层次、多系统的整体的调节作用，这是特点也是优点。

4）寒凉和温热药对大鼠脑、垂体和肾上腺内 5－羟色胺及去甲肾上腺素神经元和纤维的影响

李良等研究指出，中枢内含有多种神经递质，而单胺类递质与内分泌，免疫机能更为密切。大量中医中药的研究证明，在证的形成中以及中药的治疗作用中神经系统的单胺类递质的机能活动均有改变。而机能变化与结构基础有密切关系，中药对中枢、垂体、肾上腺内单胺神经元及纤维的形态学的影响研究尚未见报道，本工作侧重用免疫组织化学方法来观察丘脑下部，脑干及肾上腺内 5－羟色氨（5－HT），去甲肾上腺素（NE）神经元及垂体中神经纤维的形态改变。

5－HT 细胞存在于脑干的缝际核，在对照组完全可以染出，寒药组细胞染色较深，递质测量结果含量也增多，表明递质合成增多。热药组细胞染色较浅，递质测量略低，说明合成减少。对照组丘脑下部室旁核处未能染出 5－HT 神经细胞，因该区 5－HT 含量较少，动物受刺激后胞体内 5－HT 大量地释放入轴突内，神

经元内含量降低，故不易着色。曾报道在动物处死前预先注射L-色氨酸及帕吉林各200mg/kg，使神经元内5-HT合成增多，并抑制其降解，因而在丘脑下部室旁核内可染出5-HT神经元。本工作中大鼠用寒药后脑内5-HT含量确实增多，根据递质测量，间脑区增加0.106μg/g，但因不能阻止其降解和释放入轴突，因此仍难染出。形态变化的研究，其优点在于能明确定位，但须达到一定含量方可显出。含量的测量能精确地了解对机能的影响，但定位不清。

NE细胞，在对照组的隔区、丘脑下部、室旁核、弓状核、脑干等处均能染出。热药组染色明显增多，在室旁核、弓状核的神经元用纤维分光光度计测量以及计数方法证明，热药使该区阳性细胞数增多，染色加深，递质含量测定在间脑区、前脑区明显高于寒药组，寒药组上述指标均降低，因此热药提高丘脑下部NE含量更加明确。

对照组垂体中间叶和神经叶有5-HT及NE神经纤维分布，此结果与已往报道一致。热药组NE神经纤维染色加深，寒凉药组NE纤维着色较浅。寒凉药使5-HT纤维染色变深，而热药则影响不大，这些改变与下丘脑单胺类神经元内递质含量变化是一致的。因此可以认为寒凉药和温热药影响丘脑下部5-HT，NE神经元，并通过神经纤维深入垂体，直接调控垂体机能。

肾上腺髓质内可见大量NE、5-HT细胞，染色深浅不易比较。但曾有实验测定尿内NE、5-HT含量证明，热药可促使NE排出增多，寒凉药使其排出量减少，而使尿内5-HT排出量增多，而热药对5-HT影响不大。因此寒凉和温热药对肾上腺髓质递质的影响也很明显。

总之，温热药使NE神经元递质合成增多，寒凉药使5-HT合成增多。该结果与递质含量测定完全一致。因此寒凉和温热药对单胺递质的影响，其形态变化和机能变化结果是完全一致的。机能与形态结合的研究，既能精确反应机能变化，又能明确定位，是个值得坚持的研究方向。

5.3.5 中医药对下丘脑 – 垂体 – 肾上腺 – 胸腺轴的作用研究实例

（1）调节下丘脑

1）乌头碱对大鼠下丘脑促肾上腺皮质激素释放激素含量的影响

蔡定芳等研究指出：

补肾可提高下丘脑 – 垂体 – 肾上腺 – 胸腺轴功能。但温肾药究竟通过何种途径促进下丘脑 – 垂体 – 肾上腺 – 胸腺（HPAT）轴？附子为温补肾阳的代表药物，本研究表明附子的有效成分乌头碱能促进正常大鼠下丘脑 CRH 的含量，提示温肾可以通过作用在下丘脑来提高 HPAT 轴的功能。

2）右归饮对皮质酮大鼠下丘脑单胺类递质含量的影响

蔡定芳等研究指出：

外源性糖皮质激素抑制 HPA 轴所导致的激活中枢单胺类递质释放和抑制体重增长，减少饮食摄水的效应可被右归饮灌胃所改善。与皮质酮组比较，右归饮组的血浆 ACTH、CORT 水平明显上升，下丘脑 NE、DOPAC、DA、5 – HIAA、5 – HT 等单胺类递质含量下降；每日饮食摄水量增多，体重增加。基于皮质酮大鼠下丘脑单胺类递质的升高及每日饮食摄水量的减少，体重增长抑制是因为外源性糖皮质激素抑制 HPA 轴所致，我们推论右归饮的这种效应是通过改善 HPA 轴的抑制程度所引起的，其重要的依据之一是右归饮组的血浆 CORT、ACTH 水平较皮质酮组明显增高（$P < 0.01$）。

（3）补肾、健脾、活血三类中药复方对脑室内注射 IL – 1 大鼠下丘脑单胺类神经递质变化的影响

段元丽等研究指出：

我们研究了三类中药复方对 IL – 1 引起下丘脑单胺类神经递质

改变的作用，结果发现：补肾益精组大鼠下丘脑 NE 含量与 IL－1
对照组相比进一步明显下降，DA 含量有下降趋势，但无明显差
异；DOPAC 无明显变化，表明补肾的右归饮能进一步增强下丘脑
去甲肾上腺素神经元的代谢。健脾益气组大鼠下丘脑中 DA 含量
也有降低趋势，但无统计学意义；NE、DOPAC 无明显变化。活
血化瘀组大鼠下丘脑儿茶酚胺类递质含量均无明显变化。表明健
脾的四君子汤和活血的桃红四物汤没有进一步增强下丘脑儿茶酚
胺类神经元代谢的作用。在观察三类中药复方对 IL－1 引起下丘
脑的吲哚类神经递质变化的影响过程中，未发现各组大鼠下丘脑
5－HT、5－HIAA 含量有任何明显的变化。

我们以前的工作表明，补肾中药（寿而康）能明显延缓 24
月龄大鼠下丘脑 NE、DA 的下降，增加 5－HT 的合成与代谢，健
脾中药（四君子）也有一定的类似作用，从而首次证明补益中药
能对自然衰老大鼠下丘脑单胺类神经递质的老年性改变具有一定
的延缓作用。以后我们的工作多次证明补益中药能在不同的状态
下对下丘脑单胺类神经细胞的代谢发生作用。本实验结果再次表
明，补益中药能使下丘脑单胺类神经递质含量发生变化，增加下
丘脑单胺类神经元的代谢活动。

4）补益中药对老年雄性大鼠下丘脑单胺类神经递质作用的
研究

张新民等研究指出：

本实验用补肾益气方和健脾益气方对 17 月龄雄性大鼠进行 6
个月的治疗，以观察对其下丘脑单胺类神经递质的作用。本实验
用补肾益气方和健脾益气方对 17 月龄的雄性大鼠进行了 6 个月治
疗后发现：补肾益气方能明显延缓 23 月龄雄性大鼠下丘脑基底
部 NE 和 DA 的含量的降低；健脾益气方也能延缓 NE 含量的降
低。因而首次证明：补益中药对自然衰老的雄性大鼠下丘脑神经
递质老年性变化有明显的延缓作用。

5）温胆汤对失眠大鼠下丘脑内单胺类递质影响的研究

张福利等研究指出：

实验结果显示，服药 6 天后，温胆汤可以降低大鼠下丘脑内 NE 含量，恢复失眠大鼠下丘脑 5 - HT 和 5 - HIAA 含量，以此可以推测该方改善失眠大鼠睡眠的机制与其可以调节失眠大鼠下丘脑内 NE 与 5 - HT 含量有关。其中，模型组大鼠下丘脑内 NE 含量是较空白组有所增加，但两组相比无显著性差异，这可能因为 PCPA 为色氨酸羟化酶（TPH）抑制剂，对 NE 无直接影响，而模型组 NE 含量的升高可能是 PCPA 引起失眠而间接导致的。

5.3.6 中医药对下丘脑 - 垂体 - 性腺（HPG）轴的作用研究实例

（1）补益中药对老龄雄性大鼠下丘脑神经递质 - 性腺轴机能作用的研究

张新民等研究指出：

本文研究了大鼠下丘脑单胺类神经递质及性腺轴机能在衰老过程中的变化，并探讨了补益中药在这一过程中作用的机制。我们用补益中药对老龄大鼠进行了长达 6 个月的治疗，结果发现，服"寿而康"的老龄大鼠，其下丘脑 NE、DA、5 - HT 和 5 - HIAA 含量均明显高于老龄对照组大鼠，又以 NE 含量升高更为显著，5 - HT/NE 比值明显下降。同时可见，腺垂体增重减缓，腺垂体 LH 的单位含量和血 LH 含量均明显高于老龄对照组。作为药物对照组的老龄健脾组大鼠，其下丘脑 NE、5 - HIAA 和血 LH 含量均高于老龄对照组，5 - HT/NE 比值下降。这些结果表明：①不同的补益中药对老龄大鼠下丘脑单胺类神经递质和性腺轴机能都具有一定的调节作用；②作为补肾益气的"寿而康"比健脾益气的"四君子汤"对老龄大鼠的中枢作用更具有作用面广和作用程度强的特点。

（2）补肾中药对下丘脑 - 垂体促性腺机能的影响

沈皓等研究指出：

本实验显示，滋阴泻火中药对下丘脑 GnRH 周期性及紧张性分泌中心均有显著的抑制作用，不仅可明显抑制 GnRH 的蛋白表达，而且使 GnRH 的脉冲释放也显著减少；而益肾填精中药对下丘脑 GnRH 周期性及紧张性分泌中心均有显著的促进作用，可增加 GnRH 的含量。

本实验结果显示，滋阴泻火中药可抑制内侧基底下丘脑 NE 的释放，促进视前区 DA、NPY 的释放，使下丘脑 NPY 蛋白表达增加，这可能是滋阴泻火中药抑制下丘脑 GnRH 神经元功能活动的途径之一；而益肾填精中药可降低内侧基底下丘脑 NPY 的含量，这可能是益肾填精中药促进下丘脑 GnRH 神经元功能活动的途径之一。

本课题实验结果进一步表明，滋阴泻火中药还可抑制内侧基底下丘脑 NE 的释放，促进下丘脑视前区 DA、NPY 的释放，使下丘脑内侧视前区、弓状核、正中隆起部位 NPY 蛋白表达增加。这些神经递质及神经肽的变化均可能使下丘脑 GnRH 周期性分泌中心与紧张性分泌中心 GnRH 神经元的功能活动显著降低，GnRH 的合成与分泌明显减少，从而抑制下丘脑 - 垂体的促性腺机能。益肾填精中药可使弓状核、正中隆起部位 NPY 含量降低，这可能引起下丘脑 GnRH 周期性与紧张性分泌中心 GnRH 神经元的功能活动的活跃，GnRH 的合成与分泌明显增加，从而促进下丘脑 - 垂体的促性腺机能。这可能是补肾中药有效地调节性早熟儿童青春发育进程的主要作用机制之一。

（3）补肾填精药对慢性应急小鼠脑内神经递质及生殖机能的影响

唐怡等研究指出：

研究结果显示，补肾填精药物既能调节脑组织中神经递质的含量，使神经内分泌系统能恢复正常，以治其本；又能直接改善生殖生理功能，消除抑制状态以治其标。因此在一定程度上可以认为补肾填精对本病的治疗是标本兼顾，以本为先。补肾填精中药对慢性应急小鼠神经内分泌的作用方式不同于激素治疗，是一种多成分、多层次、多途径的综合效应。

（4）六味地黄汤对快速老化模型小鼠下丘脑－垂体－卵巢轴的调节作用及机理研究

马渊等研究指出：

本研究结果表明，口服六味地黄汤（LW）能明显缩短 9 月龄 SAMP8 动情周期及动情间期时间，使动情期时间略有增加，并能剂量依赖性地提高动情期占动情周期的比率，同时增加 SAMP8 卵巢重量，提示 LW 对 SAMP8 动情周期的紊乱具有明显调节作用。进一步观察 LW 对 HPO 轴激素变化的影响，发现 LW 可剂量依赖地使 SAMP8 血清 E_2 水平升高，对垂体 LH 水平的升高具有明显降低作用，提示 LW 对 SAMP8 衰老性 HPO 轴紊乱具有明显纠正作用。

将雌激素和 LW 对 HPO 轴的调节作用进行比较发现，它们的相同之处在于都能降低垂体 LH 的水平；不同之处有 3 点，一是口服雌激素后血清 E_2 水平明显提高，是补充外源性雌激素的结果，而口服 LW 后血清雌激素水平仅有轻度升高；二是雌激素是通过延长动情期时间及其占动情周期的百分率来调节动情周期的，使整个动情周期的时间有所延长，而 LW 则是通过缩短动情间期来调节动情周期的，它能明显缩短整个动情周期的时间；三是雌激素使卵巢重量明显减轻，可能是反馈调节的结果，而 LW 使卵巢重量明显增加。提示雌激素和 LW 对 SAMP8 HPO 轴紊乱的调节作用不同，发挥调节作用的环节或机理也不同。本研究还发现，外源雌激素可提高 SAMP8 下丘脑 β－EP 及 SP 含量，升高垂体 ERα 水平，而使卵巢 ERα 表达量进一步下降；LW 虽可升高下丘脑 β－EP 含量，但却降低 SP 含量，提高卵巢 ERα 水平，从而证实雌激素和 LW 对 SAMP8 HPO 轴紊乱发挥调节作用环节上的差异。

（5）补益阳明津气方药对雌性初老大鼠神经免疫及生殖轴机

能的影响

吴涢婷等研究指出：

结合前期博士研究生李燕的实验研究结果，"补益阳明津气"方药益胃汤具有改变卵泡生长的激素内环境，促进卵巢内生长卵泡发育，增加卵巢的血供，促进卵巢功能恢复的作用；可通过线粒体途径，抑制卵巢细胞凋亡。分析、评估"补益阳明津气"之益胃汤方药延缓雌性初老大鼠生殖轴机能衰老的作用及机理。本实验研究是"补益阳明津气延缓绝经前期生殖轴机能衰老机理研究"课题的组成部分之一，它既是前期研究在另一方位的继续和延展，又是下一步深入研究的基础。

实验研究结论：

"补益阳明津气"方药可增加雌性初老大鼠子宫重量系数和卵巢重量系数，有类雌激素样作用。可使雌性初老大鼠下降的 E_2、P 水平有升高趋势，使 T 下降，E_2/T 的比值呈升高趋势，使升高的 FSH、LH、FSH/LH 比值呈降低趋势，改善以低雌激素为主的激素内环境。对下丘脑、垂体、卵巢的 ER 和 FSHR 有正向调节作用。

"补益阳明津气"方药可使雌性初老大鼠降低的下丘脑 β - EP 升高，能使降低的下丘脑 5 - HT 含量和 5 - HT/NE 比值升高，升高的 DA 含量和 DA/NE 比值降低，从而改善中枢单胺类神经递质功能紊乱。

"补益阳明津气"方药可增加雌性初老大鼠外周血中 $CD4^+T$ 细胞的 $CD4^+/CD8^+T$

细胞比例，降低 CD_8^+T 细胞含量，增加雌性初老大鼠胸腺重量系数、脾脏重量系数，增加外周血中 IL - 2 的含量，对免疫功能有促进作用。

（6）补肾中药可提高主动脉、垂体和下丘脑雌激素受体 α、β 基因的表达

杨文斌等在《补肾中药对去势后大鼠雌激素受体作用的实验

研究》一文中指出：

目的：观察补肾中药对去势后大鼠雌激素受体基因表达的影响。方法：雌性 SD 大鼠去势后给予高脂饲料喂养，制作绝经后动脉粥样硬化模型，同时每日给予补肾中药灌胃。16 周后检测血脂水平，主动脉、垂体和下丘脑雌激素受体 α、β 基因的表达以及雌激素受体－配体结合力。结果：补肾中药可提高主动脉、垂体和下丘脑雌激素受体 α、β 基因的表达，并提高主动脉和下丘脑组织雌激素受体－配体结合力。结论：补肾中药可能通过调节雌激素受体而对绝经后动脉粥样硬化起改善作用

5.3.7 中医药对 NEI 网络各调节通路的具体影响及其分子作用研究

阐明中药及复方对 NEI 网络各调节通路的具体影响及其分子作用机制将成为中药复方效应机制领域最活跃的研究课题之一，是实现中医科学化中"从微观一直到整体，把它连起来"的必由之路。

1. 中医药从整体上调控基因功能的优势

胡作为等在《从现代生物学的发展谈中医药从整体上调控基因功能的优势》一文中指出：

以 DNA 双螺旋结构为基础的分子生物学在 20 世纪取得了巨大成就。在人类基因组计划初步完成后，分子生物学面临着挑战，经历从局部观走向整体观、从线性思维走向复杂性思维的改变。所以逐渐发展了研究复杂生命现象的生命科学，即后基因组时代，如功能基因组学、蛋白质组学等，其中最为突出的就是系统生物学。基因组学与传统中医药学在研究生命科学的思维方法逐步趋于统一、相互渗透，说明在探讨复杂性生命现象时中西医两种医学结合的必然性和重要性；而且更重要的是中医药在整体治疗、调节功能基因和功能网络方面具有优势，在后基因组时代

可发挥更重要的作用。

现代生物学的发展历程是从局部走向整体、从简单线性思维走向复杂性思维。特别是从结构基因向功能基因的转变，从分子生物学向系统生物学的转变，对基因之间相互作用、相互联系的日趋重视，反映出基因组学与传统中医药学在研究生命科学的思维方法上越来越趋于统一且相互渗透，说明在探讨复杂性生命现象时中西医两种医学结合的必然性和重要性。而且更重要的是中医药在整体治疗、调节功能基因和功能网络方面具有独特的优势，可望在后基因组时代发挥更重要的作用。

（2）补肾中药通过 NEI 网络的下行通路激活神经内分泌和免疫系统研究实例

1）补肾中药对老年神经－内分泌和免疫系统作用机理的研究

张新民等在《补肾中药对老年神经－内分泌和免疫系统作用机理的研究》一文中指出：

在观察补肾中药对老年人肾上腺皮质储备机能、淋巴细胞糖皮质激素受体作用的基础上，从各内分泌轴不同层次的机能和下丘脑神经递质的变化，探讨了补肾中药的作用机理。认为衰老时机体神经－内分泌和免疫机能的下降系下丘脑在其中起到主导作用。补肾中药对衰老机体神经－内分泌和免疫系统的广泛作用，其关键在于调整了下丘脑的机能失调；补肾中药的作用方式可能是多成分、多环节、多途径、多层次的综合协调作用。

2）补肾和健脾对免疫系统不同作用方式的研究

沈自尹院士等在《补肾和健脾对免疫系统不同作用方式的研究》一文中指出：

目的：探讨补肾药对免疫系统的作用方式。方法：用 3 类复方对皮质酮大鼠分别在 7 天与 14 天实验里，进行对神经内分泌及免疫系统不同作用方式的研究。结果：无论 7 天或 14 天，健脾组的免疫系统均得到保护，而神经内分泌系统却未有明显作用，说明健脾药是对免疫系统的直接作用;补肾组虽7天实验尚未见对各系统有何影响,至14天实验才显示对神经内分泌免疫系统的全面作用。结论:补肾药是先作用于神经内分泌系统,而后才影响于免疫系统,亦即是作用于神经内分泌免疫网络的下行通路。

(3)中药调节HPA轴及对相关基因表达的影响

1)补肾健脾活血三类复方对下丘脑–垂体–肾上腺–胸腺轴及CRF基因表达的影响

钟历勇等研究指出:

目的:为从分子水平来阐明药物对肾阳虚证的主要调节点。方法:采用逆转录聚合酶链反应(RT-PCR)化学发光定量法、放射免疫及细胞免疫技术,观察补肾、健脾、活血三类复方分别对下丘脑–垂体–肾上腺–胸腺(HPAT)轴受抑制模型的下丘脑促肾上腺皮质激素释放因子(CRF)mRNA表达、神经内分泌和免疫功能的影响。结果:唯有补肾药可通过提高下丘脑CRF mRNA表达来保护HPAT轴免受外源性皮质酮的抑制;健脾药对免疫系统有直接的促进作用;而活血药对HPAT轴无任何影响。结论:药物对肾阳虚证的主要调节点定位在下丘脑。

2)EF延缓HPAT轴衰老的基因表达谱研究

沈自尹院士等研究指出:

目的:淫羊藿总黄酮(EF)延缓下丘脑–垂体–肾上腺–胸腺(HPAT)轴衰老的分子机制。方法:利用基因芯片技术,分别检测淫羊藿总黄酮组、右归饮组、桃红四物汤组、老年大鼠对照组及青年大鼠对照组下丘脑、垂体、肾上腺、脾脏淋巴细胞的基因表达谱。结果:老年大鼠和青年大鼠相比,HPAT轴多种神经递质、激素、细胞因子或其受体表达下调;EF组HPAT轴多种神经递质、激素、细胞因子或其受体表达上调;右归饮组及桃红四物汤组未见广泛的调节作用。结论:老年大鼠HPAT轴与生长、发育、衰老相关的基因表达以衰退的表现为主;EF能上调神经递质受体的表达并通过NEI网络的下行通路激活神经内分泌和免疫系统；通过下调促凋亡、抗增殖基因，上调抗凋亡、促增殖基因的表达，重塑淋巴细胞基因表达的平衡，延缓免疫衰老。

3）调节免疫功能及其分子作用机制

①补肾、活血复方对老年大鼠 T 细胞凋亡相关基因 *Fas*、*FasL* 转录的影响

郑振等研究指出：

目的：探讨补肾复方下调老年大鼠 T 细胞凋亡的分子机理。方法：采用 RNA 酶保护技术，测定各组 *Fas*、*FasL* 基因的 mRNA 水平，并以 GAPDH 为内对照基因，对各组 *Fas*、*FasL* 基因的转录进行半定量分析。结果：老年对照组 *Fas*/GAPDH、*FasL*/GAPDH 的积分光密度值分别为 0.81 ± 0.17、0.84 ± 0.12；年轻对照组分别为 0.36 ± 0.16、0.26 ± 0.12。两组比较差异有显著性。活血复方组 *Fas*/GAPDH、*FasL*/GAPDH 的积分光密度值分别为 0.99 ± 0.36、0.94 ± 0.33，与老年对照组比较，差异无显著性（$P > 0.05$）；两个补肾组 *Fas*/GAPDH 为 0.78 ± 0.11 和 0.78 ± 0.20，与老年对照组比较差异无显著性（$P > 0.05$）；而两个补肾组 *FasL*/GAPDH 的积分光密度值为 0.71 ± 0.21 和 0.68 ± 0.15，低于老年对照组（$P < 0.01$）。结论：补肾复方对 T 细胞 *FasL* 基因的转录具有一定的负调控作用，这是补肾复方下调老年大鼠 T 细胞过度凋亡的分子机理之一。

②补肾方对老年人 T 细胞凋亡相关基因群转录的调控模式研究

沈自尹院士等研究指出：

目的：观察补肾复方对老年人 T 细胞凋亡及其相关基因群 mRNA 表达的调控作用模式。方法：老年人 44 例，采取补肾方和安慰剂随机分组，双盲给药；采用 TUNEL 标记的流式细胞仪检测分析各组 T 细胞凋亡的百分率；采用荧光实时定量 PCR 技术分析各组 T 细胞凋亡相关促凋亡基因（*Fas*、*FasL*、*TNFR*1、*Bax*）及抗凋亡基因（*TNFR*2、*bcl* - 2）的转录情况。结果：补肾组 T

细胞凋亡率比安慰剂组明显降低（$P < 0.01$），$FasL$、$TNFR1$ 基因 mRNA 表达明显降低（$P < 0.05$），$bcl-2$ 基因 mRNA 表达显著增高（$P < 0.05$）。结论：补肾方对老年人 T 细胞部分促凋亡基因的转录具有负调控作用，同时上调抗凋亡基因的转录，这种协同作用模式是补肾方下调老年人 T 细胞过度凋亡的分子机制之一。

③补肾、活血类复方对老年大鼠 T 细胞凋亡相关基因表达调控模式的比较研究

郭为民等研究指出：

目的：探讨两个补肾复方（右归饮和补肾益寿胶囊）及活血复方下调老年大鼠 T 细胞凋亡的基因调控模式。方法：用 TUNEL 标记的流式细胞检测和荧光实时定量 RT-PCR 技术，研究老年大鼠和年轻大鼠 T 淋巴细胞抗凋亡和促凋亡基因（Fas、$FasL$、$Bcl-2$、Bax、$TNFR1$、$TNFR2$）的表达以及凋亡级联反应中半胱氨酸蛋白酶（如 Caspase8 和 Caspase3）活性的差异，及比较两个补肾复方和活血复方对老年大鼠 T 细胞抗凋亡和促凋亡基因表达的调控以及对 Caspase 活性的影响。结果：两个补肾复方均能够有效地降低老年大鼠 T 细胞的过度凋亡，下调 $FasL$ 及 $TNFR1$ 基因的转录和 Caspase8 及 Caspase3 的活性。而活血复方对于 T 细胞的过度凋亡无显著作用。结论：激活诱导的 T 细胞过量凋亡与肾虚密切相关，两个补肾复方均可下调促凋亡基因 $FasL$ 和 $TNFR1$ 的转录，从而抑制老年大鼠过度的 T 细胞凋亡，是补肾法所特有的对老年 T 细胞凋亡相关基因的调控模式。

④EF 调控老年大鼠淋巴细胞基因表达谱中凋亡相关信号分子表达的研究

沈自尹院士等研究指出：

目的：揭示 EF 对老年大鼠淋巴细胞凋亡相关信号分子及通路的调节机制。方法：利用基因芯片技术，并比较老年大鼠、青年大鼠、EF 干预后的淋巴细胞基因表达。结果：老年大鼠与青年大鼠比较，促进细胞凋亡作用的基因表达显著上调，具有抗凋

亡作用的基因表达显著下调；具有抗增殖作用的基因表达显著上调，具有促进细胞增殖作用的基因表达显著下调；参与淋巴细胞活化增殖及免疫反应等基本信号通路的组成元件中，多个重要信号分子的表达显著下调。EF 组抗淋巴细胞凋亡的几个上游因子如 CD_{28}、$TGF-\beta$ 及 $c-Jun$、$c-Fos$、$c-Myc$ 等癌基因显著上调；促细胞凋亡基因 Caspase1、Caspase2、Caspase3、Caspase6、Calpain II、Cathepsin S、Dnaseγ、PKCdelta 等表达显著下调；Cathepsin B、Mtal、NF-kappa B、Notch 等抗凋亡基因表达显著上调。显著上调促细胞增殖基因 PCNA、A-raf、CyclinG-associated kinase 等的转录，显著下调抗增殖的 Rb 等基因的转录。显著上调免疫细胞效应及功能的基本调节因子 CD_2、CD_3、CD_5、TCR、IL-2、IL-2R（CD_{25}）、CD_{28}、CTLA4 的表达。结论：EF 能上调老年大鼠淋巴细胞抗凋亡基因表达的同时，下调抗增殖基因的表达；上调促增殖基因表达的同时，下调抗增殖基因的表达，重塑基因表达良性平衡；还协同调节 TCR/CD_3、CD_{28}、CTLA4、$TGF\beta$、IL-2R 等介导的信号转导通路，发挥抗凋亡效应。

5.3.8 中医药对神经递质的影响研究实例

（1）益气养阴解毒通络方对糖尿病大鼠血浆、脑组织神经肽 Y 和神经降压素的影响

宋福印等在《益气养阴解毒通络方对糖尿病大鼠血浆、脑组织神经肽 Y 和神经降压素的影响》一文中指出：

目的：探讨糖尿病并发症的发病机理及益气养阴解毒通络方对其的影响。方法：采用链脲佐菌素左下腹腔注射所致糖尿病大鼠模型，应用放射免疫方法，分别测定糖尿病大鼠血浆、脑组织神经肽 Y（NPY）与神经降压素（NT）水平。结果：糖尿病大鼠血浆 NPY 水平明显高于脑组织；糖尿病大鼠脑组织的 NT 水平明显高于血浆；糖尿病大鼠血浆和脑组织的 NPY 水平较正常组显著升高；糖尿病大鼠脑组织 NT 水平明显低于正常组；中药组大鼠

血浆和脑组织的 NPY 和 NT 水平与正常组比较均无显著性差异。结论：NPY 与 NT 在糖尿病大鼠不同组织器官的分布及其作用是有差别的；影响糖尿病脑血管病变的因素可能与 NPY 和 NT 的分泌失调有关；益气养阴解毒通络方具有调节糖尿病大鼠血浆和脑组织 NPY 和 NT 水平，从而防治糖尿病性脑血管并发症的作用。

（2）中药抽动灵冲剂对抽动－秽语综合征患儿血浆 DA、5－HT 的影响

张凤春等在《中药抽动灵冲剂对抽动－秽语综合征患儿血浆 DA、5－HT 的影响》一文中指出：

目的：探讨中药抽动灵冲剂对抽动－秽语综合征（TS）患儿神经递质的影响。方法：应用酶联免疫法，对 60 例 TS 患儿及 10 例正常患儿血浆多巴胺（DA）、五羟色胺（5－HT）进行测定，并对 30 例 TS 患儿服用抽动灵冲剂前后进行比较。结果：TS 患儿血浆 DA 水平明显高于正常患儿，5－HT 水平明显低于正常患儿，30 例 TS 患儿服用抽动灵冲剂后血浆 DA 水平明显下降，血浆 5－HT 水平明显提高。结论：TS 患儿存在神经递质功能失调，抽动灵冲剂可以调节 TS 患儿单胺类神经递质失调。

（3）益肾通脑宁治疗偏头痛的神经化学机理研究

张建军等在《益肾通脑宁治疗偏头痛的神经化学机理研究》一文中指出：

目的：研究益肾通脑宁对大鼠脑内神经递质水平的影响。方法：皮下注射氢化可的松诱发大鼠肾阴虚，并同时灌服益肾通脑宁，测定大鼠下丘脑中 DA 和 5－HT 含量。结果：益肾通脑宁可明显增加氢化可的松肾阴虚模型大鼠下丘脑中 5－HT 的含量，对 DA 含量无明显影响。结论：益肾通脑宁可能是通过升高脑内 5－HT 水平而发挥治疗作用。

（4）左归丸、右归丸对老年大鼠海马、杏仁核氨基酸类神经递质含量变化的影响

戴薇薇等在《左归丸、右归丸对老年大鼠海马、杏仁核氨基

酸类神经递质含量变化的影响》一文中指出:

目的:观察左归丸、右归丸对老年大鼠海马、杏仁核氨基酸类神经递质 Asp、Glu、Gly、GABA 含量变化的影响,探讨老年机体神经元的神经递质的变化,以及左归丸、右归丸延缓老年大鼠神经内分泌调控退化的作用机制。方法:以自然衰老大鼠为动物模型,随机分为青年对照组、老年对照组、老年左归丸组、老年右归丸组。采用 HPLC – 荧光法,检测各组大鼠海马、杏仁核Asp、Glu、Gly、GABA 含量变化。结果:与青年对照组相比,老年对照组大鼠海马、杏仁核 Asp、Glu、Gly、GABA 含量有不同程度升高,而与老年对照组相比,两用药组含量有不同程度降低。结论:左归丸、右归丸通过纠正老年大鼠海马和杏仁核脑区氨基酸类神经递质的紊乱状态,使兴奋性和抑制性氨基酸这两大类递质最终趋向平衡,从而有助于改善大脑边缘系统,延缓机体衰老。

(5)中药复方更年乐对更年期大鼠单胺类神经递质的影响

工滨等在《中药复方更年乐对更年期大鼠单胺类神经递质的影响》一文中指出:

目的:探讨补肾疏肝、调补冲任的中药复方更年乐对更年期大鼠单胺类神经递质的影响。方法:选用 11 ~ 15 月龄雌性 SD 大鼠,按照 SD 大鼠自然更年期模型的要求,将其分为更年期模型组与治疗组,另选 3 月龄大鼠作为青年对照组,分别给予生理盐水和更年乐煎剂灌胃处理。检测指标采用高效液相色谱 – 电化学法测定下丘脑单胺类神经递质,包括去甲肾上腺素(NE)、多巴胺(DA)、5 – 羟色胺(5 – HT)、5 – 羟吲哚乙酸(5 – HIAA)。结果:更年乐可使模型组大鼠下丘脑升高的 5 – HT 和 5 – HIAA含量明显下降($P < 0.01 \sim P < 0.05$),使降低的 NE 含量回升($P < 0.05$),升高的 5 – HT/NE 比值降至接近青年组水平($P < 0.01$)。结论:中药复方更年乐可以调节紊乱的单胺类神经递质水平,从而改善下丘脑的功能。

（6）中药天年饮对衰老大鼠学习记忆及海马单胺类神经递质含量的影响

陈志宏等在《中药天年饮对衰老大鼠学习记忆及海马单胺类神经递质含量的影响》一文中指出：

目的：观察中药天年饮（Tiannianyin，TNY）对 D – 半乳糖衰老大鼠学习记忆及海马单胺类神经递质含量的影响。方法：选用成年雄性 SD 大鼠40只，随机分为4组，每组均为10只：正常组、衰老模型组、TNY 用药组、阴性对照组。D – 半乳糖连续腹腔注射制作亚急性衰老的大鼠模型，采用 Morris 水迷宫检测各组大鼠的空间学习记忆能力、高效液相色谱 – 电化学法检测各组大鼠海马单胺类神经递质去甲肾上腺素（NE）、多巴胺（DA）、5 – 羟色胺（5 – HT）的含量。结果：D – 半乳糖衰老大鼠空间学习记忆能力明显下降，模型大鼠在 90 秒内穿过原平台位置的次数和在原平台象限探索时间占总时间的百分比与正常大鼠相比明显下降（$P < 0.01$）；衰老大鼠海马 NE、DA、5 – HT 的含量明显降低（与正常大鼠相比 $P < 0.01$）。TNY 可提高模型大鼠的空间学习记忆能力及海马单胺类神经递质的含量（用药组与模型组相比 $P < 0.01$，$P < 0.05$）。结论：TNY 可有效调整中枢神经递质的合成及提高学习记忆能力，具有良好的延缓衰老的作用。

（7）中药天年饮对衰老大鼠下丘脑单胺类神经递质含量的影响

陈志宏等在《中药天年饮对衰老大鼠下丘脑单胺类神经递质含量的影响》一文中指出：

目的：观察中药天年饮对衰老大鼠下丘脑单胺类神经递质含量的影响。方法：选用成年雄性 SD 大鼠 40 只，随机分为 4 组，每组均为 10 只：正常组、衰老模型组、TNY 用药组、阴性对照组。D – 半乳糖连续腹腔注射制作亚急性衰老的大鼠模型，采用高效液相色谱 – 电化学法检测各组大鼠下丘脑单胺类神经递质去甲肾上腺素（NE）、多巴胺（DA）、5 – 羟色胺的含量。结果：

D－半乳糖衰老大鼠下丘脑 NE、DA、5－HT 的含量明显降低，（与正常大鼠相比 $P < 0.01$）；TNY 可使模型大鼠 NE、DA、5－HT 的含量明显升高接近正常水平，与模型大鼠相比 $P < 0.05$。结论：TNY 具有一定延缓衰老的作用。

（8）中药对急性耐力运动大鼠脑内儿茶酚胺类神经递质的影响

宋亚军等在《中药对急性耐力运动大鼠脑内儿茶酚胺类神经递质的影响》一文中指出：

目的：为中医药、单胺类神经递质与运动性中枢疲劳的研究提供依据；方法：以大鼠端脑和间脑 NE、DA、DOPAC 等为研究指标，探讨补充中药对急性耐力运动大鼠脑内儿茶酚胺类神经递质的影响；结果：①长时间急性耐力运动使端脑和间脑 DA 水平降低；服药组大鼠运动后端脑 DA 含量的增加，可能对维持锥体外系的功能具有积极性作用；间脑 DA 水平提高对垂体激素的释放产生何种影响？有待深入研究。②长时间急性耐力运动可能会对实验动物脑循环状况、学习记忆能力及精神活动等方面产生不利影响；中药补剂对急性耐力运动后脑循环调节、阳性条件反射的建立与执行及精神活动具有一定的积极性调节作用。③中药对耐力运动鼠端脑和间脑 DA 的合成和分解代谢有一定的积极性调节作用。

（9）中药对运动性失眠单胺类神经递质和免疫功能的影响

付乙在《中药对运动性失眠单胺类神经递质和免疫功能的影响》一文中指出：

提要：对 30 例大强度运动伴运动性失眠的优秀运动员经中医辨证后服用中药治疗，观察治疗前后神经递质（NE、5－HT）、免疫参数（NK、IL－2）的变化与中药的治疗效果。

在中医辨证论治时，考虑到运动性失眠是运动性疲劳综合征之一，运动性疲劳属中医"虚劳"范畴，"虚劳"的治则以补益为主，故运动性失眠的治则也应兼顾补益。根据运动性失眠的不同中医辨证分型，选用对证的方药治疗，方中三型均有补益功效的药，如熟地、山药、茯苓、酸枣仁、五味子等，现代研究发现，这些药有改善机体机能与提高人体免疫功能的功效。运动员在长时间、高强度、大运动量运动训练后，易出现失眠等运动性疲劳综合征，免疫功能也会下降。经过治疗，运动员 NE 降低、5-HT 增加失眠状况得到改善，运动员 IL-2、NK 的含量有不同程度的增加，可增加大强度训练后运动员的机体免疫力。

由治疗试验结果可见：各组运动员血中 NE 降低，5-HT 升高，IL-2、NK 的活性有不同程度的增加。本实验说明经中医辨证中药治疗后，对帮助睡眠缓解疲劳有较好的效果，可增加大强度训练后运动员的机体免疫力，降低病毒感染率，可为运动性疲劳的监控提供新内容，也可为神经-心理免疫学提供研究数据。

（10）中药复方"体复康"对运动性疲劳大鼠血乳酸、β-内啡肽、亮氨酸脑啡肽及强啡肽 $A_{1\sim13}$ 影响的实验研究

杨维益等在《中药复方"体复康"对运动性疲劳大鼠血乳酸、β-内啡肽、亮氨酸脑啡肽及强啡肽 $A_{1\sim13}$ 影响的实验研究》一文中指出：

摘要：以长时期（共7周）大强度跑台运动（速度由 15m/min 递增至 35m/min，运动时间为 20~25min/d）制造大鼠疲劳模型，探索疲劳大鼠外周阿片肽的变化及中药复方的作用机理。结果表明：运动后即刻血乳酸显著高于对照组，血浆 β-内啡肽、强啡肽 $A_{1\sim13}$ 含量显著下降，而亮氨酸脑啡肽变化不明显；经中药复方治疗后，上述变化均有不同程度的恢复。表明此运动强度下的疲劳大鼠，内源性阿片肽系统受抑制而使外周血中的 β-内啡肽、强啡肽 $A_{1\sim13}$ 含量下降；中药复方作用后激活了此系统，主要使 β-内啡肽水平升高，并对血乳酸有一定的清除作用，从而有利于消除疲劳。

5.3.9　中医药对激素的影响研究实例

（1）阴阳虚证与糖皮质激素受体关系的临床与实验研究

凌昌全等在《阴阳虚证与糖皮质激素受体关系的临床与实验研究》一文中指出：

摘要：目的：探讨阴阳虚证与糖皮质激素受体（GR）之间的关系。方法：分别以临床典型阴虚阳虚患者、动物模型（大鼠）以及细胞模型（HL-60）为研究对象，观察阴阳虚证时糖皮质激素受体（GR）的改变，并探讨中药上调GR的部分作用机制。结果：GR水平降低是阴阳虚证发展到一定阶段的共同病理基础之一；阴阳虚证发展到一定阶段时，体内GR下降无器官特异性；上调GR是参附汤、生脉饮被用于临床急救的重要作用机理之一；参附汤、生脉饮上调GR的重要作用途径之一是增加细胞内GRmRNA的表达。结论：GR数量和/或活性的下降及其下降的幅度有可能作为中医虚证极其严重程度的重要微观指标之一；有可能从生脉饮或参附汤中筛选出一种有效上调GR的成分（单体或混合物），并用于临床以虚证为主要表现的一类疾病（如肿瘤、风湿病，乃至艾滋病等）的治疗。

（2）茵陈五苓散对高甘油三酯血症患者胰岛素抵抗的影响

魏爱生等在《茵陈五苓散对高甘油三酯血症患者胰岛素抵抗的影响》一文中指出：

摘要：目的：观察茵陈五苓散对高甘油三酯血症（HTG）患者胰岛素抵抗的影响。方法：筛选46例高甘油三酯血症患者，为HTG组，另选35例健康者为对照组。HTG组：采用茵陈五苓散（组成：茵陈、泽泻、茯苓、猪苓、白术、桂枝），治疗12周，观察治疗前后临床特征、胰岛素抵抗程度及血清游离脂肪酸（FFA）水平变化。结果：茵陈五苓散治疗8周后，其TG明显降低，与治疗前比较，差异有显著性意义（$P<0.05$）；治疗12周后，其TG、FINS及2hBG等明显降低，与治疗前比较，差异明显

著性意义（$P<0.05$）。（HOMA – IR）治疗前与治疗 12 周后比较，差异有显著性意义（$P<0.05$）。结论：高甘油三酯患者存在明显的胰岛素抵抗，茵陈五芬散治疗可以降低血甘油三酯，减轻胰岛素抵抗。

5.3.10 中医药对免疫系统与细胞因子的影响研究实例

（1）中药免疫调节作用研究概况

郑杰等在《中药对骨髓间充质干细胞免疫调节作用干预的实验研究》一文中指出：

大量实验与临床研究证明，中药免疫调节剂应用具有毒副作用小、疗效好等特点，日益广泛地应用于临床。人参、黄芪、灵芝、枸杞、板蓝根、金银花、川芎等 200 多种具有扶正或祛邪功效的中药具有良好的免疫调节作用，可调节机体免疫功能的多个环节。

1）改善免疫器官功能，调节免疫细胞发育分化

中枢免疫器官骨髓、胸腺是免疫细胞的发源地，造血干细胞在此发育分化为各类成熟的免疫细胞，多种中药及其成分对免疫器官有调节作用。何首乌能延缓性成熟后胸腺的退化萎缩，增强胸腺和脾脏重量，增强胸腺和脾脏 T 细胞增殖反应。枸杞多糖、淫羊藿多糖能激活胸腺细胞的增殖及产生 IL-2 的能力，并能促进胸腺细胞向脾脏转移，长期口服可使老龄动物胸腺重量增加，有利于增强免疫功能与延缓衰老。一些具有滋阴补阳、补益气血、滋补肝肾、益气健脾的中药名方，如六味地黄汤、四君子汤、金匮肾气汤、生脉散、理中汤等均可逆转环磷酰胺引起的骨髓及胸腺细胞抑制，使细胞增殖活性达正常水平或增高。人参、黄芪、当归、阿胶、鹿茸、党参、淫羊藿等均能刺激骨髓造血。

2）调节机体特异性免疫功能

特异性免疫在机体清除病原体、促进疾病治愈及防止再感染

中发挥主要作用，多种补益类中药都有调节体液免疫和细胞免疫的功效；而一些清热解毒药如板蓝根、白花蛇舌草，也可通过不同环节刺激特异性免疫应答机制。

①调节 T 淋巴细胞的免疫功能：中药或其有效成分对 T 细胞的活化、增殖、分化、不同 T 细胞亚群的水平、细胞因子的分泌等不同环节显示不同的调节作用。有研究表明，灵芝多糖可通过 IP_3/Ca^{2+} 与 DAG/PKC 信号转导途径，激活 T 细胞。白术及葛根等能促进 ConA 诱导的 T 细胞的活化增殖反应。刺五加注射液和以人参、麦冬制备的参麦注射液联合应用，能提高老年慢性支气管炎患者 $CD_4{}^+T$ 水平及 $CD_4{}^+/CD_8{}^+T$ 比值，使其免疫低下状态恢复。冬虫夏草能提高病毒性心肌炎小鼠血清 IFN - r 水平，使脾脏低下的 $CD_8{}^+T$ 亚群水平及 $CD_4{}^+/CD_8{}^+T$ 比值恢复正常，从而改善其低下的细胞免疫功能状态。桂枝汤能改善胶原性免疫性关节炎模型小鼠外周血中 $CD_3{}^+$、$CD_4{}^+$、$CD_8{}^+T$ 细胞水平，并使脾脏淋巴细胞对 ConA 激活的增殖反应系数降低。

②调节 B 淋巴细胞发育、增殖、分化及抗体的产生：很多补益类药如人参、当归、淫羊藿多糖、菟丝子黄酮、刺五加等及清热解毒药金银花、侧柏叶等都具有调节抗体生成的作用。从六味地黄汤中提取的酸性多糖 CA4 - 3 可明显改善脾细胞抗体生成低下的状态，体外应用可直接促进 B 细胞增殖分化、产生 IgG 类抗体。柴胡多糖可通过诱导 PTK 的磷酸化，PLC 和 PKC 的启动，膜转移，促进各细胞周期调节蛋白及激酶的产生，从而诱导 B 细胞的增殖成熟。

3）调节机体非特异性免疫功能

①增强屏障防御功能：中药五味子、山萸肉、乌梅、金樱子、五倍子、诃子等均有不同程度的收敛功效，其中所含的成分靴质与肠黏膜接触后，能在膜表面形成保护层，从而减少有害物质对肠黏膜的激惹，起收敛止泻的作用。鞣质与出血创面接触，可使血液内蛋白质凝固，堵塞创面小血管而发挥止血之

效。因而酸味药对于皮肤、黏膜的屏障防御功能具有促进和修复作用。

②调节单核/MΦ或中性粒细胞的吞噬功能：活化的MΦ（巨噬细胞）不仅能直接吞噬或杀伤病原体，还具有提呈抗原、分泌多种生物活性物质及免疫调节等功能。多种虚证如肺虚、脾虚、肾虚等皆可伴有MΦ吞噬活性降低，人参、党参、黄芪、白术、刺五加、当归、何首乌、菟丝子、杜仲、冬虫夏草等均有提高MΦ吞噬功能的作用。非补益类药如柴胡、鱼腥草、大青叶、金银花、猪苓、茯苓、丹参、桔梗等也能增强各类吞噬细胞的吞噬功能，它们在祛邪的同时均对机体的免疫功能具有增强作用。当归多糖可通过活化巨噬细胞，产生相应的细胞因子从而实现其免疫作用，能提高IL-2和免疫球蛋白IgG、IgM、补体CS的水平。

③调节NK细胞的杀伤作用：NK细胞可直接杀伤或介导AD-CC效应杀伤肿瘤和病毒感染的靶细胞，在机体早期抗感染及抗肿瘤过程中发挥重要作用，并具有免疫调节功能。人参、黄芪、阿胶、灵芝多糖、淫羊藿总黄酮、当归、川芎嗪、天花粉、柴胡、仙鹤草、薏苡仁油等，都能明显增强NK细胞活性，提高机体免疫力，从而增强机体抗感染及抗肿瘤能力。牛膝多糖可升高血清溶血素和脾脏内抗体形成细胞数，提高血清IgG水平；能激活网状内皮系统的吞噬功能，促进TNF和IL-2的生成；促进淋巴细胞增殖，增强NK细胞和CTL细胞的活性。

④调节细胞因子、补体的产生：补体、细胞因子等免疫分子不仅发挥非特异性免疫效应，而且参与特异性免疫应答，并在免疫调节中发挥重要作用。中药可对机体不同细胞因子的分泌水平进行调节，进而通过细胞因子网络对机体整体免疫功能发挥调节作用。如白术、当归、人参花皂苷、黄芪多糖、白芍总苷、枸杞等对IL-2的产生具有促进作用。知母能明显提高小鼠血清溶血素水平，增强小鼠迟发性变态反应。黄芪、人参、何首乌、穿心

莲内酯等能促进 IFN 的产生。人参、穿心莲内酯等可促进 TNF 产生。当归多糖能促进 T、B 淋巴细胞 IL-3 及 GM-CSF 的表达增多。黄芪多糖在体外可诱生 IL-1。有研究表明，三七提取物人参二醇苷对血清补体 C3、C4 水平升高有促进作用。黄芪水煎剂能明显增加 MΦ 分泌 Clq 的功能。由金银花、连翘及黄芩提取制备的双黄连注射液，可促进血清水平低下的小鼠血清补体总量升高，并明显提高补体介导的免疫复合物溶解能力。

⑤促进红细胞免疫功能：多种补益气血，滋阴助阳的补益类药或方剂，对红细胞免疫功能都有促进作用。黄芪提取物黄芪多糖，体外能直接作用于红细胞，提高其 CRl 活性，增强红细胞携带免疫复合物的能力，促进癌症病人红细胞免疫黏附肿瘤细胞，使 C3B 受体花环率、自然肿瘤红细胞花环率和直向肿瘤红细胞花环率均有所提高。灵芝、何首乌、麦冬、枸杞、鹿茸、淫羊藿等，以及一些传统的补益良方如四君子汤、补中益气汤、四物汤、当归补血汤、六味地黄汤、金匮肾气丸等，可促进免疫功能低下或衰老机体红细胞免疫功能的提高。活血化瘀药水蛭、三棱、姜黄、牛膝在改善与血液循环障碍相关的血瘀证的同时，大多对红细胞免疫功能具有良好的调节作用。清热类药如板蓝根、天花粉，利水渗湿药猪苓、薏苡仁，收敛止血药仙鹤草，祛风湿药雷公藤提取物雷公藤总甙等也都能从不同方面提高免疫功能低下机体的红细胞免疫状态。

4）免疫抑制作用

"邪盛则实"，AID、炎症、超敏反应等疾病过程的发生，其机制应属于"邪盛"而致的机体免疫功能"太过"，即"实"的范畴。祛邪类中药通过发挥免疫抑制功能可治疗这些疾病。而对于实中有虚、虚实夹杂或久病体虚者，也可使用温阳滋阴的补益类药。

芍药提取物可使小鼠脾重量减轻，对小鼠玫瑰花结形成细胞有明显的抑制作用，临床上用白芍总苷治疗类风湿关节炎，疗效较好。日本已用柴胡制剂配合治疗类风湿关节炎、系统性红斑狼疮、溃疡病结肠炎等，均取得了较好的效果。苍耳子对动物的细胞免疫和体液免疫具有抑制作用，可调节 T 细胞亚群的比例、增加淋巴细胞转化功能和促进 IL－1、IL－2 的产生。小檗碱对迟发性过敏反应及实验性自身免疫性肾小管间质肾炎也有明显抑制效应，有研究表明小檗碱是通过干预早期活化信号转导通路抑制 T 细胞活化和增殖，从而发挥免疫抑制作用。

临床观察显示，大黄能显著降低全身炎症反应综合征患儿血清中明显升高的 TNF－a、C3、C4 水平，患儿治愈率明显提高，死亡率降低。甘草提取物甘草酸胺对超敏反应中的免疫亢进，如 IgE、IgA、IgM 等抗体的生成，免疫复合物的产生及活化淋巴细胞细胞因子的分泌等均有调节作用。白术汤具有祛风除湿、活血通络、益气健脾、止痛的功效，临床治疗 RA 可改善症状，其免疫机制在于显著降低血清中升高的 TNF－a，显著提高血清 CD8$^+$T 的含量，降低血清 IgG、IgA、IgM 水平，降低 RF 阳性率。

研究发现，冬虫夏草对细胞免疫和体液免疫具有明显的抑制作用，人工发酵冬虫夏草提取物 G57 能明显抑制 ConA 诱导小鼠脾细胞增殖和双向混合淋巴细胞反应；抑制 IL－2 的产生，抑制淋巴细胞膜 IL－2R 表达，干扰 IL－2 和 IL－2R 的相互作用，抑制靶细胞对 IL－2 的增殖反应。FTY720 就是以冬虫夏草的免疫抑制成分为先导化合物制成的新型免疫抑制剂，其作用可与环孢霉素媲美。体外实验表明，雷公藤多营能明显抑制 DC 表明 HLA－DR 和 CD$_{80}$的表达，同时还能抑制 DC 分泌 IL－12p40 亚基和 mR-NA 的转录。

中药是大自然赐予人类的无价瑰宝，对人类防治疾病，强身健体具有宝贵的利用价值。中药在免疫性疾病的治疗中发挥了重要作用，在基础及临床研究中均取得了重要进展，然而很多中药限于人类的认识水平、研究手段及技术水平等因素的影响，至今仍未被全面了解。因此，尚需通过大量的实验或临床研究，更多地挖掘出中药独特的药用价值。

（2）中药对骨髓间充质干细胞免疫调节作用干预的实验研究

郑杰等在《中药对骨髓间充质干细胞免疫调节作用干预的实验研究》一文中指出：

实验研究结论：

MSCs 具有免疫调节作用，中药对其免疫调节作用有一定的影响，其机理抗原有如下几个方面：

①MSCs 通过直接接触、分泌可溶性细胞因子如 TGF－β_1 等，抑制有 PHA、ConA、PMA 激活的淋巴细胞活化增殖。MSCs 和淋巴细胞共培养后，共培养上清液中 IL－10 的含量明显提高。

②MSCs 对淋巴细胞活化增殖的抑制作用部位在细胞内蛋白激酶 C 或其以下的信号通路某个位点。

③中药槲皮素、姜黄素、Q－C 对 MSCs 的免疫抑制作用有加强作用，而黄芪甲苷则减弱其免疫抑制作用。

④槲皮素、姜黄素、Q－C 对 MSCs 的免疫抑制作用的加强，可通过促进其分泌细胞因子 TGF－β_1 来实现，而黄芪甲苷则抑制 MSCs 分泌 TGF－β_1。

⑤经过槲皮素、姜黄素、Q－C 及黄芪芪甲苷处理后的 MSCs 与淋巴细胞共培养，共培养体系上清液中 IL－10 的含量发生改变，其变化与 MSCs 的免疫抑制作用有一定的相关性。

（3）滋补肾阴方与温补肾阳方对卵巢切除所致骨质疏松大鼠 IL－1 和 IL－6 活性的影响

鞠大宏等在《滋补肾阴方与温补肾阳方对卵巢切除所致骨质疏松大鼠 IL－1 和 IL－6 活性的影响》一文中指出：

目的：对比观察滋补肾阴方与温补肾阳方对卵巢切除所致骨质疏松大鼠白细胞介素－1（IL－1）和白细胞介素－6（IL－6）活性的影响。方法：将 55 只雌性大鼠随机分为正常对照组、假手术组、卵巢切除组、滋阴组和补阳组。于卵巢切除 1 周后，给大鼠灌胃给药，连续给药3个月。采用骨组织形态计量学方法对大鼠胫骨进行形态计量；分别采用小鼠胸腺细胞检测法和IL-6依赖株细胞增殖反应检测法测定IL-1和IL-6的活性。结果：卵巢切除3个月后，大鼠胫骨骨小梁体积百分比（TBV%）明显降低，骨小梁吸收表面百分比（TRS%）和骨小梁形成表面百分比（TFS%）皆显著增高。同时，IL-1和IL-6活性亦显著增高。给大鼠灌服滋补肾阴方和温补肾阳方后，均能使上述指标发生逆转，但程度有所不同，温补肾阳方的效果要明显优于滋补肾阴方。结论：温补肾阳方对IL-1、IL-6活性的抑制作用明显强于滋补肾阴方，这是其对卵巢切除所致大鼠骨质疏松的预防作用之所以优于滋补肾阴方的机理之一。

（4）重肌灵抗重症肌无力的主要药理作用及作用机制的研究

韩涛等在《重肌灵抗重症肌无力的主要药理作用及作用机制的研究》一文中指出：

重肌灵是河北以岭医药研究院临床长期用于治疗重症肌无力（MG）的有效中药复方，主要由黄芪、人参、鹿茸等组成，临床治疗上千例MG患者，取得比较好的疗效，具有温理奇阳、扶元振颓作用。

研究表明，重肌灵具有明显的抗EAMG效果，分析其机理应是针对EAMG多个发病环节协同作用的结果，重肌灵通过促进胸腺细胞凋亡，降低胸腺对IL-4、IFN-rmRNA表达，降低血中IL-4、IFN-r水平，从而降低N_2AchR特异性细胞免疫和体液免疫，最终达到抑制抗N_2AchR抗体，实现其抗EAMG作用。

（5）阴阳补益类中药对激素诱导的Th1/Th2类细胞因子异常表达的调节作用

姚成芳等在《阴阳补益类中药对激素诱导的Th1/Th2类细胞因子异常表达的调节作用》一文中指出：

中药阴阳补益方剂ZGW、YGW可调整激素类药物诱导Th1/Th2类细胞因子表达的抑制或失衡状态，重建Th1/Th2平衡。其中，YGW 可通过促进细胞因子的表达和细胞因子分泌性 T 细胞的增殖等途径，逆转 GC 诱导的 Thl/Th2 类细胞因子表达抑制状态；而 ZGW 通过抑制细胞因子的表达调节 Thl/Th2 的平衡。YGW、ZGW 对 Thl/Th2 类细胞因子的保护和平衡调控作用可能是其临床增强机体抗病能力和改善阴阳失调体征的免疫药理基础之一，这将对临床治疗与 Thl/Th2 类细胞因子漂移的相关疾病、改善或预防激素类药物导致的免疫功能紊乱具有重要的临床意义，同时也为阐明部分阴阳补益类中药的免疫药理基础提供理论基础和实验依据。

（6）止哮平喘方对哮喘豚鼠 T 淋巴细胞免疫功能影响的实验研究

胡作为等在《茵陈五苓散对高甘油三酯血症患者胰岛素抵抗的影响》一文中指出：

目的：哮喘是以嗜酸细胞、淋巴细胞及肥大细胞浸润为主的气道慢性变态反应性炎症，其中淋巴细胞尤其是 T 淋巴细胞活化起关键作用。CD_4^+辅助性 T 细胞 - 2（TH_2）的激活为主要发病环节，TH_2细胞占优势的反应导致一系列由 IgE 介导的变应性炎症。迄今为止，对哮喘仍然首选糖皮质激素全身或局部用药，长期应用副作用明显，因此探讨中医中药防治哮喘具有广阔前景。本实验研究探讨中药复方止哮平喘方对致敏哮喘豚鼠 T 淋巴细胞免疫功能及相关细胞因子的作用机理，为指导临床应用提供理论基础和实验依据。

结论：以卵蛋白致敏复制豚鼠哮喘模型是成功的。大剂量中药止哮平喘方通过诱导 T 淋巴细胞凋亡二降低 TH_2细胞（CD_4^+T 细胞）数量、相对增强 CD_8^+T 细胞；抑制 IL - 4 mRNA 表达，相对增加 IFN - γmRNA 表达，调节 TH_1/TH_2型细胞因子失衡；进而降低体内 IgE 水平。

5.4 针灸穴位对"人体整体调控网络"的调节

5.4.1 针灸穴位对神经递质的影响研究实例

（1）中枢神经介质与针刺镇痛

韩济生院士等在《中枢神经介质与针刺镇痛》一文中指出：

我们实验室七年来的研究结果表明，与针刺镇痛有关的中枢神经介质：针刺信号进入中枢后，可激发很多神经元的活动，释放出多种神经介质。其中有些是有助于针刺镇痛的（如 5 – HT、OLS、ACh 等），有些可能起拮抗作用（如 NE – α，DA，AOS 等）。

针刺镇痛效果的优劣，看来是这些神经介质在不同核团内分别作用和紧密地相互影响的一个总结果。其中 5 – HT 和 OLS 可能起主导作用。

（2）下丘脑孤啡肽参与电针调整去卵巢大鼠 LH 异常释放的神经内分泌机制

安晓飞等在《下丘脑孤啡肽参与电针调整去卵巢大鼠 LH 异常释放的神经内分泌机制》一文中指出：

本文在去卵巢（OVX）大鼠模型上，观察下丘脑孤啡肽（OFQ）及孤儿受体（ORL1）是否参与电针对黄体生成素（LH）超常释放的影响，进一步探讨电针（选取腹部穴位关元，中极，双侧子宫，下肢穴位三阴交（SP6）。）作用的神经内分泌机制。研究表明：

①下丘脑孤啡肽可能参与了电针调整去卵巢大鼠下丘脑 – 垂体 – 卵巢轴（HPOA）异常功能的神经内分泌机制，从而抑制垂体 LH 的超常分泌。②侧脑室给予 OFQ 可能通过抑制 OVX 大鼠

正中隆起处的 GnRH 超常释放，从而减少了垂体 LH 的分泌，使血 LH 水平降低。③OFQ 对 GnRH 释放的抑制作用可能是通过 ORL1 受体来介导的，脑内 NMDA 受体也可能部分介导了该作用。④下丘脑孤啡肽及其受体可能参与了生理状态下性周期中排卵前 LH 峰的形成的调节。

（3）电针三阴交诱发 LH 峰的作用及机制的理论与实验研究

辛立等在《电针三阴交诱发 LH 峰的作用及机制的理论与实验研究》一文中指出：

实验显示：①在不同时间电针三阴交对血清 LH 的影响模式的对比性研究中发现：不同时间电针三阴交对血清 LH 的影响模式不同。下午 14：30 是电针经 E_2 处理的去卵巢大鼠可促发 LHi 峰的形成，而上午 10：00 时电针不能诱发大鼠下午 LH 的超分泌。因此，临床调节妇女生殖系统功能的针灸治疗中应就针刺的时效性进行进一步的观察，同时针刺时效性与即时作用和积累作用关系也有待进一步研究。②在 14：00 时电针三阴交对血清 LH 的影响及神经调节机制的研究和电针调节下丘脑－垂体－卵巢轴与下丘脑－垂体－肾上腺轴的关系两部分研究中显示：电针诱发大鼠 LH 超分泌的机制在于调节了下丘脑有关神经递质的分泌。其中即增加了兴奋胜递质 NPY 的释放，又在一定程度上提高了抑制性递质 β－END 的水平。这种双向调节保证了针刺不会导致 LH 分泌超过水平。另外，电针还可通过刺激下丘脑－垂体－肾上腺轴 ACIH 分泌增加，对下丘脑－垂体－卵巢轴产生影响。然而，电针不能即时升高 E_2 及 P 的水平，也不能即时增加下丘脑 ER 的含量。电针效应的产生与肾上腺素能神经通路密切相关，α－受体抑制剂在很大程度上可以抑制电针对下丘脑－垂体－卵巢轴的效应。

（4）艾灸对老年鼠乙酰胆碱含量及胆碱酯酶活性影响的研究

杜艳军等在《艾灸对老年鼠乙酰胆碱含量及胆碱酯酶活性影响的研究》一文中指出：

目的：观察脑内胆碱能系统功能在衰老过程中的变化，以探讨艾灸延缓衰老的作用机制。方法：以自然老龄大鼠为衰老模型，用直径约0.8cm的艾条温和灸老龄大鼠的"百会""肾俞"穴，利用 HPLC 分析技术观察乙酰胆碱（Ach）、胆碱乙酰转移酶（ChAT）、胆碱酯酶（AchE）的含量及活性。结果：通过8个疗程（5日为1个疗程）的艾灸治疗，老龄大鼠艾灸组 Ach 含量及 ChAT 活性较老龄大鼠模型组有所增高（$P < 0.01$，$P < 0.05$），而 AchE 活性则有所降低（$P < 0.01$）。结论：艾灸能通过对中枢胆碱能损害的修复作用从而达到延缓脑老化的功效。

5.4.2 针灸穴位对激素的影响研究实例

（1）促肾上腺皮质激素释放激素在针刺镇痛和免疫调节中的作用及机制研究

吕玉玲等在《促肾上腺皮质激素释放激素在针刺镇痛和免疫调节中的作用及机制研究》一文中指出：

实验结果如下：

①电针能提高佐剂性关节炎大鼠痛阈、降低其足肿胀及致炎因子 TNF - α 水平，上调抗炎因子 IL - 4 水平，调节其失衡的 T 细胞亚群，具有明显的抗炎、镇痛、免疫调节作用。

②电针能显著提高佐剂性关节炎大鼠下丘脑与中缝大核单胺类递质 5 - HT 的含量。

③脑内与痛觉调制有关的核团及脊髓背角有 CRH 表达及 CRH - R1 mRNA 合成，大鼠致炎后 CRH 及 CRH - R1mRNA 表达增加，给予电针治疗后 CRH - R1 mRNA 及 CRH 表达减少，表明电针均能抑制 CRH - R1 mRNA 与 CRH 表达。

④佐剂性关节炎大鼠脊髓背角存在 CRH 与脑啡肽双标的阳性细胞，在 NRM 部位 CRH 与 5 - HT 双标的阳性细胞明显增多。提示在脊髓中 CRH 可通过激活脑啡肽神经元，引起脑啡肽的释放。也可能作用于 NRM 部位的 5 - HT 能神经元。

⑤鞘内注射 CRH 对佐剂性关节炎大鼠有镇痛作用，CRH 受体拮抗剂能阻断 CRH 的镇痛作用，且 CRH 抗痛作用可被阿片受体阻断剂纳洛酮和 5 - HT 受体拮抗剂 mianserin 所减弱。提示鞘内注射 CRH 通过其受体发挥镇痛作用，且可能与阿片肽和 5 - HT 系统的激活有关。脑室注射 CRH 对佐剂性关节炎大鼠有镇痛作用，并能加强电针的镇痛作用。

⑥脑室注射 CRH 可显著下调佐剂性关节炎大鼠血清 TNF - α 水平，提示 CRH 能抑制炎性反应，从而参与免疫功能。

⑦脑室注射 CRH 后佐剂性关节炎大鼠 NRM 中 5 - HT 的表达显著增加。

（2）促皮质激素释放激素及性腺外芳香化在电针调整大鼠下丘脑 - 垂体 - 卵巢轴功能中的作用

赵宏等在《促皮质激素释放激素及性腺外芳香化在电针调整大鼠下丘脑 - 垂体 - 卵巢轴功能中的作用》一文中指出：

实验研究表明，针灸能提高机体的防御免疫功能，对机体各器官系统的功能具有双向调整作用。针刺可以促进神经肽的释放，调节神经细胞的基因表达，促进神经发生。电针通过下丘脑 CRH 系统上调去卵巢大鼠下丘脑 - 垂体 - 肾上腺轴的功能；促进去卵巢大鼠的性腺外芳香化作用，可有效调整去卵巢大鼠下丘脑 - 垂体 - 卵巢轴的异常功能；在整体、细胞和分子水平，去卵巢大鼠机体存在对 HPOA 功能的自然代偿机能，而电针可能促发了自然代偿能力的提早启动。

5.4.3　针灸穴位对免疫系统与细胞因子的影响研究实例

（1）针灸调节免疫功能研究概况

针灸具有扶正祛邪、调和阴阳的作用，目前认为这与针灸能激发机体免疫功能，协调异常的免疫反应密切相关。近年来的研究证实，针灸对免疫器官、免疫细胞、免疫分子均具有调整作用，而且对不同机体状态所产生的作用不同，总体特点为良性和双向性。程金莲等在《针刺对不同应激源所致免疫功能失调影响的机制研究》一文就近十年来针灸对机体免疫功能的影响及其作用机理综述如下：

1）针灸对机体免疫功能的影响

①针灸对免疫器官的影响

免疫器官依据其发生的早晚和功能上的差异，可分为中枢免疫器官和外周免疫器官。中枢免疫器官是免疫细胞发生、分化和成熟的场所，对外周免疫器官的发育起主导作用，包括骨髓、胸腺等。外周免疫器官是 T 细胞和 B 细胞等定居的场所，也是这些细胞识别外来抗原后发生免疫应答的主要部位，包括淋巴结、脾脏等。

赵氏等报道电针双侧"承扶"穴小鼠胸腺细胞数显著升高。李氏等用电镜观察到针刺可保护胸腺和集合淋巴结的超微结构。明氏等运用末端标记法观察到挑筋法能诱导佐剂性关节炎（AA）大鼠胸腺细胞凋亡。本实验室的研究工作表明，电针能明显提高正常小鼠胸腺指数和脾指数，提示针灸对免疫器官具有正向调节作用。

②针灸对免疫细胞的影响

•提高淋巴细胞活性

T 淋巴细胞是重要的免疫活性细胞，在 ConA 刺激下淋巴细胞增殖转化可以反映其功能状态和成熟程度，是衡量细胞免疫功能的重要指标。

针灸能增强淋巴细胞转化能力，提高淋巴细胞活性。程晓东等电针"自由"活动状态下正常大鼠"足三里"和"阑尾"穴，结果表明，电针能提高脾淋巴细胞转化率，以及 IL-2 诱生水平，与对照组比较有显著差异。唐氏等的研究表明，艾灸"肾俞"穴能明显恢复和促进佐剂性关节炎大鼠 ConA 诱导的脾淋巴细胞增殖反应，促进 IL-2 的产生，降低 IL-1 含量。

•调整 T 淋巴细胞及其亚群

T 细胞是介导细胞免疫的主要淋巴细胞。T 细胞亚群反映了机体的免疫状态，如果比例失调，将导致免疫功能下降或紊乱，而致疾病发生。

针灸的作用在于调整 T 淋巴细胞亚群平衡，提高细胞免疫功能。王氏等报道艾灸神阙穴中老年人低下的 CD_2^+、CD_4^+ 含量均有不同程度提高，CD_8^+ 变化不大，从而使 CD_4^+/CD_8^+ 比值增大，而对照组 CD_2^+、CD_4^+、CD_8^+ 均无明显改善。吴氏等的研究也表明针刺可增加恶性肿瘤患者外周血 T 淋巴细胞亚群 CD_3^+，CD_4^+ 的百分比，提高 CD_4^+/CD_8^+ 的比率。王氏等对脾虚泄泻患者施以麦粒灸为主的治疗，患者 CD_4^+ 值升高、CD_8^+ 值降低，CD_4^+/CD_8^+ 比率增大，与常规中药对照组无差异，提示针灸提高机体免疫功能具有确切的作用。翟氏等对艾灸"关元"穴抗小鼠移植型肝癌的研究发现，艾灸可使小鼠免疫功能维持较高水平 Th/Ts 细胞比值接近正常。

● 提高 NK 细胞活性

NK 细胞是由骨髓分化而来，是机体抗御肿瘤的第一道防线，也是一种具有广泛免疫调节功能的细胞，可调节骨髓干细胞、胸腺细胞和 B 细胞的分化。此外，NK 细胞具有重要的分泌功能，可分泌 IL-2、IFN、B 细胞生长因子等。

曹氏等研究证实，隔盐灸正常小鼠"神阙"穴能提高 NK 细胞活性，且在灸后 NK 细胞下降的某一时限（48 小时）再次施灸能阻断 NK 细胞活性增高后的下降趋势，并维持在较高水平。刘氏等报道针刺可提高乳腺增生病模型小鼠 NK 细胞活性，对预防乳腺增生病有积极意义。孙氏等比较针刺补、泻法对恶性肿瘤病人 NK、LAK 细胞活性的影响，结果表明补法、泻法都增高 NK、LAK 细胞活性，而且补法优于泻法，对照中药组则无此作用，体现了针刺"以平为期"的免疫调节特点。尹氏等和马氏等分别报道穴位注射、温针能提高类风湿性关节炎患者血浆 NK 细胞活性。

喻氏等的研究表明，艾灸能明显提高老年小鼠或老年人的NK细胞活性，提示艾灸是抗衰老的有效手段。以上表明在不同状态下针灸均能提高NK细胞活性。

- 提高单核吞噬细胞系统功能

单核吞噬细胞系统（MPS）是一类主要的抗原呈递细胞，在特异性免疫应答的诱导与调节中起着关键作用。

赵氏等观察针刺对免疫抑制大鼠吞噬细胞功能的影响，发现针刺"足三里"穴6天，可使其降低的腹腔吞噬细胞吞噬百分率和吞噬指数显著增高，血清溶菌酶无明显改变。桂氏等也报道，艾灸可使环磷酰胺小鼠腹控巨噬细胞的吞噬率和吞噬指数显著提高。张氏等报道，电针可明显减少实验性胸膜炎白细胞向炎区的游出，抑制炎症的病损。闰氏等观察艾炷灸"大椎""膈俞"穴可使化疗后白细胞总数回升时相提前，提示针灸可促进MPS的吞噬功能增强。

- 改善红细胞免疫功能

红细胞免疫功能检测有助于某些疾病机制的探讨，并可作为疗效观察和疾病预后判断的一项指标。红细胞的黏附作用是红细胞免疫的生理学基础，因此，通常以红细胞免疫黏附受体的活性为指标来评价红细胞免疫功能。

王氏报道麦粒灸能使脾虚患者下降的C_3b受体花环率升高，使升高的IC花环率下降。黄氏等报道灸刺可提高佐剂性关节炎大鼠C_3b受体花环率。骆氏等报道"太溪""复溜""涌泉"等不同腧穴针刺后，红细胞C_3b受体花环率和IC花环率均升高，以"复溜"穴为最，"太溪"穴次之，"涌泉"穴最低，提示不同腧穴均有提高红细胞免疫功能的作用。

③针灸对免疫分子的影响

- 对免疫球蛋白的影响

免疫球蛋白是体液免疫的物质基础，针灸对体液免疫反应具有良性的双向调节作用，即抑制亢进的免疫功能，促进低下的免疫反应，使体液免疫系统调整到一个正常水平。哮喘患者 IgG 低于正常，针刺后升高，IgM、IgE 域高于正常，针刺后降低；而类风湿性关节炎患者 IgG、IgM 高于正常水平，针刺后使其降低，可见针刺能调节免疫功能异常，使其恢复到正常水平。脾虚泄泻患者分泌型免疫球蛋 A（sIgA）增多，麦粒灸治疗后 sIgA I 降至正常水平。肠易激综合征患者和实验性溃疡性结肠炎大鼠血清 IgM 明显升高，隔药灸治疗后 IgM 明显降低。

另有实验报道血清免疫球蛋白的变化关系到针灸的疗效。洪氏观察 136 例不同阶段和不同证型支气管哮喘的患者，发现化脓灸治疗缓解期哮喘疗效明显优于发作期，缓解期哮喘血清总 IgE 含量显著下降，而发作期哮喘血清总 IgE 含量无显著变化。赵氏等观察针刺对慢性前列腺炎患者前列腺液中 sIgA 的影响，结果显示 sIgA 含量逐渐升高，细菌培养的阳性率则相应降低。

● 对细胞因子的影响

细胞因子是由活化的免疫细胞和某些间质细胞分泌的，能介导和调节免疫、炎症反应的小分子多肽，在介导机体多种免疫效应方面具有重要作用，因此对细胞因子的研究已成为当前免疫学研究中一个十分活跃的领域，针灸对 IL-2、IL-I、IFN 的影响目前报道较多，总的表现为良性的双向调整作用。

IL-2 是 T 淋巴细胞受抗原或有丝分裂原刺激后产生的一种细胞因子，它广泛地参与免疫应答的各种调节，具有促进 T 淋巴细胞增殖反应的作用。针灸对 IL-2 的调节报道主要表现为促进作用。宫氏等报道针刺提高正常大鼠脾淋巴细胞中 IL-2 含量。吴氏等报道针刺能使恶性肿瘤患者外周血 IL-2 含量增加。马氏等通过一系列的模型证实针刺对正常大鼠、虚证模型以及荷瘤小鼠脾 IL-2，活性均具有正向调整作用。艾灸也具有促进 IL-2 诱生的作用，唐氏等报道，艾灸能促进佐剂性关节炎大鼠脾细胞诱生 IL-2 的能力。赵氏的研究表明，艾灸明显提高老年大鼠脾脏 IL-2 活性。

另有报道针灸对 IL－2 的作用与机体的状态有关，肖氏等报道针灸能提高类风湿性关节炎患者外周血 IL－2 活性；而对正常人，IL－2 无明显的变化。提示针刺对机体免疫失衡网络具有良性调节作用。针灸治疗的良胜调整作用在某些方面独具优势，张氏等对移植性乳腺癌小鼠的中西医治疗进行了比较研究，结果表明针灸组、针灸加西药组的 IL－2 活性明显高于西药组和阳性对照组，针灸组与针灸加西药组间无差异，针灸和西药对癌组织中 DNA 和 RNA 的合成有同等的抑制作用，提示针灸抗肿瘤免疫具有广阔的前景。

IL－1 在免疫和炎症反应中起着传递信息，促进细胞分化、繁殖等多方面的作用。杜氏等报道创伤大鼠腹腔 MΦ 分泌 IL－1 的能力增强，经电针后腹腔 MΦ 分泌 IL－1 的能力明显下降，而且创伤加针刺组 IL－1 峰值出现的时间、恢复趋势及恢复时间均先于创伤组。Fang FQ 等报道电针能显著抑制胶原型关节炎小鼠脾细胞内源性 IL－1β 浓度，而且脾细胞 IL－1β－mRNA 表达明显下调。唐氏等报道灸疗抑制佐剂性关节炎大鼠异常激活的巨噬细胞分泌 IL－1，减少这种内源性致热原的含量，抑制炎性因子。而赵氏等报道电针促进佐剂性关节炎大鼠 IL－1 活性进一步提高。提示针灸对 IL－1 活性的影响因素较多。

IFN 是细胞被病毒感染或其他干扰素诱生剂作用后产生的一类糖蛋白，具广谱抗病毒、抗肿瘤和双向调节免疫作用。马氏等报道针灸不仅能够直接诱导正常小鼠产生 IFN，而且具有促进接种新城鸡瘟病毒（NDV）正常小鼠 IFN 的产生。针灸对 NDV 诱生 IFN 有明显的促进作用，提示在病毒感染状态下针灸能有效地促进机体产生高效价 IFN，从而起到抵御病毒的作用。仇氏等研究取得相似的结论，认为针刺或艾灸均有一定的诱生 IFN 作用，诱生时间 8 小时达高峰。马氏等还报道针灸能促进虚证大鼠、荷瘤小鼠 IFN 的诱生能力。提示针灸不同的机体状态均有明显促进 IFN 诱生的作用。进一步研究表明，艾灸对小鼠 IFN 的促诱生作用较针刺强；弱刺激和强刺激均能提高小鼠 IFN 的促诱生作用，尤以弱刺激更佳。

④小结

综上所述，针灸免疫调节的作用靶点是多方位的，在免疫器官、免疫细胞、免疫分子等不同水平均存在良性的双向调节作用。应强调指出的是，免疫系统本身是一个整体，针灸的调节作用也不是孤立的作用于某一方面，而是相互影响，相互作用，同时作用于几个方面，使失衡的免疫系统趋于平衡。

2）针灸免疫调控的作用机理

①针灸作用的免疫神经内分泌网络机制

● 内分泌系统

针灸免疫效应的发挥依赖于内分泌系统的完整性和内分泌各系统之间的相互协调。

垂体－肾上腺系统在电针调节免疫反应中的作用可能主要起抑制性影响。刘氏等报道，用可的松增强肾上腺皮质功能，可抑制多种免疫功能，在此基础上实施电针，可见由可的松降低的多种免疫反应发生"上调"作用，并恢复或接近正常水平。切除双侧肾上腺的动物，多项免疫反应的基础水平值明显升高，此时予以电针，未见到电针对其有何调节性影响。而电针对假手术组动物均具有明显的增强或调节作用，说明垂体－肾上腺皮质轴的结构与功能完整，在电针调节免疫反应中有重要作用，主要起抑制性影响。

下丘脑－垂体－甲状腺轴在针灸免疫调节中的作用，赵氏等报道，老年大鼠大脑皮层 NE、下丘脑 TRH、血清 T_3、T_4、FT_3、FT_4 明显下降，血清 TRH、TSH 和 rT_3 则显著升高，提示老年大鼠甲状腺功能低下，T_4 转化为 rT_3 反应提高；TRH，TSH 呈代偿性增强，以致下丘脑 TRH 和垂体 TSH 呈明显降低。艾灸关元穴能不同程度改善上述老年性变化，其中以 NE、TRH、T_4 尤为明显，对外周 T_4 转化为 rT_3 的代谢途径则未改善。提示艾灸"关元"穴可不同程度调整下丘脑－垂体－甲状腺内分泌轴，从而提高机体的免疫效应。

　　免疫系统和内分泌系统对针刺反应的时间效应进一步说明二者之间的关系及针灸的作用。杜氏等报道创伤大鼠腹腔 MΦ 分泌 IL-1 的能力和外周血皮质酮含量显著高于正常，电针后二者均下降，观察二者的先后变化，腹腔 MΦ 分泌 IL-1 的功能是逐步出现的，8 小时才达高峰值，而外周血皮质酮含量在创伤 1 小时即明显升高，针刺后血浆皮质酮含量出现峰值以及恢复的趋势均先于腹腔 MΦ 分泌 IL-1，因此提示针灸对免疫功能的调节与内分泌系统密切相关。

　　● 神经转导通路

　　神经转导通路的完整性是针灸发挥免疫效应的必要条件。手术切断或用药物封闭针刺部位的传出神经后，针刺效应即消失。赵氏等报道，针刺调节免疫功能时，针刺信息是由初级感觉神经元 C-纤维传入，因为用辣椒素处理新生期小鼠造成初级感觉神经元 C-纤维永久性损毁后，电针对免疫反应的调节作用被消除。

　　自主性神经在针刺调节免疫反应的传出途径中发挥了重要作用。戴氏报道，交感神经起免疫抑制作用，副交感神经起免疫增强作用，两者相互作用维持免疫功能的稳定。实验中，给家兔注射阿托品以阻断 M 胆碱能受体，或注射肾上腺素以产生交感神经兴奋效应，均发现 T 淋巴细胞对 PHA 应答能力显著减弱，而给予利舍平耗竭交感神经的末梢递质，T 细胞对 PHA 应答能力增强。赵氏等的研究取得相似的结果，给成年小鼠外周应用 6-羟多巴胺（6-OHDA，不通过血脑屏障）选择性化学破坏外周交感神经轴突纤维后，脾淋巴细胞转化率、IL-2 及胸腺细胞数等多种免疫反应的基础水平有明显提高，此时给予电针，未见到电针对免疫反应有何调节性影响，说明交感神经通路在电针调节免疫反应中主要起抑制性作用。外周应用密胆碱（HC-3，不通过血脑屏障）阻断外周 Ach 生物合成，降低外周副交感神经的功能活动，见到脾淋巴细胞转化率及 IL－2 含量等多种免疫反应功能降低，此时给予电针，未见到任何调节性影响，说明副交感神经在针刺调节免疫反应中主要起促进性作用。

- 下丘脑在针灸免疫调控中的作用

下丘脑作为机体神经－内分泌－免疫系统相关联系的枢纽，有中枢整合作用，NE、5－HT 是脑内重要的神经递质。唐氏观察到受免疫险炎症刺激后，NE、5－HT 神经元活动加强，递质分泌增多。经艾灸治疗后，下丘脑中 NE、5－HT 水平上调，高于正常组和对照组。表明灸疗的信息由外周传入中枢后，进一步激活下丘脑内 NE、5－HT 神经元，使相应的递质含量增加。因而能促进下丘脑垂体－肾上腺轴（HPA）的功能活动，调节其兴奋性，起到抗炎免疫的作用。刘氏等用谷氨酸单钠（MSG）处理损伤下丘脑中央基底部内侧部（包括弓状核）后，多种免疫反应表现出提高，在这种病理生理状态下，电针对免疫反应的调节能力和方向受到明显影响。这提示下丘脑在整合针刺调节垂体内分泌与免疫反应机能中有重要作用。

- 海马在针灸免疫调控中的作用

海马被认为是与机体免疫系统关系最为密切的脑区之一，参与中枢神经系统对免疫调节的整合环路既调节交感神经的活动，又调节内分泌。去甲肾上腺素能神经纤维在此有密集分布，NE 是主要递质，介导和影响 HPA 神经内分泌与功能活动。艾灸对正常大鼠有显著的抗炎免疫作用，海马内微量注射 6－OHDA 损毁 NE 能神经后，灸疗的这一作用被部分阻断，结果提示海马内 NE 神经系统的结构和功能完整，对维持 HPA 轴的正常活动有重要作用。海马可能是艾灸治疗信息中枢整合的重要环节之一。就海马－HPA系统而言，它在介导灸疗抗炎免疫调节中，是一条重要的神经体液性途径。

3）内源性阿片肽在针灸免疫调控中的作用

内源性阿片肽在针灸免疫调控的各个方面都发挥了重要的调

节作用。

①针灸对内阿片肽的合成和释放的影响

诸如应激、疼痛、脑内刺激、针刺、艾灸等因素都能引起内阿片肽释放，以针刺刺激所导致的阿片肽改变最为显著。针刺可以引起中枢及外周内源性阿片肽的释放已得到验证。针刺后不同脑区 β-EP 变化不一致，下丘脑室旁核、视上核、中脑导水管周围灰质内 β-EP 含量降低，垂体后叶和脊髓腰段内含量升高，外侧视前区、垂体前叶和血浆内含量无明显变化。L-ENK 在针刺后中枢到外周的变化也不一致，针刺后中枢内尾核、海马、丘脑 L-ENK 含量增高，在外周垂体及血浆内 L-ENK 增高，而肾上腺髓质内 L-ENK 则在针刺刺激后下降，提示在针刺过程中不同脑区及垂体等组织有阿片样肽的合成或释放增加，而肾上腺髓质很可能是血液中 LEK 的直接来源。而艾灸后垂体 β-EP 含量降低，血浆 β-EP 含量增加，提示艾灸可促进垂体 β-EP 释放，提高血浆 β-EP 浓度。

针灸也能促进其基因表达增强，朱氏等报道电针后 10 小时后 POMC-mRNA 表达增强，PPD-mRNA 在脊髓表达增强，在脑内无明显变化。纪氏报道电针刺激可促进脊髓和延髓脑啡肽表达，并且诱发 PPE-mRNA 表达增加，以弥补脑啡肽释放增多而导致脑啡肽前体物质的损失。更为有趣的是，针刺引起脑阿片肽的释放呈现左右不对称性，2Hz 电针刺激后 24 小时，（电针）同侧脊髓背角 PPE-mRNA 阳性细胞数高于对侧，对侧延髓腹内侧网状结构 PPE-mRNA 阳性细胞数高于同侧，这似与针刺信号的转导通路有某种类似。

不同频率电针促进不同内源性阿片肽释放，即低频电针加速脑啡肽和内啡肽释放，作用于 μ 和 δ 受体，高频电针则加速强啡肽释放，作用于 κ 受体。同时原位杂交结果显示，低频电针引起脑内 PPE-mRNA 表达增加，高频电针引起脑内 PPD-mRNA 和 PPE-mRNA 的表达增加，与上述结果基本一致，然而两种频率电针均不影响 POMC－mRNA 的水平，其可能原因是弓状核的 POMC－mRNA 基础表达较高，能满足电针所引起 β－EP 的释放量。

②内阿片肽参与针灸的免疫调控效应

Petti F 等报道针刺 24 小时 β－EP 含量仍然保持较高水平，而且免疫指标如，NK 细胞活性、单核吞噬细胞作用，以及 CD_3^+、CD_4^+、CD_8^+ 均有显著提高。Yu Y 等报道，电针"足三里"穴能提高脾 NK 细胞活性、IFN 含量，与之相关联的是脾 β－EP 含量显著升高，预先给予阿片受体阻断剂纳洛酮能降低 NK 细胞活性和 IFN 含量，提示 β－EP 介导了针灸调节免疫功能的作用。刘氏等对新生期小鼠用谷氨酸单钠（MSG）处理，特异性破坏下丘脑弓状核 β－内啡肽神经元，成年后多种免疫反应的基础水平值均有明显提高，在这种病理生理状态下，电针对免疫反应的调节能力和方向受到明显影响。提示下丘脑弓状核 β－内啡肽神经元参与了电针对免疫反应的调节过程。

针灸免疫调节作用是通过阿片受体和非经典阿片受体共同介导的。电针"足三里"等穴对吗啡引起的免疫功能抑制有明显的改善作用，PAG 中微量注射阿片受体拮抗剂纳洛酮可部分阻断电针的免疫调节作用。或者预先应用纳洛酮，针刺和吗啡对迟发型变态反应的抑制效应被中和。另有实验外周应用长效阿片受体阻断剂纳屈酮，可阻断电针增强 T 淋巴细胞转化率和白细胞介素含量的效应，而对电针产生调节作用的另一些免疫反应如溶菌酶、免疫球蛋白似不受纳屈酮的影响。以上提示针灸的免疫调节作用部分是通过阿片受体所介导的。

③内源性阿片肽对针灸免疫调控的影响

●针灸抗炎免疫

炎症过程本身可以激活内源性阿片肽系统。在炎症局部浸润的免疫细胞中含有大量的内源性阿片肽；在中枢神经系统不同阿片肽在关节炎过程中的反应性是不同的，脊髓强啡肽在炎症早期发生变化，甲啡肽和亮啡肽在致炎后 3～5 周发生变化，而垂体

内 β – EP 的变化发生在致炎后 3 周。

针灸抗炎免疫的原因之一在于加速内源性阿片系统的功能活动，在佐剂性关节炎大鼠炎症局部 β – EP 和 LEK 含量明显升高，电针治疗可促进炎症局部 β – EP 和 L – ENK 进一步释放，证明了电针可引起佐剂性关节炎大鼠炎症局部 EOP 含量增加，作用于炎症局部感觉神经末梢的阿片受体，产生电针的外周抗炎镇痛效应，以上提示针灸抗炎免疫调控依赖于内阿片肽系统外周机制的参与。

针灸能调节 RA 患者 NK 细胞活性趋于正常值，同时提高血浆低下的 L – ENK 含量。动物实验也表明电针可以明显提高关节炎大鼠下丘脑和垂体甲脑啡肽含量。大鼠实验性溃疡性结肠炎免疫功能紊乱，而下丘脑、垂体、血浆内 β – EP 含量呈同步升高，经隔药灸治疗后，下丘脑、垂体、血浆内 β – EP 含量明显下降，免疫细胞功能亦恢复至正常范围。以上研究结果均提示针灸的抗炎免疫调控作用与内阿片肽系统中枢机制的参与有关。

免疫系统和阿片肽系统对针灸作用反应的时间效应进一步说明二者之间的关系及针灸的作用。创伤大鼠腹腔 MΦ 分泌 IL – 1 功能和外周血 β – EP 含量均显著提高，但二者变化有时间先后，MΦ 分泌 IL – 1 功能是逐步出现的，8 小时才达到高峰值，而外周血 β – EP 含量在创伤 1 小时明显升高，并持续到 24 小时，因此推测 β – EP 可能通过阿片受体调节 MΦ 分泌 IL – 1，电针后外周血 β – EP 含量明显下降，继之腹腔 MΦ 分泌 IL – 1 的功能下降，可见阿片肽的变化在时间上明显早于免疫系统的变化，提示针灸的抗炎免疫作用是通过调节内阿片肽系统而实现的因。

● 针灸抗肿瘤免疫

肿瘤的形成是机体的正气不足，而邪气踞之所致，最突出的变化是免疫功能低下或紊乱，针灸治疗具有双向调节和保持平衡的特点，用于肿瘤治疗具有促进和调整作用。近年来的研究表明，针灸对实体恶性肿瘤的细胞免疫、体液免疫以及起免疫调节作用的多种可溶性分子，均有促进和调整作用，可纠正机体异常的免疫状态。针灸治疗肿瘤能升高体内细胞白细胞总数，提高 Th/Ts 比例及 NK 细胞活性，促进巨噬细胞的吞噬功能，提高 IgA、IgG，提高补体效价，为针灸抗肿瘤的有效性提供了免疫学依据。

其调节机理主要与内阿片肽系统的活性有关。翟氏等报道，艾灸"关元"穴能显著提高接种 HAC 癌细胞小鼠淋巴细胞转化率、NK 细胞毒活性，抑制肿瘤生长，具有显著的抗瘤作用，同时观察到艾灸能提高荷瘤小鼠血浆 β－EP、L－ENK 和 MEK 的合成和分泌，对免疫细胞上阿片肽受体亦有正向调节作用，推测艾灸能引起内阿片肽释放入血增加，这些肽类激素作用于免疫细胞表面受体，从而调节了荷癌小鼠紊乱的免疫功能。

● 针灸抗衰老免疫

衰老必然着伴随机体各个系统功能失调，免疫功能低下，并且内阿片肽含量降低，廖氏等报道，老年前期（18 月龄）大鼠与青年大鼠比较，下丘脑和血浆 β－EP、L－ENK、强啡肽含量明显降低，垂体 β－EP、L－ENK 含量升高，强啡肽含量降低，下丘脑 POMC－mRNA，PPE－mRNA 水平明显降低。

针灸能促进内阿片肽的合成和释放，增加其在血液的含量，通过作用于免疫细胞的阿片受体，调节机体免疫，具有延缓衰老的作用。张氏等的研究表明，艾灸加皮植能显著提高老年小鼠低下的红细胞免疫黏附力，增强红细胞 β－受体的活性，提高下丘脑 NE 含量，较单纯艾灸或皮植能更有效地延缓老年小鼠胸腺和垂体组织的退行性变化。

（2）针刺对不同应激源所致免疫功能失调影响的机制研究

程金莲等在《针刺对不同应激源所致免疫功能失调影响的机制研究》一文中指出：

本实验旨在通过观察针刺、束缚和致病因子对免疫系统的影响及其作用规律，以揭示针刺免疫调控的机理。

研究表明，针刺免疫调控机理的关键环节可能在于针刺能影响 β – 内啡肽及其前体 POMC 在体内分布，提示内阿片肽（包括 β – 内啡肽及其前体 POMC）可能作为免疫 – 神经 – 内分泌网络的共同介导物质，在针刺免疫调节机制中发挥重要作用。推测针刺的刺激可能通过神经转导至中枢，导致下丘脑、垂体等的肽类激素释放入血增加，这些肽类激素通过与免疫细胞表面的膜受体结合，进而影响免疫细胞功能。这可能是针刺调节机体免疫机能的途径之一。

（3）电针对更年期大鼠神经内分泌免疫网络的影响

刘宏艳等在《电针对更年期大鼠神经内分泌免疫网络的影响》一文中指出：

目的：探索针刺治疗更年期综合征的作用机制。结果：电针可使针刺组（针刺组选取关元、双侧足三里、三阴交和太冲。）大鼠下降的 E_2 水平显著回升，异常升高的 FSH、LH 明显下降；电针可明显升高血清 IL – 2 水平，提高更年期大鼠的细胞免疫功能；还可使针刺组大鼠升高的下丘脑 5 – HT、5 – HIAA 含量明显下降，使降低的 NE 含量回升，使升高的 5 – HT/NE 比值降至青年对照组水平。结论：电针可以调节更年期大鼠生殖内分泌、提高免疫力、调节自主神经功能，对更年期衰退的神经内分泌免疫网络（NEI – N）起综合性调节作用，具有多途径作用机制和整体调节的特点。

（4）艾灸抗炎免疫作用机制的实验研究

唐照亮等在《艾灸抗炎免疫作用机制的实验研究》一文中指出：

本课题依据针灸理论，采用现代医学方法研究艾灸的抗炎免疫作用，探讨其可能的机制，为艾灸治疗各种炎症感染与免疫性疾病提供实验依据。现将本课题的研究结果综合报告如下。

1）灸疗具有抗炎免疫作用

近十几年来的研究表明，炎症和免疫密切相关。由免疫介导的 AA（佐剂性关节炎）大鼠是研究炎症与免疫的常用动物模型，其病理改变与人类的类风湿性关节炎相似，有局部和全身性炎性反应及免疫功能降低或障碍的表现。用此模型，可以系统地观察和分析艾灸的抗炎免疫作用。众所周知，炎症是机体对各种致炎因子引起组织损害而产生的一种基本病理过程，也是许多疾病的重要组成部分。本研究观察到，艾灸对佐剂性关节炎大鼠有明显的抗炎消肿作用，能减轻或减缓炎性反应，促进炎症区肿胀的吸收和消散。实验研究表明，灸疗能抑制急性、亚急性和慢性炎症大鼠的渗出性水肿，防治肉芽组织增生，表明艾灸肾俞穴等对各期炎症均有抗炎作用。灸疗能催化、激活机体的免疫系统，提高免疫应答水平，增强免疫功能，从而加强机体的抗炎能力。艾灸有类似抗原的免疫作用，能预防或减轻佐剂性关节炎大鼠迟发性多发性关节炎，有抗超敏反应的作用。艾灸能恢复和促进脾淋巴细胞活性，增强免疫功能，诱生和促进体内 IL – 2 的分泌，具有正向的免疫调节功能。另一方面，灸疗能抑制异常激活的巨噬细胞分泌 IL – 1，减少这种内源性致热原的含量，抑制炎性因子，提示灸疗具有双向的免疫调节功能。

2）艾灸抗炎免疫的机制

本研究结果表明，灸疗抗炎免疫的机制与其抑制 TNF、IL – 1 等炎性因子的释放，增强与改善机体的免疫功能，保护胸腺、脾脏等免疫器官，纠正炎症时自由基代谢的紊乱，调整 NO、NE、5 – HT等神经递质的失衡和促进内环境稳定等多方面因素有关。实验证实，外周交感神经参与艾灸对免疫的调节，灸疗的部分作用通过肾上腺皮质系统而发挥，海马可能是灸疗信息中枢整合的重要环节，HPA轴是灸疗作用中一条重要的神经 – 体液调节途径，松果体可能是艾灸抗炎免疫的一个高位调节点，艾灸通过多环节、多靶点的整合调节作用，调节脏腑经络，平衡阴阳，稳定机体内环境，起到抗炎免疫作用。研究结果表明，艾灸的抗炎免疫为其临床防治多种疾病，尤其是炎症和免疫性疾病提供了重要的实验依据。艾灸的抗炎免疫作用是其抗感染、抗病毒、抗肿瘤、抗超敏反应及延缓衰老作用的基础，灸治具有消瘀散结、调和气血、补益元气、扶正祛邪的功效。

综上所述，笔者认为，艾灸的抗炎免疫作用是灸疗扶正祛邪、防病治病的作用基础，应进一步加以研究。

（5）艾灸阿是穴对多发性跖疣患者细胞免疫功能的调节作用

曹毅等在《艾灸阿是穴对多发性跖疣患者细胞免疫功能的调节作用》一文中指出：

在本实验中发现，反复复发、病程持续的跖疣患者 TH 细胞数下降，导致 TH/TS 比例降低，IL－2 产生水平下降；艾灸局部穴位可提高 TH 细胞数、调节 TH/TS 比例和 IL－2 产生水平，提高疗效，降低复发率。说明艾灸局部穴位能提高患者整体免疫功能，同时促进局部的血液循环，有利于免疫活性细胞在局部的聚集，提高局部的免疫应答，达到治疗病毒性疣的目的。

（6）艾灸大椎穴对免疫低下小鼠巨噬细胞吞噬功能的影响

朱文莲等在《艾灸大椎穴对免疫低下小鼠巨噬细胞吞噬功能的影响》一文中指出：

为进一步了解针灸对免疫功能的影响，我们使用免疫抑制剂对小鼠进行处理，再分别以流式细胞术及涂片镜检两种方法来研究艾灸对小鼠腹腔巨噬细胞吞噬功能的影响。

上述两种方法所得结果一致显示，艾灸大椎穴对免疫功能低下小鼠的巨噬细胞吞噬功能具有显著的增强作用，能提高小鼠的非特异性免疫功能。而对健康小鼠巨噬细胞的吞噬功能影响不大。环磷酰胺能明显降低小鼠的免疫功能，成功地复制出小鼠免疫功能低下的模型。

（7）艾灸肺俞、膏肓俞对 BLM_{AS} 所致肺纤维化大鼠肺组织干

扰素 - γ 影响的实验研究

李戎等在《艾灸肺俞、膏肓俞对 BLM_{A5} 所致肺纤维化大鼠肺组织干扰素 - γ 影响的实验研究》一文中指出：

笔者的前期研究发现，艾灸肺俞、膏肓俞二穴及灸刺结合对博莱霉素 A5（BLM_{A5}）所致肺纤维化有一定的防治作用，但艾灸是否可能对 IFN - γ 含量产生影响，需要进一步研究证实，故本实验从观察艾灸对 BLM_{A5} 诱导肺纤维化大鼠肺组织中 IFN - γ 含量影响的角度，探讨艾灸阻抑肺纤维化效应的内在机制，为针灸介人肺纤维化防治提供进一步的实验依据，从而推动针灸临床的拓展和针灸理论与学术的发展。

本实验结果表明，以 BLM_{A5} 造模后，肺组织 IFN - γ 含量无明显变化，仅有升高的趋势，给予艾灸和泼尼松治疗后，均能够显著升高肺组织 IFN - γ 含量，提示艾灸与泼尼松均可能通过提高 IFN - γ 水平发挥抑制肺纤维化的作用，其中，艾灸作用似乎更强。并且用艾灸治疗几无毒副作用，在这一点上艾灸优于泼尼松。但艾灸升高 IFN - γ 含量后，其下游作用机制如何，尚有待于进一步深入研究。

（8）逆灸对随后佐剂性关节炎大鼠早期及继发期炎性细胞因子和局部足肿胀的影响

李晓泓等在《逆灸对随后佐剂性关节炎大鼠早期及继发期炎性细胞因子和局部足肿胀的影响》一文中指出：

本实验以佐剂性关节炎大鼠为模型，试图从逆灸的角度，观察其对随后佐剂性关节炎大鼠早期、继发期白细胞介素 1β、肿瘤坏死因子 α 及关节肿胀率影响，以期揭示逆灸产生康复预防作用的机制。

结论：逆灸具有减轻随后佐剂性关节炎大鼠早期、继发期足肿胀率的作用，这种作用可能与逆灸调节血清中炎性细胞白细胞介素 - 1β、肿瘤坏死因 α 的浓度有关。

5.4.4 针灸穴位对细胞网络与基因网络的影响研究实例

（1）电针抗局灶性脑缺血大鼠的细胞凋亡和基因调控机制的实验研究

余晓慧等在《电针抗局灶性脑缺血大鼠的细胞凋亡和基因调控机制的实验研究》一文中指出：

针灸治疗缺血性脑卒中的良好疗效，已被两千多年的医疗实践和研究所肯定与证实。且达成了脑缺血性中风早期针灸治疗可提高治愈率，减少致残率的共识。但对针灸治疗脑缺血的机理研究仍需进一步深入。

在导师孙国杰教授指导下的临床研究中发现，脑缺血早期应用电针治疗，取水沟、内关、百会，能有效地缓解脑水肿和肢体瘫痪症状，能有效地拮抗脑缺血后的缺血性损伤，促进神经功能恢复。在前期研究的基础上，本课题采用线栓大脑中动脉（MA-CO）法致局灶性脑缺血模型，运用神经病理、神经生化、分子生物学实验技术，观察大鼠急性局灶性脑缺血后神经体征、缺血皮层神经细胞凋亡、$bcl-2$，bax 基因的表达、$p53$，Fas，$Caspase-3$ 基因的表达及电针对上述指标的影响，研究电针抗急性局灶性脑缺血操作的可能作用途径，为今后的临床及实验研究提供实验基础。

结论：$bcl-2$、bax、$p53$、$Caspase-3$、Fas 基因参与了脑缺血性损伤后神经细胞凋亡的发生。电针具有抗局灶性脑缺血后脑缺血性损伤的作用，这一作用可能是通过以下途径实现的：提高抗凋亡基因 $bcl-2$ 的表达，降低促凋亡基因 bax 的表达，降低促凋亡基因 $p53$ 的表达，降低促凋亡基因 $Caspase-3$ 的表达，降低促凋亡基因 Fas 的表达，进而抑制局灶性脑缺血后缺血性损伤导致的神经细胞凋亡的发生。

（2）针刺对脑衰老相关基因表达谱影响的实验研究

于涛等在《针刺对脑衰老相关基因表达谱影响的实验研究》一文中指出：

　　导师韩景献教授针对脑衰老的肾精亏损、脾胃虚衰、瘀血停着、痰浊阻滞的病机特点确立了"益气调血、扶本培元"针法，其主穴为："膻中、中脘、气海、血海和足三里"。该针法可以明显改善 SAMP 10 老化鼠学习记忆能力，但其作用机制尚需进一步阐明。本实验采用 cDNA Array 技术，以快速老化模型小鼠（SAMP 10）为实验对象，以正常老化小鼠（SAMR1）为对照，观察了 SAMR1 7 月龄对照组、SAMP 10 7 月龄对照组、SAMP 10 7 月龄"益气调血、扶本培元"针法组等三组之间 588 个基因表达的变化，以探讨 SAMP 10 脑衰老的机制及"益气调血、扶本培元"针法改善脑衰老症状的机理。结果显示：

　　SAMP 10 "益气调血、扶本培元"针法组与 SAMP 10 对照组相比，有 56 个基因的表达不同，其中 18 个基因表达下调，38 个基因表达上调，共涉及十二类基因。我们发现，该针法对大多数与 SAMP 10 快速脑老化有关的基因的表达都具有良性调整作用，即可上调由于脑衰老所造成的低表达的基因，下调由于脑衰老所造成的高表达的基因。此外，某些基因如应激反应蛋白中的热休克蛋白 84，凋亡相关蛋白中的 BAD 蛋白、突触相关蛋白中的早期生长反应蛋白 1 和转录调节因子中的 AT motif 一结合因子 1 等的表达虽未表现出与 SAMP 10 快速脑老化有关，但是这些基因的表达受针刺的影响，可能参与了针刺改善 SAMP 10 脑老化症状的作用。由此我们推测："益气调血、扶本培元"针法改善 SAMP 10 的学习记忆障碍等老化症状是多途径、多层次、多靶点的整体调整作用的结果。其机制主要包括：降低 SAMP 10 的氧化应激状态；纠正解毒功能紊乱的状态；改善 DNA 修复功能；改善胰岛素样生长因子系统、生长激素受体、雌激素受体等神经营养因子及受体的表达，纠正凋亡调控机制的紊乱等作用，这些机制提示该针法可能使神经元的异常凋亡减少。此外，"益气调血、扶本培元"针法可纠正解毒功能紊乱的状态，恢复长时程增强及长时程压抑调节突触传递效率的平衡状态，改善突触结构、信号传递

及神经递质合成，改善抗炎症、免疫吞噬等多种免疫功能，上调
5-HT1B 受体的表达，改善巨噬细胞集落刺激因子受体介导的巨
噬细胞集落刺激因子神经保护功能，这些又证明神经系统功能得
到了改善。这些结果从基因转录水平反映了针刺的整体良性调整
作用。

（3）电针对老年性痴呆大鼠海马组织信号转导介质的调节作
用研究

刘雨星等在《电针对老年性痴呆大鼠海马组织信号转导介质
的调节作用研究》一文中指出：

目的：探讨电针对老年性痴呆海马等组织信号转导紊乱的调
节作用，深化电针治疗 AD（阿尔茨海默病）的作用机理研究。

结论：

①PrRP 受体 mRNA 可能与 GnRH-ir 共存。脑内 PrRP mRNA
与 GnRH mRNA 之间存在负性相关关系。

②脑内 PrRP 系统可能参与生殖内分泌的调节。

③电针对去卵巢大鼠脑内 PrRP 系统具有一定的调整作用。
PrRP 系统可能参与电针对 HPOA 的调整过程。

（4）艾灸对老年大鼠线粒体释放蛋白 bcl-2 bax 在凋亡信号
转导通路中的影响

杜艳军等在《艾灸对老年大鼠线粒体释放蛋白 bcl-2 bax 在
凋亡信号转导通路中的影响》一文中指出：

目的：艾灸对老年大鼠线粒体释放蛋白 bcl-2 家族蛋白在凋
亡信号转导通路中作用的影响，以探讨艾灸延缓衰老的作用机
制。方法：以自然老龄大鼠为衰老模型，设以青年组、老年组及
老年艾灸组；老年艾灸组则用直径约 0.8cm 的艾条温和灸"百
会""肾俞"穴。结果：通过 8 个疗程的艾灸治疗，老年艾灸组
bcl-2 表达显著增强，bax 表达减弱，两者的表达比率与青年组
及老年组比较均有显著性差异（$P < 0.01$）。结论：艾灸疗法能有
效阻止促凋亡蛋白的增多，促进抗凋亡蛋白的功能，抑制细胞凋

亡的发生，进而延缓神经元的老化。

（5）艾灸对钩端螺旋体感染豚鼠延髓中 $c-fos$ 表达的影响

吴俊梅等人在《艾灸对钩端螺旋体感染豚鼠延髓中 $c-fos$ 表达的影响》一文中指出：

选用39KDa的钩端螺旋体外膜蛋白（OmpL39）免疫豚鼠并施予艾灸，研究艾灸对伤害性刺激所致延髓中枢原癌基因 $c-fos$ 表达的影响。结果表明：灸加 OmpL39、单用 OmpL39 和单纯艾灸均能使豚鼠体内出血程度减轻，抑制内部伤害所致 $c-fos$ 表达的中枢积累，且灸加 OmpL39 组作用最强，单用 OmpL39 组次之，单纯艾灸组再次之。提示艾灸通过扶助正气，减轻了钩体在体内造成的病理伤害和伤害性刺激的传入，从而使原癌基因 $c-fos$ 在中枢的表达减少，促进了 OmpL39 的免疫保护力。由于 $c-fos$ 表达从某种程度上标志伤害性刺激的强度，可推知艾灸通过信号传递通路和递质、细胞因子的分泌调控，实现神经与免疫系统功能的相互促进，一方面使豚鼠内部病理伤害减轻，另一方面大大提高了其机体免疫功能，从而使 OmpL39 的免疫保护力表现出增强的效果，最终达到增加生存率和提高动物生存质量的目的。

（6）"逆灸"对大鼠更年期衰变的影响及机制研究

解秸萍等在《"逆灸"对大鼠更年期衰变的影响及机制研究》一文中指出：

实验研究总结：

①逆灸组子宫结构虽也有退化表现，但与对照组比较，子宫结构明显好，表现在大鼠子宫内膜的大部分仍为单层柱状上皮被覆或鳞状上皮化改变较轻，固有层的基质细胞、腺体和血管比对照组多，纤维结缔组织也比对照组相对少。肌层比较厚，有明显的淋巴样细胞浸润和适量的血管，纤维化程度也轻。提示逆灸虽不能完全逆转卵巢、子宫的衰变，但可有效减轻卵巢、子宫结构的衰变程度，同时增加子宫 E_2、P 的含量（以逆灸16月龄组有效果最明显）、提高 ER-α 的表达水平（以逆灸12，14月龄组

效果显著)。提示逆灸关元穴对于子宫结构衰变的防护及改善与促进子宫局部 E_2、ER-α 的合成与代谢、提高 E_2 与 ER-α 结合,使雌激素的作用得到有效发挥有关,其作用又与神经对灸信号的转导有关。逆灸在增加子宫 E_2 含量的同时,P 的拮抗作用也相应增加,对于预防子宫内膜癌有重要意义。同时,说明逆灸关元穴和单纯的补充雌激素具有不同的作用,它具有多环节、多靶点调节作用,因而不易产生副作用。

②逆灸有降低血清 FSH、LH 的趋势,下丘脑 GnRH 含量在逆灸 12、16 月龄组比对照组明显增加($P < 0.05$),逆灸 14 月龄组比对照组降低,但无显著性差异($P > 0.05$);血浆 GnRH 在逆灸 12、16 月龄组比对照组明显升高($P < 0.05$),14 月龄基本无变化。逆灸各组与对照各组血清 E_2 比较,呈现双向调节的效应,即使 12 月龄下降的血清 E_2 升高,使 14、16 月龄升高的血清 E_2 降低,并在 16 月龄的效应有显著性差异($P < 0.05$)。逆灸组血清 T 下降,E_2/T 增高。逆灸关元穴总体上显示了对更年期 HPO 轴之间协调性的维护,显示了其良性的调节作用。

③逆灸关元穴可调节血清 TNF-α 的含量,提高子宫 TNF-α 含量,并提高脾脏的重量指数与脾脏 ER-α 的表达水平。逆灸对 TNF-α、脾脏 ER-α 水平的影响效应均表现出 12 月龄的早期效应和 16 月龄的后效应。脾脏的重量指数与脾脏 ER-α 表达水平的相关分析为正相关,提示逆灸关元穴对雌性大鼠更年期免疫功能的调节作用,与免疫器官的 E-α 介导有关。

④逆灸关元穴可降低大鼠更年期 PVN 中的 ER-α 表达水平,其效应在 16 月龄最明显;调节下丘脑 CRH 的合成与释放、降低血浆 ACTH 水平的效应在 14 月龄最明显;在 14 月龄有显著性差异。提示逆灸关元穴对更年期大鼠的自然应激亢进状态有一定的阻抑作用,其效应主要在 14、16 月龄,提示与机体的状态相关。逆灸关元穴可提高 SON ER-α 的表达水平,其中在 12、16 月龄有显著性差异。提示逆灸关元穴可通过 ER-α 的介导影响 SON

中神经元的功能。

⑤逆灸关元穴可提高大鼠更年期血清、子宫内的 TGF－α 含量，其中逆灸 16 月龄组比 16 月龄对照组的血清、子宫内的 TGF－α 明显增加（$P < 0.05$）。表现出明显的后效应。

⑥逆灸组与同月龄对照组比较，逆灸 14 月龄组血浆 NOS 明显升高（$P < 0.05$），并与年轻正常组比较无统计学意义；逆灸 16 月龄组子宫 NOS 含量明显增加（$P < 0.05$）。提示逆灸关元穴一定程度上防止了大鼠 NOS 的异常下降，其效应主要在 14 月龄或 16 月龄，与机体的功能状态相关。

⑦逆灸关元穴对于大鼠更年期神经内分泌、免疫调节显示了三方面规律：

一是双向良性调节作用，如逆灸对于血清 E_2、T、E_2/T 水平的影响，与对照组比较表现为先升后降规律，即在 12 月龄先升高，后在 14、16 月龄降低，这和对照组血清 E_2、T、、E_2/T 变化为先降后升的背景趋势有关。逆灸体现的是一种双向良性调整作用，异常变化的幅度越大，逆灸的调整作用也越明显。故逆灸对 16 月龄异常升高的血清 E_2、T、、E_2/T 水平降低作用最明显。

二是逆灸效应有"预处理"效应，即与对照组比较，通过对指标的先降或先升，产生正反馈作用，使之先进一步偏离正常值水平，随后再通过负反馈机制使指标向正常值水平调节，从而对机体产生保护作用。这种效应主要体现在子宫的指标，如对子宫 E_2、P、ER－α、NOS 的影响；应激激素，如对下丘脑 CRH、血浆 ACTH 的影响；与信号转导有关的因子，如对血浆 NOS、血清 TGF－α 的影响。说明了逆灸效应在某些情况下可显示"预处理"效应，其效应显示了明显的延迟保护作用（后效应）。逆灸早期的"预处理"效应多数与对照组比较并不显示统计学意义，提示逆灸是一种温和无损伤的预处理方法。

三是逆灸效应表现为波浪式的调节形式，即在早期（12 月龄）、后期（16 月龄）为增加效应，在中期（14 月龄）表现为效应的低谷，其曲线呈对勾形状，如对下丘脑、血浆 GnRH 的影响，对 TNF－α 和脾脏 ER－α 含量的影响，对子宫 TGF－α 的影响。

⑧逆灸关元穴可通过穴区的神经转导及 ER－α，NOS/NO 的信号介导，对机体神经内分泌、免疫机能进行良性调节。

（7）艾灸对实验性类风湿关节炎滑膜细胞原癌基因 c－fos 和 c－myc mRNA 表达的影响

余俊辉等在《艾灸对实验性类风湿关节炎滑膜细胞原癌基因 c－fos 和 c－myc mRNA 表达的影响》一文中指出：

艾灸治疗能有效地降低核转录因子类原癌基因的表达，从而减轻 RA 的炎症过程。我们在前期的实验当中已经证实，通过艾灸治疗，能够有效地降低滑膜细胞以及滑膜液中的 IL－1 和 TNF－α 的含量 $P < 0.05$（待发表）。实验证明 IL－1 和 TNF－α 等生长因子能与其细胞膜表面相应的受体结合，刺激原癌基因的表达，将细胞外信号转导至细胞内，使相关的基因开放和关闭。通过实验，艾灸治疗 RA 可能是通过抑制生长因子的生成，减少了原癌基因 c－fos 和 c－myc 等的表达，降低了生长因子信号系统的活性，这或许是艾灸治疗 RA 效应信号转导的可能方式。RA 是受到多因素影响的疾病，其内在发病机制与艾灸治疗 RA 的内在机制，尚需要通过进一步实验深入探讨。

5.4.5 针刺对 NEI 网络各调节通路的具体影响及其分子作用机制研究实例

（1）针刺对神经内分泌轴调节的研究进展

万顺伦等在《针刺调节下丘脑－垂体－肾上腺皮质轴稳定的分子机制研究》一文综述如下：

①针刺对下丘脑－垂体－肾上腺轴的调节作用

研究发现，针刺能够对 HPA 轴产生双向的良性调节作用，促使 HPA 轴趋向平衡状态。在针刺镇痛的研究中发现，电针足三里、陷谷和内关穴位可促使皮质甾酮和肾上腺素的释放，而且静脉注射皮质酮和肾上腺素均可强化针刺镇痛的效果，说明针刺可以影响下丘脑－垂体－肾上腺皮质系统。谢启文等针刺去肾上腺大鼠足三里同样发现针刺能使外周血促肾上腺皮质激素（ACTH）、皮质醇含量升高。王友京等研究发现，针刺家兔足三里15和30分钟，血清皮质醇含量分别比对照组提高27.6%，40.6%。这些研究均证实针刺足三里能够促进体内肾上腺皮质激素升高，激活垂体－肾上腺皮质系统。这似乎意味着针刺是一种疼痛应激刺激条件，能够促使HPA的活动，促进糖皮质激素的分泌。然而，在研究针刺与应激的关系时发现，用铁夹夹大鼠足趾造成疼痛时，其血浆皮质醇含量明显高于对照组，而针刺大鼠足三里穴时，其皮质醇含量却较对照组明显降低，说明穴位刺激与应激刺激是完全不同的，穴位刺激并非是一种疼痛刺激，而是具有独自的特异作用。许多实验表明针刺穴位能够使处于高张力状态的HPA轴的功能下调。黄颖苏等对创伤大鼠的研究发现，创伤应激可导致大鼠血浆、下丘脑内ACTH升高，垂体内ACTH的含量下降，电针刺激足三里、阑尾穴能使大鼠血浆、下丘脑ACTH水平下降，而垂体内降低的ACTH水平回升，同时能明显改善创伤应激诱导的免疫抑制。糖尿病伴周围神经病患者经针刺足三里等穴后其血浆内ACTH和皮质醇均较针刺前有意义的降低，表明针刺具有显著的内分泌调节作用。抑郁症患者经针刺治疗后，血浆内ACTH和皮质醇较治疗后显著减低，并且其含量随着临床症状的缓解而趋于正常。为大家公认的中风作为机体强烈的应激反应引起神经内分泌免疫网络（VEIN）功能的变化十分复杂。当急性脑缺血时，中枢CRH的mRNA表达增强，HPA轴激素CRH，ACTH与皮质醇均明显升高。而针刺治疗能明显降低CRH水平有效改善脑缺血时的神经细胞变性坏死。另一方面的研究发现，针刺对处于低张力状态的HPA的功能可以产生上调作用。对去肾上腺大鼠的研究发现，针刺去肾上腺大鼠的足三里时，其外周血浆中 ACTH 的活性显著升高，如切断双下肢传入神经，则针刺足三里的这一效应即不再出现。这就意味着针刺足三里穴产生作用的过程中不仅需要外周神经的传入，而且与 HPA 的活动关系密切。宫星等用注射醋酸可的松方法造成肾上腺皮质功能低下的大鼠模型，发现上腺皮质功能低下大鼠的血皮质醇、T_3、TSH、下丘脑 β-EP、血浆 cAMP 含量和 cAMP/cGMP 比值显著降低，血浆 cGMP 含量明显升高，大鼠体重下降，垂体/体重比值增高，而电针能促使肾上腺皮质功能低下大鼠皮质醇、TSH 和 T_4 含量明显升高，垂体 β-EP 含量显著降低。这就说明当 HPA 的功能处于低下状态时，针刺穴位可以提高 HPA 轴的活动。对去卵巢大鼠的研究发现，去卵巢大鼠经针刺关元、中极、三阴交等穴位后，其血清皮质酮含量比针刺前升高了 16.4±4.86μg/ml，肾上腺内侧区细胞核仁组成区嗜银蛋白颗粒数比正常的明显增多，进一步提示针刺促进肾上腺皮质的分泌，影响 HPA 轴的活动。袁德霞等对形态学的研究也同样支持了这一观点。他们用电镜观察了电针穴位后大鼠的肾上腺皮质的超微结构，发现肾上腺皮质血窦扩张，内皮细胞胀，吞饮小泡增多，结缔组织区增宽。特别是束装袋、网状带变化显著，此带内的细胞体及核的体积增大，核仁中长，细胞表面微绒毛增生、加大，细胞间隙加宽，形成管状并与血窦下间隙相通，细胞内线粒体增胀大，脊间管状多变成泡状，多聚合蛋白体增多高尔基体发达，初级溶酶体及多泡体增多。这些形态学的观察表明，针刺时引起肾上腺皮质细胞功能活动增强，激素合成及排除增多，有利于机体抵抗外环境变化所造成的不良后果。吴伟康等研究发现电针足三里能够预防地塞米松引起的肾上腺皮质萎缩。电针足三里组肾上腺重量显著大于地塞米松组，肾上腺皮质束状带和网状带细胞核密度则显著小于地塞米松组，提示电针组束、网带细胞核的体积相对较大，可拮抗地塞米松的反馈抑制，从而防止或减退肾上腺皮质萎缩，预防地塞米松引起的肾上腺皮质功能减退。赵湘杰等针刺大鼠双侧"肾俞"穴同样发现针刺可以促进萎缩肾上腺的修复，增加肾上腺的湿重，升高糖皮质激素的含量。血浆检测及形态学的证据均表明针刺穴位对HPA轴产生的调节作用与HPA的基础活动密切相关，即针刺能够下调处于高张力状态的HPA轴的活动，能够上调处于低张力状态的HPA轴的活动，最终使HPA轴的活动处于平衡状态。

针刺之所以能够对下丘脑－垂体－肾上腺轴进行调节，其机制可能与针刺能够调节中枢内标志神经元活化的 $c-fos$ 等基因的表达有关。陈泽斌等研究发现针刺肾俞穴能够诱导室旁核 $c-fos$ 蛋白的表达，而且不同的刺激方法、刺激程度与其表达的量有关，说明室旁核参与了针刺效应，针刺诱发了室旁核神经元的活动。针刺麻醉大鼠同样发现，在垂体前叶、下丘脑的室旁核、视束上核、视交叉区上核等部位显现 $c-fos$ 蛋白表达，而且这种表达可以持续到刺激 3 小时后，上述结果表明，电针刺激对下丘脑－垂体系统的相关区域的神经元有一定的活化作用。张越林等研究发现，大鼠去势后 4 小时，脑内室旁核、弓状核、杏仁核、视前区等出现 $c-fos$ 的高表达，15 天后这种表达消失，但是经过电针刺后上述表达 $c-fos$ 的部位又重新出现，这就进一步提示针刺能够影响神经元的活化，可以加强脑内神经元的活动。Lee 等发现，针刺少海、内关穴也可以下调应激引起的 PVN、弓状核、视上核、视交叉上核、杏仁中间核等内的 $c-fos$ 表达。进一步提示针刺穴位在下丘脑－垂体－肾上腺轴的调节中可能与其调节脑内HPA轴相关区域的神经元活化有关。还有研究发现，大鼠经过反复束缚应激（repeated immobilization）产生习惯化后可以降低急性束缚应激所诱发的脑内 $c-fos$ 表达的增加，经针刺足三里穴后，下丘脑后核、丘脑中央内侧核、背缝核、蓝斑核内 $c-fos$ 的表达显著回升。上述正反两方面的结果提示针刺穴位能够引起调节HPA轴相关区域内 $c-fos$ 表达的变化，针刺产生的作用具有双面性，能使脑内增加的 $c-fos$ 下调，能使下降的 $c-fos$ 上调，从而说明了针刺对HPA轴双向调节可能与其对中枢 $c-fos$ 等基因的双向调节有关。所以，针刺对 HPA 轴的调节可能通过多个环节，多层次的调整作用，使下丘脑－垂体－肾上腺皮质分泌激素的功能维持在一定的平衡状态，以更好地发挥调整作用。

②针刺对下丘脑－垂体－性腺轴的影响

针刺对性腺功能活动的调节作用历来为医家所重视，对性腺轴的针刺研究多集中于性腺轴功能紊乱上如内分泌失调引起的妇科疾病等。对无排卵型子宫出血患者的针刺研究发现，针刺能够使高水平的卵泡刺激素降低，降低的黄体酮增高，尤其是降低的雌二醇增高更明显。乳腺增生患者性激素分泌节律紊乱，表现为孕激素分泌时间延长，雌激素分泌在卵泡期、月经前期升高，而在排卵期降低，促卵泡生成素在排卵期降低，黄体期略有升高，促黄体生成素排卵期、黄体期均降低。经针刺治疗后下丘脑－垂体－卵巢轴性激素分泌节律基本恢复正常，电针去卵巢大鼠能够提高其体内雌二醇水平，影响垂体雌激素受体的基因表达。对老年雌性大鼠的研究同样发现，温针灸肾俞穴可以明显升高老年雌性大鼠血雌二醇和孕激素水平，针灸的作用与尼尔雌醇作用相同。这就提示针刺能够有效调节下丘脑－垂体－性腺轴的功能，重新协调体内性激素水平的平衡，促使老年大鼠低下的的内分泌水平得以恢复。对更年期大鼠的针刺发现，16 月龄雌性大鼠血清 E_2 水平降低，FSH 和 LH 升高，经针刺干预后，血清 E_2 水平升高，FSH 和 LH 水平下降，三者重新达到稳态。另一方面，对处于正常状态的雌性恒河猴进行针刺发现，针刺对其月经周期外周血中 FSH、LH、E_2、T 的分泌水平有明显的抑制效应，尤其是对峰波的形成的抑制更为明显，提示了针刺对正常排卵过程具有干扰作用，对下丘脑－垂体－卵巢轴具有明显的抑制作用。

针刺对下丘脑－垂体－卵巢轴的调节作用已经从基础实验和临床治疗中得到充分的肯定，但是针刺调节下丘脑－垂体－卵巢轴，纠正内分泌紊乱的机制如何尚需进一步的探讨。研究发现，大鼠去卵巢术后 3～4 个星期，大鼠脂肪组织、肝组织和脑组织中的酶活性稍有升高的趋势，而经电针后，脂肪和肝中的组织芳香化酶活性显著提高，同时伴随血雌二醇水平的升高，正常组大鼠虽经电针处理却未观察到类似的变化，提示针刺对性腺轴的调节可能与针刺促进大鼠脂肪组织和肝组织中芳香化酶的活性增加，使雌激素转化为雄激素增多有关。此外，针刺还可通过调节肾上腺皮质细胞的功能活动来影响性激素的含量。陈伯英等采用组织学定量分析方法观察到，电针"关元""中极""三阴交""子宫"穴后，去卵巢大鼠的肾上腺皮质内侧区细胞核仁组成区银染蛋白数目明显增多，肾上腺体积和重量增加，血清皮质酮含量显著增高，阴道涂片出现雌激素样反应，上皮细胞成熟脱落，而在正常大鼠并未出现电针的类似反应。提示电针可能促进去势大鼠肾上腺皮质类固醇激素的合成，增加肾上腺源性雄激素的分泌，促进雄激素向雌激素的转化，也就是说，针刺提高雌二醇水平的机制可能与针刺增加了肾上腺源性雌激素的分泌有关。赵宏等应用免疫组化和 RT - PCR 方法研究发现，GnRH 阳性细胞主要分布在内侧隔核、Broca 斜角带核和内侧视前区，这些细胞呈弥散分布，没有明显的构筑边界。GnRH 的阳性纤维除分布在 ME 和终板血管器外，还分布于以上核区。大鼠切除卵巢 4 星期后，下丘脑 GnRH 神经元数目较正常组显著减少。电针后，大鼠下丘脑 GnRH 神经元数目较去卵巢 4 星期时明显增多，棘型细胞比例增加，纤维膨体密度增加，下丘脑组织 GnRH mRNA 表达增高，垂体 GnRH 受体 mRNA 表达升高。说明电针可在分子水平调整去卵巢大鼠中枢 GnRH 的合成与释放，以及垂体 GnRH 受体的表达，这可能是电针调整下丘脑 - 垂体 - 卵巢轴功能异常的中枢机制。众所周知，垂体 FSH、LH 分泌受下丘脑 GnRH 调控，GnRH 神经元内无雌激素受体，电镜下观察到 GnRH 神经元和 β - EP 神经元有突触连接，而 β - EP 神经元内有雌激素受体存在。下丘脑弓状核 β - EP 神经元成为雌激素在下丘脑的靶细胞之一在雌激素对 GnRH 进行反馈调节中，β - EP 起主要作用。绝经后妇女 β -

EP 水平下降，电针能明显促进下丘脑 β - EP 的释放，说明针刺对下丘脑 - 垂体 - 卵巢轴的功能调节可能与其调节中枢 β - EP 释放有关。对标志神经元活化的 $c - fos$ 的表达研究发现，大鼠卵巢切除术后 2h，内、外侧视叶前核、下丘脑室周核、下丘脑腹侧正中核、视交叉上核、弓状核、下丘脑旁室核、内侧杏仁核均有 $c - fos$ 表达，对术后 2 周 $c - fos$ 表达消失的鼠进行电针，除内侧杏仁核外，在上述的核团中均有明显的 $c - fos$ 表达，而卵巢未切除电针组和对照组中上述区域无明显的 $c - fos$ 表达，结果说明上述核团参与调节下丘脑 - 垂体 - 卵巢轴的功能，电针对下丘脑—垂体—卵巢轴的功能调节可能是通过上述核团神经元的活动来实现的。

③针刺对下丘脑 - 垂体 - 甲状腺轴的影响

研究发现，针刺能够双向调节下丘脑 - 垂体 - 甲状腺轴激素，而使此轴恢复正常功能状态。陈汉平等对 Graves 病取内关、间使、神门、足三里、三阴交、太冲、太溪、关元进行针刺发现，治疗前血清总 T_3、T_4、TSH 含量高于正常，针刺后患者血清 T_3、T_4 明显下降，血清 TSH 含量明显上升，甲状腺^{131}I 摄取率（3 小时与 24 小时）均有显著的降低。宫星等观察到甲低大鼠血清 TSH、T_4、T_3 和睾酮、下丘脑和垂体 β - EP 含量减少，血浆 cAMP 含量、cAMP/cGMP、垂体/体重和肾上腺/体重比值增高，电针后使甲低大鼠血清 T_3 含量明显升高，血浆 cAMP 明显降低，cGMP 含量升高，使已经增高的 cAMP/cGMP 比值接近正常水平，下丘脑 β - EP 的含量显著升高，但对 r T_3 无影响。这就说明甲状腺功能低下大鼠经电针后不仅对生物活性较高的 T_3 有明显影响，还对下丘脑 β - EP 有一定调节作用。尽管针刺可明显地改善甲状腺功能，以 T_4 和 F T_4 的变化明显，r T_3 次之，使患者偏低的 T_3、T_4 含量升高，使偏高的 TSH 降低，针刺能够对甲状腺功能的进行调整，使之趋于正常。但是对于甲状腺功能正常者的研究发现，针灸治疗前后血清总 T_3、T_4、TSH、甲状腺^{131}I 摄取率（3 小时与

24 小时）、血浆 cAMP 含量、cAMP/cGMP 比值、cGMP 含量未见明显改变。组织形态学方法研究表明，针灸对甲状腺机能同样具有双向性效应。如连续针刺家兔 5 次（每天 1 次）后，甲状腺滤泡泡腔内类胶状物排出，泡腔膨大，滤泡上皮变高，排列成立方状，同时垂体前叶嗜碱性细胞增加，说明针灸使垂体—甲状腺系统机能增强。但电针水突、大椎 8 次（每穴 1 次）后，注射 ^{131}I，24 小时镜检发现甲状腺内胶体染色比对照组稍深，并且大多充塞于滤泡腔，滤泡上皮扁平，排列不整齐，细胞间界限模糊，说明电针后甲状腺机能处于低落状态。至于针刺对下丘脑—垂体—甲状腺轴调节的机制尚不明了，可能与其调节相关区域内 cAMP 含量、β – EP 含量有关。

总之，针灸对各内分泌轴具有双向调整作用，其作用的方向和强度主要取决于针刺时各分泌腺的机能状态。针刺的作用与机体的功能状态密切相关，其结果往往有利于机体恢复正常的功能。同时，针刺选穴、手法、操作时间、刺激强度对治疗效果也有不同的影响。

（2）针刺调节下丘脑－垂体－肾上腺皮质轴稳定的分子机制研究

万顺伦等在《针刺调节下丘脑－垂体－肾上腺皮质轴稳定的分子机制研究》一文中指出：

研究表明，束缚应激能够引起大鼠血浆皮质酮浓度增加，针刺足三里穴可以下调应激引起的血浆皮质酮浓度的增加。针刺调节应激后下丘脑－垂体－肾上腺轴活动的分子机制一方面可能与其调节 HPA 轴的启动部位下丘脑内 p38MAPK 磷酸化和 c – fos 蛋白的表达有关；另一方面也与调节 HPA 轴的负反馈部位内下丘脑和海马内 11β – HSD 1 蛋白的表达有关。尽管针刺对不同部位、不同物质的调节作用有所不同，但是其最终的调节功能和方向是一致的。

5.5 "异病同治"机理与"人体整体调控网络"相关

"异病同治"是与"同病异治"相对的一种治则。"异病同治"则是指"不同的病,若促使发病的病机相同,可用同一种方法治"。二者均为辨病与辨证相结合的治疗原则,体现了中医辨证论治的精神,且一直作为最基本的治则指导着临床和科研作,在中医基工础理论中占有要的地位,若能正确理解和把握,对提高临床疗效有重要意义。以 NEI 为主导的"人体整体调控网络"是"异病同治"的现代生物学基础。

5.5.1 从现代医学角度探索异病同治的实验室依据

耿昱,鲁祖荪等在《从现代医学角度探索异病同治的实验室依据》一文中指出:

证候是辨证施治的基础,同时又是沟通西医辨病与中医辨证的桥梁和枢纽。本文研究了糖尿病脾虚型、气阴两虚型、慢性肾炎脾虚型、湿热型的证候特征。观察了不同证型的神经介质(全血 HA,5 - HT 的含量和红细胞 ACHE 活性)在血中的变化规律,以及治疗后的改善情况。为证的实质研究提供了实验室研究依据,以及中医药治疗引起血中神经介质变化的规律。初步从实验医学的角度对中医药的疗效给予科学客观的评价。

小结:

①两种病实验组(糖尿病脾气虚型、肾炎脾气虚型)的 5 - HT、HA 和对照组(糖尿病脾阴虚型、肾炎湿热型)比较皆趋于降低;②两种病人(糖尿病、肾炎)ACHE 皆较正常明显降低;③两种病人的 3 项指标治疗后向正常化恢复。

5.5.2 "异病同治"在中药新药开发中的应用

户菲菲等在《"异病同治"在中药新药开发中的应用初探》一文中指出：

本文试以张介眉教授研制的"华夏小葱制剂"为例，探讨"异病同治"在中药新药开发中的应用。

（1）病因病机

历代医家多认为"寒凝、痰、瘀"是胸痹的病因病机。对此，张介眉教授提出了"阳气不通"是较之"寒凝""痰浊""瘀血"更早的病理机制。用"辛滑温通"之品流通清阳，"则湿邪、痰、瘀自无潜藏之处"。而"唯葱白味辛，可通于阴，使得达于阳。"遂创"通阳宣痹"法治疗胸痹，并研制出了葱白提取物——"华夏小葱制剂"治疗冠心病心绞痛。

（2）药理研究

"阳气不到之处，即浊阴凝聚之所"。阳气不通，气血津液运化失常，导致"痰浊脂瘀"滞留脉络、浸淫脉道，这与西医学的内皮功能障碍和脂质代谢异常观点相似。"通阳宣痹"法对防治动脉粥样硬化的研究表明过氧化物酶体增殖物激活受体-γ（PPARγ）"在许多脂肪细胞基因转录激活前被诱导""可通过对基因转录的调控来调理脂质代谢紊乱"在"华夏小葱制剂"对缺糖缺氧心肌细胞保护作用及防治动脉粥样硬化的动物实验研究中，我们发现"通阳宣痹"法可以通过上调PPARγ基因的表达实现抗心肌缺血损伤和抗动脉粥样硬化；PPARγ基因表达的降低可能就是"阳气不通"的物质基础，而平滑肌细胞的移行增生、血小板的聚集黏附则可能是"痰浊脂瘀"的客观表现，PPARγ基因可能是"通阳宣痹"法治疗心血管疾病的治疗靶点。

在用"华夏小葱制剂"治疗5/6切除大鼠的实验中，发现葱白提取物可抑制肾组织转化生长因子（TGF-β）的高表达，抑制Ⅰ、Ⅲ胶原的表达，从而减轻肾组织纤维化。而前期对其防治心血管疾病的动物实验中已显示葱白提取物可抑制血管内膜损伤后 TGF－β 的高表达，对改善血管损伤后纤维化有作用这无疑是"通阳宣痹"法异病同治的又一力证。

5.5.3 六味地黄丸（汤）异病同治规律的研究

尹英杰等在《六味地黄丸（汤）异病同治规律的理论与临床研究》一文中指出：

本课题是国家重点基础研究规划项目"方剂关键科学问题的基础研究"（"973"课题）关于"异病同治方剂六味地黄丸的研究"的子课题，分别从文献和临床的角度对六味地黄丸（汤）"异病同治"的规律进行了较为系统的探讨。

六味地黄丸出自宋·钱乙《小儿药证直诀》，是中医"异病同治"的代表方剂之一。历代医家对六味地黄丸（汤）的功效主治及所适应的"证"的认识并不完全一致，大体可以归纳为五大类：有主张滋补肾阴者，有主张滋补肝肾者，有主张三阴并补者，有主张滋阴降火者，有主张统治痰火者，但在其主要用于肾阴不足引起的多种病证这一点上是统一的。可以说明清以降，历代医家正是抓住了这一关键功效才使得六味地黄丸（汤）的适应范围不断扩大，而逐渐成为"异病同治"的代表方剂之一。

通过对 1949—2002 年国内外公开出版的各类医学期刊上发表的关于六味地黄丸（汤）临床应用的 3012 篇文章的系统研究，发现本方可以治疗内、外、妇、儿、男、五官等多个科别的 435 种疾病，而现代医学认为这些疾病的发生和发展大多与神经内分泌免疫（NEI）网络调节紊乱有关，从而建立了六味地黄丸（汤）—肾阴虚证—NEI 网络之间的联系。通过文献研究，我们认为六味地黄丸（汤）之所以能够"异病同治"，关键在于抓住了肾阴虚这一主要病机。"病异"而能够"同治"的关键正是因为"病"（指中医学的"病"或西医学的"病"）虽然"相异"但中医的"证"却是相同的，"证"不仅有症状学的改变，而且有其改变的生物学基础，而 NEI 网络系统的调节紊乱可能是其生物学基础之一。现代医学认为 NEI 网络的调节正常是机体保持内稳态的重要条件，中医认为一旦阴阳平衡被破坏（包括脏腑失调、经络失调、气血失调等等）就会表现出亚健康状态或疾病的发生，机体保持阴阳平衡实际上就是神经内分泌免疫网络保持功能平衡，这时机体就处于健康状态。从中药"散弹理论"的角度来看，中药（复方或单味药）的临床应用，实际上是中药进入体内后多靶点作用于失去平衡的神经内分泌免疫网络调节，从而起到调和阴阳的作用，使得已经失平衡的机体重新返回稳态，进而恢复到原来的健康状态，这说明中医药对神经内分泌免疫网络具有良性的调节作用。"异病同治"作为一条基本的治则在一定的历史条件下和一定的程度上曾有效地指导中医临床实践，中医确定的以"辨证"作为临床施治的基本依据有着深刻的历史渊源，限于历史的原因，中医对疾病的认识可以说是比较宏观而粗疏的，今日的中医临床早已普遍引入了西医辨病的诊断方法，形成了西医"辨病"与中医"辨证"相结合的疾病诊断模式，这个模式可以说是现阶段中西医结合乃至中医临床的主流。"异病同治"治疗原则的适用条件可以归纳为两点：一是病机（"证"）相同是"异病同治"的前提；二是病证结合是"异病同治"的关键。"异病同治"虽然是中医传统的治疗法则之一，在继承的同时，也应看到现阶段新病种、新矛盾的出现，正确认识和把握其适用范围，辩证地对待这一法则，才能做到继承、发展和创新。

在开展六味地黄汤文献研究的基础上，根据课题临床试验方案，我们选择 2 型糖尿病和围绝经期综合征两个病种，于 2002 年 3 月至 2003 年 3 月，在铁道部北京铁路总医院中医科和妇产科门诊进行了六味地黄汤"异病同治"的临床试验，结果如下：

糖尿病的观察结果：两组患者治疗后症状综合疗效经单向有序变量的 x^2 检验，$P < 0.01$，有极显著性差异。单一症状和体征的疗效经单向有序变量的 x^2 检验，结果六味地黄汤对多食易饥、

夜尿频多、心烦、手足心热、倦怠乏力、气短懒言、口渴喜饮、心悸、失眠、腰膝酸软等具有肾阴虚证特征性症状的疗效上，P 均 <0.05，差异有极显著性意义。两组治疗后血糖指标改变值近似正态分布，采用秩和检验的 Wilcoxon 检验，P 值均 $P < 0.01$，差异有极显著性意义。表明六味地黄汤对 2 型糖尿病肾阴虚证组患者的症状综合疗效、单一症状疗效和降低血糖的疗效均优于"非肾阴虚证"患者。两组 NEI 网络指标疗效比较，经 Wilcoxon 检验，P >0.05，差异无显著性意义，表明六味地黄汤对肾阴虚证和"非肾阴虚证"的 NEI 网络调节均具有影响作用。

围绝经期综合征的观察结果：两组患者治疗后综合疗效经单向有序 x^2 检验，$P < 0.0l$，组间有显著性差异。采用"改良的 Kuppermann 量表"分组计算治疗后单一症状和体征的疗效，结果腰膝酸软、五心烦热、失眠、眩晕等肾阴虚证相关性症状的疗效经单向有序 x^2 检验，$P < 0.05$，组间有差异有显著性意义。两组性激素指标疗效比较，经 Wilcoxon 检验，$P < 0.05$，有显著性意义，说明六味地黄汤在对肾阴虚证性激素指标的疗效优于"非肾阴虚证"。从两组 NEI 指标疗效来看，经 Wilcoxon 检验，P < 0.05，差异无显著性意义，说明六味地黄汤对肾阴虚证和"非肾阴虚证"的围绝经期综合征患者的 NEI 网络调节均具有一定的影响作用。

从六味地黄汤对糖尿病和围绝经期综合征两个病种"异病同治"临床试验结果来看，六味地黄汤对这两个病种的肾阴虚证无论是症状学还是特异性指标的疗效经统计学处理差异均有显著性意义（$P < 0.05$ 或 $P < 0.01$），肾阴虚证均优于"非肾阴虚证"，说明六味地黄汤所适用的病证主要是肾阴虚证。两组 NEI 网络指标的疗效比较，经统计学处理差异均有显著性意义（$P < 0.05$ 或 $P < 0.01$），六味地黄汤有增强免疫和促进下丘脑－垂体－性腺轴分泌的功能，可能是其对 NEI 网络调节产生作用的主要靶点。但 NEI 网络指标变化值也有不循规律之处，可能与本试验采用的是

六味地黄汤原方煎剂而方证不能完全对应有关，目前我们还只能说六味地黄汤对整个网络有良性的调节作用，这种调节的机理可能是相当复杂的，肾阴虚证可能不具有特异性，如果将症状学指标和生物学指标结合起来是否具有特异性，还有待于今后多中心、大样本的临床流行病学调查。

通过文献与临床研究，我们认为六味地黄丸（汤）所针对的"证"主要是"肾阴虚证"，它不仅包括了症状学指标而且包括了现代生物学指标这样两个方面的内容，特别是 NEI 网络调节的紊乱可能是肾阴虚证的病理基础之一，六味地黄丸（汤）通过多中心、多靶点地作用于 NEI 网络调节进而对不同疾病的肾阴虚证发挥治疗作用可能是其"异病同治"的关键所在。

5.5.4　逍遥散（汤）异病同治规律的研究

（1）逍遥散的临床运用

嵇波等在《逍遥散证理论研究及临床宏观、微观指标的实验论证》一文中综述如下：

逍遥散由柴胡、当归、白芍药、白术、白茯苓各 30g，炙甘草 15g，煨姜、薄荷八位药组成的。原书是用前六味"共研粗末，每服二钱，煨生姜一块、薄荷少许"同煎服；后世是以八味药共同配制而成的。丸散通用量：每服 6～9g，日服 2～3 次。原书云："治血虚劳倦，五心烦热，肢体疼痛，头目昏重，心烦颊赤，口燥咽干，发热盗汗，减食嗜卧，及血热相搏，月水不调，脐腹胀痛，寒热如疟。又疗妇女血弱阴虚，荣卫不和，痰嗽潮热，肌体羸瘦，渐成骨蒸。"开头就揭示"血虚"为前提，次及"血热相搏"，用治妇女病，并未提到肝郁。后世医家从临床实践中观察到，上述某些症状常与肝郁不舒有关，尤其是肝郁血虚之人，每多应用此方获取良好效果，因而在解释此方时，多从肝郁方面加以发挥。由于其临床疗效非常显著，历代医家对其进行了大量的阐发和广泛的推广及应用。此方自创立以来，由于疗效确切，被广泛地应用于临床各科。古代医家运用逍遥丸加减化裁，比较集中的应用于以下几种病证：如产后血虚、血虚发热、月经不调等。现代临床将逍遥散应用范围拓宽，本方可以治疗内、外、妇、儿、男、五官等多个科别的60多种疾病。

（2）逍遥散的实验研究

1）逍遥散对人体神经内分泌免疫系统的影响

嵇波、陈家旭、鲁兆麟、胡立胜、万霞、常世平等在《逍遥散对人体神经内分泌免疫系统的影响》一文中指出：

目的：观察逍遥丸对神经、内分泌、免疫等多项微观指标的影响，以探讨逍遥散证在神经－内分泌－免疫系统方面的病理机制。方法：临床所有病例均按3:1比例随机分为两组：试验组（逍遥丸治疗组）与对照组（知柏地黄丸组），疗程为1个月。实验采用高效色谱仪测定血浆去甲肾上腺素（NE）、肾上腺素（E）、多巴胺（DA）含量；采用放免法测定血浆 β － 内啡肽（β － EP）、促肾上腺皮质激素（ACTH）、雌二醇（E_2）、睾酮（T）；采用激光散射比浊法测定血浆免疫球蛋白 IgA、IgG。结果：试验组自身治疗前后反应差量（总疗效）与对照组自身治疗前后反应差量（总疗效）相比，β － EPE、DA等指标试验组与对照组的总疗效差异有极显著性意义（$P < 0.01$）。经逍遥丸治疗后 β － EP 明显上升（$P < 0.01$），E、DA 明显下降（$P < 0.01$）。结论：提示 β － EP、E、DA 等指标可以反映逍遥散证的微观变化。

2）逍遥散对慢性应激大鼠的免疫调节作用

余浚龙、严灿等在《逍遥散对慢性应激大鼠的免疫调节作用》一文中指出：

目的：探讨调肝方药逍遥散的抗应激作用。方法：采用 MTT 法检测脾淋巴细胞活性及相关指数。结果：中药组与模型组相比，脾淋巴细胞活性差异有显著性意义（$P < 0.05$），两者间胸腺指数差异也有统计学意义（$P < 0.05$）。结论：调肝方药逍遥散可以明显拮抗应激大鼠的免疫抑制状态，有效地恢复和保护应激动

物的免疫功能。

3）逍遥散对肝郁证大鼠脑内神经递质的影响

张虹、王明军等在《逍遥散对肝郁证大鼠脑内神经递质的影响》一文中指出：

目的：探索逍遥散对肝郁证大鼠中枢神经递质的作用。方法：利用中医证候模型，研究逍遥散对脑内神经递质的作用。结果：肝郁证模型组大鼠脑内 NE 与 DA 水平与对照组比较下降明显（$P < 0.05$）；肝郁证模型加逍遥散组大鼠脑内 NE 与 DA 水平与对照组比较差异有显著性意义（$P > 0.05$）；结论：肝郁证大鼠脑内 NE 与 DA 水平明显降低，逍遥散舒肝解郁，有增加肝郁证大鼠脑内 NE、DA 神经递质的作用。

4）逍遥散诱导胃癌细胞凋亡实验研究

巩稳定等在《逍遥散诱导胃癌细胞凋亡实验研究》一文中指出：

在长期的临床实践中，采用逍遥散治疗中晚期胃癌，取得了较满意的疗效。为进一步验证其疗效并探讨作用机理，本研究采用形态学、结构及原位末端 DNA 检测的方法，观察了逍遥散提取液对小鼠胃癌（MGC - 803）细胞的影响，为临床用药提供科学依据。结果显示，逍遥散提取液使胃癌（MGC - 803）细胞出现典型的凋亡形态学变化，药物组与对照组相比，凋亡率差异有显著性意义度显著（$P < 0.01$），且呈明显的时间、剂量依赖性。

5）逍遥散的抑瘤作用研究

宋雨婷等在《逍遥散的抑瘤作用研究》一文中指出：

目的：观察逍遥散对 BCML - TA299 瘤株小鼠的影响。方法：以腋下部位皮下作为实体瘤接种部位，接种后第 2 天开始连续 15 天灌胃给药，观察其一般状态、抑瘤率及免疫器官重量的变化。结果：逍遥散能明显抑制实体肿瘤的生长，对荷瘤造成的脾和胸腺指数有一定恢复作用。结论：逍遥散具有抑瘤作用。

6）逍遥散类方的研究

①丹栀逍遥散四种提取物抗抑郁、焦虑作用的实验研究

徐志伟等在《丹栀逍遥散四种提取物抗抑郁、焦虑作用的实验研究》一文中综述如下：

丹栀逍遥散出自《内科摘要》，具有疏肝健脾、和血调经功用，主治肝脾血虚、化火生热。在临床上广泛应用于治疗抑郁焦虑等情绪失调病证，临床效果确切。本实验中，笔者将丹栀逍遥散提取为四个组分，其中石油醚提取液主要是一些脂类成分的混合物，水提醇沉液主要是一些水溶性的成分，如氨基酸、肽类等，多糖部分则主要是一些糖分子，醇提液部分则主要是一些酚类物质。在悬尾实验中，笔者发现这四种提取成分都有明显的抗抑郁效果，而对自主活动无显著影响，表明各组分可以有效地对抗大鼠的绝望行为，具有较好的抗抑郁作用，自主活动无显著影响，表明各组分均无中枢兴奋性作用。在群居接触实验中，只有水提醇沉液部分具有抗焦虑作用，提示丹栀逍遥散的抗焦虑有效成分主要在水提醇沉液部分，至于其有效成分的量效关系有待进一步的实验研究。

②加味逍遥散对女性黄褐斑患者血清性激素水平的影响

杨玉峰、杨瑛等在《加味逍遥散对女性黄褐斑患者血清性激素水平的影响》一文中综述如下：

采用加味逍遥散治疗女性黄褐斑58例，总有效率90%，且对治疗前后及对照组血清性激素水平作了检测比较，发现患者血清中的雌二醇、促卵泡素、促黄体素、泌乳素水平较对照组明显升高，通过治疗可使之降低；而雄激素水平明显降低，通过治疗使之升高。说明加味逍遥散之所以治疗黄褐斑有效，是有实验依据的，它具有调节内分泌和平衡激素水平的作用。

③加味逍遥散对乳腺增生模型生殖内分泌系统的影响

姚静等在《加味逍遥散对乳腺增生模型生殖内分泌系统的影响》一文中综述如下：

　　笔者以加味逍遥散治疗乳腺增生取得了显著的疗效。本研究观察了加味逍遥散对实验性乳腺增生家兔性激素水平的影响，以探讨该方治疗乳腺增生症的作用机制。

　　目的：探讨加味逍遥散治疗乳腺增生病的疗效和对性激素的调节作用。方法：通过动物实验观察加味逍遥散治疗乳腺增生病的疗效和性激素的变化。结果：治疗组家兔乳腺高度及乳腺直径均较模型对照组明显缩小；雌二醇和垂体催乳素明显降低（均 $P < 0.05$），黄体酮和睾酮则有回升（均 $P < 0.05$），促卵泡成熟激素和促黄体生成素改变无显著性差异（均 $P > 0.05$）。结论：加味逍遥散对实验性增生家兔有明显防治作用，能调整家兔体内的性激素分泌。

第 6 章 经络调控系统

中医将人体视为不可分割的整体，认为人体各部分之间存在着复杂而有规律的相互联系，这种联系是通过经络来实现的。因此，经络是体现中医整体医学的基础，是"中医整体调控医学"理论的重要组成部分，而针灸疗法是以中医经络学说为基础的中医整体调控医学实例。

从中医整体观出发，强调多学科融合，立足临床和功能，以经络整体调控作用、针灸"调气"与"现代气"关系作为突破口，是经络研究的重要方面。《科学中医气学基础》一书研究了"经络"与"人体整体调控网络"的关系，研究了"经气""调气"与"现代气"的关系，提出并论证了称之为"经络－人体整体调控网络"的经络模型是客观存在的，并在此基础上系统研究且阐述了针刺穴位是怎样作用于内脏器官、作用途径与针灸治病的整体调控功能。本章进一步深入研究了针灸调控机理。

6.1 "经络－人体整体调控网络" 经络模型

6.1.1 "经络－人体整体调控网络" 模型的提出

（1）从复杂性科学角度看经络

1）复杂系统与复杂网络

自然界中存在的大量复杂系统都可以通过形形色色的网络加以描述。一个典型的网络是由许多节点与连接两个节点之间的一些边组成的，其中节点用来代表真实系统中不同的个体，而边则用来表示个体之间的关系，通常是当两个节点之间具有某种特定的关系时连一条边，反之则不连边。有边相连的两个节点在网络中被看作是相邻的。例如，神经系统可以看作是大量神经细胞通过神经纤维相互连接形成的网络；计算机网络可以看作是自主工作的计算机通过通信介质如光缆、双绞线、同轴电缆等相互连接形成的网络。类似的还有电力网络、社会关系网络、交通网络等等。

2）从复杂性科学角度看经络

经络学说以十二正经为主体，包括奇经八脉、经筋经别、皮部等内容，经络内属于脏腑、外络于肢节，完成"行血气而营阴阳，濡筋骨，利关节"的生理功能，可"决死生，处百病，调虚实"，贯穿周身上下内外，使人体形成一个有机的整体，完成运行气血、协调阴阳、抗御外邪反映病候等生理病理作用，因而"不可不通"。

中医学认为经络是沟通机体各器官的联络和调节系统。经络理论认为，五脏六腑各有所属的经脉，这些经脉贯穿于脏腑之间、脏腑和体表之间。内而通过经脉的络属，形成脏和腑之间的表里关系；外而与四肢百骸、五官九窍、筋肉皮毛等建立各有所属的联系。由于经脉的周而复始的运行，使脏腑与体表经穴之间形成紧密联系。如《灵枢·海论》说："夫十二经脉者，内属于藏府，外络于肢节。"《针灸大成·卷四》："经脉十二，络脉十五，外布一身，为血气之道路也。"按经络理论，人体的联络系统是由十二经脉，十五络脉，奇经八脉，十二皮部和头、胸、腹、胫之气街以及孙脉所组成的。这个联络系统可以理解为是一个遍布全身的网络系统，起着疏通气血，传递信息的作用。故内脏有疾，可以通过经络的途径而反映到体表，而体表受到刺激时，亦可以通过经络将其信息传导于相关的脏腑。

从复杂性科学角度看经络，经络是复杂网络。机体通过经络系统，可以根据外部环境的变化，主动地改变自己的决策方法和行为，以适应外界环境的变化。

（2）"经络－人体整体调控网络"模型的提出

经络模型是建立在对传统经络正确认识基础上，也是建立在复杂性科学与"人体整体调控网络"基础上。

统计物理与图论都是研究复杂网络的有力工具。网络 G = $(V，E)$ 作为图论的概念是指由一个点集 V（G）和一个边集 E（G）组成的一个图，且 E（G）中的每条边 e_i 有 V（G）的一对点（$u，v$）与之对应。记顶点数为 $N = |V|$，边数为 $L = |E|$。如果任意（$u，v$）与（$v，u$）对应同一条边，则称为无向网络，否则为有向网络；如果任意 $|ei| = 1$，则称为无权网络，否则为加权网络。从统计物理学的角度来看，网络是一个包含了大量个体以及个体之间相互作用的系统，是把某种现象或某类关系抽象为个体（顶点）以及个体之间相互作用（边）而形成的用来描述这一现象或关系的图。

现设 G_1 = （$V_1，E_1$），其中 V_1（G_1）表示穴位的集，E_1（G_1）表示人机体体表连接穴位的经络线，G_1 = （$V_1，E_1$）表示人体表经络线路图，简称为"人体经络线"（即体表经脉，主要是体表十四经线）。现代解剖学未能发现经络穴位系统独立的组织形态，但对于"人体经络线"，古今临床与现代研究却又明确表现出它的独特性质。同样，我们可以用图来表示人体整体调控网络，设为 G_2 = （$V_2，E_2$）。从数学角度看，如果两个图的边或点相重，或有新的边连接两个图的点，则这两个图可以组成一新的连通图，它可以表示新的复杂网络。因此，经络模型将考虑建立在"人体经络线"与"人体整体调控网络"的关系上，如果它是有现代实验基础，而又能经得起中医针灸临床的检验，则它就是我们所要寻找的经络模型，不妨记为 G = （$V，E$），并称之为

"经络－人体整体调控网络"。下面要进行两方面的工作，第一方面，通过现代研究确定 G_1 是存在的，然后证明 G_1 与 G_2 两个图的边或点相重，或有新的边连接两个图的点，亦即通过现代研究证明 G 是存在的。如果存在，第二方面的工作是研究它是否能经得起中医针灸临床的检验。

6.1.2 "经络－人体整体调控网络"模型是客观存在的

6.1.2.1 "人体经络线"是客观存在的

《科学中医气学基础》一书阐明国内外学者对"人体经络线"（即体表经脉，主要是体表十四经线）客观存在问题做了大量的研究，从而证明"人体经络线"是客观存在的，亦即图 $G_1 =$ $(V_1，E_1)$ 是存在的。

（1）从生理学角度证明"人体经络线"是客观存在的

1）循经感传

循经感传是指以毫针或其他方法刺激穴位时，受试者主观上所感受到的一种酸、胀、麻等特殊感觉，沿古典经脉的路线循行游走的现象，这种现象在历代医籍中都有记载。《黄帝内经》就有"中气穴，则针游于巷""呼吸定息，脉行六寸"，以及"见其乌乌，见其稷稷，从见其飞，不知其谁"等关于循经感传现象的描述。明代杨继洲在《针灸大成》中，对"催气""行气""运气"等运针手法作了生动描述，所谈的也是如何激发循经感传，以提高针灸效果的问题。虽然在针灸治疗和气功锻炼时常常会出现循经感传是中医界早已公认的事实，在 20 世纪 70 年代之前，也陆续有一些关于循经感传现象的典型案例报道，但由于多为个案，故被认为是偶然现象，没有引起重视。真正把这种现象作为一项科学研究的课题进行大规模调查和研究，则是 70 年代以后之事。

1972 年，在针刺麻醉研究的推动下，解放军 309 医院、北京大学生物系和中国科学院生物物理研究所的一些科学家，对循经感传现象在人群（1000 例）中的出现率进行了一次较大规模的调查，结果表明有一定普遍性，开始引起人们关注。1973 年，国家卫生部制定统一方法、判断标准和实施方案，组织了 20 余省力量，在全国各地对循经感传现象在人群中的出现率进行了一次大规模的调查。根据普查要求，当时采取的测试方法是将直径 3 ~ 5mm 的银片作为电极，固定在受试者手指端和足趾端十二经的井穴处，用低频电脉冲（每秒 20 次以下）刺激（强度以受试者产生明显感觉为度），观察持续刺激期间受试者出现的感觉情况。循经感传的距离按如下标准判断：①刺激井穴时，感传能通达该经脉全程者，以"＋＋＋"表示；②刺激井穴时，感传超过肩、髋关节，但不能到达该经脉终点者，以"＋＋"表示；③刺激井穴时，感传能超过腕、踝关节者，以"＋"表示；④刺激井穴时，感传不超过腕、踝关节者，以"－"表示。循经感传的显著程度则根据刺激穴位时出现感传的经数和感传的距离分为四型：①显著型，有 6 条以上经脉的感传通达全径，其余各经脉感传也超过肩、髋关节；②较显著型，有 2 条以上经脉的感传通达全径，或 3 条经脉感传超过肩、髋关节；③稍显著型，有 1 条经脉的感传超过肩、髋关节，或 2 条以上经脉的感传超过腕、踝关节；④不显著型，只有 1 条经脉的感传超过腕、踝关节，其余经脉均无感传。从 1974 年到 1976 年，全国共普查约 18 万人，其中 63228 人严格按照统一规定的标准测查，虽然一些单位采用的测查方法和判断标准与全国统一的规定不完全相同，但调查结果也基本一致。值得提出的是，当时参加出国医疗队的一些人员，利用在一些非洲国家开展针灸治疗的机会，对黑色、白色人种的循经感传现象也进行了相当数量的调查，取得一些很有意义的结果。

大规模调查结果表明：①在以电脉冲刺激井穴的条件下，循经感传阳性者在人群中的出现率为 15% ~ 20%，但显著型者的出现率较低，不及 1%；②循经感传现象广泛存在于各人群之中，不同性别、年龄、地域、种族、健康状况和文化水平的受试者中，都能观察到循经感传现象。1979年，在第一次全国针灸针麻学术讨论会上报告了对循经感传现象的大规模调查结果和内容新颖的研究论文后，对中外学者产生了重大影响。日本等国学者运用我国普查时采用的方法，在国内也进行了循经感传现象调查，重复了我国学者的工作，1984年，在第二次全国针灸针麻学术讨论会上报告了他们的调查情况，支持了我国循经感传现象的研究结果。有一事需做说明，20世纪70年代曾经把循经感传称为"经络感传"，也一度出现过"经络敏感人"和"经络敏感程度"等提法。由于这些词不够确切，易使人误解，所以在1978年，全国经络研究协作组建议停止使用上述词语，并代之以"循经感传""循经感传显著者"和"循经感传显著程度"等统一提法。

中医学认为经络的功能是"行血气，营阴阳""决死生，处百病，调虚实"，人人都有经络，因此，人人都应该出现经络现象。然而，大规模普查虽然证明循经感传是人群中普遍存在的一种正常生命现象，但其出现率并不很高，显著型者的出现率则更低，与经络学说的理论以及针灸临床的实践有一定距离。因此，有的学者又在继续寻求如何提高循经感传出现率的方法，进行了一些有关循经感传的激发和诱发的研究。历代针灸名家的著作，如《针灸大成》中有不少关于激发感传的生动描述，在针灸临床上也有多种运针手法可以促使患者出现循经感传。李时珍："内景隧道，惟返观者能照察之"。表明气功锻炼者可以亲身体会到"气"在体内的循经路线。上海中医药大学的学者注意到气功"入静"方法可诱发出循经感传，让受试者进行"入静"锻炼，可使原来没有循经感传的受试者出现感传，出现率可达80%以上，且多数人的感传都可通达经脉全程。除中医传统方法激发和诱导循经感传外，肌肉和静脉注射三磷酸腺苷、辅酶A和细胞色素C等促进能量代谢的药物，或口服通经活络、活血化瘀的中药，受试者的循经感传出现率都有明显提高。将乙酰胆碱、三磷酸腺苷等药物，以直流电导入经脉循经部位皮肤，亦可明显提高循经感传的出现率。环境温度对循经感传有相当明显的影响，体温或皮肤温度升高时，循经感传出现率显著提高，发热病人的循经感传出现率和显著程度均明显高于体温正常者。受试者全身浸浴于 40～42℃温泉中 10～15 分钟后，其循经感传的出现率和显著程度亦可普遍提高。

对循经感传激发和诱发的研究结果，不仅进一步肯定循经感传是人群中普遍存在的正常生命现象，而且积累了一些有效的方法来提高循经感传的显著程度，补充了全国普查所得到的结论，并对循经感传出现的条件有了更多了解，为进一步探讨循经感传的规律和机理创造了条件。

中国中医研究院、福建省中医药研究院和安徽中医学院等单位三十多年来，对循经感传现象进行了系统研究，揭示出如下一些主要特征：①路线基本循经。感传循行的路线与古典医籍中所描述的经脉路线基本一致，以针刺、电冲击、艾灸、激光照射等方法刺激穴位，皆可能引起循经感传。受试者主诉之循经游走感觉一般为始自受刺激穴位，像流水，或似虫爬，沿古典经脉线慢慢向前传导。感觉的性质与刺激的物理量有关，如酸、胀、麻、热、凉等，但多为复合性感觉。受试者多能准确描述这种特殊感觉循行经过的部位和路线，这种被感知的"感传线"一般呈细带状，定位明确，但其宽度则因所经部位而异。四肢仅一至数毫米，躯干则可宽达数厘米，深度也因部位而不同，有深有浅。不少受试者能明确指出其感传循行的部位是皮下或是皮表，当感传上达胸部时，有人还可分辨出是循行于肋骨外面或是肋骨内面，等等。安徽、福建、陕西和辽宁四省协作组对 100 名循经感传显著者进行了系统观察，详细记录了刺激十四经穴时每一名受试者所陈述的感传路线，绘制成图，然后，将 100 人感传路线叠加，形成一份循经感传路线综合示意图，并与古典经脉循行路线示意图进行比较。虽然循经感传线在个体间存在一定差异，但对大量受试者的观察结果总体分析后，各研究单位得出共同结论：感传路线基本循经。之所以说感传路线基本循经，就意味着二者之间还有一定差别，总体而言，四肢感传路线与古典经脉路线几乎完全一致，躯干部感传路线则常有偏离，头面部则变异较大。值得注意的是，历代医籍在描述经脉循行路线时都有"阴经不上头"之说，但在循经感传现象的研究中，不少单位都观察到，针刺手三阴经或足三阴经穴位时所引起的感传有时也可上达头面部。越来越多的学者认为，循经感传现象是我国古代先哲经脉循行路线的重要依据之一。古代医家早已指出，人与人之间在机能和结构上都存在个体差异，如《灵枢·经脉》篇指出，"经脉之大小，血之多少，皮之厚薄，……可为度量者，取其中度也。不甚脱肉，而血气不衰也，"等等，说明度量人体经脉大小时，应注意个体间的差异。基于古人上述认识，以及在循经感传研究中所观察到的各种变异和个体差异，不少学者指出，古典医籍所描述之经脉循行路线以及在图谱和模型中所绘制之经脉循行路线示意图，只能看作是一种"模式图"。如果认为每个人的感传循行路线都应该与模式图完全一致，显然失之偏颇。②速度缓慢，双向循行。国内外研究的结果表明，循经感传的出现有一定的潜伏期，一般为数秒到十数秒。感传循行速度很慢，绝大多数都在每秒数厘米之内，个体差异较大，慢者几分钟或十几分钟才能走完一条经脉，快者几秒钟即可通达一条经脉的全程。同一个体的不同经脉之感传速度则大致相同。如果刺激条件不便，则感传速度也基本稳定，即传导速度慢者一般都慢，快者一般都快，感传速度的变异系数多在20%以内。循经感传的速度与刺激的强度有明显关系，采用同样刺激方法，受试者耐受范围之内，随刺激强度增大，感传速度加快。循经感传潜伏期与其传导速度正相关，潜伏期短者，感传速度快，反之亦然，循经感传在同一人，甚至同一经脉上的循行速度也不完全均匀，受试者常述感传循行至大关节或某些穴位处，速度明显减缓或出现短暂停滞。有形容说，此过程如同流水，当及某些部位时，需灌满之，方能继续流动。特别值得提出的是温度对感传循行的速度有明显影响，循行部位加温，传导速度加快；降温，则减速，甚至停止不前。不同肤色人种之间，循经感传速度没有明显差别。循经感传还有双向循行的特点，如果刺激位于四肢指（趾）端井穴，感传将由手指（足趾）端开始，沿该穴位所属经脉路线，循向中方向传导，并可通达该经脉全程，刺激头面或躯干部穴位，感传亦可向四肢末端传导。如果刺激经脉中段穴位，则感传可以向中，也可能是离中性的，或者同时向两个相反方向传导。多数情况下，停止穴位刺激，感传并不立即消失，而是向被刺激穴位"回流"，然后才消失。回流速度有快有慢，方向与原感传方向相反。经络学说认为，气血在十二经脉中流注有一定方向，上肢手三阴经是由胸走手，手三阳经则是由手走头，而且气血在每一条经脉中都是单方向循行的，但循经感传却是双向的，看来，感传方向与古籍中描述的经脉气血流注方向并无明显关系。应当特别注意的是，与神经纤维传导速度相比，感传循行速度是极其缓慢的，人体神经纤维的传导速度一般为每秒数米至百余米，而循经感传的速度仅每秒数毫米至数厘米，两者相差几个数量级，因此，不可把两者相提并论。③有确切的客观效应。循经感传是受试者陈述的主观感受，而目前感觉生理学还不能提供对主观感觉进行直接记录和显示的特异性方法。所以，如何证实受试者主述的可靠性，如何评价这种现象的生理和病理意义及其在针灸治疗中的作用，就是我们必须认真考虑和给予回答的重要问题。虽然，目前感觉生理学还解决不了对主观感觉直接记录和显示的方法问题，但采用一些非特异的反应作为客观指标来工作，同样可使感觉生理学研究得以持续进行，并取得许多重要进展。如对疼痛的研究为例，目前虽无法解决疼痛的特异性指标问题，但各国学者用疼痛刺激引起受试者或动物的逃避反应，或伴随疼痛出现某些功能变化（如血管反应等）作为疼痛的非特异性客观指标，也进行了大量卓有成效的工作。循经感传现象的研究同样适用此理，如能在循经感传线上观察到某些客观变化，或者能观察到伴随循经感传出现的某些脏腑和五官的功能变化，尽管这些反应并非循经感传的特异性客观指标，但也足以证明循经感传现象是客观存在的，可以作为研究循经感传现象的非特异性指标。近年来，不断有人报道，在循经感传线上能够观察到一些肉眼可见的皮肤血管反应，包括红线、白线、皮疹、皮下出血和皮丘带等，感传过程中出现的这些循经皮肤血管神经性反应，以客观方法也可检测出来。有人报道，用阻抗式血流图仪记录受试者心包经的感传线上及其两侧旁开 3 厘米处的局部血流图，以血流图的波幅、上升时间和顶峰角的数值为指标，并以针刺穴位时不出现循经感传的受试者作为对照。结果表明，针刺前，无论受试者有无感传，经脉线上局部血流图的波幅，与经线两侧的对照点比较，都没有显著差异。但针刺时，感传线上局部血流图的波幅变化较经线两侧旁开对照点的变化显著，而无感传者的经脉线上的局部血流图的波幅变化则不明显。据受试者述，针刺穴位附近，可循经出现冷热感觉，即常说的"烧山火"和"透天凉"。"七五"期间，我国学者在严格控制的条件下，以红外热象仪进行观察，结果表明，针刺合谷穴，沿大肠经出现循经感传时，在受试者上肢、颈部和面部大肠经所经部位可观察到皮肤温度呈带状升高的现象，有的受试者可清晰出现一条基本连续的高温带，行程与古典医籍中所描述的手阳明大肠经的路线基本一致。但红外热象图上高温带出现的时间晚于循经感传出现的时间，滞后数分钟。因此，红外热象图所示之变化并非循经感传本身，但它反映了感传过程中循经出现的某种能量代谢变化，这种变化可能出现于皮下组织深部，当这种变化通过热传导到达体表皮肤时，才能被红外热象仪检测出来。针刺穴位时，还可在某些部位出现肉眼可见的肌肉收缩或记录到肌电反应，用同心针电极和表面电极引导肌电，无论用深部电极或表面电极进行记录，针刺穴位均可在感传线上记录到明显的肌电发放，与两侧旁开的对照点比较，有显著差异。分析肌电信号的功率谱，发现针刺穴位所诱发的肌电反应确有一定循经性，感传过程中经脉线上所发放的肌电信号功率强度明显高于经线两侧旁开的对照点。除此之外，针刺穴位时，感传经过部位的痛和耐痛阈都明显提高，与两侧旁开对照点比较，有显著差异。如果以指端血管容积脉搏波幅的变化作为痛反应指标，即可把针刺镇痛作用的这种特殊分布状况客观记录下来。已经观察到的事实说明，循经感传并不只是一种主观的感觉现象，感传过程中的确循经出现了一些可以记录到的客观反应，这些事实为循经感传现象的存在，提供了一个方面的佐证。与前述循经感传线上出现的客观反应同样具有佐证作用的是伴随循经感传出现的"效应器官"功能活动的变化。针刺穴位，感传循经到达相应的脏腑或五官时，即可引起该器官功能活动的显著改变。这种改变不仅可以证实受试者主述内容的真实性和可靠性，证明循经感传现象的存在，而且进一步表明这种现象的重要功能意义。20多年来，我国学者在这方面进行了大量工作，结果表明，循经感传对人体各功能系统或器官的活动都有明显影响，包括消化系统、循环系统、呼吸系统、泌尿系统、骨骼肌、神经系统、特殊感官、免疫系统和内分泌系统等。这方面已经积累了丰富资料，有关报道还在不断增加。这些事实说明，在针刺引起循经感传的同时，受试者体内还发生了一系列非其主观意志所能控制的客观反应，从而进一步证实了循经感传现象的客观存在及其在人体功能调控过程中的重要意义。④可阻滞性。大量研究结果表明，机械压迫等外加因素持续作用于循经感传线上任意部位，即可阻止感传循行。解除外加因素，感传继续循行。这种现象被称作循经感传的可阻滞性。《金针赋》中有关"以尤虎升腾之法，按之在前，使气在后，按之在后，使气在前"的描述，可能是对这一现象的最早记载，针灸临床也一直有人在应用，但对这一问题的系统研究20世纪60年代初才开始。就目前已有报道看，机械压迫、局部低温、局部注射生理盐水等因素均可导致感传阻滞，但对机械压迫的研究最多。在绝大多数受试者，循经感传均可被机械压迫所阻断，但压力必须够大，而且一定要施加在感传路线上。压迫感传线两侧旁开的对照点或身体其他部位，对循经感传都没有明显影响。无论以什么方法刺激穴位引起的感传，在其沿十四经的任何一条经脉的循行过程中，在感传线上任何一点施压，均可阻断感传。局部低温是阻滞循经感传的另一重要因素，降低感传经过部位的皮肤温度，可使感传循行速度减慢，当皮下温度降至一定程度，感传即可被完全阻滞。在感传线上任意一点，以垂直方向，向皮下或深部组织内注射生理盐水也可阻滞感传，其原理是注入穴位的溶液使局部组织内压升高，实质还是机械压迫因素在起作用。虽然循经感传及其阻滞现象是受试者的主述，但当受试者自述感传被阻滞时，循经感传过程中所伴随的脏腑、五官等功能的变化也同样受到阻滞，即针刺效应随之显著降低，甚至完全消失。解除阻滞，感传恢复循行，针刺的效应又复出现。继 1974 年福建省中医药研究院的报道以来，我国学者就感传阻滞对针效影响的问题进行了大量研究，发现感传阻滞几乎对所有针刺穴位的效应都有显著影响，主要包括针刺镇痛和针刺调整两个方面。以上大量事实说明，循经感传阻滞现象是客观存在的，随之而来的便是对造成感传阻滞原因的探求，首先关注的目标即是神经系统的作用。如果与阻滞部位相关的感觉神经的传导功能被致阻因素阻断，那么问题就简单了，然而理论分析和客观检测的事实却并非如此。以机械压迫引起感传阻滞时，所施压力仅每平方厘米数百克，而且只作用在 1×2 平方厘米的局部，时间又短暂，再加上皮肤、皮下组织和肌肉的缓冲，真正作用到神经纤维上的压强，不可能影响到神经纤维的传导功能。同样，导致感传阻滞的局部低温（21℃）也不会对神经传导功能产生明显影响。实际上，当感传被阻滞时，针刺穴位的感觉并未受到影响，所针刺穴位的针感始终存在。直接记录感觉神经传入放电的结果也证明，循经感传被阻滞时，与针刺穴位相关的传入神经动作电位的幅度和潜伏期都没有明显变化。这些事实说明，感传阻滞并不是由于机械压迫等因素引起的传入神经纤维传导功能障碍所致，可能存在更加复杂的机制。⑤病理情况下常趋向"病所"。在某些患者身上可看到，当刺激经脉路线不经过患区（即病所）的穴位时，感觉首先沿被刺激穴位所属的经脉路线循行，但当其接近"病所"，往往会偏离本经，转向"病所"。有的患者甚至不论针刺任何穴位，所出现的感传最后都到达"病所"，这也是循经感传路线变异的一种表现。

循经感传与针刺临床疗效的关系十分密切，《灵枢·九针十二原》说："刺之要，气至而有效"，后世医家又进一步强调了"气至病所"的重要性。元明时代，针灸学蓬勃发展，这一时期的针灸著作中有关驱气、运气、促进气至病所的描述就更多。《针灸大成》中所言之"有病道远者必先使气直到病所"就是一个著名论断。这说明古代医家不仅对循经感传有着深入了解，而且已经把掌握循经感传，促进气至病所作为提高针灸疗效的一种积极手段。20世纪70年代，我国学者对这一问题开始进行系统研究，对冠心病、溃疡性胃穿孔、支气管哮喘、青少年近视、视神经萎缩、慢性阻塞性肺疾患以及各种痛症等20多个病种所做的大量研究结果表明，针灸的疗效确与循经感传的显著程度密切相关，感传愈显，疗效愈好，这些研究都有足够数量的样本，对疗效的判断也有可靠的指标。在此，应特别强调循经感传的方向问题。不少研究结果表明，向病所方向（一般也就是向中方向）的感传愈显著，针灸疗效一般也愈好。如果针刺时仅仅出现向四肢末端放射的针感，即使针感很强，放射也很明显，但与向中性感传显著的患者相比，疗效仍然很差。因为快速放射的针感，实际上是刺中神经干引起的感觉投射，性质与循经感传不同。换言之，直接刺激外周神经，虽有一定疗效，也远较出现显著向中性感传者差。这一事实提示，"气至病所"的效应并非一般神经机理所能完全解释，它是循经感传的效应性在针灸临床治疗中的典型表现。它的作用不同于直接刺激病所，而有其特殊规律，是针灸治疗中带有普遍意义的一个问题，也是探讨针刺效应机理和途径的极好方向。

20 世纪 70 年代，对循经感传现象的大规模调查结果表明，循经感传现象在人群中的出现率约为 15%～20%，但其中感传显著型者不及 1%。循经感传如果是正常生命现象，那就应该是有普遍性的，为何出现率却如此之低？一些研究结果表明，有些受试者自诉的感传显著程度是不稳定的，受条件因素影响，并取决于人体的功能状态。因此有学者设想，不论受试者是否自诉出现循经感传，但刺激穴位对经脉的作用是客观存在的。在不出现循经感传的受试者身上，应当也能测查出与循经感传相关的过程。在这种思路启发下。1977 年，北京市中医医院和中国科学院生物物理所的研究人员认真对这一问题进行了探索，证明在刺激穴位时，多数受试者虽然没有自诉出现感传，但若沿经给以另一附加刺激，即可查出受试者实际上已经沿经出现了感觉变化，说明引起感传的过程是客观存在的，只是处在未被感知的"隐性"状态。于是，他们提出了"隐性感传"的概念，这一现象的发现，进一步证明循经感传是一种普遍的生命现象。据一些单位观察，隐性感传的出现率一般约为 70% 左右，也有出现率为 100% 的报告，而且其中大部分受试者的隐性感传线都能通达经脉全程。隐性感传的出现率与种族、地域、年龄、性别等因素没有明显关系。隐性感传的感觉性质最常见的是麻、胀和震动感，隐性感传线与古典经脉循行路线基本一致，同一个体在不同时间测试，隐性感传线的位置也基本不变。值得提出的是，隐性感传与针刺效应也有密切关系，也可被机械压迫所阻滞。此外，隐性感传线还有低阻抗和高振动声特点。在同一名受试者身上观察的结果表明，隐性循经感传与显性循经感传可同在一条经脉的循行线上共同存在，两者几乎一致。但通常隐性感传线长于显性感传线，因此，有人认为隐性感传是显性感传的基础，显性感传是在隐性感传的基础上经转化而形成的，隐性感传的轨迹是显性感传路线的延伸。

2）循经性感觉异常

据临床报道，有些神经科患者主诉的某些感觉异常也具有循经特征，如沿古典经脉循行线出现的疼痛、感觉异常等。因此，有人将这些症状统称为"循经性感觉病"或"循经性综合征"，并把它归入经络现象之列。"循经性感觉病"或"循经性综合征"的临床表现是多种多样的，它既可能是循经性感觉过敏，出现循经性的麻、酸、胀、痛、痒、冷、热、水流感、气流感或蚁走感等异常感觉，也可能是循经性感觉迟钝，出现循经性麻木等，其中，以循经性疼痛所占比例最大，其次是循经性麻木感。循经性疼痛的胜质有抽痛、灼痛、钝痛和压痛等多种表现，对上百例患者的观察结果表明，这种证候最突出的特点是其疼痛部位的分布与古典经脉的路线基本一致，但疼痛波及的范围长短不一。循经出现的异常感觉以麻感居多，多数患者出现的异常感觉亦与古典经脉循行线基本一致，但长短不一。有的仅见于某条经脉行程的一部分，有的则可出现于某条经脉的全程。循经性疼痛和循经性感觉异常可出现于十四经的每一条经脉，但从现有病例看，各种循经性感觉障碍以膀胱经出现频率最高，其次是大肠经、督脉、胃经和胆经，有时也可出现于奇经八脉。在同一患者身上，这种循经性感觉障碍可出现于一条经脉，也可出现于多条经脉。有的患者甚至在十二经的每一条经脉上都出现感觉异常。另外，循经感觉异常多具有发作性特征，发作时间的间隔和频率因人而异，每次发作持续时间也长短不一，但发作多从某一恒定的始发点开始，然后循经扩延，扩延速度为每秒 1 ~ 40 厘米，或者更慢。有学者认为，胃幽门部溃疡等内脏疾病，体表的损伤性病灶、陈旧性疤痕组织或其他外来刺激，头部外伤，以及大脑皮层体觉区或运动区病损等中枢神经系统疾患，都可以引起这种循经性感觉障碍。当循经性感觉障碍发作时，若在其症状扩延的路线上施加机械压迫，常可使其扩延终止，关于循经性感觉障碍的治疗，首先查明病因，除因可得根治，针灸治疗也有较好疗效，施治时以循经远端取穴为主，辅以互为表里的经脉穴位。

3）循经皮肤病变

循经皮肤病是一种重要的经络现象，由于它行程清楚，肉眼可见，直观再现了经脉的循行路线，因此衡称为可见的经络现象。另外，针灸诱发的各种皮肤血管神经性反应也被列为可见性经络现象。由于这些现象直观、形象，因而受到国内外学者的特别关注。在皮肤科病人中常常可以看到有些病人的皮肤病损呈带状分布，被称为带状皮肤病。这类疾病并不罕见，但却很少有人想到把它与经络联系起来。北京第六医院等单位的学者通过大量临床观察，发现了不少带状皮肤病患者的病损区分布恰好与古典经脉循行路线一致或基本一致，故称之为循经皮肤病，已有资料说明，循经皮肤病有先天与后天之分，先天性循经皮肤病涉及病种很多，如疣状痣、贫血痣、色素痣，以及皮脂腺痣等，后天性循经皮肤病主要包括神经性皮炎，扁平苔癣、湿疹、线状苔癣和硬皮病等。循经皮肤病可出现于十二正经，以及任脉、督脉和带脉，但以肾经为多见。皮损可及经脉一部，也可波及全程。在一些典型病例，皮损行程清楚，边缘整齐，连续不断，宛如一条细线或细带，十分醒目，直观显示了经脉的循行路线，人体皮肤发育的缺陷或各种因素所致的病损分布与古典经脉的循行路线如此一致，看来绝非巧合，必有某种内在联系，它也从一个侧面证明，古代医家描述的经脉循行路线是有客观依据的。一些研究单位观察到，有的受试者在针刺穴位时，可沿古典经脉线出现红线、白线、丘疹等血管神经性反应，这是可见经络的另一种类型，它由刺激穴位所致。这种血管神经性反应所波及的距离有长有短，长者可达经脉全程。出现这种反应的潜伏期因人而异，短者留针时即可出现，长者需数小时。有人将针刺诱发的红线与皮肤划痕反应相比较，在划痕反应完全消失之后，循经出现的红线仍可保持几小时至十几小时之久，说明两者有所不同。

（2）从物理学角度证明"人体经络线"是客观存在的

1）以皮肤阻抗为指标，检测经脉的循行路线

恩格斯说过："我们愈是精密地研究各种极不相同的自然过程，就愈多地发现电的踪迹"。生命科学的研究进展，日益深入地揭示出生命过程中出现的各种电变化。因此，电学方法也就首先被应用于经络循行线的检测，皮肤阻抗则是一个最常用的指标。50 年来，国内外在这方面有大量报道，但应用于研究穴位者多，用于研究经脉路线者少。20 世纪 50 年代初，日本学者发现人体体表存在 26 条低电阻点的连线，并称之为良导络，其径路大多与古典经脉路线相似。同一时期，法国学者也有类似报道。1958 年，经络测定也在我国各地广泛展开，但大部分工作只是测定穴位的皮肤电阻，只有个别报道说明使用鸳鸯导子可以测定出与经脉路线大致相同的低阻抗线。由于测试方法的缺陷，这些早期工作虽然未能对经脉路线的皮肤是否真正具有低阻特性做出明确结论，但都为开拓这一研究领域做出了贡献。①经脉循行线上皮肤阻抗测试的方法。根据电学原理直接进行测定是经脉循行线上皮肤阻抗研究中使用最多的方法，就测试电源来说，有直流、交流和脉冲之分；测试电极则有二极、三极和四极的不同组合；就测试方法言，也有定点、逐点和连续扫描等，测试方法和测试时采用之电学参数对皮肤阻抗测试结果都有显著影响。因此，测试方法的可靠性是多年来人们关注的重要问题，这也可能是导致许多结果出现矛盾和分歧的一个重要原因。早期工作采用的都是直流电源的二电极法，以此种方法测定，电极面积、电极与皮肤接触的压力，以及接触时间长短，对皮肤阻抗的测定值都有很大影响，结果很不稳定。改用交流或脉冲电源，则无论是用二电极、三电极或四电极法，电极的接触压力对测试结果的影响就显著减少，提高了测试结果的稳定性。不论采用何种方法，在选定

条件下，皮肤阻抗的测试值必须不受测试电极压力，通电测试时间和重复测试次数的影响，以保证结果的可靠性和可重复性。对于测试数据的比较，有人强调皮肤阻抗的绝对值，也有人认为经穴阻抗都是在一定条件下所测的相对数值，其绝对值的生理意义并不重要。对于检测经脉循行线而言，关键是要比较经脉路线与其两侧非经脉部位的皮肤阻抗有无显著差异，而且是在同次实验中进行同时对照，因此，只要在完全相同的条件下测试出经脉与非经脉部位皮肤阻抗差值，即可达到实验目的。还应该指出，两极法所测得的只是皮肤表层阻抗，而三极法和四极法所测得的则是电极下面一定深度的组织阻抗。这种差异对于探讨经穴低阻抗特性的性质当然具有不同意义，但对于解决经络循行路线的客观检测则无优劣之分。不论是两极法或四极法，只要能把经络路线测出来，经与非经的对比明显，结果稳定，可以重复，就达到实验目的了，就是一个可取的方法，目前使用最多的是脉冲式两极法。总体而言，皮肤阻抗测试方法已经比较成熟，一些缺点已得到改进，并已取得了一些比较确切的结果。除了直接测量外，还有人采用其他方法显示或研究经脉的低阻抗特性，比如，在高频高压电场中观察人体体表的火花放电，或以电泳漆沉着显示人体经穴；也有人以电学网络理论来推测所测试的经脉区段的阻抗特性，上述方法所获结果可以相互印证，说明这项研究结果是可靠的。②隐性感传线的低阻抗特性。1978 年，中国科学院生物物理研究所等单位的研究者以低频脉冲皮肤阻抗仪对隐性感传线的皮肤阻抗进行了测定。受试者左手握参考电极，探测电极则沿隐性感传线垂直方向，从距线 1 厘米处开始，以每秒 1 厘米的速度在皮肤上轻轻接触扫描，通过该线，直到对侧线外 1 厘米处为止。探测过程中，渐增电压，至微安表显示出高导点时标示该点的位置，并与隐性感传线的位置相比较。两者距离在 0.5 厘米以内者表示符合，即阳性结果；超过 0.5 厘米为阴性结果。高导点（即低阻点）的导电量（以微安表读数）常较邻近对照点高一倍以上。由于测试点半数以上不在穴位上，而是居穴位之间，因而研究者认为在隐性感传线全程，皮肤导电性均较邻近皮肤者为高。由于隐性感传线与古典经脉线基本吻合，因而所检测的实际上也即经脉路线。对大肠经、胃经等8条隐性感传线测试结果基本一致。肢体截下4小时复查，截肢前所测之低阻线依然存在③脉冲式两电极法的可靠性研究。福建省中医药研究院等单位根据两电极法原理组装了专用于皮肤阻抗检测的微机系统，对脉冲式两电极法检测皮肤阻抗的可靠性进行了系统论证。该系统由恒压脉冲电源、取样电路、前置放大器和微机等组成。采样的信号输入计算机处理，选用适当的电子参数，即可获得稳定可靠的结果。a. 低阻点的阻抗一般为80~100千欧，而其周围的非低阻点的阻抗值则在600千欧以上，两者相差5~10倍，对比非常清楚；b. 测试电极与接触的压力、测试通电的时间和重复测试的次数对皮肤阻抗的测定值都无明显影响，更不可能使非低阻点变为低阻点，完全可以满足实际要求；c. 在2.5小时内，对受试者前臂100个非低阻点进行6次测试（半小时1次），皮肤阻抗均保持在600千欧以上，平均变异系数为6.52%，也没有一个非低阻点突然变为低阻点，说明人体皮肤的阻抗是相对稳定的；d. 从伏安曲线看，低阻点的特性与非低阻点显著不同，在5~50毫伏范围内，随测试电压增高，皮肤低阻点电流也渐增，一般在30毫伏左右电流骤增（阻抗骤降），曲线上出现明显转折（出现了非线性变化），显示了"类击穿"的现象。非低阻点情况则完全不同，在5~50毫伏电压范围内，曲线比较平直，未出现"类击穿'的转折点。然而，当测试电压超过60毫伏时，非低阻点的阻抗也明显下降（有的可至100千欧以下）。但减小测试电压，皮肤阻抗又迅即恢复原有高阻抗状态。这些结果表明，以脉冲式两电极法测试皮肤阻抗的结果是可靠的，皮肤低阻点与非低阻点的电学性质确有明显不同，这是一种自然现象，非实验误差所致。④皮肤低阻点的循经分布。电极扫描检测皮肤阻抗时，其阻抗不均匀，高低起伏，在经脉线上出现高峰（即低阻点）。皮肤低阻点的分布基本上是循经的，绝大多数低阻点（90%）都分布在经脉线上，或其两侧 0.5cm 的范围之内，在测试经脉与其两侧之间的对照区内很少出现低阻点。如果从腕、踝关节以下的部位开始测试，依次上推，即可将所测试经脉的皮肤低阻点的分布状况检测出来。这种循经分布的特点是稳定的、可重复的。在兔、羊、猪等动物体也可观察到类似现象。⑤以四电极法测定的低阻经络。北京大学生物系的学者以四电极法测试了人体皮下约 2 毫米处的阻抗分布，测试肢体时，先确定零点和零线，然后沿其纵向和横向每隔 1 厘米测定一点，组成间隔 1 厘米的点阵。沿机体的纵向将所测得的低谷（即低阻点）连接起来，即可划出一条低阻线，被称为低阻经络。在上下肢各测出 6 条，以四电极法所测出的低阻经络位于皮表下 2 毫米深度范围之内，但其路线与古典经脉循行路线十分接近。⑥以其他方法检测的结果。除了直接测试，国内外学者还用其他方法探讨了皮肤的阻抗特性，比如，在高频高压电场中，可以直接观察或拍摄到皮肤导电点的放电现象，所观察到的一些电晕光点的排列也很接近古典经脉路线。将机体浸泡于电泳漆溶液内，在电场作用下，一些带电的颗粒即可吸附在皮肤的某些部位，显示出肉眼可见的黑点或黑线，其中 70% 左右与经脉路线相符。还有人以电学网络分析方法探讨了经脉路线的阻抗特征，证明人体心经前臂段的阻抗低于其两侧旁开 1~1.5 厘米的对照线，差异显著。以上多种方法研究的结果表明，皮肤低阻点分布基本上是循经的，在一定条件下，皮肤阻抗可以作为检测经脉循行路线的指标，应用于经络研究，至于引起皮肤低阻抗的原因还有待于继续探讨。

2）放射性同位素示踪

20 世纪 60 年代，我国学者即已开始应用放射性同位素示踪方法检测经脉循行路线，在人体穴位注入 ^{32} 磷（低于治疗剂量），以盖缪计数器记录，可观察到该穴位所属经脉线上的放射线强度较其两侧旁开的对照部位高，所测试到的十二条同位素示踪轨迹与传统的十二经脉路线大体相符。在非经非穴部位注射，则观察不到同位素循经迁移现象。1980 年又有报道，3 名有感传受试者，注入内关穴的^{125}NaI 可沿心包经路线扩散，另外 55 名无感传受试者，则没有出现同位素循经迁移迹象。80 年代中期以后，罗马尼亚、法国和中国学者先后应用 γ 闪烁照相技术观察到穴位注射后循经出现的示踪轨迹，使停滞多年的工作有了新的转机，正因为这项工作的结果，促使政府把经络研究列入"七五"攻关计划。中国中医研究院针灸研究所、解放军总医院等单位学者取得如下重要结果：①腕踝部穴位皮下注入标记高锝酸钠溶液后，同位素即可循经迁徙，示踪轨迹平均长度约 60 毫米，就其行程看，手、足三阴经示踪轨迹在四肢可以走完经脉全程，进入胸腹腔即散开，行程与《灵枢·经脉》的描述基本一致。手三阳经的示踪轨迹上行至上臂中段即向内偏移，足三阳经的轨迹上行至大腿中段也偏离经脉路线，转向股内侧。只有极少数人，示踪轨迹能继续循经上达躯干部。在四肢，同位素示踪轨迹与古典经脉路线的符合率为 78%。注入躯干部穴位的同位素可沿该经脉向上下移行一定距离，如在同一肢体的两条经脉（如心经和肺经）的穴位同时注入示踪剂，则可同时显示出两条沿该经脉路线循行的示踪轨迹。若将同位素注入穴位两侧旁开的非经穴对照点，则示踪剂在其扩散过程中逐渐向邻近经脉靠近，最后归入该经脉，继续向前循行。若注射点远离经脉路线，则无循经轨迹可见。在猴和大鼠也可记录到类似的同位素示踪轨迹，在小鼠的"关元俞"注射^{99m}锝-过锝酸钠或^{125}NaI，从"关元俞"至头部也可显示出沿"膀胱经"走行的示踪轨迹。②注射穴位的同位素经过一定潜伏期即开始循经迁徙，呈双向性，以向心方向为主。健康成年人出现同位素迁移的平均潜伏期为 37 秒，示踪剂迁移速度为 17 厘米/分（最快 30 厘米/分，最慢 4~8 厘米/分），但并非匀速，而是时快时慢，有时还有明显滞瘀。滞瘀点的位置常与腧穴部位吻合，需特别注意的是，在非经穴部位注射以后，放射性同位素的扩散也有归经趋势，在其移行过程中逐渐向邻近的经脉靠拢，然后归入该经脉。③在注射穴的向中部位施压，可阻滞同位素移行，延长潜伏期，减慢速度。压迫点的近中端不再有示踪轨迹显现，解除压迫后 10～30 秒，示踪轨迹继续延伸。皮下注射生理盐水同样可以阻滞，局部温度变化对循经迁移也有明显影响，高温促，低温滞。值得注意的是，针刺注射穴位远端的同经穴位，可使同位素迁移的潜伏期缩短，清除率增加，示踪轨迹循经程度提高，明显促进迁移过程。④对照观察分析，在一侧肢体远端穴位皮下注射^{99m}锝－过锝酸钠，对侧肢体的同名穴注入^{99m}锝－硫化锑胶体（一种淋巴显影剂），则注射^{99m}锝－过锝酸钠溶液的穴位都迅速出现了向心迁移的同位素示踪轨迹，而注射^{99m}锝－硫化锑胶体一侧则始终没有清晰的轨迹出现，说明穴位注射过锝酸钠溶液时所出现的同位素示踪轨迹与淋巴系统无直接关系。示踪轨迹与血液循环系统的关系比较复杂，虽在四肢远端穴位注射同位素后所显示的向切性迁移轨迹与血管，特别是静脉有较密切关系，但示踪剂迁移过程的特点（迁移缓慢、停顿、滞瘀等）又与目前已知的血液循环知识相悖逆。在人工灌流的猴肢体上可观察到同位素示踪轨迹，同时从静脉收集的灌流液中含有大量放射性物质，动物死亡，示踪轨迹消失。但在刚死亡不久的动物肢体上进行灌流，则示踪轨迹又出现。说明血流动力也是同位素循经迁移的动力。环切肢体皮肤和皮下组织至筋膜层，对循经示踪轨迹无影响，但环行切除一圈宽约 3 厘米的皮肤，则示踪轨迹即中断于此。可见穴位注射时，同位素示踪轨迹的出现与血液循环密切相关，但又非已知血管的分布和功能所能解释，皮下静脉的分布呈网状，而同位素的示踪轨迹却是线状。河北医科大学以碘化钠作放射自显影观察，结果表明，沿豚鼠"膀胱经"的示踪轨迹是走行于组织间隙之中的，标记的银粒并未存在或附着于任何特殊组织结构。穴位注射时，同位素示踪轨迹产生的原因有待深入研究，其对揭示经络实质意义重大。

3）循经传导的低频机械振动波检测。

1980 年，辽宁中医学院首先报道，压迫穴位时，在该穴所属的经脉线上可记录到相应声信号，安徽中医学院等单位也开展了类似工作，结果基本一致。他们以弹簧压力计在穴位上施加恒定压力，激发声信号，以压电换能器在预定部位接收。经过放大、滤波，然后输入记录仪加以记录、储存。实验在人体和动物体进行，由于影响低频振动波传播的因素很多，故实验条件须严格控制，才能保证结果的可靠性。早期实验发现，激发十二正经的合谷、内庭等穴位，在各该经脉的远隔穴位可记录到相应的低频振动波，阳性率83%。经线旁开 2～3 厘米的对照点则记录不到明显反应。激发非经非穴部位，信号出现率不及 33%，与激发穴位时的效果比较有非常显著的差异。至80 年代末，开夕用4 探头同时记录方法取代早期的单探头非同时记录方法，对大肠经的体表循行线进行了详细检测，以 500 克压力激发合谷穴，从手三里、臂臑肩髃、迎香等穴位记录低频振动波，并在各该穴两侧旁开 2.5 厘米处设对照点同时记录，结果表明，本经穴位的低频振动波出现率明显高于对照点，其传导具有循经性。通常记录到的循经低频振动波为尖波、脉冲或不规则波型，据频谱分析结果看一人体循经低频振动波的频域为 8.5～97.3 赫兹。随记录部位与激发穴位之间距离的延长，低频振动波的频率渐降。激发穴位引起的循经低频振动波具有双向传导特点，其速甚慢，在 4.16～8.2 厘米/秒之间。在向远处传导的过程中，低频振动波的振幅也随之渐氏。根据对循经声信号频谱的分析，辽宁中医学院研究者将100 赫兹以下的低频正弦波输入穴位代替压迫激发，所输入的低频正弦波也可循经传导。经脉对输入信号的频率响应可能也有一定特性，并非输入任何频率的初片戒振动都能在远隔的同经穴位上检测出来。大肠经各穴位的最佳传输频率都在 27～51 赫兹之间，手三阴经和手三阳经在肘部穴位的最佳传输频率也各不相同，略有差异，同样，循经传输的波幅随距离延长而衰减，传导速度 10 米/秒，各经相同，但与周围组织传声速度相比，则有非常显著差异。从大肠经商阳穴输入的低频振动波可引起结肠活动变化，蠕动频率加快，幅度加大。与从小肠经少泽穴输入的效果相比，有显著差异。为弄清循经传导的低频振动波性质，研究者将激发穴位引起的低频振动波与脑电、胃电、血管搏动波以及肌电进行比较，发现循经传导的低频振动波与其他四种信号各不相同，有其特异性。输入穴位的特定频率的正弦波能够循经传导的事实也有助于说明，循经传导的低频振动波与体内已知的一些声源无直接关系。循经传导的低频振动波的传导速度非常缓慢，每秒仅 10 米左右，声波在人体各组织中的传播速度远比其高，如肌肉为 1575～1585 米/秒，骨为 3360～3380 米/秒。传播此种低频振动波的媒质是什么，目前尚不清楚。但切断有关的外周神经和血管，环切皮肤对低频振动波的传播均无明显影响，只有当环切肌层以下的全部软组织时，切口远端的低频振动波才消失。这提示有关的传导基质可能位于深部组织中，据报道，当动物死后立即检测，低频振动波的出现率即显著降低，说明该波的传播与生命过程密切相关。目前应用记录循经传导的低频机械振动波的方法，已经可以把跨越多个体区的足三阳经的路线检测出来，但由于体内产生低频振动波的声源较多，记录上尚有困难，加之传导媒质的性质不明，因而还有不少问题有待解决。

4）体表经脉循行线的自然显示。

前面介绍的几种检测或显示经脉循行路线的方法都有一个共同缺点，即在测试时都须给外加刺激，或导入外源性物质，有的还不能直观显示。中医学认为经脉是气血运行通路，它是人本身固有的，因此在没有任何外加因素刺激或干扰的情况下显示经脉无疑具有重大价值。从目前科技条件看，红外热成像技术是一个选择。20 世纪 70 年代初，国外有人报道，面部红外热像图与中医经脉路线有相似之处，80 年代，我国学者结合循经感传现象的研究，运用此技术相继观察到感传过程中循经感传出现的高温区带或低温区带，但一般距离较短，边缘境界也不清，只有个别受试者皮肤温度变化的循经特点比较典型，但这些皮肤温度的反应也是外加刺激诱发出来的。为了解决经脉循行路线自然显示问题，福建省中医药研究院着力进行了研究。他们以红外辐射示踪仪进行观察，该仪器配备有精密的红外摄像装置和完善的计算机图像处理系统。该系统不仅可以显示完整的人体红外辐射图像（全温图），而且可以提取体表强度相同的红外辐射信号，连续显示它的瞬时分布状态，以取得等强度红外辐射的分布图像（即等温分布图），实验结果可以录像、摄片、储存或进行其他二次处理。实验温度保持在28℃左右（即处在自然温度的范围内），波动不超过1℃。必要时，在体表设置若干标志点，以便准确标定红外辐射轨迹的位置。测试在完全自然的条件下进行，对受试者不作任何处理。循经出现的红外辐射轨迹在全温图或等温图均可观察到，且两者吻合，可以互相印证。但对于显示经脉的循行路线而言，等温显示方法能够净化图像背景，更清楚显示所观察到的红外辐射轨迹，有其独到之处。将两者结合起来，结果更为可靠。在完全没有外加因素刺激或干扰的情况下，人体体表可以观察到一些细带状的红外辐射轨迹，在四肢和躯干部多呈纵向走行，在头部则呈弧形。行程有长有短，其中一些轨迹行程与古典十四经脉路线基本一致或完全一致，长者可通达多个体区，表现相当典型。在等温显示时，选用一个色标（即温标）常可同时显示出多条循经红外辐射轨迹。测试结果表明，人体体表的循经红外辐射轨迹是客观存在的生命现象，它清楚地显示了古人所描述的人体经脉循行路线。在一定条件下，大多数人身上都可观察到这种轨迹，只不过时长、时短、时多、时少，此与受试者的功能状态有关。同一个体不同实验日所观察到的辐射轨迹部位和数量不尽相同，而是处在一个动态变化过程之中。对同一条轨迹连续记录，则可清楚地看到该轨迹有时长、有时短、有时宽、有时窄、有时中断，随后又连续成线，但其走向基本保持稳定，而且可以重复，这种情况在等温显示时表现更为清楚。针刺穴位可沿该经脉出现的红外辐射轨迹温度升高或降低，使其连续性明显改善，这说明它还与人体的功能调控过程相关。红外辐射与大血管的关系是个特别值得注意的问题。有人认为热像仪在体表记录到的高温带可能是浅静脉，也有人认为可能是动脉，但实际观察的结果，在热像图上浅静脉有时可以显示出来，有时显示不出来。即使在浅静脉能够显示的情况下，循经辐射轨迹的温度也常与静脉表面的皮温不同。在下肢，大隐静脉粗大，明显，但热像图上常不能清楚显示，至于动脉，一般只在搏动应手之处显示出来，很少能够连续成线。在四肢某些部位，经脉循行路线与血管分布较接近，对记录到的循经红外辐射轨迹，要加以鉴别，但在背部和胸腹部皮下并没有纵行的大血管，而在此体区却也记录到了与任脉、督脉和膀胱经、胃经路线基本一致的红外辐射轨迹，说明该轨迹与皮下或较深部大血管并无直接关系。那么引致这种循经出现的红外辐射之原因可能有二：一是来自皮下深部组织，二是来自皮肤血管。如果位于皮下的某种组织，能量代谢旺盛使局部温度升高，这种状态是可以反映在热像图上的；据报道，皮肤的动脉及伴行的静脉通常为网状，相互交联，即使在四肢，皮肤动脉的方向也很不规则，常常斜行或水平走向，直行者不多。体表的红外辐射强度与皮肤血液循环状态关系密切。如果循经红外辐射轨迹的形成与皮肤的血管有关，则说明沿该轨迹的皮肤血液循环可能出现了某种特殊的功能组合。生红外辐射轨迹的动态变化一样，这种组合也必然是一种动态过程。这是一个复杂，但却意义重大的问题，真正的原因是什么，还有待深入的研究。

6.1.2.2 "经络–人体整体调控网络"模型是客观存在的

有大量的科学依据可以证明"经络–人体整体调控网络"模型是客观存在的。

（1）穴位与"人体整体调控网络"相关

近半个世纪以来，国内外学者从经穴的组织形态、生理学、生物化学、物理学以及作用途径等多方面多学科深入地进行了实验研究和临床研究，提出多种看法，但穴位与"人体整体调控网络"相关是肯定的。

1）穴位的形态学基础

神经干及分支、血管（壁上神经装置）、游离神经末梢三者及穴位所在部位的主要感受器共同组成穴位针感的形态学基础。在穴位区从表皮、真皮、皮下、筋膜、肌层以及血管的组织中都存在丰富而多样的神经末梢、神经束和神经丛，几乎所有穴位都有多种神经末梢的感受器分布。

腧穴针感可以形成于从皮肤至骨膜的所有组织结构中，而在这些组织结构中，其所共有的结构就是能将刺激转换为神经冲动的感受器，分别为游离神经末梢、肌梭、环层小体、克氏终球及关节囊感觉器，这些是针感的物质基础。

2）穴位与"人体整体调控网络"相关联

所谓"人体整体调控网络"，是指"作为对外反应与自我调节的基础"的"通过层次与层次之间、网络与网络之间、系统与系统之间的联系和整合而建立起来的复杂系统"。"人体整体调控网络"包括从涉及整体性系统之间调节的神经 - 内分泌 - 免疫网络，到局部性质的如下丘脑 - 垂体 - 肾上腺皮质 - 胸腺轴网络、肾素 - 血管紧张素系统（RAS）等，直到细胞网络，分子网络与基因网络。因此，只要穴位与"人体整体调控网络"中的任一个子网络相关联，如与神经 - 内分泌 - 免疫网络相关联，或与细胞网络，分子网络、基因网络相关联，都可以说是穴位与"人体整体调控网络"相关联。从上述穴位的形态学基础研究看，穴位与神经网络相关联是肯定的，也是最重要的。因此，也可以肯定地说：穴位与"人体整体调控网络"是相关联的。

（2）针灸穴位可通过神经途径作用于内脏器官

体表和内脏相联系的观点占人在两千多年前已经认识到，《灵枢·海论》曰："十二经脉者，内属于腑脏，外络于肢节"。我国著名医学专家季钟朴认为："经络现代研究却发现了现代生理学所没有的新功能，即'经穴脏腑相关'。新功能的生理过程在什么基础上进行的呢？可能是新的，更可能是老的。"著名科学史专家李约瑟在高度评价古代中国人采用针灸方法治疗内脏疾病时指出：这一发现"揭示了人体体表反应与内脏器官变化之间存在必然联系的秘密""堪称中世纪中国在生理学方面的一大发现"。

1）针灸穴位作用于内脏器官初级神经途径的研究

穴位的针刺效应主要是通过传入神经起作用的，而且主要是躯体神经，但分布在穴位周围血管壁的交感神经纤维也可能参与针刺效应的传入。这些不同的神经末梢接受不同的刺激，引起神经末梢兴奋传递的激发和递质的释放。穴位和内脏初级传入纤维可有相同的神经节段性支配的关系；穴位（躯体）与内脏初级传入纤维可在脊髓内的汇聚；穴位–脊髓背角–孤束核可以有机能联系；内脏痛觉经背索–内侧丘系上传，并与针刺信号传入有会聚与相互影响；刺激穴位产生的传入信号可在脊髓内跨节段起作用；

2）针灸穴位对大脑功能的影响

针刺对正常人脑功能成像有一定影响，发现在安静状态或运动状态下，针刺头穴、阴经穴、阳经穴等不同穴位可引起脑部不同功能区的功能变化；最早报道运用 PET 技术研究脑葡萄糖代谢显像，发现针刺正常志愿者单侧手三里、合谷穴时，对侧中央前回、中央后回和丘脑的葡萄糖代谢明显增高；针刺双侧手三里、合谷穴时，双侧中央前回、中央后回和丘脑的葡萄糖代谢明显增高；针刺 12 名健康人合谷、曲池、足三里、上巨虚等阳经穴位，针刺 18 名健康人内关、尺泽、三阴交、阴陵泉等阴经穴位（均取单侧）。结果表明，针刺阳经穴位后，可见双侧额颞叶交界和颞叶、顶叶、丘脑、眶回、对侧小脑、海马葡萄糖代谢增高变化，这种变化以对侧为主。针刺阴经穴位后，可见双侧额颞叶交界、对侧颞叶、小脑、丘脑葡萄糖代谢减低变化和同侧海马、尾状核葡萄糖代谢增高变化；在运动状态下分别针刺百会和左侧曲鬓穴等头；穴对脑功能成像的影响，能增高双侧大脑顶上小叶、楔前叶葡萄糖代谢，以左侧大脑为主。减低左侧小脑、脑干和前额区及颞叶。

基于 fMRI 技术证实，腧穴针刺与大脑皮层兴奋存在一定相关性，腧穴针刺对脑皮层功能区的激活存在多元性和腧穴相对特异性。即不同腧穴（或穴组）能激活同一脑皮层功能区，同一腧穴（或穴组）能激活多个皮层功能区；针刺不同的腧穴（或穴组）能激活相同的脑皮层功能区，但 BA 的分区不同，执行的功能也不同，进一步论证针刺与大脑皮层兴奋是：存在一定的相关性。足三里穴以激活同侧大脑半球初级躯体运动区（MI）、辅助运动区（BA6，8）、初级躯体感觉区（SI）等功能区为主；合谷穴、曲池以激活双侧大脑半球为主。在双侧初级躯体感觉区、运动区，合谷穴优于曲池穴；在其他双侧脑功能区二者比较无显著性差异。不同腧穴组合针刺，对脑皮层功能区的激活表现为多元性，既有共同激活区（但兴奋程度存在差异），又表现各自优势区。单一腧穴刺激的激活范围广并且散在，组合穴的激活点比较集中，但并不是两个或三个单一腧穴激活点的叠加。而是激活点的重新分布。

穴位与脑功能间有相对特异的联系，并与其功效、主治作用密切相关。通过调整神经中枢的功能而发挥作用是针灸的重要作用机制。不同穴位针刺时可能对脑皮层神经活动有较相对特异的作用。同经络相似神经支配的不同穴位脑中枢效应最相似，不同经络相邻近神经节段支配区的经穴有明显差异，而相邻近神经节段的对照穴大脑反应区与各穴位差异最大。

（3）针灸穴位对"人体整体调控网络"与"现代气"的影响

《科学中医气学基础》一书引用了大量的科学依据证明针灸穴位对"人体整体调控网络"与"现代气"的影响，下面分类列举一些这方面研究成果的题目。

1）针灸穴位对神经系统与神经递质的影响

针刺的中枢调节机制研究进展；中枢神经介质与针刺镇痛；下丘脑孤啡肽参与电针调整去卵巢大鼠 LH 异常释放的神经内分泌机制；电针三阴交诱发 LH 峰的作用及机制的实验研究；艾灸对老年鼠乙酰胆碱含量及胆碱酯酶活性影响的研究；电针大鼠足三里穴对脑干 P 物质基因表达的影响。

2）针灸穴位对内分泌系统与激素的影响

促肾上腺皮质激素释放激素在针刺镇痛和免疫调节中的作用及机制研究；促皮质激素释放激素及性腺外芳香化在电针调整大鼠下丘脑－垂体－卵巢轴功能中的作用；两种艾灸法对二肾一夹型高血压大鼠血压及血管紧张素Ⅱ、肾素活性的影响；穴位艾灸对男性运动员血清睾酮的影响；保健灸对老年人上皮生长因子分泌的影响。

3）针灸穴位对免疫系统与细胞因子的影响

针灸调节免疫功能研究概况；针刺对不同应激源所致免疫功能失调影响的机制研究；电针对更年期大鼠神经内分泌免疫网络的影响；艾灸抗炎免疫作用机制的实验研究；艾灸阿是穴对多发性跖疣患者细胞免疫功能的调节作用；艾灸大椎穴对免疫低下小鼠巨噬细胞吞噬功能的影响；艾灸肺俞、膏肓俞对 BLM_{A5} 所致肺纤维化大鼠肺组织干扰素－γ影响的实验研究；逆灸对随后佐剂性关节炎大鼠早期及继发期炎性细胞因子和局部足肿胀的影响；艾灸强壮要穴对衰老小鼠免疫功能的影响；艾灸治疗类风湿性关节炎抗炎免疫作用机理的研究。

4）针灸穴位对细胞网络与基因网络的影响

电针抗局灶性脑缺血大鼠的细胞凋亡和基因调控机制的实验

研究；针刺对脑衰老相关基因表达谱影响的实验研究；针刺足阳明经穴对家兔胃平滑肌及其细胞内信使物质的影响；电针足阳明足少阳经穴对胃胆运动功能及相关脑肠肽受体基因表达的研究；电针对老年性痴呆大鼠海马组织信号转导介质的调节作用研究；针刺对去卵巢大鼠脑内胆碱乙酰转移酶基因表达的影响；电针对创伤大鼠脑内孤啡肽及 IL－1β 基因表达的调节作用；脑内催乳素释放肽在电针调整去卵巢大鼠下丘脑－垂体－卵巢轴中的作用；艾灸对老年大鼠线粒体释放蛋白 Bcl－2、Bax 在凋亡信号转导通路中的影响；艾灸对钩端螺旋体感染豚鼠延髓中 c－fos 表达的影响；"逆灸"对大鼠更年期衰变的影响及机制研究；艾灸对实验性类风湿关节炎滑膜细胞原癌基因 c－fos 和 c－myc mRNA 表达的影响；艾灸对应激性胃溃疡大鼠胃黏膜细胞增殖和凋亡的影响及其与热休克蛋白表达关系的研究。

6.2　针灸机理

6.2.1　针灸机理表述

基于"经络－人体整体调控网络"模型，根据现有的生理学知识与相关的研究成果，针灸机理可表述为：一切针灸效应都是通过反射弧实现的。针刺穴位所产生的对内脏功能活动调节的作用是由于直接作用于穴位的各种神经组织，通过相应的传入系统到达脊神经节和脊髓背角。首先在节段水平对来自内脏的传入进行初级整合和调节作用，控制内脏病理信号向高级中枢的传递，起到镇痛作用。另外，躯体的传入通过侧支与脊髓自主神经的传出系统发生突触联系，在节段间调节内脏功能运动，达到治疗目的。穴位（或非穴位）的相对特异性与这种节段性作用有关。另外，躯体（穴位）的传入通过脊髓上下节段间的投射联系，对内脏的传入和运动起调节作用，以扩大穴位在节段间的联络效应。来自穴位的传入信号在脊髓背角换元后经腹外侧束上行到中枢神经系统的高级部位（如脑干和丘脑等），激活脑内的抗痛系统，经背侧束的下行投射，对包括内脏的身体各部伤害性信号传入进行控制，引起广泛区域的镇痛。另外，穴位的传入信号到达脑干后，对脑植物神经系统中枢发生整合作用，通过植物神经的下行传出通路对内脏活动进行调节。由于这种调节是植物神经中枢的系统反应，因而也是整体性的，超节段的。穴位对内脏传入和传出活动的超节段调节作用与中枢神经系统的功能完整性有关，换言之，穴位疗效的广泛性作用是通过脊髓上中枢介导的。神经系统的变化将会引发整个"人体整体调控网络"的变化，如引发神经－内分泌－免疫网络的变化，甚至于引发细胞网络，分子网络、基因网络的变化。所谓"现代气"是由"人体整体调控网络"中具有调节、推动功能的或具有能量作用的等三大类微物质所组成，如 NEI 中的共同的化学信息分子与受体，RAS 中的血管紧张素 II（AngII）、DNA，具有调节功能的酶，或具有能量作用的线粒体，等等。因此，针刺穴位会引发"人体整体调控网络"的变化，其实质上是会引发"现代气"的变化，传统中医所谓的"调气"实质上就是调控"现代气"。

下面，我们系统阐述针灸足三里穴治病机理研究与针灸内关穴治疗心肌缺血机理研究，以便进一步证明"经络－人体整体调控网络"经络模型是客观存在的，上述的针灸机理表述是正确的。

6.2.2　针灸足三里穴治病机理研究

根据传统的中医理论，有记载的穴位多达 361 个。其中，足三里穴是最常用的治疗穴位之一，被称为四大总穴之首，有"三里者，股之要穴"之说。

6.2.2.1 针灸足三里穴作用于内脏器官神经途径的研究

体表和内脏相联系的观点古人在两千多年前已经认识到，《灵枢·海论》曰："十二经脉者，内属于府藏，外络于肢节"。研究针灸穴位作用于内脏器官的途径，是"十二经脉者，内属于府藏，外络于肢节"科学内涵的重要内容。

（1）足三里穴的形态学基础

神经干及分支、血管（壁上神经装置）、游离神经末梢三者及穴位所在部位的主要感受器共同组成穴位针感的形态学基础。

足三里穴位周围的血管和神经分支及淋巴管祥同非穴位处有显著差异，证实穴位的针刺效应是神经、血管及淋巴管的复合作用。余安胜等用组织学方法在光镜下观察到足三里的微血管分支、神经分支及淋巴管分支十分丰富，明显多于非穴位组（$P < 0.05$）。证实穴位的针刺感受器是神经、血管及淋巴的复合结构。对足三里穴和相对应的非穴位层次和断面解剖、ABS铸型和胎儿淋巴管的巨微结构进行观察，证实足三里穴位不是由一种组织构成，而是由多种组织构成，共同参与穴位的传导作用，是一个多层次的立体结构。赵敏生等采用ABS血管铸型的电镜观察方法，观察了足三里穴和对比穴区的血管超微形态结构。证实了足三里穴和非穴位的超微血管结构存在着结构配布上的不同，穴位各层的血管结构并不是一致和一成不变的，存在着立体空间结构。与非穴区对比存在着一定的形态结构的差异，证实血管走行和分布在穴区发挥着重要作用。"穴位的微血管立体构筑"是穴位产生效应的基本形态之一。

余安胜等通过对足三里、三阴交、合谷等穴的显微结构和大体空间形态学的观察发现穴位的神经、血管、淋巴管及其分支的数量同非穴位处无显著性意义（$P > 0.05$）。穴位处存在着大神经干，故认为穴位的针刺效应主要通过神经干起作用。穴位与非穴位的结构大体观察未发现除神经、血管、淋巴、筋膜、肌腱、肌肉等组织外的特殊结构，穴位不是由一种组织结构组成，而是由多种组织共同构成的一个多层次的空间结构。

（2）足三里穴位与内脏相关的初级神经传入联系途径

穴位的针刺效应主要是通过传入神经起作用的，而且主要是躯体神经，但分布在穴位周围血管壁的交感神经纤维也可能参与针刺效应的传入。这些不同的神经末梢接受不同的刺激，引起神经末梢兴奋传递的激发和递质的释放。

1）"足三里"针刺效应外周传入神经纤维的分析

①"足三里"针刺镇痛效应外周传入神经纤维的分析

针刺"足三里"穴对以下颌运动反应为指标的痛模型具有显著的抑制效应。引起这一效应的，来自"足三里"穴的针刺镇痛冲动主要由腓神经中 $A\beta\gamma$ 传入纤维传递；足够数量的 $A\beta\gamma$ 纤维活动是产生显著镇痛效应的重要因素。传递镇痛冲动的 $A\beta\gamma$ 类粗纤维对传递致痛冲动的 $A\delta$ 和 C 类细纤维的抑制作用，看来是针刺镇痛原理的一个组成部分（吕国蔚等，1979）。

②"足三里"针刺镇痛点的有、无髓传入纤维比例

对具有镇痛效应的"足三里"穴点区的有髓传入纤维直径谱的研究表明，此区传入纤维的自然配布中，Ⅰ、Ⅱ类纤维显著多于Ⅲ类纤维，其中Ⅱ类约占 1/2 强（谢竞强、杨进等，1980）。该研究由于切片染色法的限制，未能观察无髓纤维。本工作的目的在于用形态学方法，在未排除交感神经节后纤维的情况下，对具有不同镇痛效应的"足三里"穴点区的有、无髓纤维的数量比例，进行观察和计数，以期对此穴区的传入纤维组成作进一步的了解。

实验动物为腰 6~7 脊神经前根被切断的猫，在针刺镇痛的基础上，用硝酸银染色法显示"足三里"穴区针刺镇痛点的神经纤维，计数了有髓和无髓传入神经纤维的数量比例。结果表明：

●针刺镇痛显效动物的"足三里"穴区中，有髓与无髓传入纤维的数量比例为 2.7:1。

● 针刺镇痛无效动物的穴区中，有髓与无髓纤维比例为 0.7:1。

● 针刺镇痛显效与无效动物的"非穴"区的有髓、无髓纤维比例为 0.8:1。

本文的结果倾向于认为，有髓纤维多于无髓纤维或许是穴位结构特征之一；无髓纤维在针刺镇痛中似不起作用（张进等，1980）。

③"足三里"穴针刺镇痛点的传入纤维速度谱

"足三里"针刺镇痛作用与腓神经 II 类传入纤维活动密切相关的工作说明，针刺"足三里"所产生的镇痛信号主要经由 $A\beta\gamma$ 类纤维向中枢传递；由此推论，针刺时腓神经 $A\beta\gamma$ 类纤维的活动是在穴位局部相应纤维被兴奋的基础上进行的。为了直接的验证上述结果和推论，本工作在经过镇痛实验证明具有典型效果的动物上，以剥制后根纤维细束、记录传入纤维单位放电的方法，定量地了解和比较针刺"足三里"穴所兴奋的有髓传入纤维的类别和数量，以便对该点区的传入纤维组成进行分析。结果表明：

● 针刺镇痛显效动物穴位诱发的 529 个传入单位中 I、II、III 各类纤维分别占 7.9%、67.8% 和 24.3%，（I+II）:III = 3.1:1。

● 针刺镇痛无效动物穴位诱发 389 个单位中，各类纤维依次占 6.4%、47.6% 和 46.0%，（I+II）:III 为 1.17:1；非穴诱发的 563 个传入单位中各类纤维的比例与无效穴相似，（I+II）:III = 1.61:1。

结果提示，与对照点相比，电针刺激具有显著镇痛作用的。"足三里"穴，主要兴奋 I、II 类粗纤维，特别是 II 类纤维；这种 II 类粗纤维的活动优势可能与显效穴局部 II 类粗纤维的配布优势有关（吕国蔚等，1981）。

④传入 C 纤维的兴奋在电针"足三里"激活中缝大核中的作用

为了分析电针"足三里"是否以其伤害性刺激性质引起镇痛作用，我们试探了电刺激"足三里"穴区所引起的传入（顺行）

冲动是否可以减小刺激腓总神经引起的逆行 C 波。碰撞实验表明刺激"足三里"确可兴奋了腓神经的一些 C 纤维。此外我们还观察到刺激"足三里"的强度达到或超过 C 纤维阈值时，可明显激活中缝大核神经元，当刺激强度达到可引起最大 C 波时，激活 NRM 的效应也达到最大。上述结果提示电针"足三里"除可以用非伤害性刺激性质引起镇痛作用外，可能主要是以其伤害性刺激，经 C 类纤维激活 NRM，再经过痛负反馈调制引起镇痛。

根据我们以往及本文所述的研究结果，使我们更加相信，穴位针刺的即时镇痛效应可能是主要以其非伤害性刺激性质通过直径较大的 A 类纤维在脊髓水平实现的。而停针后持续时间较长的对痛的后抑制作用，可能主要是以其伤害性刺激性质，经 $A\delta$ 特别是经 C 类纤维传入中枢，通过激活脊髓上痛的负反馈调制机制发挥作用的。而从对疼痛的治疗作用来看显然后者具有更为重要的意义。因此我们认为针刺的本质可能是以小痛抑制大痛（刘乡等，1990）。

2）足三里穴区感觉神经元的节段性分布

一般解剖学认为，"足三里"穴区的一级感觉神经元是下腰部及骶部的背根节属于腓深神经支配的范围，其节段性应为腰神经节 4，5 及骶神经节 1~2（$L_{4~5}$ 和 $S_{1~2}$）。陶之理等的研究则发现，"足三里"穴区感觉神经元的节段性分布为 T_6 到 S_3。

从形态学方面，背根节中有大、中、小型假单极细胞；背根节的细胞数与后根纤维数的比例，在胸髓水平接近 1:1。后根纤维分细、中、粗 3 种，虽然痛觉冲动也经中等纤维传递，但是起自痛觉和温度觉感受器的冲动，通常是由最细且髓鞘最薄的纤维传导。陶之理等将 HRP 注入"足三里"穴区，发现其感觉神经元的节段分布较长，且 HRP 标记的背根节细胞有大细胞、中等大小及小型细胞，这与 Peele 所著神经解剖学的叙述是相一致的。针刺"足三里"穴区引起胃肠机能改变时，其穴区传入纤维有 3 种来源：一是坐骨神经和股神经；二是穴区的血管周围交感神经；三是坐骨神经、股神经及股动脉管壁神经丛。

赵敏生等在足三里穴位区和非穴位区的 HRP 追踪发现在脊髓节段上基本相同，但在节段的标记数目上却有明显的不同，两组相比差异有显著性意义（$P<0.01$ 或 $P<0.05$）。证明穴位区的神经传导功能比非穴区强，针刺时可能在脊髓的相应节段产生不同的功能表现，在穴区与非穴区局部存在着不同的神经构筑。

逯波等在发育动物的足三里穴区注入 HRP，在背根节观察到标记细胞与前述报道基本一致，可以认为"足三里"穴区的传入神经元是背根节中的大细胞、中等细胞及小细胞。"足三里"穴区的传入纤维在周围部分的节段分布亦是较长的。因此认为"足三里"穴区传入纤维无论在背根节或脊髓内其节段性都是比较长的，除腰、骶部背根节外，可向上至胸部。

李瑞午等认为胃经的腧穴能够治疗胃部疾患的机理，不同部位可能有所不同。腹部的梁门穴区与胃的神经节段性分布有明显的重叠现象。因此，梁门穴区与胃相关的联系途径可能主要在外周神经，而足三里穴区和四白穴区的神经节段性分布与胃的神经支配节段无重叠现象，这些腧穴与胃相关的联系途径可能主要在更高部位的神经系统，而不是在外周神经。

（3）"足三里" –脊髓背角 –孤束核的机能联系

孟卓等在《"足三里" –脊髓背角 –孤束核的机能联系》一文中指出：

在戊巴比妥钠麻醉的大鼠上，应用电刺激足三里穴（ZSL）和孤束核（SN）及腰髓背角Ⅲ～Ⅴ板层微电极细胞内记录技术，发现并鉴定了 57 个对了 ZSL 和 SN 电刺激均有反应的脊髓神经元。其中 34 个可被 SN 逆向激动，其余对 SN 发生突触反应。所有神经元对 ZSL 刺激均发生顺向反应，LTM 型和 WDR 神经元约各占一半。结果提示：①同一个脊髓背角神经元可接受来自 ZSL 的躯体传入信息、并将其传递给内脏感觉核团—SN；②脊髓背角神经元也可接受 SN 的下行神经支配；③躯体传入与内脏传入两种信息可在脊髓背角神经元或 SN 内汇聚和整合。

（4）手针和电针足三里对腰髓背角神经元放电的影响

霍刚在《手针和电针足三里对腰髓背角神经元放电的影响》一文中指出：

综合以往的文献报道，发现针刺手法和得气与穴位相对应的脊髓节段背角神经元放电的关系很密切。我们猜想不同的刺激方式（手针、电针）作用于穴位产生不同的针刺效应可能是对穴位相应的脊髓背角神经元放电的影响程度不同所致。因此我们设计了以下实验，试图以腰髓背角神经元放电频率为观察指标，通过对足三里穴区实施不同的针刺手法（手针，电针）来比较各种针刺手法作用足三里对腰髓节段背根神经元放电的影响，探讨针刺手法与得气的神经电生理机制。

1）实验一　细胞外记录腰髓背角神经元放电与手针和电针足三里穴的关系

本实验以大鼠腰髓节段（$L_1 \sim L_5$）背角神经元的放电频率为指标，探讨手针和电针足三里穴对腰髓背角神经元放电的影响。

实验一结果表明，手针和电针足三里都能明显兴奋腰髓背角神经元，使其放电频率升高（$P < 0.05$）；手针和电针非穴位的效应也是以兴奋为主；手针和电针比较，手针的兴奋作用大于电针（$P < 0.05$）；手针穴位与非穴位相比有显著的差异（$P < 0.05$），而电针穴位与非穴位相比没有显著差异（$P > 0.05$）。

2）实验二　新生大鼠腰髓背根节神经元的形态学研究

新生大鼠足三里穴区感觉神经元的节段性分布：

一些研究者认为，"足三里"穴区传入纤维有 3 种来源：一是坐骨神经和股神经；二是穴区的血管周围交感神经；三是坐骨神经、股神经及股动脉管壁神经丛。根据穴区传入纤维来源于躯体神经即腓总神经的论述，其节段性应为 $L_{4 \sim 5}$ 和 $S_{1 \sim 2}$，这种节段似已被解剖学所公认。用切断相当于足三里穴区感觉神经的部分后根即 $L_{3 \sim 4}$ 后根的方法，观察"足三里"穴区溃变感觉纤维向脊髓的投射范围及节段，以确定足三里穴区传入纤维向脊髓投射的节段性。S3 的后根被切断后，其溃变纤维在脊髓后角内的投射范围较广泛，可以从 T_7 至 L_5 以下。陶之理将 HRF 注入兔"足三里"穴区后，在 $T_{6\sim12}$、$L_{1\sim7}$ 及 $S_{1\sim3}$ 的背根节细胞内见到 HRF 标记颗粒。此外，还在交感神经纤维内见到 HRP 标记颗粒，这说明"足三里"穴区的传入纤维在周围部分的节段分布亦是较长的。因此，"足三里"穴区传入纤维无论在背根节或脊髓内其节段性都是比较长的，除腰骶部背根节外，可向上至胸部。

结论：

●新生大鼠背根节中的神经细胞与成年动物比要小，只有成年动物的 70%。推测大鼠背根节细胞在生后仍有较大的发育空间。

●"足三里"穴区的传入神经元包括背根节中的大型细胞、中等细胞及小细胞，推测手针和电针的刺激可能经由背根节中的大型神经元传入导致 WDR 型神经元放电，从而发挥针刺的作用。

（5）刺激"足三里"穴产生的传入信号在脊髓内跨节段作用的研究

燕平等在《穴位刺激和心脏病灶产生的传入信号在脊髓内跨节段整合作用的研究》一文中指出：

目的：探讨建立'气至病所'的病理模型，为研究经络实质提供依据。方法：利用甘氨酸抑制剂士的宁，提高脊髓兴奋功能，观察针刺发生的传导性脊髓场电位（SEP）与病灶兴奋的传入冲动在脊髓内的重叠情况。结果：实验组在刺激心脏前仅能从 L_4 和 L_6 记录到 SEP，而刺激心脏后 SEP 还可在 T_3 和少数 C_7 记录到。皮下注射士的宁后，SEP 能够从每例动物的 C_7 中记录到，并且随着传导性 SEP 到达 C_7，动物的心电图也随之改善。对照组针刺"足三里"后可在 L_4 和 C_6 记录到 SEP，皮下注射士的宁后，SEP 也可在 T_3 记录到。结论：士的宁背景下的传导性 SEP 可作为'气至病所'的病理模型。

本研究在给予心脏直接刺激，引起心律改变和心肌缺血，造成心脏受损模型后，在士的宁条件下，使 SEP 向上传导，与心脏病理信号（主要在 $C_7 \sim T_3$）相合，此时，心脏功能趋于正常，心电图恢复。以上研究结果提示，在脊髓内，通过对心脏病理信号和穴位刺激信号进行整合，使穴位刺激对心脏功能起到了调整作用，至于二者整合的机制，则需进一步的探讨；而在士的宁背景下，中枢神经系统的兴奋性提高，传导性 SEP 可考虑为心脏疾病"气至病所"的病理模型的指标之一，也可为其他疾病"气至病所"病理模型的建立提供借鉴。

以调整内脏感觉传入部位感受到胃伤害性刺激后发生变化的 NOS 阳性神经元成分，使其趋于正常水平，这是否是电针抗内脏痛的途径之一，有待探讨。许多学者认为，电针信号的传入途径是穴位下的躯体神经，而躯体和内脏的传入神经在背根神经元发生会聚，电针对内脏痛的镇痛作用可能与躯体内脏的会聚有一定的关系，从这种角度考虑，电针足三里穴似乎更有可能在脊髓或脑干一级水平而非外周神经系统发挥调控作用。

（6）针刺缓解慢性内脏痛敏的作用及其神经中枢机制研究

崔可密等在《针刺缓解慢性内脏痛敏的作用及其机制研究》一文中指出：

本工作获得以下结论：

1）制作成功的 IBS 大鼠模型较好地模拟了临床 IBS 的表现；内脏痛敏表现明显，有关体征比较稳定，可以维持至成年大鼠 12 周龄以上，是一个稳定的功能性慢性内脏痛敏动物模型。

2）单次电针在短时间内（停针后 20~90 分钟）可以明显缓解慢性内脏痛敏；多次电针具有累加效应，隔日连续电针 2 次后治疗效果明显，4 次后达到最大；针刺疗效的维持时间随着治疗的次数的增加而延长。

3）电针（电针时取大鼠双侧的"足三里"和"上巨虚"）可以明显抑制脊髓背角内脏相关神经元（WDR 神经元）的兴奋

性，这可能是其针刺缓解慢性内脏痛敏的机制之一；脊髓的兴奋性氨基酸递质受体系统可能主要通过 NMDA 受体参与功能性慢性内脏痛敏的维持。

（7）足阳明经与胃相关的延脑初级中枢（孤束核）机制的研究

刘健华等在《阳明经与胃相关的延脑初级中枢（孤束核）机制的研究》一文中指出：

本研究选取足阳明经头面部"四白"穴、下肢部"足三里"穴，观察 NTS 和 SP 在电针效应中的作用，以初步探讨足阳明经和胃相关的初级中枢机制和物质基础。

1）孤束核是足阳明经与胃相关的重要延脑初级中枢

结合本实验研究结果，电针足阳明胃经"四白""足三里"穴对大鼠胃肌电慢波高活动相振幅和快波峰簇数有明显的兴奋作用，而电针足太阳膀胱经"承山"穴作用不明显，说明足阳明胃经与胃有着相对特异性的联系。电解损毁 NTS 后，电针"四白""足三里"穴对胃肌电的兴奋作用受到明显的抑制，表明 NTS 对胃肌电的发放有调节作用，不仅是调节胃机能活动的枢纽，而且是足阳明经与胃相关的一个重要的延脑初级中枢。

2）P 物质是足阳明经与胃相关的重要脑肠肽

本实验观察到，电针足阳明经"四白""足三里"穴对胃肌电慢波高活动相振幅和快波峰簇数有明显的兴奋作用，该效应伴随着 NTS 中 SP 的释放明显减少。表明 SP 是参与"四白""足三里"穴兴奋胃肌电的重要脑肠肽，SP 在中枢对胃肌电的发放以抑制作用为主。NTS 微量注射 SP 受体拮抗剂 D – Arg^1，Trp^{7,9}，Leu^{11}—Substance P 能显著增强"四白""足三里"穴对胃肌电慢波高活动相振幅、慢波高活动相时程的兴奋效应，说明 SP 通过其受体参与电针"足三里""四白"对胃肌电的调节作用。

3）经脉（穴）–脏腑肽能神经相关

本实验研究的结果，电针足阳明经"四白""足三里"穴可使 NTS 中 SP 明显减少，NTS 微量注射 SP 受体拮抗剂后明显增强电针上述穴位对胃肌电的兴奋效应。因此，推测经脉与相应脏腑（足阳明经与胃）特异性联系可能是通过外周及中枢途径共同实现的。脑肠肽既广泛分布于胃肠内，又存在于脑内，在中枢和外周对胃的功能活动起着至关重要的调节作用，是足阳明经与胃相关的重要物质基础，经脉（穴）－脏腑与肽能神经有着密切的联系。

4）"四白""足三里"穴与胃相关的联系途径

综上所述，NTS 是足阳明经与胃相关的重要的延脑初级中枢，SP 是实现其效应的一种重要的脑肠肽。那么，"四白"和"足三里"穴到底通过何种途径联系来实现的呢？根据神经生物学原则，这种联系是以节段性、节段间和全身性（脊髓上）的作用为基础的。

"足三里"穴区的皮肤和肌肉分别由腓浅神经和腓深神经支配。穴位的传入冲动主要通过躯体神经和血管壁神经丛两条途径上行，投射到 $T_6 \sim S_3$ 脊神经节。

辣根过氧化酶（HRP）神经束路示踪研究对穴位与内脏传入神经节段的支配关系的结果表明，"足三里"穴区与胃的感觉神经支配在下胸段及腰段相互重叠。躯体与内脏的神经节段联系，可能是经脉（穴）－脏腑相关的形态结构基础。

目前研究已证实脊神经背根节内的外周传入纤维有分支现象存在，即同一初级感觉神经元的轴突分为二支，一支到内脏，另一支到达躯体部或两侧支分别到达躯体的不同部位。这种分支现象的存在，使得不同来源（内脏或躯体部）的神经冲动可能会聚在同一条轴突上，再传向同一中枢。进一步证明内脏和穴位处的神经节段性交汇可能是经穴脏腑相关的形态学基础。

脊髓是神经系统的低位中枢，针刺"足三里"的传入冲动到达脊髓后，首先在节段水平对来自内脏的传入进行初级整合和调节作用，控制内脏病理信号向高级中枢的传递。穴位的传入信号通过侧支与脊髓自主神经的传出系统发生突触联系作用，在节段间调节内脏功能。另外，穴位的传入还可通过脊背上下节段间的投射联系，对内脏的传入和运动起调节作用，以扩大穴位在节段间的联络效应。然后针刺信息再通过相应的上行传导束到达 NTS 及邻近的延髓内脏带的其他部位，再上传至丘脑、大脑皮层等高位中枢，激活脑内相应的调节中枢，对包括内脏（胃）和穴位（足三里）的各种信号发生整合作用，再经相应的下行投射系统，通过自主神经的下行传出通路（交感、副交感和肽能神经）对胃的功能活动进行调节。

（8）刺激足三里穴对胃肠功能的影响

霍刚在"手针和电针足三里对腰髓背角神经元放电的影响"一文中指出：

欧阳守等从猫胃浆膜下电极记录 GEMG，观察到针刺足三里穴对胃电有双向相调节作用，其效应以抑制为主。刺激延脑中缝核可抑制胃电的振幅和频率，延脑中缝核损毁后，针刺抑制胃电的效应大为减弱；而刺激延脑两侧网状结构，其效应以兴奋为主。认为针刺足三里穴激活延脑中缝核及其邻近的网状结构从而实现对胃电的双相调节作用。翁泰来等采用针状电极埋植家兔胃窦部记录 GEMG，观察到针刺足三里穴对胃电有双相调节作用，胃电效应以兴奋为主。刺激迷走神经及胫神经，其胃电效应与针刺足三里穴相同，切断迷走神经或胫神经后针刺足三里穴，胃电效应消失。认为针刺足三里穴的传入途径是胫神经，传出途径是迷走神经。许冠荪等经家兔胃左动脉灌注肾上腺素、乙酰胆碱及胰高血糖素建立胃节律紊乱实验模型，观察补、泻手法针刺足三里穴对胃电的影响，发现补法可使胃电节律紊乱或失常的实验家兔胃电振幅升高，泻法使之降低，补、泻手法均使胃电节律趋于正常。

何智明对提、插、补、泻手法针刺脾、胃病患者足三里穴对 EGG 的影响进行观察，发现补法以升高 EGG 的振幅为主，泻法则以降低为主。而李万瑶等观察补、泻手法针刺足三里穴对胃十二指肠疾病患者胃电频谱的影响，发现泻法可明显升高 EGG 振幅，频率变化不明显，补法则使 EGG 的振幅和频率明显降低，认为泻法可增强胃运动，补法则抑制胃运动。张安丽等采用针刺足三里穴治疗胃动力障碍症，并以 EGG 作为指标观察疗效，发现针刺足三里穴可使胃动力障碍患者 EGG 不规则波明显减少，EGG 节律紊乱趋于正常，患者症状、体征明显改善，具有良好的治疗效果。

足三里穴的传入路径主要是支配该区的腓神经，且由 A 类纤维传导。腹部胃经穴的传入则由低胸段脊神经中的 A 类与 C 类纤维传导。但是也有实验发现，切断双侧坐骨神经和股神经，针刺大鼠足三里穴仍然能观察到胃电的显著变化，只是与正常针刺的效应相反。提示针刺穴位的信号不仅仅是通过神经，而是有其他途径共同参与，多途径的协同作用，可能是更为合理的解释。针刺信号通过外周在向中枢的传递中，可经过各级水平到达大脑皮层的内脏神经投影区，在高位中枢与内脏器官发出的冲动相互汇合，发挥对脏器的调整作用。

（9）针刺足三里穴的脑功能成像及动物实验研究

孙锦平等在《针刺足三里穴的脑功能成像及动物实验研究》一文中指出：

脑功能成像结果显示针刺足三里穴可导致下丘脑、脑干的葡萄糖代谢、血流量增加。神经病理已证实上述脑区受损（出血、缺血、炎症等）可以引起消化道应激性溃疡和出血。针刺足三里穴上述脑功能区的变化为针刺足三里穴治疗胃肠疾病找到了可视性的实验依据。针刺足三里穴颞叶的葡萄糖代谢和血流量增加，这与针刺足三里穴改善睡眠、调节情绪有关。动物实验的分子生物学结果，说明了针刺引起下丘脑一些肽类和与内分泌有关的神经激素分泌是有其穴位特异性的。针刺旁开点的刺激引起一些与疼痛有关的物质（SP、POMC 和 Oxytocin）的快速、短暂释放。

针刺足三里穴可引起激素、肽类调质的缓慢释放，Vasopnessn 和 CRH 的表达受抑制说明针刺可以部分的抑制这种疼痛应激反应。针刺足三里穴 IL－1β 的表达增高，说明足三里穴提高免疫功能也有其中枢依据。针刺后的 Era 和 GnRH 的表达变化提示我们足三里穴对中枢性激素也有影响。实验进一步证明足三里穴具有镇痛、强身健体、调节内分泌、调节免疫力的功能。我们综合上述实验结果和既往有关针刺足三里穴镇痛作用的中枢机制研究，在大量文献调研的基础上，将足三里镇痛、调节自主神经的中枢作用机制绘制成一幅模式图（见图6－1），旨在说明针刺足三里作用的中枢网络机制。

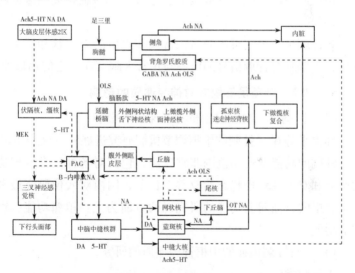

图6－1　针刺足三里穴中枢作用网络机制模式图

说明：上图中虚线代表痛觉通路，实线代表自主神经调节通路，黑色斜体部分代表与脑功能成像结果吻合区域。

（10）足三里穴针刺效应的中枢作用机制

金香兰在《针刺足三里穴 FDG－PET 和 fMRI 脑功能成像研究》一文中指出：

本实验的目的是，利用 PET 和/或 fMRI 技术研究针刺正常人和大鼠足三里穴脑葡萄糖代谢和局部血流的变化，探索足三里穴针刺效应的中枢作用机制。

结论：

①针刺正常人足三里穴可以引起部分脑区脑葡萄糖代谢和局部脑血流的变化，用 PET/flVIRI 技术找到了针刺脑功能变化的可视性实验依据。

②针刺人足三里穴对内脏功能相关脑区有激活和抑制两种影响：激活下丘脑、海马、旁中央小叶和扣带回中部上缘，抑制隔区、扣带回中部。提示针刺效应是通过调节内脏相关脑区的功能来实现的。

③针刺足三里穴可以激活正常人和大鼠的下丘脑和感觉运动皮质，大鼠脑对针刺信号的应答与正常人脑存在一定的相似性。

6.2.2.2　针灸足三里穴对神经递质的影响

（1）针刺足三里穴对中枢神经递质的影响

孙锦平等在《针刺的中枢调节机制研究进展》一文中指出：

针刺的功能及使用范围非常广泛，包括对各种正常生理功能的调节和对一些病理状态的改善。目前，国内对穴位研究最多的是足三里穴，而对其功能的研究以两方面为主：镇痛功能、胃肠调节功能。

1）参与针刺镇痛的中枢神经递质的研究

①单胺类

电针与杵针刺激大鼠"足三里"穴均可见间脑和端脑的 5 - 羟色胺（5 - HT）与 5 - 羟吲哚乙酸（5 - HIAA）的含量明显提高，同时也可使间脑的去甲肾上腺素（NE）含量明显下降。应用 5 - HT 释放剂酚氟拉明研究证明，电针能促进大鼠脑内 PAG 腹侧部单胺类递质多巴胺（DA）和 5 - HT 的释放，酚氟拉明能加强这一作用，提高针刺镇痛的效应。

现代应用 DA 受体拮抗剂氟哌利多研究结果表明，电针后5－HT及其代谢产物5－HI－AA 明显增加，氟哌利多与电针合用后使5－HT 及 5－HIAA 含量明显增加，NE 在电针组和氟哌利多合用组均明显减少，说明氟哌利多加强电针的作用不仅是通过拮抗 DA，而且协调脑内其他单胺类递质的活动。

②其他

针刺能使兴奋性氨基酸在中枢的含量下降，使抑制性氨基酸的中枢含量上升。应用放射免疫测定法观察电针"足三里"穴 30分钟内不同核团内的生长抑素（SS）含量的变化，提示在 SS 分布广泛的脑内核团中，只有少数核团参与镇痛的机制。

何润昌等发现，电刺激"足三里"30 分钟的大鼠脑切片视上核、室旁核催产素免疫反应阳性物质明显增加，提示催产素参与了针刺镇痛的中枢调节，PAG 内注射抗催产素血清对针刺镇痛作用的翻转证明了以上结论的可靠性。

2）针刺对胃肠道功能的调节作用的研究

①经典神经递质对胃肠功能的调节作用

有人应用霍尔效应记录胃电的方法观察到侧脑室微量注射阿托品后，艾灸"足三里"增强胃运动的效应消失，而侧脑室注入酚妥拉明、心得安、纳洛酮后，艾灸增强效应继续出现，提示了艾灸增强胃运动的中枢机制可能与中枢的胆碱能神经 M 受体有关。免疫组化法也证明了电针"足三里"可使下丘脑内的乙酰胆碱（Ach）含量明显增加，进而影响到胃酸的分泌。

②神经肽与胃肠功能的关系

雷亚宁报道电针大鼠双侧"足三里"穴 50 分钟后，小肠壁神经结构内，Enk 免疫反应性明显降低，而 SP 免疫反应性明显升高，提示电针对胃肠功能的影响可能有 Enk 及 SP 的参与。单纯电针"足三里"穴和单纯侧脑室注入 SP 均可产生胃运动幅度下降和胃电慢波频率下降，侧脑室注入 SP 拮抗剂 DADTL 后，对观察指标无影响；再予以电针刺激，则电针抑制效应大为减弱，提示中枢内的 SP 参与电针的抑制效应。采用放免分析的方法观察到针刺"足三里"对胃窦部 SP、MTL 影响最显著；对延髓的影响以 MTL 为主。

（2）电针大鼠"足三里"穴对脑干 P 物质基因表达的影响

田庆华等在《电针大鼠足三里穴对脑干 P 物质基因表达的影响》一文中指出：

电针不同穴位对脑肠肽的影响具有特异的选择性，影响最明显的为足三里穴，其次为上巨虚穴，而下巨虚无明显影响，这与中医"足三里为足阳明胃经之合穴"是一致的。另外还发现，针刺足阳明经头面、躯干、下肢不同节段的四白、天枢、梁门、足三里、上巨虚等穴对人胃窦面积、胃幽门压力、动物胃排空率均有一定影响，而针刺其旁开对照点作用不明显，为经脉对相关脏腑特异性调控作用提供了一定实验依据。SP 是最早发现的脑肠肽之一，它由 11 个氨基酸组成，对胃肠道纵肌和环肌有双重收缩效应，具有促进胃肠平滑肌收缩作用。邵雷用 B 超观察胃蠕动波动态变化，发现针刺足三里胃蠕动波频率、波幅均增强，而原有蠕动亢进者呈抑制效应。有实验显示，这种作用是通过某些脑肠肽释放实现的。常小荣等在功能性消化不良的患者中观察到，针刺足三里穴具有调整胃肠激素，改善胃运动功能的作用，进而使其临床症状得以不同程度的减轻。在胃肠系统，已经观察到 SP 可有效刺激胃肠道平滑肌，并引起收缩。这种作用不被阿托品、六甲胺、烟碱、可卡因、抗组织胺药或 5－羟色胺拮抗剂所阻断，可以认为 SP 系直接作用于平滑肌纤维。本研究表明，针刺足三里穴可使脑干中 SP 合成增多，但又不像针刺非经穴点"过度"升高，从而达到对胃肠道免疫的调节，实现对胃肠道疾病及功能的调整作用。

本试验中，电针后 2 小时，电针足三里穴与非经非穴点同样使 SP 的基因表达增加，表明 SP 作为参与痛觉反应神经肽，在电针初期对疼痛刺激反应性升高；在针刺后的 6 小时，针刺足三里穴组 SP 的基因表达相对稳定，而非经非穴组则持续升高，这种"适度"提高 SP 表达的作用可能也参与了足三里的镇痛作用，同时电针穴位起作用也是有时间的变化的。崔仁麟报道，大鼠在针刺镇痛时，下丘脑 SP 明显减少，脑干和腰髓 SP 增高，这与我们的实验结果相一致。在针刺大鼠足三里穴后 SP 在脑干的基因表达增加，结合其促进胃肠运动的作用，考虑 SP 在刺激足三里穴影响胃肠功能的中枢与周围联系通路中起作用，并通过神经反射或神经 – 体液的综合性调节活动来实现它对机体内有关组织器官机能与代谢活动的调整。

6.2.2.3 针灸足三里穴对激素的影响

（1）针刺足三里穴调节下丘脑 – 垂体 – 肾上腺皮质轴稳定的分子机制研究

万顺伦在《针刺调节下丘脑 – 垂体 – 肾上腺皮质轴稳定的分子机制研究》一文中指出：

结论：

束缚应激能够引起大鼠血浆皮质酮浓度增加，针刺足"三里穴"可以下调应激引起的血浆皮质酮浓度的增加。针刺调节应激后下丘脑 – 垂体 – 肾上腺轴活动的分子机制一方面可能与其调节 HPA 轴的启动部位下丘脑内 $p38MAPK$ 磷酸化和 $c-fos$ 蛋白的表达有关；另一方面也与调节 HPA 轴的负反馈部位内下丘脑和海马内 $11\beta-HSD1$ 蛋白的表达有关。尽管针刺对不同部位、不同物质的调节作用有所不同，但是其最终的调节功能和方向是一致的。

（2）两种艾灸法对二肾一夹型高血压大鼠血压及血管紧张素 Ⅱ、肾素活性的影响

朱新安等在《两种艾灸法对二肾一夹型高血压大鼠血压及血管紧张素 Ⅱ、肾素活性的影响》一文中指出：

目的：应用两种艾灸疗法治疗两肾一夹肾血管性高血压大鼠（2K1C-RHR），评价这两种艾灸疗法的降压作用，并对其降压

机理做初步的探讨。方法：建立 2K1C－RHR 模型，并将其随机分为六组：灸法Ⅰ组（"百会""神阙""足三里"）、灸法Ⅱ组（"关元""涌泉""足三里"）、卡托普利组、灸法Ⅰ+卡托普利组、灸法Ⅱ+卡托普利组、高血压对照组，另设正常对照组。经过 10 天治疗后，测量血压，并测定血浆中血管紧张素Ⅱ（AngⅡ）的含量及肾素活性（PRA）。结果：高血压对照组的收缩压（SBP）、舒张压（DBP）明显高于正常对照组，各治疗组的 SBP、DBP 明显低于高血压对照组（$P < 0.01$），各治疗组间则没有明显差异（$P > 0.05$）。血浆 AngⅡ含量、PRA 高血压对照组明显高于正常对照组（$P < 0.01$），并与卡托普利组差别不大（$P > 0.05$），但灸法Ⅰ、Ⅱ组明显低于高血压对照组（$P < 0.01$）。血浆 NO 含量各组间没有明显差异（$P > 0.05$）。结论：两种艾灸疗法有良好的降压作用，其降压机理与抑制肾素－血管紧张素（RAS）系统活性有关。

（3）穴位艾灸对男性运动员血清睾酮的影响

王家祥等在《穴位艾灸对男性运动员血清睾酮的影响》一文中指出：

根据中医经络理论，运用艾灸相关补肾强壮穴位（本文采用关元、足三里穴和肾俞、命门穴交替选用）的方法，对 20 名男性运动员施灸 4 周，结果血清睾酮水平明显高于对照组 12 名男性运动员，提示该方法有助于调整男性运动员雄激素分泌，提高血睾酮水平，进一步提示该法可用以治疗和预防运动性低血睾酮症并且有利于运动疲劳的恢复。

（4）保健灸对老年人上皮生长因子分泌的影响

詹臻等在《保健灸对老年人上皮生长因子分泌的影响》一文中指出：

40 例公寓生活、生活自理的老年人经神阙、足三里穴行温和灸，每次每穴 10 分钟，隔日 1 次，连续 2 个月后，采用^{125}I 标记放射免疫法检测其灸前，灸后空腹血清中上皮生长因子（EGF）

的含量。结果，灸后 EGF 含量有明显增高（$P < 0.01$）。表明保健灸能够调节机体 EGF 的合成与释放。EGF 具有促进组织细胞生长增殖的作用，因而保健灸有益于机体的新陈代谢，延缓衰老的进程。

6.2.2.4 针灸足三里穴对免疫系统与细胞网络的影响

（1）针灸足三里穴对免疫细胞的影响

T 淋巴细胞是重要的免疫活性细胞，在 ConA 刺激下淋巴细胞增殖转化可以反映其功能状态和成熟程度，是衡量细胞免疫功能的重要指标。针灸能增强淋巴细胞转化能力，提高淋巴细胞活性。程晓东等电针"自由"活动状态下正常大鼠"足三里"和"阑尾"穴，结果表明，电针能提高脾淋巴细胞转化率，以及 IL - 2 诱生水平，与对照组比较有显著差异。

单核吞噬细胞系统（MPS）是一类主要的抗原呈递细胞，在特异性免疫应答的诱导与调节中起着关键作用。赵氏等观察针刺对免疫抑制大鼠吞噬细胞功能的影响，发现针刺"足三里"穴 6天，可使其降低的腹腔吞噬细胞吞噬百分率和吞噬指数显著增高，血清溶菌酶无明显改变。

（2）电针对更年期大鼠神经 - 内分泌 - 免疫网络的影响

刘宏艳等在《电针对更年期大鼠神经 - 内分泌 - 免疫网络的影响》一文中指出：

结论：

电针可以调节更年期大鼠生殖内分泌、提高免疫力、调节植物神经功能，对更年期衰退的神经 - 内分泌 - 免疫网络（NEI - N）起综合性调节作用，具有多途径作用机制和整体调节的特点。

（3）针刺足阳明经穴对家兔胃平滑肌及其细胞内信使物质的影响

邓元江等在《针刺足阳明经穴对家兔胃平滑肌及其细胞内信使物质的影响》一文中指出：

结论：

①五组胃窦平滑肌细胞长度比较，足阳明经穴组的细胞长度明显短于其他各组，而 B、D、E 三组间差异均无显著性意义，提示足阳明经与胃有相对特异性联系。

②电针足阳明经穴可使血浆、胃窦平滑肌组织 MTL、SP 含量增高，MTL、SP 的含量与胃窦平滑肌细胞长度呈明显负相关。MTL、SP 是足阳明经与胃相关的重要物质基础。

③电针足阳明经穴可使胃窦平滑肌细胞内 Ca^{2+}、IP_3 含量明显升高，而对胞内 cAMP 的含量无明显影响；胞内 Ca^{2+}、IP_3 含量与胃窦平滑肌细胞长度呈明显负相关。针刺足阳明经穴影响胃运动的细胞内信号转导可能是通过 $IP_3 - Ca^{2+}$ 途径实现的。

④采用针刺血清作用于离体的器官、组织、细胞来研究针刺的效应与作用机制值得进一步深入地探讨。

（4）电针足阳明、足少阳经穴对胃胆运动功能及相关脑肠肽受体基因表达的研究

张泓等在《电针足阳明足少阳经穴对胃胆运动功能及相关脑肠肽受体基因表达的研究》一文中指出：

结论：

①从针刺足阳明、足少阳、足太阳经穴对胃胆运动调控作用异同的比较进一步证实了经脉 - 脏腑相关存在相对特异性，体现在足阳明、足少阳经对胃、胆等消化系统脏器的调整作用更明显。

②本研究进一步证实了肽类物质是经脉 - 脏腑相关的物质基础，针刺对不同脏腑的影响和经脉 - 脏腑相关的相对特异性与脑肠肽及其释放的不同有密切关系。

③本研究发现针刺足阳明、足少阳经穴可上调 MTL mRNA 及 CCK - R - mRNA 的表达，表明针刺对胃、胆运动的影响不仅与其物质基础脑肠肽的释放有关，还可调控其受体基因表达，进而从分子水平揭示了经脉 - 脏腑相关的部分分子生物学机理。

（5）针刺对去卵巢大鼠脑内胆碱乙酰转移酶基因表达的影响

田淑君等在《针刺对去卵巢大鼠脑内胆碱乙酰转移酶基因表达的影响》一文中指出：

有研究表明，针刺"足三里"穴有抗衰老作用。为此，本实验采用去卵巢大鼠动物模型，造成体内雌激素降低，观察针刺"足三里"穴后去卵巢大鼠体内雌激素的变化及对脑内 ChAT 生成的影响，探讨雌激素对脑内胆碱能系统的影响及针刺对其的调节作用，旨为临床针灸治疗脑衰提供实验依据。

本实验发现，电针刺激去卵巢大鼠"足三里"穴后，脑内 ChAT mRNA 表达较去卵巢未针刺组明显增加。针刺调节 ChAT 生成的机制可能与多种因素有关，本实验中针刺可使去卵巢大鼠血中雌激素水平在一定程度上升高，脑组织 ChAT mRNA 的表达随之增加，提示针刺可通过调节内分泌功能（雌激素的水平）影响 ChAT 的生成。胆碱能神经元是雌激素作用的靶细胞，雌激素可通过基因调节机制控制细胞内蛋白质及酶蛋白的表达；通过非基因组机制影响细胞内神经营养因子和其他神经递质的功能。至于针刺使去卵巢大鼠体内雌激素增加的原因，已有报道证实，针刺对正常大鼠血中雌激素无明显影响，但能使去卵巢大鼠肾上腺皮质内侧区的活动增强，出体激素的合成增加，同时脑、脂肪等组织的芳香化酶活性增强，促进雄激素转变为雌激素。本实验结果提示，脑内 ChAT 基因表达与体内雌激素水平有密切关系；卵巢切除后，针刺"足二里"穴能在基因水平上调节脑内 ChAT 的生成可能是针刺增强乙酰胆碱含量、改善老年妇女学习记忆功能的机制之一。

（6）电针对创伤大鼠脑内孤啡肽及白介素 -1β 基因表达的调节作用

肇晖等在《电针对创伤大鼠脑内孤啡肽及白介素 -1β 基因表达的调节作用》一文中指出：

电针对机体具有特殊的整合功能，是治疗免疫抑制的一种有效手段。大量的研究认为电针能充分调动交感神经系统及下丘脑－垂体－肾上腺轴的活动，从而参与机体的免疫调控。而且实验已经证明，电针"足三里"（ST36）穴对创伤大鼠的免疫抑制有明显的改善作用。本实验则是在以往工作的基础上，采用免疫组织化学及原位杂交的方法，探讨电针免疫调节作用的中枢机制。实验发现内源性孤啡肽在正常大鼠的中枢神经系统呈广泛表达。在创伤应激刺激下，海马、皮层及下丘脑的孤啡肽免疫阳性细胞数分别下降至 25.2 ± 5.07，31.1 ± 10.50，24.5 ± 5.44，与对照组比较（72.0 ± 7.99，115.7 ± 19.47，64.1 ± 8.90）有显著性差异（$P < 0.05$）。电针"足三里"后，孤啡肽的表达明显提高，以上三个部位的孤啡肽免疫阳性细胞相应恢复至 60.0 ± 5.48，111.0 ± 11.64，64.0 ± 10.01（$P < 0.05$）。孤啡肽受体（OP4）在中枢神经系统的表达也观察到相似的变化趋势。但是中枢神经系统白介素－1β 的表达却表现出不同的变化。白介素－1β mRNA 免疫阳性细胞在对照组为 15.9 ± 3.93，7.9 ± 3.07，8.6 ± 2.41；创伤组为 38.1 ± 6.33，78.9 ± 5.13，49.1 ± 9.84；电针组为 22.7 ± 3.30，30.8 ± 8.74，11.6 ± 2.80。实验结果表明，白介素－1β mRNA 能被创伤应激所诱导高表达，并且能被电针所抑制。以上结果提示，中枢神经系统的孤啡肽与白介素－1β 有着密切的相关关系。电针的神经免疫调节作用可能依赖于二者的相互作用。

（7）电针足三里对去卵巢大鼠脑认知功能影响机制的研究

田淑君等在《电针对去卵巢大鼠脑认知功能影响机制的研》一文中指出：

实验内容分为：①去卵巢大鼠血中性激素水平的改变及电针足三里穴的调节作用；②电针对去卵巢大鼠脑内胆碱乙酰转移酶基因表达的影响；③电针对去卵巢大鼠脑内雌激素受体（ER）基因表达的影响。

结果：与对照组比较，去卵巢大鼠血中雌激素（E_2）水平明显降低，睾酮（T）水升高，同时血中的促卵泡素（FSH）和黄体生成素（LH）亦明显升高，下丘脑内 SP mRNA 表达增加；与去卵巢未电针刺激组比较，去卵巢电针组大鼠血中的雌激素水平较高、血中的 T 较低；血中的 FSH，LH 也较未电针组明显降低，下丘脑 SP mRNA 表达减少，并有显著性差异。去卵巢大鼠脑内 CHAT mRNA 的表达减少，而去卵巢电针组大鼠脑内的 CHAT mRNA 的表达较高；去卵巢大鼠脑内 ERα 在 mRNA 水平上表达减少而去卵巢后脑内 ERβ 在 mRNA 水平上的表达却明显增加。电针组大鼠脑内的 ERα mRNA 表达较去卵巢组多 ERβ mRNA 表达较少。电镜下观察到取卵巢大鼠垂体、海马组织的超微结构有明显的改变而去卵巢针刺组大鼠脑内的超微结构改变的较轻微。

（8）艾灸对应激性胃溃疡大鼠胃黏膜细胞增殖和凋亡的影响及其与热休克蛋白表达关系的研究

易受乡等在《艾灸对应激性胃溃疡大鼠胃黏膜细胞增殖和凋亡的影响及其与热休克蛋白表达关系的研究》一文中指出：

本课题组以往的研究证明，针刺"足三里"对胃黏膜损伤具有保护作用，针刺能抑制实验性胃溃疡胃黏膜的细胞凋亡。临床报道显示，艾灸对胃溃疡有很好的疗效艾灸对急性胃黏膜损伤胃黏膜细胞的增殖和凋亡有何影响？其保护机制是否与 HSP70 有关？本实验选用"足三里"和"梁门"两穴，观察艾灸预处理对胃黏膜的保护作用，试图进一步从转化生长因子（TGF-α）含量、HSP70 mRNA、胃黏膜细胞的增殖和凋亡等环节来探讨其作用机制。

本课题组在针刺足阳明经穴对胃黏膜保护作用方面进行了长期研究，发现电针家兔足阳明经不同节段的腧穴均对胃黏膜损伤细胞有保护作用，其中以"足三里"最满意。在对无水乙醇灌胃造成胃黏膜损伤家兔的研究中发现，电针"足三里"可降低胃黏膜损伤指数。陈演江等实验证明，艾灸对大鼠实验性溃疡模型有减轻损伤和加快修复两方面的作用。本实验在以往研究的基础上，采用艾灸"足三里"和"梁门"两穴，观察其对胃黏膜损伤的影响，结果显示，艾灸大鼠"足三里"和"梁门"穴后胃黏膜损伤指数显著低于模型组和对照组（$P<0.01$），提示艾灸"足三里""梁门"对胃黏膜损伤确有一定的保护作用。

本课题组以往的研究显示，电针"足三里"可激发 $Bcl-2$ 基因蛋白表达，从而抑制和减轻乙醇所诱发的胃黏膜细胞凋亡，且效果优于非穴组。本次实验结果亦表明，艾灸"足三里""梁门"穴也具有抑制胃黏膜细胞凋亡的作用。胃黏膜细胞增殖能力是影响溃疡愈合的重要因素，而 PCNA 在细胞增殖和 DNA 合成过程中起重要作用，是目前较常用的评价细胞增殖的指标。孙为豪等在实验中发现，大鼠胃损伤后 3h，增殖带即开始加宽，此时 PCNA 标记指数尚无明显增加；在盐酸灌胃后 24h，胃黏膜病变基本消失时 PCNA 标记指数开始增加，提示损伤早期上皮细胞游走在黏膜修复中发挥重要作用。本实验结果显示，胃黏膜损伤后 24 小时，艾灸"足三里""梁门"胃黏膜细胞增殖指数显著高于模型组（$P<0.01$），说明艾灸"足三里""梁门"可促进胃黏膜损伤后的细胞增殖以修复受损的胃黏膜。

本实验结果显示，艾灸"足三里""梁门"穴可显著提高胃黏膜 $TGF-\alpha$ 含量，同时出现胃黏膜增殖加强。

本实验中，艾灸"足三里""梁门"组胃黏膜中 HSP70 mRNA显著高于模型组和对照组（$P<0.01$），提示艾灸"足三里""梁门"可促使胃黏膜组织中 HSP70 mRNA 增高。

综合本实验结果可以认为，艾灸"足三里""梁门"可保护胃黏膜，促进了 $TGF-\alpha$ 合成，从而促进损伤黏膜周围的细胞增殖，抑制细胞凋亡，而这一过程与艾灸"足三里"等穴诱导 HSP70 的产生有关。

6.2.2.5　针灸足三里治疗消化系统病机理研究

（1）针刺对肠易激综合征不同证型结肠电、脑肠肽影响

陈永萍等在《针刺对肠易激综合征不同证型结肠电、脑肠肽影响》一文中指出:

结论:

针刺足三里对 IBS 不同证型及 UC 的结肠电、脑肠肽两项指标均有良性双向调节作用,针刺后各异常指标均趋向正常。这一结果有助于针刺足三里治疗脾胃病证疗效机理的阐明,并为中医"同病异治""异病同治"理论提供实验依据。

(2)悬灸足三里对疳积大鼠胃泌素和胃动素及体重的影响

邵瑛等在《悬灸"足三里"对疳积大鼠胃泌素和胃动素及体重的影响》一文中指出:

目的:探讨艾灸足三里治疗疳积的作用机制。方法:SD 大鼠 40 只,随机分为正常组、模型组、对照组(非经穴治疗)、治疗组,采用特制高脂肪、高热量饲料喂养造模。造模后,艾灸足三里治疗。结果:造模后大鼠进食量、体重、血清胃泌素(GAS)、胃动素(MOT)均降低,与正常组比较差异有统计学意义($P < 0.01$)。经 2 个疗程治疗后接近正常水平,与正常组比较差异无统计学意义。结论:艾灸足三里能提高疳积大鼠的进食量、体重及血中 GAS、MOT 水平,从而明显改善其低下的消化功能。

近年报道,针灸(主要是足三里穴)对 GAS、MOT 的调节具有双向作用。针刺足三里可使十二指肠溃疡患者 G 细胞数和细胞内 GAS 减少。而电针正常大鼠"足三里",GAS 显著升高。针刺正常人足三里等阳明经穴,其血浆 GAS、MOT 明显上升。针刺可提高 MOT 的水平,从而对 FD、术后胃肠功能减低、急性黄疸性肝炎、全麻围手术期等患者的胃肠功能恢复具有一定的促进作用。上述研究都说明足三里穴对 GAS、MOT 的良性调节作用。

(3)足三里穴位注射对实验性胃痛大鼠镇痛效应和共存神经递质的影响研究

陈玉华等在《"足三里"穴位注射对实验性胃痛大鼠镇痛效

应和共存神经递质的影响研究》一文中指出：

根据实验结果得出以下结论：

①"足三里"穴位注射罗通定可明显延长实验性胃痛大鼠扭体反应的潜伏期，减少扭体次数，其镇痛效应强于药物肌注疗法和注射用水穴位注射方法。提示穴位注射疗效显著，整合了药效、穴效。

②"足三里"穴位注射罗通定能促进 NRM 和腰髓背角内共存递质 SP 及 5 - HT 的释放的显著增加，而在促进 NRM 和腰髓背角内 SP、5 - HT 的独立释放方面与药物肌注和注射用水穴位注射比较无明显优势，提示"足三里"穴位注射对实验性胃痛的镇痛优势可能与促进中枢神经系统中的共存递质 SP 和 5 - HT 的释放密切相关。

（4）艾灸家兔足三里穴区对胃运动胃电的影响

王宏平等在《艾灸家兔足三里穴区对胃运动胃电的影响》一文中指出：

实验结果表明，在实验动物清醒安静、自由饮水进食之后，艾灸其足三里穴区对胃运动、胃电慢波的影响主要表现为抑制效应，使其频率减慢，波幅降低，呈现以抑制为主的单向调节作用。艾灸足三里穴区对胃肠运动的影响，很早有过报道，但由于实验方法不同，结果不尽相同。如冯氏报道同时做成胃瘘和肠瘘通过瘘管将橡皮囊分别送入胃内和肠内，然后注入水，通过机体 - 空气传导装置同时记录胃体部及回肠下段运动。结果表明，单灸足三里穴区后，胃运动主要表现为抑制，而肠运动抑制和兴奋各半。马氏报道灸足三里穴区可以使正常家兔小肠消化间期综合肌电（IDMEC）第三时相提前诱发，并使之周期缩短，时程延长。陈氏闭等报道艾灸自由饮食后的小鼠能明显抑制小肠推进运动。

在临床治疗方面，章氏川报道对那些消化不良的患者施灸能显著提高其消化能力，而对那些胃酸分泌过多的患者，艾灸可以抑制胃酸分泌。葛氏观察了 31 例慢性胃炎患者，用隔姜灸足三里穴后，症状明显改善。

艾灸足三里穴区对胃运动的影响与胃所处的状态有关，本实验观察了正常清醒状态下自由饮水进食后，当胃处于消化期运动时，艾灸足三里穴区可以明显地抑制胃运动，使相对亢进的胃运动得以平缓，为临床应用艾灸足三里穴区治疗胃肠疾病提供理论依据。

（5）电针治疗溃疡性结肠炎的免疫学机制研究

田力等在《电针治疗溃疡性结肠炎的免疫学机制研究》一文中指出：

结论：

电针足三里穴可阻止促炎细胞因子的升高，并对 UC 模型大鼠有良好的治疗作用：减轻 UC 大体形态及超微结构的损伤，降低 MPO 活性。这种作用机制可能与电针足三里穴良性下调促炎细胞因子 IL-6、IL-8 和 TNF-α 有关，表明免疫因素可能是经络-脏腑相关的物质基础，经络的实质与免疫系统有关。

（6）艾灸足三里等穴对溃疡性结肠炎结肠黏膜 IL-8、ICAM-1 及其 mRNA 表达的影响

施征等在《艾灸对溃疡性结肠炎结肠黏膜 IL-8、ICAM-1 及其 mRNA 表达的影响》一文中指出：

目的：探讨艾灸（隔物灸）对溃疡性结肠炎结肠组织 IL-8、ICAM-1 及其 mRNA 表达的影响。方法：将确诊的 109 例患者随机分为隔药灸组（61 例）与隔麸灸组（48 例），观察两组患者结肠黏膜组织治疗前后 IL-8、ICAM-1 及其 mRNA 表达的变化。结果：隔药灸组、隔麸灸组治疗后能够降低 IL-8、ICAM-1 及其基因表达（$P < 0.01$），且隔药灸组的抑制作用明显优于隔麸灸组（$P < 0.01$）。结论：艾灸可能是通过下调溃疡性结肠炎患者结肠黏膜组织 IL-8 及其 mRNA 的表达，抑制 ICAM-1 及其 mRNA 的表达，从而达到治疗之目的。

（7）电针"足三里""中脘""内关"穴抗大鼠急性胃黏膜

损伤机理的实验研究

李莉等在《电针"足三里""中脘""内关"穴抗大鼠急性胃黏膜损伤机理的实验研究》一文中指出：

结果表明：电针"足三里"等穴后，各电针组 G4IBF、血清 NO 含量均升高（$P < 0.01$ 或 $P < 0.05$），血浆 ET 含量和 LI 均有所下降（$P < 0.05$ 或 $P < 0.01$）。同时发现电针不同穴位对上述改变的影响效果不同，各电针组间疗效存在差异性。

实验提示：电针"足三里"及其不同的组方配穴具有抗大鼠胃黏膜损伤的作用，其中尤以"足三里"＋"中院"＋"内关"组疗效最显著，提示合理的穴位配伍对于提高临床疗效具有重要作用。同时提示其作用机制可能是通过调节血中 NO/ET 含量，改善胃黏膜血流，从而起到抗胃黏膜损伤的作用。

6.2.2.6　针灸足三里穴治疗应激性病机理研究

（1）针刺足三里穴对正常及应激性溃疡大鼠神经内分泌影响的研究

孙锦平等在《针刺足三里穴对正常及应激性溃疡大鼠神经内分泌影响的研究》一文中指出：

结论：

①针刺大鼠足三里穴对下丘脑信息物质（OT、AVP、SP、POMC、GnRH、IL-1β）及受体（Era）在 mRNA 水平的表达产生影响，且针刺对上述物质影响的时效关系具有一定的规律性。

②针刺大鼠足三里穴对下丘脑信息物质（OT、AVP、SP、POMC）在 mRNA 水平和蛋白水平表达的影响一致。

③针刺可以影响与细胞凋亡有关的 P38MAPK 表达，并对 P38MAPK 的表达起到了抑制作用，这可能是针刺对机体具有保护作用的机制之一。

④针刺可以通过上调下丘脑内对机体具有保护作用 NOS1 的表达，抑制对机体产生伤害作用的 NOS2，NOS3，ET-1 的表达，

从而实现对应激性溃疡的保护作用。

（2）针刺足三里穴对冷应激性溃疡大鼠下丘脑与肾上腺 NOS 表达的影响

孙锦平等在《针刺足三里穴对冷应激性溃疡大鼠下丘脑与肾上腺 NOS 表达的影响》一文中指出：

从本实验结果可以看出，冷应激对下丘脑 3 种亚型 NOS 的影响各不相同，而针刺对各亚型 NOS 也具有不同的调节作用。冷应激对下丘脑 NOS1 的影响与正常对照组比较，差异无统计学意义，说明下丘脑内 NOS1 没有参与冷应激反应，而针刺预防组大鼠的 NOS1 表达显著高于正常对照组及单纯应激组，说明针刺足三里穴可上调下丘脑 NOS1 表达，使 NOS1 能够催化合成更多 NO，从而对因冷应激引发的胃黏膜损伤起保护作用。从 NOS3 的表达结果可以看出，冷应激可引起 NOS3 表达水平显著增高，与正常对照组存在极显著性差异，而针刺足三里穴可以抑制 NOS3 病理性高表达，但其抑制效应不够全面，只能在一定程度内发挥下调作用，并不能完全抑制 NOS3 对机体的不利影响，这与既往的文献报道结果不同，考虑是由于 NOS3 的外周反应及中枢反应间存在差异造成，具体机制有待进一步探寻。

本实验结果还表明，肾上腺 NOS1、NOS3 与中枢作用过程不完全一致。相同之处为 NOS3 均参与了冷应激性溃疡的病理过程，针刺虽然可以抑制这种病理性高表达反应，但其抑制程度微弱（差异无统计学意义）；不同之处为肾上腺 NOS1 也参与了该病理性应激过程，而针刺对该病理过程有明显的抑制作用。

NOS2 可能主要在病理状态下表达，其表达受内皮素、白细胞介素 –1 等因子诱导，一旦表达即可持续合成高浓度的 NO，从而参与神经损伤病理过程。本实验结果表明，冷应激可引起下丘脑 NOS2 表达水平明显升高，与对照组比较，有极显著性差异，充分证实了下丘脑 NOS2 水平与胃黏膜及血浆中 NOS2 的变化规律一致，它的过度表达参与了胃黏膜病变的病理生理过程，而针刺足三里穴可以明显抑制这种过度表达反应，使机体得到最大程度的保护。

（3）冷应激溃疡大鼠下丘脑和肾上腺一氧化氮合成酶2与内皮素－1表达及针刺足三里穴保护机制的研究

裴海涛等在《冷应激溃疡大鼠下丘脑和肾上腺一氧化氮合成酶2与内皮素－1表达及针刺保护机制的研究》一文中指出：

近年来发现，针刺对胃肠运动、分泌及消化吸收功能均有调控作用，对损伤的胃黏膜具有保护作用，电针足三里可以使应激大鼠的胃黏膜血流量增加。电针狗足三里穴30min后，胃黏膜血流量较针刺前明显升高，血浆及胃黏膜组织中的ET含量显著下降。有人推测ET可以通过作用于中枢神经系统调节胃肠道功能。本实验采用冷束缚应激溃疡模型研究针刺足三里对溃疡的保护作用，以及针刺对下丘脑、肾上腺的NOS2和ET－1表达的影响。

本实验的研究结果表明，针刺对冷应激溃疡具有良好的预防作用，能够使溃疡指数明显下降，下丘脑的NOS2与ET－1的表达在冷应激时明显增高。这与既往的文献关于胃组织局部NOS2和ET表达的报道基本一致。说明在中枢神经系统内也存在着和外周相互平行的上述两种物质的表达，而没有组织学差异。我实验室的前期实验结果已经证明，下丘脑NOS1主要参与生理性反应过程，NOS2和NOS3主要参与应激的病理过程，其中以NOS2表达增高尤其明显。针刺足三里穴可以显著抑制由应激引起的下丘脑NOS2和ET－1表达的增高，推测该种影响作用可以减弱上述物质对胃黏膜血流量减少的影响和缓冲胃肠道平滑肌的过度收缩运动，从而对应激性溃疡起到了良好的预防作用。但是，下丘脑通过何种途径来影响到周围的胃黏膜尚不清楚，有待于进一步的研究证实。

（4）电针足三里穴对束缚应激大鼠下丘脑神经元活化的调节作用

万顺伦等在《电针对束缚应激大鼠下丘脑神经元活化的调节作用》一文中指出：

针刺足三里穴对应激引起的下丘脑 c-fos 蛋白的调节作用：

结果显示，针刺足三里穴能够调节应激引起的下丘脑内 c-fos 蛋白的变化，针刺足三里穴并不导致下丘脑 c-fos 蛋白的进一步增加，而是产生下调作用，针刺结束后的各个时间点（0 小时、1 小时、3 小时）下丘脑内 c-fos 蛋白均比应激组显著下降（$P <$ 0.05）。

中医学实践表明，足三里为四大总穴之首，具有明显的整体调节作用，主治消化、呼吸、循环、泌尿、神经多个系统数十种疾病。针刺足三里穴不仅能够调节胃肠功能，防治应激性胃溃疡的发生，诱发体内第二信使的变化，还能降低应激引起的 GC、ACTH 水平的升高。这些研究提示针刺足三里穴可能会影响调节神经内分泌反应的下丘脑 c-fos 蛋白的表达水平。从某种意义上讲，针刺本身作为一种痛刺激，应该加重应激的程度，使下丘脑 c-fos 蛋白表达进一步增加，但是本研究发现针刺足三里不但没使 c-fos 蛋白水平增加，反而降低，这就提示针刺对 HPA 轴亢进活动的下调作用可能是通过下调下丘脑内 c-fos 蛋白的表达而实现的，而且这种调节作用与足三里穴位的特殊调节作用有关，与针刺的局部疼痛无关。本研究还显示针刺足三里对下丘脑 c-fos 蛋白的调节作用可以持续到针刺结束后 3 小时，这进一步提示针刺穴位所产生的作用并不局限于刺激的即时，还可持续一段较长的时间。这可能是针刺足三里产生远隔效应和时间延迟效应的中枢机制，从而为针刺防治应激性疾病提供了中枢理论依据。

（5）艾灸足三里、梁门穴对应激性溃疡大鼠胃黏膜细胞凋亡的干预作用

易受乡等在《艾灸足三里、梁门穴对应激性溃疡大鼠胃黏膜细胞凋亡的干预作用》一文中指出：

目的：探讨艾灸足三里、梁门穴对应激性溃疡胃黏膜细胞凋

亡的影响，分析其与血浆多巴胺（DA）、胃黏膜内皮素（ET）的关系，揭示艾灸足三里、梁门穴对抗应激性损伤，进而保护胃黏膜的机制。

而电针足三里穴后，胃窦黏膜 DA 含量较应激组升高，而胃体黏膜 DA 含量较应激组下降，接近正常水平，表明电针足三里穴对应激性溃疡大鼠胃黏膜 DA 含量起双向调节作用。本实验观察到，经艾灸足三里、梁门穴预处理的大鼠血浆 DA 含量较模型组显著降低，接近束缚对照组水平，提示艾灸足三里、梁门穴可调节应激性溃疡大鼠血浆 DA 含量，从而对抗应激，减轻胃黏膜损伤。

已有资料报道，针刺可抑制缺血引起的神经系统细胞和心肌细胞凋亡的发生。针灸对胃肠道黏膜细胞凋亡的影响研究较少。有研究表明，针灸可抑制溃疡性结肠炎结肠上皮细胞的凋亡。本课题组在观察针刺对胃黏膜细胞凋亡的影响时发现，电针足三里可激发 $bcl-2$ 基因蛋白表达，从而抑制和减轻乙醇所诱发的胃黏膜细胞凋亡，且效果优于非穴组。本实验观察到，模型组细胞 AI 显著增高，提示束缚水浸应激可诱导大鼠胃黏膜细胞凋亡，从而引起胃黏膜损伤；艾灸足三里、梁门穴组大鼠胃黏膜 AI 显著低于模型组，提示艾灸足三里、梁门穴可抑制束缚水浸应激所诱导的胃黏膜细胞凋亡，从而减轻胃黏膜损伤。

本实验观察到，模型组血浆 DA 和胃黏膜 ET 显著高于束缚对照组，GMBF 显著低于束缚对照组，AI 显著高于束缚对照组，结果提示束缚水浸应激造模后，血浆 DA 和胃黏膜 ET 含量升高，而胃黏膜血流量下降，诱发细胞凋亡；艾灸足三里、梁门穴组血浆 DA 和胃黏膜 ET 含量显著低于模型组，胃黏膜血流量显著高于模型组，AI 显著低于模型组，结果提示，艾灸足三里、梁门穴可调节血浆 DA 和胃黏膜 ET 含量，改善胃黏膜缺血，抑制细胞凋亡，减轻胃黏膜损伤，从而保护胃黏膜。

本实验采用艾灸预处理，观察其对胃黏膜的保护作用。结果显示艾灸预处理可对抗束缚水浸应激引起的胃黏膜损伤，该作用的可能机制是通过调节血浆 DA、降低胃黏膜 ET 释放，增加 GMBF，抑制细胞凋亡的发生，从而保护胃黏膜。且艾灸足三里、梁门穴效果优于艾灸非穴对照点，表明针灸足三里、梁门穴对胃黏膜的保护作用亦具有穴位的相对特异性。

（6）艾灸足三里和梁门穴诱导热休克蛋白 70 抗大鼠胃黏膜氧化损伤作用

常小荣等在《艾灸足三里和梁门穴诱导热休克蛋白 70 抗大鼠胃黏膜氧化损伤作用》一文中指出：

目的：观察艾灸足三里和梁门穴对应激性溃疡大鼠胃黏膜热休克蛋白 70（HSP70）表达的影响，探讨艾灸足阳明经穴抗胃黏膜氧化损伤的作用机制。

艾灸作为一种生理性温热刺激原，可诱导 HSP70 的产生，作为免疫源激活免疫系统而治疗一些疾病。从本实验研究结果看，应激后（模型组）大鼠胃黏膜的 HSP70 表达均较未应激大鼠（空白组）增强（$P<0.05$），而经艾灸预处理的大鼠在应激后其表达较模型组更显著（$P<0.01$），胃黏膜的损伤程度也明显减轻（$P<0.01$），说明，艾灸预处理能通过诱导胃黏膜 HSP70 高表达而达到保护作用。

电针足三里可降低血浆 MDA，影响氧自由基代谢水平，抗应激损伤．本实验结果中，B 组胃黏膜 MDA 含量明显高于 A 组和 C 组（$P<0.05$），显示艾灸可降低胃黏膜应激后增高的 MDA，达到抗氧化损伤的作用。本实验研究结果显示，与艾灸非穴对照点组比较，艾灸足三里、梁门穴组大鼠胃黏膜的 HSP70 表达均明显增强、MDA 含量明显减少（$P<0.05$）、胃黏膜损伤程度明显减轻（$P<0.01$）。由此可看出，足三里和梁门穴在抗胃黏膜氧化损伤作用上有一定的穴位特异性，为临床运用艾灸治疗消化系统疾患提供了科学依据。

（7）电针足三里等穴对慢性应激疲劳证候模型大鼠神经免疫网络调节机制研究

孟宏等在《电针对慢性应激疲劳证候模型大鼠神经免疫网络调节机制研究》一文中指出：

王景杰等报道电针刺激"足三里"，对心理性应激大鼠的胃电变化有良好的调节作用，其机理可能是与电针刺激可引起某些胃肠道激素变化有关，为临床治疗提供了理论依据。韩鑫等用免疫组织化学染色的方法，定量观察了电针对慢性应激抑郁模型大鼠海马 BDNF 的影响，发现电针可对抗应激引起的海马 BDNF 减少，增加 BDNF 阳性神经元数量，改善神经元形态，说明电针对 BDNF 的影响以及对海马神经元的保护作用是电针治疗抑郁症的机理之一。展淑琴等在电针大鼠下肢"足三里"穴位后，用免疫组织化学的方法观察了电针后 24 小时大鼠尾壳核、杏仁核、下丘脑室旁核、下丘脑前区、导水管周围灰质 P 物质表达的变化，结果电针组较对照组上述部位 P 物质表达阳性细胞数明显增高，电针可引起脑内上述部位 P 物质表达增高，可能在调节机体许多生理功能中起重要作用。

本文结论：

①从 CDC 的诊断标准不断的修订和近几年的研究趋向可以看出，对 CFS 症状表现的深入分析研究更加集中到心理 - 神经 - 免疫网络这一层面上来。CFS 与应激关系密切，过度的体力、脑力劳动、应激性生活事件的刺激等皆为 CFS 的重要发病因素。

②电针调整了中枢神经系统单胺类神经递质 NE、DA、5 - HT 等紊乱的状态，这有利于神经内分泌和神经递质正常的功能活动，以此调节脏腑经络，平衡阴阳，稳定机体内环境。说明单胺类神经递质与心理 - 神经 - 免疫网络的密切关系，以及电针对其的调节作用。

③观察电针对海马组织中脑源性神经生长因子的影响可以看出海马神经元的可塑性，起到治疗 CFS 的作用，从而说明 CFS 与心理 - 神经 - 免疫网络的必然联系。

④β - 内啡肽属于内源性阿片肽，是机体的主要应激激素。

本研究首次证实电针可能通过 β - EP 的调节保护脑神经元，对抗恶性应激引起的脑组织神经元结构可塑性的损伤，从而起到治疗 CFS 的作用。

⑤细胞因子不仅可以激活免疫系统，而且对神经和内分泌系统也有重要的调节作用。本研究首次观察到电针可以调节不同证型疲劳模型大鼠血清中细胞因子 IL -1β、IL -6 水平，即经过电针治疗的疲劳模型各组 IL -1β、IL -6 均趋于正常。

（8）艾灸强壮穴对慢性疲劳综合征患者免疫功能的影响

田华张等在《艾灸强壮穴对慢性疲劳综合征患者免疫功能的影响》一文中指出：

本研究观察了艾灸强壮穴（气海、关元、足三里和肾俞、命门、足三里）对慢性疲劳综合征患者免疫功能的影响。

经艾灸强壮穴后 CFS 患者 NK 细胞活性和 IL -2 含量升高，提示艾灸强壮穴能有效提高 CFS 患者 NK 细胞活性和 IL -2 含量，从而改善 CFS 患者 - 的免疫低下。

6.2.3 针灸内关穴治疗心肌缺血机理研究

内关穴来源于《灵枢·经脉》："手心主之别，名日内关，去腕二寸，出于两筋之间。""内"指内面，"关"指关口，本穴是心包经之络脉，通于阴维，善宁心理血，多年来，运用现代科学技术研究针灸治疗急性心肌缺血，取得了一定成果，验证了"心胸内关谋"等经典论述，业已证实内关等心包经穴对急性心肌缺血的确切疗效，并对针灸作用机制进行了有益探讨。

6.2.3.1 针灸内关穴治疗心肌缺血神经途径的研究综述

（1）针刺内关穴区对心血管效应传导通路

穴位的针刺效应主要是通过传入神经起作用的，而且主要是躯体神经，但分布在穴位周围血管壁的交感神经纤维也可能参与针刺效应的传入。这些不同的神经末梢接受不同的刺激，引起神经末梢兴奋传递的激发和递质的释放。

刘磊等在《交感神经在经穴脏腑相关中的作用》一文中指出：

1）内关与足三里穴对心血管功能有否相对特异性影响。

电针刺激内关与足三里穴区时，所出现的电反应与血压变化差异十分显著。该事实证明：内关穴较足三里穴区对心血管功能的影响具有特异性特征。

我们对此问题也注意到了点与线的关系，点是穴下结构，线是传入纤维类别，关于内关穴与足三里穴下结构，本工作未做研究，根据上一医材料"内关穴深刺与正中神经关系非常密切，正中神经以多种形式在不同程度上暴露于桡侧屈腕肌和掌长肌腱的间隙内，其百分比高达97.7%，因而碰上它的可能性非常大"。事实上，本工作从机能上证实：正中神经是内关穴的一条传入神经。

2）实验结果

①迷走神经与交感神经作用比较：

电刺内关穴或正中神经传入端，其对心血管活动的影响主要通过交感神经起作用，而迷走神经几乎不起作用。

②心交感神经居优势的问题：

电刺内关穴或正中神经传入端对心血管机能的影响均可通过心交感神经及周围血管交感神经起作用。但心交感神经的作用居优势。

实验条件是否影响上述结果？摘除心神经节后的动物基础血压均值为98.55mmHg；保留心交感神经，切除内脏大小神经的动物基础血压为79.33mmHg，前者较后者高。是否因去心交感神经后，使缩血管中枢兴奋性升高，周围血管处于张力升高状态，此时正中神经传入冲动已不可能经由缩血管中枢去较大改变外周阻力以升高血压，而因实验条件的改变机体机能的动态平衡也随之改变，这也是需探讨的问题。但实验事实已指出：心交感神经的优势调节作用是值得重视并具有临床意义的。

（2）电针内关穴抗急性心肌缺血损伤的神经作用途径

1）外周神经系统

闫丽萍将大鼠右侧脊健 $C_6 \sim T_2$ 前后根切断，静脉注射垂体后叶素造成大鼠实验性心肌缺血模型，结果表明，刺激右侧正中神经对大鼠急性心肌缺血心电图仍具有明显的改善作用，因而认为这一效应主要是通过脊神经节外周短反射实现的；刺激尺神经作用较弱，刺激肌肉无效，提示正中神经是针刺内关的主要神经机制。刘瑞庭进一步证明正中神经 II、III 类纤维是电针内关穴促 AMI 恢复的主要传入途径。史明仪采用配对使用的荧光素示踪发现，"内关"区人类皮肤由前臂内侧皮神经及前臂外侧皮神经双重分布，其纤维由 C6 组成。"内关"区肌肉由正中神经支配，其纤维由 $C_6 \sim T_1$ 组成，针刺"内关"可直接刺中神经干．辣根过氧化酶逆行示踪显示，"内关"穴传入节段为 $C_8 \sim T_1$，心脏包括心包支配神经传入节段为 $C_8 \sim T_{10}$ "内关"及心脏传入在 $C_8 \sim T_1$ 有相互交汇与重叠。

刘瑞庭研究发现摘除星状神经节和切断迷走神经均可显著减弱或消除电针"内关"改善心肌缺血的作用。

史明仪研究发现切断 $C_6 \sim T_2$ 脊神经前后根之后，针刺"内关"缓解心肌缺血性心电图变化的作用未见消失，此外运用细胞外记录技术，在切断侧 T_2 脊神经节中记录到，34.1%（28/82）放电单位对急性心肌缺血及电针刺激内关穴均起反应，两种兴奋传入彼此存在时间依赖性抑制。"内关"与心脏之间存在着不依赖于中枢神经系统的短反射通路。汪桐发现在切断脊神经背根、排除中枢长反射机制后，心脏缺血仍可影响内关穴的皮肤电阻与温度，针刺内关穴仍可改善急性心肌缺血、加速心率、改变内关的皮温和皮电，揭示内关－心脏相关中存在着中枢外短反射联系途径，并认为这可能是通过以交感神经节为中心的中枢外反射弧来实现的，感觉－交感神经节的往返纤维联系可能是针刺镇痛和对内脏活动双向调整作用的形态学基础之一。

郭义发现家兔出现实验性心律失常时其相关的心包经上的钙离子浓度显著低下，在家兔乌头碱心律失常模型、电刺激下丘脑心律失常模型和大鼠心肌缺血模型三种模型中，针刺内关可有肯定的疗效，但当用 EDTA 络合掉内关或相应心包经上的细胞外钙离子后，针刺内关的效应均消失，而升高有关部位的钙离子则对针刺效果没有影响。熊克仁等发现内关穴区有 $C_6 \sim T_1$ 源性的一氧化氮合酶阳性感觉和运动神经纤维分布。陈嘉观察到急性心肌缺血时家兔 $C_6 \sim T_5$ 脊神经节一氧化氮合酶表达增加。

以上研究均提示：正中神经 II、III类纤维是电针内关穴促急性心肌缺血恢复的主要传入途径，针刺效应亦可通过短反射实现，心交感神经、迷走神经参与内关 - 心脏相关联系外周途径。内关穴区与心包经循行线上的钙离子，穴区与脊神经节的一氧化氮可能是内关与心脏相关联系的外周重要介质。

2）中枢神经系统

①脊髓

刘竣岭发现，电针猫"内关"穴区的冲动主要经正中神经 II、III类纤维传入，投射至脊储的 $C_3 \sim T_3$ 段 I $\sim$ V 板层；观察48个背角神经元电活动，结扎冠状动脉造成急性心肌缺血时，一部分背角神经元可产生增频或减频反应，而且这种反应可持续较长时间，说明心肌缺血的信息可到达胸髓背角，并能显著影响某些神经元的电活动。对心肌缺血产生兴奋反应的背角神经元在电针"内关"穴区后，绝大部分神经元所发生的兴奋反应都被抑制；而心肌缺血产生抑制反应的神经元中绝大部分在电针"内关"后，此抑制反应都被解除，说明电针"内关"对背角神经元的活动具有双向调整作用。对心肌缺血产生反应的背角神经元，绝大部分还可接受电针"内关"的信息，对感受野内各种刺激可产生兴奋或抑制反应。说明这些神经元既可接受来自"内关"电针和心肌缺血的信息并进行整合，应属于躯体内脏会聚性神经元。

他们观察脊做上胸段蛛网膜下腔微量注射 α 受体激动剂去甲肾上腺素可明显加快急性心肌缺血后 ST、T 的恢复，能明显加强电针"内关"促进 ST、T 恢复的作用，相同部位微注 α 受体拮抗剂酚妥拉明则减弱或消除针刺的上述作用，从而表明胸髓内 α_1 受体参与电针"内关"抗急性心肌缺血损伤的作用，提示胸髓上段是内关－心脏相关联系的环节之一进一步研究发现相同部位蛛网膜下腔注射肾上腺素能 α_1 受体激动剂去氧肾上腺素可在一定程度上加强电针"内关"改善心肌缺血损伤的作用，注射 α_1 受体拮抗剂哌唑嗪似可减弱电针的作用；微注 α_2 受体激动剂可乐定及其抑制剂育亨宾则发现，当 α_2 受体兴奋或抑制时，电针"内关"改善缺血心脏的电活动无明显影响，α_2 受体激活时，电针升高平均动脉压的作用被减弱，α_2 受体被抑制时，电针升高平均动脉压的作用无明显影响，提示脊做节段 α 受体，主要是 α_1 受体参与电针改善缺血心脏的功能活动。

陶之理证实，"内关"穴的传入神经元节段为颈 5 ~ 8 及胸 1，心脏传入神经元为颈 8 及胸 1 ~ 10。"内关"穴与心脏传入神经元相互重叠在颈 8 至胸 2 节段，同时皆向脊髓投射至 3 ~ 5 板层。电针"内关"穴对胸髓（$T_{2 \sim 3}$）背角神经元的电活动主要以兴奋为主。针刺与急性心肌缺血的信息可在胸髓背角发生会聚性反应，表明背角参与电针"内关"与急性心肌缺血的整合过程，是"内关"心脏联系的环节之一。胸髓蛛网膜下腔微量注射去甲肾上腺素（NE）和电针均可促进急性心肌缺血后 ST、T 及血压的恢复，且两者有明显的协同作用。表明胸髓中肾上腺素能 α 受体参与电针"内关"改善急性心肌缺血的作用。

张建梁在猫冠脉再灌注模型基础上采用逆向刺激鉴定胸位上段（$T_{2 \sim 4}$）交感节前神经元（SPNs），以玻璃微电极胞外记录神经元的放电频率，结果表明，$T_{2 \sim 4}$ 内 SPNs 参与电针内关穴对急性心肌缺血的调控，是内关－心脏相关的重要中枢环节之一。刘俊岭等采用荧光组织化学发现脊髓侧角神经元胞体周围的轴突前、树突终末有肾上腺素能免疫荧光反应，电针内关与间使穴组大鼠，其荧光反应的强度弱于缺血模型组，提示脊髓交感肾上腺素能神经元参与电针内关－心脏相关的效应。

马勤耘采用免疫组化方法观察到，针刺使胸髓中间外侧核中P物质（SP）、神经肽Y（NPY）显著减少，提示肽能神经释放增加，功能活跃；相反，迷走神经背核中SP、NPY显著增加，提示肽能神经释放减少，功能处于抑制状态。说明在电针作用下，交感和副交感两个支配心脏的节前纤维核团的正协同作用，参与心血管活动的调节作用。

②脑干

脑干分布有调节心血管活动的重要核团和部位，其中在内关－心脏相关研究中，涉及较多的主要为延髓腹外侧区、孤束核、蓝斑等部位。

陈东风等的研究发现电针内关穴可引起大鼠延髓内神经元广泛的 $c-fos$ 表达 FOS 免疫反应阳性神经元广泛分布于孤束核、迷走神经背核等于内脏信息、传导相关的中枢核团。曹庆淑证明电针"内关"双向调整急性心肌缺血所导致的孤束核电活动的变化，提示孤束核是内关－心脏相关联系的重要中枢环节。

刘俊岭研究经侧脑室注射去甲肾上腺素，可使急性缺血性心电图恢复时间显著提前，与电针效应一致，侧脑室注射肾上腺素能α受体阻断剂酚妥拉明后，可以对抗电针效应。因此，推测电针促进急性心肌缺血恢复的作用可能是通过激活中枢去甲肾上腺素系统，兴奋肾上腺素能α受体而实现的．单纯侧脑室注射酚妥拉明，无缺血性心电图出现，表明其对心肌供血无直接影响，但在电针时气可通过与α受体竞争性结合而拮抗电针作用，间接影响心肌供血，从而推测，电针兔"内关"穴促进急性心肌缺血恢复作用的机理可能是电针激活中枢去甲肾上腺素能神经元，加速中枢去甲肾上腺素的释放，通过其上行纤维和下行纤维对心血管活动中枢发生调节，导致中枢性交感血管运动神经紧张性降低，血压下降，心脏后负荷降低，心肌耗氧量减小，并使收缩的冠脉舒张，冠脉血流量增加，从而促进急性心肌缺血恢复．李伊为侧脑室微注去甲肾上腺能使心肌缺血恢复变慢，侧脑室注射酚妥拉明阻断电针"内关"的效应，而侧脑室注射心得安不对抗电针的效应。提示中枢肾上腺素能系统参与电针"内关"的心脏效应，电针"内关"可能通过兴奋 α 受体、抑制 β 受体兴奋起作用。

刘俊岭在急性心肌缺血大鼠模型上，采用乙醛酸诱发以荧光的组化方法观察到，孤束核及其周围区有一条带状亮绿荧光区，区中充点呈点状或串珠状，针后 30 分钟实验组孤束核区的荧光亮度强于非针对照组；采用酪胺酸经化阵单克隆抗体免疫组化方法在同样模型上观察到，大鼠蓝斑的荧光亮度电针组和对照组呈同一趋势。这些结果表明：①电针可抑制急性心肌缺血时中枢肾上腺素系统的激活，减少肾上腺素的释放；②低位脑干的肾上腺素系统参与针刺改善缺血心脏的功能活动过程。

延髓腹外侧区注射微量谷氨酸可在一定程度上加强电针对左室内收缩压、左室内压上升速率、平均动脉压的作用，微注甘氨酸可显著削弱电针的作用，微注可乐宁可在一定程度上加强电针对 ST 及左室内收缩压的作用，而微注育亨宾则显著削弱电针对 ST 及左室内收缩压的作用，这显示当延位腹外侧区内 α₂ 受体被兴奋时，电针"内关"对缺血心肌电活动及机械活动的良性调整作用，可得到某种程度的加强；而当 α₂ 受体披抑制时，电针的作用基本消失，延健腹外侧区参与电针"内关"对心脏功能的调整过程。

黄娥梅在延髓腹外侧区贴敷阿片受体拮抗剂纳洛酮后观察到，电针"内关"促进缺血心肌恢复和维持心肌缺血动物血压的作用明显减弱；用心得安贴敷延髓腹侧 S 区阻断 β 受体，对电针"内关"促进心肌缺血的恢复无明显影响。提示针刺促进急性心肌缺血恢复的作用可能与延髓腹外侧区阿片受体的激活有关，而与 β 受体抑制无关。陈东风发现电针内关穴能加速急性心肌缺血

ST 的恢复，但可被侧脑室微量注射阿片受体拮抗剂纳洛酮阻断，提示内阿片肽在电针内关穴减轻急性心肌缺血损伤过程中发挥重要作用，可能是内关穴与心脏相关联系中的一个重要介质．而陈丽新在实验发现侧脑室注射纳洛酮对电针作用无明显影响，作者因此推测内源性吗啡样物质可能没有参与电针促进急性心肌缺血恢复的作用。

常加松研究发现电针内关穴和 P 物质注入蓝斑区能够抑制急性心肌缺血后血浆内皮素含量的异常增高，但二者没有协同作用，蓝斑区注射 P 物质拮抗剂则有对抗电针内关阻止血浆内皮素含量增高的作用，从而认为血浆内皮素含量降低可能是电针内关促进急性心缺血损伤后恢复的机理之一，P 物质在内关与心脏相关联系途径中可能有一定的作用。

陈东风发现急性心肌缺血兔侧脑室微量注射苯海拉明有加强电针内关定促心肌缺血恢复的作用，提示中枢组织胺系统影响电针内关穴改善心肌缺血的作用，是内关与心脏联系的重要团素之一

陈东风阿扑吗啡侧脑室微注可延缓急性心肌缺血 ST 段的恢复，电针"内关"能加快急性心肌缺血 ST 段的恢复，多巴胺受体阻断剂氟哌啶醇有增强电针"内关"促进心肌缺血的恢复，这些结果提示中枢多巴胺受体参与电针"内关"，减轻损伤作用，是内关与心脏联系的重要因素之一

以上研究均提示，脑干中延做腹外侧区、孤束核、蓝斑等多个核团或部位参与内关一心脏相关的中枢途径，其中脑干肾上腺素能、多巴胺能系统、组胺、内啡肽、P 物质等发挥作用。

③下丘脑的作用

下丘脑是内脏活动的高级中枢。实验证实，损毁视前区下丘脑前部（POAH）可削弱电针作用，刺激 POAH 则增强其作用。采用微电极细胞外记录发现，电针"内关"穴区可调制大部分 POAH 神经元因心肌缺血引起的反应。曹庆淑等研究表明，下丘

脑后区（PHA）参与针刺"内关"对心血管的调节作用。PHA
可接受针刺"内关"和心肌缺血两种信息，并将其进行整合。
POAH 与 PHA 在电针"内关"的效应中具有一定的协同作用。

综上所述，有关研究肯定了针灸内关穴在抗急性心肌缺血损
伤中的显著的相对特异性作用，有关内关－心脏相关的途径研
究，主要集中在外周、脊髓、低位脑干部分核团的研究，现有研
究结果能较清楚提示，针刺内关穴信号主要通过正中神经的 II、
III 类粗纤维传入，初级传入神经元位于 $C_6 \sim T_1$ 脊神经节，心交感
神经系统和迷走神经参与针刺内关治疗急性心肌缺血，胸髓上段
背角神经元、孤束核、杏仁核、视前区一下丘脑前部、下丘脑后
区等区域内急性心肌缺血和电针"内关"传入信号能发生汇集和
整合，而且上述区域对电针和 AMI 反应完全不同，中枢 CA 系
统、组胺、内啡肽能系统等神经递（调）质参与其中，发挥多途
径、多水平的杭急性心肌缺血损伤的作用，同时提示中枢脑区之
间存在复杂的相互作用，中枢神经系统中多环节、多途径的参与
针刺内关穴效应，而丘脑、大脑皮层等结构、神经－内分泌－免
疫网络机制在内关－心脏相关中的作用研究有待深入开展。

6.2.3.2　针灸内关穴治疗心肌缺血作用机制的研究综述

各家学者分别从电针对急性心肌缺血心肌功能、代谢、结
构、微血管影响等多方面展开研究，发现电针内关穴能有益心肌兴
奋状态同步化、减少心律失常发生率，可显著促进急性心肌缺血后
ST 段、T 波及血压的恢复，能促进心肌细胞和线粒体损伤的恢复，
改善急性心肌缺血心肌微循环转运功能，调节相关体液因素的含
量，多途径、多层次的抗急性心肌缺血损伤，主要体现在：

（1）心血管活性物质的作用

临床与实验研究显示，针灸内关穴可以通过调节血中与心肌
组织诸多体液因素的分泌、代谢，从而减少心肌缺血损伤，促进
缺血心肌机能的恢复。

1) 去甲肾上腺素

临床及实验证明体内儿茶酚胺水平增高（尤是去甲肾上腺素），可导致心肌缺血，以致坏死，尤易发生在严重冠脉硬化者．李雪苓研究表明针刺主穴内关、间使、足三里、支正等显著降低冠心病患者血浆中异常增高的 5 - 羟色胺、去甲肾上腺素含量，从而缓解冠状动脉痉挛和闭塞，增加冠脉血流量。文琛等发现急性心肌缺血心肌内肾上腺素荧光大量减少，而电针内关穴组肾上腺素荧光较多而亮。刘金兰实验发现心肌缺血 20 分钟，血中去甲肾上腺素含量呈有意义地上升，而 5 - 羟色胺和肾上腺素则未见明显变化，可能与高峰值出现时间不同有关，电针"内关"穴可有意义地降低血中去甲肾上腺素水平。他们在家兔急性心肌缺血模型上、采用液相色谱定量分析技术比较了电针"内关"和缺血对照组血浆中肾上腺素、去甲肾上腺素和 5 - 羟色胺的浓度，结果表明，电针"内关"组血中去甲肾上腺素的浓度明显低于缺血对照组，采用组织化学染色法，在同样动物模型上观察到电针"内关"组动物心肌组织肾上腺素荧光强于缺血对照组，这些结果说明电针和手针心包经经穴改善缺血心肌功能活动与其抑制急性心肌缺血时外周交感 - 肾上腺素系统的激活、减少肾上腺素的释放分不开。

电针"内关"可能激活中枢某些部位释放 NE，作用于下丘脑前部、脊髓等处的中枢 α_2 受体，降低外周交感活性；同时抑制蓝斑等部位 NE，减少下丘脑后部旦受体兴奋所引起的交感激活作用，从而达到促进心肌缺血恢复的作用。吴绪平实验表明针刺内关穴可以降低心肌急性缺血异常增高的细胞内 cAMP 含量，降低 cAMP/cGMP 比值，可能由于急性心肌缺血早期机体处于应激状态，交感 - 肾上腺髓质系统活动过于增强，交感神经末梢释放的神经递质 NE 增加，肾上腺髓质分泌的肾上腺素也会增加，致使血浆 NE、cAMP 过度升高。针刺"内关"使过度升高的 NE、cAMP 含量降低，抑制机体过度的应激反应。

2）神经肽

陈东风等发现侧脑室微量注射纳洛酮，可阻断电针"内关"促急性心肌缺血 ST 段的恢复和缩小心肌缺血范围的作用。提示阿片肽在针刺减轻心肌缺血损伤过程中发挥重要作用。

3）血栓素 A_2（TXA_2）和前列环素（PGI_2）

李雪苓等针刺治疗 40 例冠心病心绞痛患者，主穴：内关、间使、神门、足三里、支正。治疗前，患者血浆 TXB_2、T/P 显著高于健康对照组，治疗后 TXB_2、T/P 显著降低。提示针刺具有调整 TXB_2、T/P 比值，缓解冠脉痉挛和闭塞，增加冠脉血流，治疗冠心病心绞痛。俞雁彤等临床研究发现冠心病患者血浆 $6-k-P/TXB_2$ 比值明显低度于健康人，TXB_2 含量明显升高，针刺内关对 PGI_2-TXA_2 系统有双向良性调整作用。

4）内皮素（ET）和降钙素基因相关肽（cGRP）

王友京观察电针双侧"内关－间使"穴对急性实验性心肌缺血大鼠血浆中内皮素、一氧化氮和降钙素基因相关肽含量的影响，结果显示，电针"内关－间使"穴可以升高急性心肌缺血后大鼠血浆内皮素含量，降低一氧化氮含量，对血浆降钙素基因相关肽含量没有明显影响，亦提示内皮素和一氧化氮可能参与电针改善心肌缺血的作用以及心包经穴与心脏相关联系。

（2）局部心肌组织调节

1）血流动力学调节

现代医学认为冠脉粥样硬化和血液黏稠度增高是冠心病发生的主要因素。研究发现针灸内关穴能通过降低血黏度、改善血液高黏滞状态、改善微循环的途径治疗急性心肌缺血。

朱柏君针刺主穴厥阴俞、夹脊、膻中、内关等穴治疗冠心病，结果治疗前绝大多数患者有微循环障碍，治疗后在症状和心电图改善的同时，微循环亦明显改善，可见管袢输入支口径增大，输出支与乳头下静脉丛扩张，瘀血减轻，血流速度加快，血细胞聚集减轻，白色微小血栓和袢周渗出、出血减少或消失等，与治疗前相比较，其差异非常显著。辛双生发现电针内关穴使得红细胞膜流动性增大，从而改善缺血、缺氧状况。而且，针刺还能动员心肌缺血区侧支循环储备，促进梗死区远端吻合支血管开放，将血供给缺血区，故使心肌梗死范围缩小。

肖延龄探讨针刺内关穴促进冠脉侧枝血管新生的作用机理发现，针刺组血管内皮生长因子（VEGF）及 VEGF mRNA 较模型组明显增多，并且在 VEGF 的分布上，针利组 2 小时即有 VEGF 反应物沉着于血管壁上，3 周时血管壁成为 VEGF 反应物的主要分布区，而模型组 VEGF 反应物的分布则多在心肌细胞胞浆中，提示内关对心肌缺血区 VEGF 合成及 VEGF mRNA 的表达具有促进作用，可能是其促进血管新生的途径之一

罗明富在电镜下观察到家兔急性心肌缺血区的微血管内皮细胞损伤严重，瘀滞肿胀的红细胞形成血栓，造成微血管通路阻塞，经电针"内关"穴后，心肌缺血区开放扩张的微血管数量明显增多、微血管内皮细胞的损伤减轻，红细胞不肿胀粘连，不形成血栓，微血管内皮细胞向心肌输送物质的功能增强，提示电针"内关"穴对缺血心肌的主要作用之一，是使心肌缺血区较多的微血管网升放、以改善心肌的缺血状况。另外，他们还采用透射电镜技术观察对家兔急性心肌缺血后心肌缺血区肌原纤维、线粒体及血小板结构的变化及针刺的作用，发现：①缺血组肌原纤维的明暗带变浅或消失，Z 带呈屈曲状；线粒体积聚、肿胀，有的线粒体峪断裂和血小板脱颗粒发生。②电针"内关"穴后，心肌的横纹和肌原纤维的明暗带清晰可见，多数线粒体未见肿胀和积聚成堆现象发生，血小板也没有出现脱颖粒。证实针刺"内关"穴可保护心肌细胞免于在急性心肌缺血期间受损。

杨友泌实验得到类似结论，电针内关穴对线粒体峰的缺氧变化的恢复有明显的促进作用，从而有利于氧化磷酸化的进行，供给心肌能量，加速因缺血损伤的心肌恢复。

马铁明研究发现电针组心肌细胞轻、中度坏死占多数，重度

坏死较少，而对照组心肌细胞中、重度坏死占绝大多数，而且长时间电针组优势更明显，电镜下见电针组 Z 线轮廓较清晰，肌丝较完整，仅局部有少量肌丝排列紊乱和间隙增宽现象，电针组线粒体体峰比较密集完整，峰膜清晰，提示针刺能够使线粒体峰的缺氧变化有明显改善，并减轻肌丝的损伤。

文琛等研究表明，针刺"内关"穴可使心肌缺血犬的冠脉血流量增加，冠脉侧支循环功能加强。以碱性磷酸酶（ALP）显示的毛细血管，在缺血心肌中大为减少，长度缩短，电针组有显著意义增加。说明电针对缺血心肌微循环和转运功能有改善作用。王祥瑞等观察针刺对 38 例体外循环心脏手术病人血流动力学调节作用证实，全麻组心脏指数（CI）、平均动脉压（MAP）、每搏输出量（SV）明显低于针麻组，同术前相比，全麻组术毕时 CI、MAP、SV 明显降低，针麻组无显著变化。表明针刺可能通过增加心肌缺血区域的氧释放；增加组织氧摄取；降低心肌需氧量来调节患者循环功能。叶向荣等采用荧光偏振技术，从膜分子生物学角度观察了"内关"对家兔红细胞膜流动性的影响，结果表明，电针后红细胞膜荧光偏振度和膜脂区微黏度减少，使膜脂的流动性增大。提示电针"内关"可显著提高红细胞膜的流动性。细胞膜脂质流动性是细胞膜的主要动力学特性，细胞的一切正常功能都有赖于膜结构的完整性和膜脂的恒定流动。张朝晖等观察了针刺对冠心病患者血小板膜表面 α 颗粒蛋白（GMP140）的影响。GMP140 可灵敏且特异性反映血小板活性，其分子数目的增加对激发血小板活性，形成血栓，扩大血栓有重要意义。结果发现针刺组患者 GMP140 分子数显著下降，血小板计数无明显变化。表明针刺使 GMP140 分子数明显降低，使血小板活性明显受到抑制，防止冠心病患者血液系统的高凝状态及易栓倾向。

2）代谢调节

①糖原代谢

糖原和磷酸化酶都是反映急性心肌缺血的灵敏指标。缺氧心肌糖原含量与心脏功能成正比。心肌缺血后，心肌的有氧代谢转为无氧糖酵解，以供应心肌活动所需的能量。多项研究发现，电针"内关"可促使心肌缺血边缘区的物质代谢正常进行，促进缺血边缘区代谢的恢复。

刘俊岭观察证实，电针"内关"后，家兔缺血心肌糖原合成酶、糖原和磷酸化酶呈同样的分布形态性增加，提示电针既可促使糖原的分解又可促使其合成，还发现家兔心肌缺血 30 分钟时心肌细胞明显损伤，线粒体排列紊乱；而针刺组线粒体及肌原纤维排列较整齐，表明针刺可以抑制这种损伤。文琛观察到针刺组在糖原与糖原代谢有关的磷酸化酶乳酸脱氢酶和琥珀酸脱氢酶以及儿茶酚胺荧光等都有较好的恢复，并通过显微镜可以观察到针刺时糖原已恢复的状态，血管周围套状增加都有显著差异，说明针刺改善缺血心肌的糖原完全脱失程度，促进了糖原的恢复。

②葡萄糖和脂肪酸代谢

针刺可使心肌对 FFA 摄取增加，GLU 摄取减少，纠正代谢紊乱。研究表明，随缺血时间延长，二氧化碳分压的静动脉差（$PvaCO_2$）增加，冠脉窦血 pH 值（pHv）降低，提示 CO_2 和酸性代谢产物储留。同时心肌发展张力（DT）明显下降，且有反向波形，提示缺血区酸中毒，心肌收缩力下降。电针后防止了 $PvaCO_2$ 的升高及 PHv 的降低，可能是电针使冠脉侧支循环功能加强，使氧供应增加，无氧糖酵解减少，酸性代谢产物产生减少，清除加速，从而防止了细胞内酸中毒，有利于心肌收缩力的恢复。

③心肌 ATP 代谢

ATP 不仅是心肌收缩力的直接能源，而且是推动钠泵和钙泵的动力。崔仁麟等发现，缺血心肌 ATP，ADP 明显降低，并形成电紊乱，而电针"内关"穴使缺血边缘区 ATP 和 ADP 均高于缺血组，同时电稳定性明显改善。表明电针可能改善了缺血边缘区的供血状态和能量代谢的维持，稳定心肌电活动。高翠华等观察电针"内关穴"对心肌氧代谢和冠状窦血液酸碱度的影响，发现血氧含量的动、静脉差及心肌氧提取率均明显降低，二氧化碳分压明显降低，提示针刺能明显降低缺血心肌的氧摄取，防止 CO_2 及酸性代谢产物的潴留。此外，针刺内关穴可降低血浆中磷酸肌酸酶的水平，促进缺血区心肌代谢，改善心肌的营养状况，对缺血心肌有保护作用、电针内关穴，还可使缺血区心肌对游离脂肪酸的摄取增加，糖的摄取减少，部分纠正了心肌缺血心绞痛时糖和游离脂肪酸代谢的紊乱。

急性心肌缺血时，心肌细胞内 cAMP、cAMP/cGMP 显著增加，针刺"内关"后 cAMP、cAMP/cGMP 比值显著下降。张坚等结扎大鼠冠脉前降支，术后第 2 天开始针刺"内关""间使"穴，连续 7 天，观察心肌 cAMP、cGMP 变化发现，结扎组 cAMP、cGMP 均显著升高，针刺后 cAMP、cGMP 含量均明显下降与结扎组差异显著。证明针刺对心肌缺血早期及中、后期均有良性调整作用。有人认为，针刺"内关"可能通过抑制腺苷酸环化酶，抑制缺血心肌细胞内 cAMP 过度升高，减少心肌耗氧量，有益于心肌的恢复。

此外，研究发现，针灸内关穴能够通过降低缺血心肌内的细胞毒性产物，调理微环境。艾灸"内关"穴后，在改善了缺血心肌心电图的同时，显著降低了血中游离脂肪酸水平，说明艾灸"内关"穴能减少心肌摄取游离脂肪酸，增加摄取葡萄糖的作用，从而降低了心肌氧耗，防止游离脂肪酸对心肌的一系列毒害作用。辛双生研究证实穴位注射丹参液可提高大鼠超氧化物歧化酶活性，降低脂质过氧化产物丙二醛含量，使红细胞流动性增加，提示内关穴注射改善心肌功能，此作用可能与抗自由基活性有关。丁奇峰研究亦证实针刺内关穴可明显提高血清及心肌组织 SOD 的活性，降低血清及心肌组织丙二醛的含量。此外，胡洁研究发现电针内关可明显抑制垂体后叶素注射引起大鼠急性心肌缺血时血钾和血钙浓度的增高。

3）心肌电紊乱的调节

目前关于缺血心肌电活动的观察指标主要有心电图 ST 段电

位值的改变、缺血心肌不应期的改变、缺血心肌单相幼作电位的变化、左心室内压、冠脉血流量和血流阻力的改变、缺血心肌室壁局部运动的变化，及一些衍生指标如左心室压力上升速率等，各项研究显示针灸内关穴可以调整心肌电活动，减少损伤，促进恢复。

黄娥梅等发现急性心肌缺血时，心室肌细胞静息电位、动作电位振幅，动作电位 0 相除极最大速率均明显减少，而动作电位时程明显延长，同时出现除极后电位。电针"内关"可使上述电位变化明显减弱，防止心室肌细胞转化为具有慢反应细胞的特性，并能减少除极后电位的发生。曹庆淑等研究表明，给予针刺后急性心肌缺血心电图 ST 段电位抬高得到迅速恢复，到起针 40 分钟时基本恢复到结扎前的水平，心肌缺血引起的有效不应期的改变也得到抑制，不应期离散度明显改善，有利于心肌兴奋状态同步化。电针可易化电兴奋在缺血边缘区的传导，并使该区域内心肌细胞的激活得到同步，对于阻断折返途径具有重要意义。同时，魏毅等证实电针能够挽救可逆性损伤的缺血心肌，促使其电活动向正常转化，能够抑制急性心肌缺血早期单相动作电位的变化，改善缺血心肌电德定性，减少心律失常的发生。崔仁实验表明急性缺血同时电针内关穴可延长单相动作电位各时程，改善急性缺血心肌的电稳定性。孙国杰实验表明缺血同时电针家兔内关穴，可明显提高家兔急性缺血心肌细胞静息电位、动作电位振幅、动作电位 0 相最大上升速率，缩短动作电位复极时间。

张林雪等发现针刺大鼠"内关""灵道"，结果表明电针能明显提高室颤阈值（VFT）。郁礼兴等也证实，电针"内关""曲池"穴，家兔急性心肌缺血早期 UFT 明显升高。切断颈部双侧迷走神经，UFT 再度显著下降。表明电针后 VFT 明显升高的针效与迷走神经结构、功能的完整有关。胡利民等采用 Ca^{2+} 选择性针型电极，观察到心律失常过程中，心包经上 Ca^{2+} 浓度发生先下降后逐渐回升的特异性变化，针刺可调整 Ca^{2+} 浓度变化。

此外，电针可增强缺血区心肌收缩力，结扎左冠脉的一个分支造成猫冠脉部分阻塞，电针内关或电刺激正中神经模拟针刺，能够明显抑制胆囊给予缓激肽反射性引起的血压升高、左心室压力上升速率增大和缺血区心肌运动的减弱，有效地改善了心脏的功能。

（3）抗氧自由基作用

韩艾等对 40 例冠心病患者的血清 SOD 活性和 LPO 含量进行针刺前后对比发现，与治疗前相比，SOD 平均活性明显升高，LPO 平均含量明显降低，说明针刺具有较强的抗氧自由基损伤和抗脂质过氧化损伤作用。王祥瑞等观察 25 例心脏手术病人，结果发现，针麻组、针麻加全麻组，停转流后 1 小时 SOD 较转流前明显增高；全麻组 SOD 明显下降，MDA 显著增高；且全麻组肌酸磷酸激酶同工酶（CK MB）增加幅度明显大于前两组。表明针刺可能通过提高机体清除氧自由基的能力，减少脂质过氧化物的生成保护缺血心肌。热休克蛋白（HSP）属一类应激蛋白。当机体受到应激因子刺激，组织细胞可产生 HSP，对机体产生保护作用。HSP 能减少氧自由基释放，稳定细胞膜和溶酶体膜，防止蛋白质变性，减轻心肌缺血再灌注损伤。研究表明，心脏手术病人针刺组 HSP70 mRNA 表达高于全麻组。针刺增强术中热休克蛋白的基因表达，减少氧自由基生成可能是针刺对缺血心肌保护作用的机制之一。

（4）结语

综上所述，针灸改善心肌缺血的作用机理研究已从中枢神经系统、心血管活性物质、局部心肌组织调节及抗氧自由基作用等方面进行了探讨，表明下丘脑、延髓、胸髓等心血管中枢及某些心血管活性物质参与了针刺保护缺血心肌的作用，从而改善心肌缺血后心脏血流动力学紊乱，促进心肌恢复正常代谢，调整心肌收缩力，纠正心律失常。随着分子生物学的迅速发展，针刺改善心肌缺血的机理研究可进一步深入到细胞水平和分子水平。

6.2.3.3 针灸内关穴治疗急性心肌缺血效应综述

迄今，内关穴应用于治疗急性心肌缺血，除了传统的毫针刺外，已经拓展了多种治疗新手段。大量的资料显示，内关穴单独使用或配伍他穴治疗急性心肌缺血均能取得较满意疗效。

1）毫针针刺

针法内关穴位于前臂掌侧，当曲泽与大陵的连线上，腕横纹上2寸，掌长肌腱与桡侧腕屈肌之间。取穴时令患者屈肘仰掌紧握拳，掌后2寸出现凹陷是穴。多为直刺，针0.5～1寸深度，亦可直刺入1～2寸，透刺外关穴，或从内关成45°角向支沟针入，针1.5～2.5寸。

单穴效应：宋显春等对38例冠心病心绞痛患者于心绞痛发作时，双手拇指持续点按患者双侧内关穴，使有酸胀感或麻感，直至心绞痛缓解为止，结果2分钟内缓解者34例，余4例无效均为病程在10年以上体质虚弱者。鲍廷熙报道，对13例急性心梗伴胸痛患者进行针刺双侧内关时，全部患者胸痛症状均有不同程度的减轻，心脏收缩间期明显缩短，有利于降低心肌氧耗及缩小梗死面积，有利于减少严重并发症的发生。于礼等针刺内关穴治疗冠心病98例，治疗后心率、下移ST段有明显恢复。石砚等临床观察显示针刺内关穴对冠心病患者心率变异性的下降趋势具有改善作用。胡乃珂针刺内关穴对60例冠心病心绞痛患者进行血液流变学观察，针刺双侧内关穴1个疗程后，与对照组相比，治疗组心绞痛消失，心电图ST-T改变逐渐恢复正常，血液流变学有明显改善，说明针刺内关穴能增强血栓溶解性，改变纤维蛋白原的稳定性，从而降低血液黏度，能同时降低甘油三酯，抑制红细胞和血小板的聚集，防止血栓形成，改善冠状动脉的血流状态，增加血氧含量，改善血循环。此外，郑关毅应用多普勒超声心动图测定30例正常人及20例冠心病患者针刺内关穴前后左心室功能参数，结果表明针刺内关能改善患者左室舒张与收缩功能，且对舒张功能的影响较收缩功能明显。

配伍使用：商楠等以内关等穴配伍观察了 120 例心肌缺血患者的疗效，证明了该疗法对解除临床症状，改善心肌缺血，恢复缺血心肌的功能有显著疗效。张朝晖等研究结果亦显示针刺内关、神门可抑制血小板活性，防止血栓形成及易栓倾向，改善冠脉血流，减轻心肌缺血。陈少宗发现针刺间使、内关等穴位后，心肌缺血患者心脏功能得以改善：左心室射血时间增长，射血前期和等容收缩期明显缩短，左心室射血时间/等容收缩期增大，射血前期/左心室射血时间减小，心电图 S－T 段呈现良性回复。王中华针刺主穴神门、劳官、后溪，配穴心俞、通里、郄门、内关、大陵、厥阴俞、膻中、至阳、涌泉等穴，治疗冠心病心绞痛1300 例，总有效率为 94.48%。刘富强针刺治疗 32 例冠心病患者，取主穴心俞、厥阴俞、内关及膻中，辨证为阴虚瘀滞者配神门，阳虚瘀滞者配足三里，用平补平泻手法，每日针刺 1 次，10次为 1 疗程，共治疗 2 个疗程。结果心绞痛总有效率为 92.31%，心律失常总有效率为 62.5%，心电图改善率为 62.51%。赵传成选用膻中、心俞、内关，并配合足三里、阳陵泉、丰隆、血海等穴位，得气后留针 15 分钟，每天 1 次，1 周为 1 疗程，治疗 86例冠心病患者，有效率为 72.12%。李保良氏针刺背俞穴之心俞、肝俞、肾俞，用提插、捻转、平补平泻法行针 1 分钟，留针 25 分钟，每 5 分钟运针 1 次，每日 1 次，12 次为 1 疗程，治疗冠心病心绞痛，临床疗效有效率为 91.18%。

手法：高氏日易采用互动式针刺法治疗心绞痛，临床总有效率为 97.3%，心电图总效率为 87.4%，疗效优于单纯针刺组，经统计学处理有明显差异。有人用双内关治冠心病 36 例，快速捻转 2 分钟、留针 30 分钟，每日 1 次，10 次 1 疗程，共治 3 疗程，实证 16 例全部有效，虚证 20 例，18 例有效，2 例无效，提示内关对实证冠心病效果好。有人治疗 5 例心绞痛，主穴内关，配穴膻中或心俞，内关针向心斜刺 0.5 ~ 1.2 寸，提插捻转，留针 20

至30分钟，甚至2小时均获迅速止痛效果。有人对"真心痛"冠心病心绞痛，每日针刺内关2次用补法，以回阳救脱固其本。郑氏创立温通针法，临床上取内关穴施以该法，使针感向心胸传导，治疗急、慢性缺血性心脏病取得了比较满意的疗效，温通针法比平补平泻针法更为显著地升高血清、组织SOD活性、降低丙二醛的含量。

2）腕踝针法　唐相森用腕踝针针法治疗冠心病，方法是选左侧内关、神门穴，常规消毒后，一手持针，一手拇食指绷紧进针点处的皮肤，使针体与皮肤成300°角，针尖迅速刺入皮肤后立即使针体与皮肤近于平行，紧贴真皮层，进针深度为75～125毫米，留针60～120分钟，每日1次，10次为1疗程，共治疗588例，2疗程后结果显效率为38.74%，有效率为52.8%，总有效率为91.54%。

3）穴位疗法　现有在内关等穴处采用穴位注射、封闭、敷贴、介入等方法治疗急性心肌缺血：毛喜荣用复方丹参注射液和独参注射液在心俞、厥阴俞、内关作穴位注射，隔日1次，10次为1疗程，治疗2疗程，共治疗冠心病患者102例，结果临床症状总有效率为96.5%，心电图改善率为82.9%。史明仪等采用"内关"注射硝酸甘油，发现可发挥药物、腧穴和胞浆内运输三重作用，减少肝肾对硝酸甘油的分解破坏，使硝酸甘油维持较长时间效应，达到降低药物剂量、减少毒副作用、延长作用时间和提高疗效的目的，可明显改善总性心肌缺立引起的心电图改变，比舌下运用硝酸甘油防治心肌缺血的持续时间更长，可作为防治冠心病的有效方式之一；另外，应用丹参内关穴封闭或内关穴注射丹参液可提高大鼠超氧化物歧化降活性，降低脂质过氧化产物丙二醛含量，使红细胞流动性增加，提示能改落心肌功能，对缺血性心肌具有一定保护和治疗作用。高社光等用麝香通痹膏贴敷膻中、内关穴（双），每3日换药1次，5次。为1疗程，观察治疗冠心病心绞痛患者130例，结果：临床治愈111例、占

85.5%，好转17例、占13%，无效2例、占1.5%，总有效率达98.5%。王维庭采用穴位介入法治疗冠心病，在内关、少冲穴处贴球形穴位助压器，患者自行靠近按压助压器，每日3~4次，5~10分钟/次，并在至阳穴皮下埋藏微型助压器，有效率为88%。

4）针药结合 梁春雨运用针灸与中药结合治疗冠心病心绞痛46例，以双侧内关、足三里、三阴交为主穴，以生脉散加味为主方，症状疗效显效率34.7%，有效率58.7%，总有效率93.48%；心电图疗效显效率21.95%，有效率46.34%，总有效率68.29%。

此外，艾灸"内关"穴能改善缺血性心电图，并使改善了的心电图基本恢复正常，其抗心肌缺血的作用机理，可能部分同改善心肌脂肪代谢紊乱有关。李伊为应用激光针心包经穴内关，可促进急性心肌缺血后ST和动作电位的恢复、抑制动作电位幅度的衰减、加快$MAPD_{5DH}$和$MAPD_{9D}$的恢复过程。

诸多研究显示，内关穴可以多手段、多途径发挥其对急性心肌缺血的相对独特作用。

6.2.3.4 针刺内关穴对心肌梗死冠脉侧支循环影响的实验研究

肖延龄等在《针刺对心肌梗死模型大鼠冠脉侧支循环影响的实验研究》一文中指出：

本课题采用结扎大鼠冠脉左前降支所造成的急性心肌梗死模型，动态观察梗死后缺血心肌的毛细血管数目、内皮素和一氧化氮水平、碱性成纤维细胞生长因子和转化生长因子 -β_1、血管内皮细胞生长因子及其基因表达的变化规律与针刺效应，以冀为临床针刺治疗冠心病提供实验依据，为冠心病治疗提供安全有效的手段。

（1）针刺内关穴对心肌梗死模型大鼠微血管ATP酶的影响

1）针刺内关对MI后冠脉侧支循环的影响

针刺内关对急性心肌缺血的治疗作用，已为临床和动物实验证实。针刺内关可以增加冠脉血流量，减轻心肌缺血性损伤程度，以及改善左心功能。

有人报道，结扎兔左冠脉心室支 30 分钟后，电针内关组毛细血管有显著增加。电镜下，电针"内关"穴后心肌缺血区出现了较多开放的、功能活跃的毛细血管，毛细血管内皮细胞损伤现象明显减少。我们的实验结果也证实，针刺内关穴可改善 ATPase 活性，减轻血管内皮细胞损伤，增加缺血区 Mg^{2+} - ATPase 所显示的微血管数目，从而改善心肌细胞的缺血缺氧，减轻心肌细胞损伤。我们在实验中观察到，针刺组在 MI 早期（2 小时、2 天）血管处于舒张状态，电镜下可见管腔内有红细胞的舒张微血管，而没有发现管腔变窄的毛细血管。这提示针刺在 AMI 早期对缺血区微血管有舒张作用。通过舒张微血管以改善缺血区的血液循环。也就是说，在 MI 早期，针刺从侧支血管扩张、开放角度，促进了冠脉侧支循环的建立。这与文献报道一致。在 1 周以后，除以原来的微血管外，针刺组毛细血管新生较模型组增多，Mg^{2+} - ATPase 显示的微血管数目逐渐增多，组织结构比较完好，修复快，形成的瘢痕也比模型组为小。在电镜下毛细血管芽增生活跃，并可见到成腔的有功能的新生毛细血管。提示在 MI 修复期，针刺内关具有促进毛细血管新生的作用。也就是说在 MI 修复期针刺内关通过促进血管生成而建立冠脉侧支循环。因而，在 AMI 后的冠脉侧支循环建立中，针刺内关穴在 MI 不同的时期，有不同的针刺效应。其确切机理目前并不明了。我们认为，这可能与 MI 的病理变化有关，针刺内关可能干扰了 MI 的某个病理环节或者不同的病理环节，使机体朝着有利于侧支循环建立的方向发展，从而对心肌缺血区冠脉侧支循环建立起到促进作用。

（2）针刺内关穴对 MI 模型大鼠缺血心肌 ET 和 NO 的影响

本实验选用血管内皮细胞分泌的血管收缩因子内皮素（ET）和血管舒张因子一氧化氮（NO）为指标，动态观察结扎冠脉后针刺对缺血心肌组织的 ET 和 NO 含量的干预效应，从生化角度以探讨针刺促进冠脉侧支循环的作用机理。

1）针刺内关穴干预 ET 和 NO 的病理性改变是其促进侧支血管开放的机理之一

血管内皮细胞损伤导致 ET 与 NO 二者失衡是引起冠脉痉挛的主要原因之一。内皮素在调节冠状血管痉挛中起一定作用。本实验观察到，针刺内关可以降低 ET 的升高水平，抑制 NO 下降，改善二者的失衡状态，从而缓解冠脉血管的痉挛状态，使心肌的吻合支血管更多地开放，而利于侧支循环的建立。因而，在 MI 早期，针刺内关穴可能是通过调整 ET 和 NO 的病理性变化，改善冠脉微小血管的痉挛状态，使吻合支血管更多地开放，而起到促进冠脉侧支循环的效果。

（3）针刺内关穴对 MI 模型大鼠缺血心肌 bFGF 和 TGF - β_1 的影响

本实验观察针刺对 MI 模型大鼠缺血心肌 bFGF 和 TGF - β_1、的干预，以进一步探讨针刺是否在血管新生环节上发挥着促进冠脉侧支循环的建立作用。

1）针刺内关对 MI 模型大鼠心肌缺区 bFGF 和 TGF - β_1 的影响

MI 后，缺血心肌在血管诱导剂的主导下开始进行血管新生，针刺作为一种外源性干预手段对血管新生的诱导剂和抑制剂都有一定的影响。我们观察到针刺组 bFGF 免疫反应较模型组强烈，反应物多，并且血管生成较快，血管比较完整。如 3 周时模型组血管形成尚未完整，bFGF 反应物在血管周围、血管壁及腔内均有分布，而针刺组新生血管比较完整，bFGF 反应物仅在血管壁及血管腔内有分布。提示针刺内关对 bFGF 的产生具有促进作用，对血管的生成也具有促进作用。与 bFGF 相反，针刺内关对 TGF - β_1 的产生却是一种抑制。本实验观察到，针刺组 TGF - β_1 反应物较模型组少，特别是在修复期（1 周以后）TGF - β_1 免疫反应明显减弱，3 周反应物极少。提示针刺内关对 TGF – β_1 的产生具有抑制作用。因此，针刺内关在缺血心肌的血管新生过程中的干预机制之一，可能是促进 bFGF 生成、抑制 TGF – β_1 增加，调整 bFGF/TGF – β_1 的关系，使血管生成占主导，而促进侧支血管新生。

（4）针刺内关穴对 MI 模型大鼠缺血心肌 VEGF 及 VEGFmRNA 的影响

我们以心肌梗死大鼠为模型，应用免疫组织化学方法和原位杂交技术，动态观察针刺对缺血心肌 VEGF 及其 mRIVA 的影响，从基因水平上深入揭示针刺促进冠脉侧支血管新生的机理。

1）针刺促进侧支血管新生的作用机理

我们从实验中观察到，针刺内关穴对心肌缺血区 VEGF 及 VEGF mRNA 的表达具有调节作用。针刺组 VBGF 及 VEGF mRNA 较模型组明显增多，并且在 VEGF 的分布上，针刺组 2 小时即有 VEGF 反应物沉着于血管壁上，3 周时血管壁成为 VEGF 反应物的主要分布区；而模型组 VBGF 反应物的分布则多在心肌细胞胞浆中。这表明针刺内关对心肌缺血区 VEGF 合成及 VEGFmRNA 的表达具有促进作用。针刺不仅促进 VEGF 及其 mRNA 增多，而且使 VEGF 较快地趋向血管内皮，使内皮细胞分裂、增殖，从而促进血管新生。因此，针刺内关对 VEGF 的调节，可能是其促进血管新生的途径之一。

结合前面的实验结果我们可以看到，针刺内关对血管生长因子具有调节作用，针刺可促进促血管生成细胞生长因子 bFGF 和 VEGF 的生成，抑制对血管生成具有抑制作用的细胞生长因子 TGF – β_1 的增加。有实验证实，bFGF 与 VEGF 合用较单用任何一种的促血管生成作用都强，二者之间起到协同作用。这些细胞生长因子相互作用，从而促进了缺血区的毛细血管新生。因此，针刺内关对这些血管生成诱导剂 bFGF，VEGF 和抑制剂 TGF – β_1 的调节，可能是其促进侧支血管生成的主要作用机理。通过对血管生长因子的调节，促进侧支血管的生成，从而在心肌缺血区建立起有效的侧支循环，这可能是针刺内关穴促进冠脉侧支循环建立的另一途径。

关于针刺内关穴通过何种途径调节细胞生长因子，目前并不清楚。我们认为这可能与针刺内关在 MI 早期促进侧支血管开放，改善梗死动脉灌流区血供，阻止大量心肌细胞坏死有关。由于改善了梗死动脉灌流区的血供，使大量缺血心肌细胞避免了进一步缺血坏死而保留存活下来，从而使该区缺血心肌细胞与坏死心肌细胞的比例发生变化，坏死心肌细胞减少（HE 染色见到针刺组瘢痕明显小于模型组），而缺血心肌细胞相对增多，从而刺激或抑制细胞生长因子的生成。

（5）小结

本课题通过以上系列实验，初步得出以下结论：

1）心肌梗死后冠脉血管内皮细胞首先受损，内皮细胞膜上的 ATPase 活性受到抑制，微血管数目减少，微血管痉挛，缺血区心肌肿胀、水肿、坏死；在修复期 ATPase 活性逐渐改善，并有毛细血管新生，纤维瘢痕形成。针刺内关能有效地保护血管内皮细胞，改善 ATPase 活性，增加微血管数，促进侧支血管更多地开放、及毛细血管新生，从而促进缺血区冠脉侧支循环建立，缩小梗塞面积。

2）在 MI 早期，由于内皮细胞的损伤，缺血心肌组织 ET 升高、NO 下降，这是导致血管痉挛的重要因素之一。针刺内关能够有效地改善 ET 和 NO 的病理性改变，减轻及消除血管痉挛，使吻合支血管更多开放，为缺血区心肌及时有效地提供代偿血流，从而在 MI 早期使缺血区建立起有效的冠脉侧支循环。

3）心肌梗死后，与血管生成有关的细胞生长因子生成，血管新生，组织修复，但这种自身修复作用是极其有限的。针刺内关能够有效地促进血管生长因子 bFGF、VEGF 的生成，抑制 TGF-β_1 的增加，并提高 VEGF mRNA 的表达，促进侧支血管新生。研究结果提示，针刺对侧支血管生成的调节，不仅限于分子水平，而且在基因水平也有调节作用。在冠脉侧支循环建立中，针刺内关穴表现出多方面的针刺效应，针刺是促进冠脉侧支循环的一种有效手段。

4）"心主血络论"，是针刺内关促进冠脉侧支循环建立的中医学理论基础。养心通络，促进血络的畅利及损伤修复、再生是针刺内关穴促进冠脉侧支循环建立的有效作用机理之所在。

6.2.3.5　电针内关对心肌缺血再灌注损伤大鼠心肌细胞内 Ca^{2+} 的影响及其调控机制

杨孝芳等在《手厥阴心包经与心相关的实验研究—电针内关对心肌缺血再灌注损伤大鼠心肌细胞内 Ca^{2+} 的影响及其调控机制》一文中指出：

大量临床发现针刺内关有改善冠心病患者心功能，实验研究从改善心肌能量代谢障碍、减少氧自由基生成、调整血管内源性保护物质等方面已得到证实，但未见从整体、细胞、分子水平研究电针不同经脉（穴）治疗心肌缺血再灌注损伤的钙超载调节机制。

本文结论：

①电针内关通过上调心肌钙泵和钠泵基因表达，增强钙泵和钠泵活性，降低心肌细胞内钙离子含量，从而达到抑制钙超载，实现对心肌组织的保护作用，表现为促进心电活动、心肌组织形态和超微结构的恢复。

②出现内关与神门对心肌保护作用的差异性可能是心主血脉和心藏神的内在表现，也就是说以内关为代表的手厥阴心包经穴治疗心血管系统疾病为主，而神门为代表的手少阴心经穴治疗神经系统疾病为主。

③电针内关对心肌细胞较明显的保护作用，可能是经脉（穴）—脏腑相关特异性的依据之一。

6.2.3.6 电针内关对急性心肌缺血家兔内皮源性及血小板活性物质影响的研究

李强等在《电针内关对急性心肌缺血家兔内皮源性及血小板活性物质影响的研究》一文中指出：

缺血性心脏病（IHD）是中老年人的常见心血管疾病，严重危害患者的身心健康。大量临床和实验研究表明，针刺治疗本病具有独特疗效。近年来针灸治疗急性心肌缺血（AMI）的临床观察和实验大多以"内关"穴为主，并取得较好疗效。为了进一步探讨其作用机理，本实验以家兔为研究对象，结扎左冠状动脉前降支制作急性心肌缺血模型，针刺内关进行治疗。观测心电图 II 导联 ST 段电位的变化，以及血浆内皮素（ET）、一氧化氮（NO）和血小板 α 颗粒膜蛋白 – 140（GMP – 140）含量的改变。从血管内分泌角度探讨针刺治疗急性心肌缺血的作用机理，为临床治疗缺血性心脏病提供理论依据。

既往的研究已经从多方面探讨了针刺治疗急性心肌缺血的作用机理，本实验以活血化瘀、通络止痛为治疗原则，选择了对血管舒缩作用较强的内皮源性血管活性物质 ET、NO 和最具特异性的血小板活化分子标志物 GMP – 140 作为观察指标，重点探讨了电针内关对急性心肌缺血后血管内分泌的调节作用。

结果显示：模型组造模后家兔心电图 ST 段电位显著升高，血浆 ET 和 GMP – 140 的含量较假手术组和正常组均显著升高，NO 含量显著降低；且血浆 ET 浓度的升高与 GMP – 140 含量的上升呈显著正相关，NO 浓度的降低与 GMP – 140 含量的下降呈显著负相关。证实了 ET、NO 和 GMP – 140 三者参与了急性心肌缺血的病理发展过程，三者的异常分泌、表达共同加剧了缺血心肌的损伤。电针内关穴后，能明显改善心电图，使血浆 ET 和 GMP – 140 的含量显著降低，NO 含量显著升高，且趋向于正常值水平。ET 和 NO 分别与 GMP – 140 发挥协同作用，共同促进缺血心肌损伤的恢复。

本实验结果表明，电针内关治疗急性心肌缺血的疗效确切，其机理可能是通过调节内皮源性及血小板活性物质 ET、NO 和 GMP－140 的水平，调整冠脉血管的舒缩状态，从而改善心肌缺血缺氧，发挥对缺血心肌的保护作用。本研究从血管内分泌的角度进一步阐述了针灸治疗急性心肌缺血的机理，为临床治疗缺血性心脏病提供理论依据。

6.3　针灸治病机制研究实例

6.3.1　针灸治疗脑中风研究

6.3.1.1　针刺治疗缺血性脑卒中的神经生化研究

柳华等在《针刺治疗缺血性脑卒中的神经生化研究》一文中综述如下：

围绕脑缺血后，能量衰竭，膜失衡，钙超载，兴奋性氨基酸聚集，自由基产生，细胞因子释放，神经递质、调质紊乱，促发细胞凋亡，促进了细胞死亡，本文探讨了针刺治疗缺血性脑卒中的神经生化机制。认为针刺通过调节上述神经生化紊乱的各个方面，阻断了缺血损伤级联样"瀑布"反应，挽救了缺血"半暗带"，减轻了细胞损伤，从而可有效治疗缺血性脑卒中。

（1）调节能量机制，抑制兴奋性氨基酸释放

脑血管闭塞后，引起缺血缺氧，血管内皮细胞的 ATP 酶代谢严重障碍，能量衰竭，膜失衡，膜两侧离子失稳态。研究表明，针刺脑梗死鼠"内关""水沟"后，能有效改善血管内皮细胞 ATP 酶代谢，保护了内皮细胞的经膜钠钾离子转运，维持膜平衡。细胞膜的内外离子稳态遭破坏后，膜去极化，兴奋性氨基

酸释放，引起神经细胞钙超载，水、钠、氯化物大量进入细胞内引起细胞毒性水肿。动物实验中，大鼠脑缺血后，谷氨酸（GLU）、天冬氨酸（ASP）等兴奋性氨基酸释放增加，重摄取减少，在缺血区浓度升高，而针刺能调节能量代谢，致兴奋性氨基酸释放减少，重摄取增加，故可明显降低异常升高的GLU、ASP。

（2）维护膜平衡，防止钙超载

脑梗死患者血浆中，cAMP 含量明显降低，cGMP 含量明显升高，cAMP/cGMP 比值下降，而这参与了梗死病理生理变化，导致细胞内钙超载。针刺治疗后其血浆中过度下降的 cAMP 含量明显升高，异常升高的 cGMP 含量明显下降，cAMP/cGMP 的比值也由梗死后的病理性减小得到回升。在动物实验中，对急性脑梗死大鼠头穴针刺也可使大鼠脑组织中 cAMP 含量明显升高，cGMP含量下降，cAMP/cGMP 比值趋于正常。

（3）拮抗自由基

刘庆忠在大鼠实验中，发现针刺能提高脑组织 CAT、GSH-PX 的活性，从而增强机体抗氧化作用。研究表明，在大脑中动脉阻塞大鼠模型中，早期电针刺（病变 48 小时以内）能使nNOSmRNA 和 iNOSmRNA 表达下降，提示电针能抑制nNOSmRNA 和 iNOSmRNA 的过量表达，减少 NO 生成。董裕等发现，针刺主要抑制血管细胞的 NOS 的表达，能使皮质和纹状体总的 NOS 显著下降。

（4）调节神经肽、递质与调质水平

动物实验中，急性脑梗死大鼠血浆中的 β-EP 明显升高，在头穴透刺后 6 小时 β-EP 即开始下降，24 小时明显下降，48hr 已接近正常值水平，表明头穴透刺对急性脑梗死大鼠血浆中的 β-EP 有良性调节作用。临床实践中，吴绪平等用头穴透刺法能使急性脑梗死病人血浆中病理性异常升高的 β-EP 含量降低，且逐步降至正常值水平，从而减轻脑水肿，保护脑细胞。

VIP（血管活性肠肽）广泛分布于中枢神经系统，具有多种功能，如：扩张血管，参与脑血流的调节，调节中枢神经系统能量代谢，影响中枢神经系统中的酶的活性。张小澍等研究发现，急性脑梗死患者脑脊液中，VIP、SS 显著低于对照组，血浆 SS水平较对照组略低，经电针治疗后，治疗有效的患者脑脊液中VIP 恢复至正常水平，血浆及脑脊液 SS 水平显著升高，提示针刺通过调整 VIP、SS 系统发挥治疗作用。BDNF（脑源性神经营养因子）可以稳定细胞内钙离子浓度，从而对抗代谢性和兴奋性氨基酸毒性损伤。陈英辉等研究累加电针治疗脑缺血大鼠，皮层 BDNF 在缺血相当长时间保持高水平，能促进 BDNF 合成和释放，从而保护神经元，防止其发生快速坏死。ET（内皮素）是一种具有强烈血管收缩效应的多肽，脑缺血时 ET 增多，可导致侧支血管收缩，病灶局部血流量减少，加重梗死后脑组织损伤及神经元损伤。治疗急性脑梗塞中，针刺能降低 ET 浓度，改善血管弹性，有利于缺血区域侧支循环血管的开放，促进大脑血液循环，保护神经元。单胺类递质主要有 DA、NE、5 - HT，脑缺血损伤后，其释放增加，被单胺类氧化酶氧化成氢过氧化物，生成氧自由基，加速神经细胞损伤，并能收缩血管，促进氧耗，增加兴奋性氨基酸毒性，促进细胞凋亡。徐斌采用大鼠全脑缺血再灌注模型进行干预，缺血再灌注 24 小时后，单胺类递质及其代谢产物均有明显升高，再灌注即刻进行电针，可使再灌 24 小时脑组织中 DA、5 - HT 降低，NE 升高，表明适时电针可以调节脑缺血再灌注时的单胺类神经递质的紊乱，保护神经元。

（5）调节基因表达，防止细胞凋亡

研究发现，醒脑开窍针刺法可增加脑组织 HSP70 mRNA的表达及脑组织 HSP70 的含量，从而起到神经细胞的保护作用。白细胞介素 - 1β（IL - 1β）是一种前炎性细胞因子，在缺血性病理损伤中起重要作用，而 IL - 1 受体拮抗剂（IL - 1Ra）

对缺血性脑损伤有显著的保护作用。动物实验表明，电针可下调脑缺血后 IL-1βmRNA 的表达，并可上调脑缺血后 IL-1RamRNA 的表达，从而有效对抗缺血性脑损伤。在缺血前及缺血后给予电针处理，大脑皮层梗塞区凋亡细胞明显减少，同时神经损伤体征也明显改善，表明针刺能通过抑制神经元凋亡的发生达到脑保护目的。罗勇研究表明，电针可减少 bax 蛋白表达，上调 $bcl-2$ 蛋白的表达，从基因角度探讨了针刺防凋亡的机制。研究发现，针刺可激发缺血皮层 trkA 表达，使 trkA 免疫活性神经元增多和活性增强，从而抑制神经元凋亡，保护神经细胞。

（6）结语

由上可见，针刺通过调节导致缺血性损伤的神经生化各方面，达到治疗目的。各项实验研究旨在将传统的中医治疗脑卒中发展为以现代科学技术、现代医学理论为基础的科学治疗方法，为针刺的科学性、现代化发展打下基础。

6.3.1.2 "醒脑开窍"针法研究

田成举等在《针刺对脑出血模型大鼠神经细胞内钙离子稳态调节及脑组织 SOD mRNA 表达影响的实验研究》一文中指出：

针灸作为治疗脑中风病的有效手段，已在国内外得到广泛的应用，"醒脑开窍"针法，认为脑既为元神之府，受脏腑气血的滋养，脏腑气血、阴阳失调也必然会累及脑府，但是只有当脑府本身的机能失调后才会发生脑病，故其他脏腑阴阳气血的失调只能是脑府发病的诱因或基础，因此，中风的病机当从脑府立论。该方法经 3077 例出血性中风病人的临床验证，临床痊愈率57.04%，显效率26.36%，好转率15.08%，总有效率98.48%，而其他针法经 567 例出血性中风病人中，临床痊愈率和显效率76.11%。

前期实验研究已证实"醒脑开窍"针法能改善脑血流动力

学、血流变学及血液生化相关因素，降低毒性氨基酸含量，调节神经递质水平，良性调节保护性 NO 与毒性 NO 的含量，减少细胞凋亡，抑制炎症反应，诱导保护性基因表达，促进神经网络重建，良性调节体内微量元素的变化。

本文结论：

①脑出血后，导致脑血肿、脑水肿，引起脑周围组织缺血缺氧，神经细胞内 Ca^{2+} 超载；同时神经细胞亚细胞内的 Ca^{2+} 时间和空间分布发生异常改变，神经细胞结构破坏；以 60 分钟最为显著。针刺可抑制神经细胞 Ca^{2+} 内流，减轻 Ca^{2+} 超载，保护脑组织。

②脑出血后，脑组织内 Cu－Zn SODmRNA 表达 3 小时开始上调，24 小时达到峰值，针刺可使脑组织的 Cu－Zn SODmRNA 表达下调，减轻脑组织损伤。

6.3.1.3 头针治疗脑中风研究

（1）头针是治疗脑血管疾病的最佳方法之一

焦顺发在《头针》一书中指出：

脑血管疾病是危害人类健康和生命的常见病。针刺运动区、感觉区等治疗，获得显著疗效和基本痊愈的病例，占 70%，同时还有见效快、经济、简便、安全之优点。为此头针应是治疗脑血管疾病的最佳方法之一。

头针治疗脑血管疾病已有 22 年的历史，从 1970 年头针开始运用到临床时，即治疗脑血管疾病。以后在中国城乡医疗机构中，头针成为治疗脑血管疾病的常用方法之一。目前共收集国内外医学杂志和会议交流的 466 篇论文，除论文之间病例重复、论文中统计标准不统一，以及没有疗效分析的论文不能统计外，能统计的 32332 例中，脑血管疾病就有 20923 例，占总数的 64.71%，20923 例脑血管疾病中，基本治愈者 7637 例，占 36.50%；显效者 7117 例，占 34.01%；有效者 5196 例，占 24.83%。

从统计的 32332 例中，头针治疗的有 64.71% 是脑血管疾病，说明应用头针治疗脑血管疾病最多。在 20923 例脑血管疾病中，总有效者 19950 例，总有效率为 95.34%，证明头针是脑血管疾病有效的治疗方法。有疗效的统计中发现除基本治愈率达 36.50% 以外，还有 34.01% 的病例可获得显著疗效。据此认为头针对脑血管疾病有显效率高之特点。除此之外，很多篇论文中，都强调了头针对脑血管疾病有见效快之优点。普遍认为，头针还有经济、简便、安全等特点。据此认为头针是治疗脑血管疾病的最佳方法之一。

（2）头针治疗脑中风的实验研究的例子

头针疗法可以使中风患者血浆中过度升高的内皮素含量明显下降，改善脑血流量和血流变，促进梗死灶侧支循环的及早建立，并激活损伤中枢功能低下的神经细胞和神经纤维，改善因脑细胞缺血缺氧而致的神经功能缺损。

1）头针对急性脑缺血再灌注大鼠炎症反应的影响

张红星等的研究：

本文结论：头针有利于大鼠脑神经功能的恢复，可减轻急性脑缺血再灌注后白细胞的浸润，并在一定范围内降低 TNF-α 和 IL-1β 表达，增强 IL-10 表达，从而减缓由其介导的炎症免疫反应，减轻脑缺血再灌注损伤。

2）头针对急性脑缺血再灌注大鼠促炎性反应因子 TNF-α、IL-1β 含量的影响

周利等的研究：

本文结论：头针有利于大鼠脑神经功能的恢复，可减轻急性脑缺血再灌注后白细胞的浸润，下调 TNF-α、IL-1β 的表达，从而减缓由其介导的炎性免疫反应，减轻脑缺血再灌注损伤，实现对脑组织的保护作用。

3）头针对急性脑缺血再灌注大鼠 *bcl-2*/Bax 表达的影响

张红星等的研究：

本文结论：脑缺血损伤诱导 $bcl-2$ 与 Bax 基因表达增强。头针抗脑缺血的作用机制可能是通过抑制细胞凋亡，减轻脑缺血再灌注损伤。实现脑组织的保护作用。

4）头针对急性脑缺血再灌注大鼠 ICAM-1 含量的影响

刘灵光等的研究：

本文结论：头针治疗有利于大鼠脑神经功能的恢复，减轻急性脑缺血再灌注后白细胞的浸润，减缓由其介导的炎症免疫反应，降低脑组织及血浆内 ICAM-1 的含量，减轻再灌注损伤，对脑组织有保护作用。

6.3.1.4　电针阳陵泉抗脑卒中偏瘫肢体痉挛 GABA 受体机制研究

金荣疆等在《电针阳陵泉抗脑卒中偏瘫肢体痉挛 GABA 受体机制研究》一文中指出：

结论：

本课题以中医理论为指导，紧密结合国内外对脑卒中后偏瘫肢体痉挛发生、发展、转归和治疗的新认识，采用现代分子生物学、免疫组织化学、神经生理学研究方法和手段，从受体和分子水平上对针刺（电针）缓解脑卒中后偏瘫肢体痉挛的 GABA 受体机制进行研究。实验结果如下：

1）电针阳陵泉可以通过提高神经系统中 $GABA_B R1$ mRNA 表达，增强神经系统中 GABA 受体的表达，使受体活性增高，对抗由于缺血、缺氧所导致的 GABA 受体功能的损伤，从而加强 GABA 受体激动后所产生的突触前、突触后抑制效应，抑制、缓解脑卒中由于上位中枢损伤后对下位中枢运动神经元功能抑制下降或丧失所出现的肌张力增高，腱反射亢进，提示电针对 GABA 受体表达的影响，有可能是通过影响中枢神经系统神经元细胞 mRNA 表达的途径而实现的。

2）电针能影响了有关组织中 GABA 受体的表达，使受体的表达增高，使受体数量的增加，或者受体活性（敏感性）提高，功能增强，容易与 GABA 或其他受体激动剂如 Bac 等结合发挥作用，或抑制突触前兴奋性神经递质的释放，或降低突触后神经电效应，起到增强抑制效应的作用。

3）电针能使脑梗死大鼠脊髓腰膨大 cAMP 水平下降，提示电针可能通过影响 GAGA$_B$ 受体与 G 蛋白偶联并发挥生理功能的过程。CAMP 水平的降低，可能是影响细胞钙离子通道功能，产生突触前抑制效应的机理之一。

4）电针治疗能够有效地改善实验大鼠 H 反射亢进的状态。H 反射恢复曲线结果显示，通过针刺治疗，反映脊髓运动神经元兴奋性水平的 H/M 值下降，与模型对照组对比有显著性差异，说明针刺治疗使脊髓运动神经元池的神经元活性得到抑制。

电针阳陵泉穴，通过电刺激和经络穴位的综合治疗效应，使实验动物中枢神经系统（脑干、脊髓）GABA$_B$R1 mRNA 表达增强，GABA$_B$ 受体表达增强，提高了受体的数量和活性，进而产生较强的抑制效应。并且，针刺治疗还能够影响 GABA$_B$ 受体发挥作用所必须的 G 蛋白偶联，影响神经细胞内的 cAMP 水平，从而影响细胞膜离子通道的开发，产生相应的抑制效应。针刺能够影响实验动物的电生理改变，抑制脊髓运动神经元池神经元兴奋性。

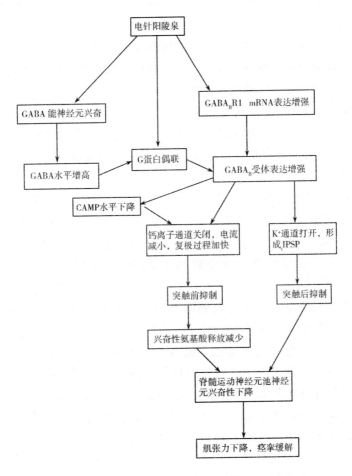

图 6-2 电针抗脑卒中 GABA 受体机制模式图

6. 艾灸足三里、悬钟对缺血性中风脑血管功能的影响及其临床意义

陈文等在《艾灸足三里、悬钟对缺血性中风脑血管功能的影响及其临床意义》一文中指出：

本文结论：艾灸足三里、悬钟对脑血管舒缩反应、脑血流自动调节、侧支循环的建立等功能有良好的改善作用，并能促进神经功能的恢复。

6. 3. 1. 7 艾灸预处理对全脑缺血大鼠大脑皮层 *bcl* – 2 和 Bax 的影响研究

赵宇辉等在《艾灸预处理对全脑缺血大鼠大脑皮层 *bcl* – 2 和 Bax 的影响研究》一文中指出：

本文结论：艾灸预处理能通过上调抗细胞凋亡基因 *bcl* – 2 蛋白表达而抑制缺血脑组织神经细胞凋亡；艾灸可以作为一种脑缺血预处理手段，对全脑缺血大鼠大脑皮层神经细胞具有保护作用；诱导脑缺血耐受，减轻缺血后神经细胞损伤。

6.3.2 针灸治疗抑郁症研究

抑郁症是一种以持续性心境低落为主要特征的常见情感障碍疾病，甚则致死致残。据 2001 年世界卫生组织的报告，抑郁症造成的伤残位居各类疾病之首；所致疾病负担列为全球疾病总负担第 4 位，估计到 2020 年将升至第 2 位。因而对抑郁症的防治研究正日益受到重视。

6. 3. 2. 1 针灸治疗抑郁症的机制研究

赵少廉等在《电针治疗抑郁症的临床与作用机制研究》一文中概括如下：

在针灸治疗抑郁症的研究领域中，除了临床疗效观察，还有关于其治疗机制的探讨。临床研究围绕单胺类递质和免疫功能变化开展。有研究表明电针可调节抑郁症患者自主神经系统，促进中枢神经递质代谢，改善机体免疫功能。罗和春等报道电针百会、印堂、脑户等督脉穴位，通过降低大脑皮质 5 – 羟色胺（5 – HT）的代谢，提高 5 – HT 能神经的活性，并能协调去甲肾上腺素（NE）与 5 – HT 之间的平衡，罗氏还观察到抑郁症患者治疗前三甲氧基四羟苯乙二醇（$MHPGSO_4$）排泄量低者疗效显著好于高者，促甲状腺素释放兴奋试验非迟钝反应者疗效显著高于迟钝反应者，提示电针通过影响去甲肾上腺素代谢起到抗抑郁作用。陈光也观察到针刺有使抑郁患者尿中 MHPG SO$_4$ 排泄量增加的倾向，并且电针后大鼠脑内 5 – HT 含量增加，中枢 NE 的代谢也增强。韩毳等研究了电针对抑郁症患者血清细胞因子的影响，发现抑郁症患者治疗前血清白介素 – 1β（IL – 1β）、白介素 – 6（IL – 6）、肿瘤坏死因子 – α（TNF – α）水平非常明显地高于正常人，经电针治疗 6 周后基本恢复正常，说明电针对细胞因子的抑制作用是电针治疗抑郁症的机制之一。钱瑞琴等观察到抑郁症患者外周血淋巴细胞增殖反应受抑制，T 辅助细胞减少，T 抑制细胞增多，单纯电针、电针与舒血宁联合治疗均可改善抑郁症患者免疫功能。

有关抑郁症治疗机制的动物实验也有开展。模型动物为慢性应激抑郁模型大鼠，研究重点在其中枢单胺类递质和海马区的相应改变。韩毳等研究电针"百会""三阴交"对慢性应激模型大鼠海马脑源性神经营养因子（BDNF）和下丘脑 – 垂体 – 肾上腺轴（HPA）的影响，发现模型大鼠 BDNF 显著减少，形态以空泡为主，电针后有明显改善，同时，模型大鼠血浆皮质醇、促肾上腺皮质激素含量及下丘脑室旁核精氨酸加压素阳性神经元的数量明显高于正常组，电针后上述各指标趋于正常。说明对海马 BDNF 的保护作用、对亢进的 HPA 轴的调整作用是电针治疗抑郁症的机制之一。沈鲁平等观察到慢性应激抑郁模型大鼠海马的 Gαi，Gαq 蛋白表达无明显变化 Gαo 蛋白含量高于正常大鼠。阿米替林可使其降低至正常水平，而电针却未见有明显降低作用，从而推导电针百会、印堂穴的抗抑郁机制可能与阿米替林不同，与 3 种 G 蛋白亚型的表达无关。金光亮还观察了电针对慢性应激抑郁模型大鼠脑单胺类神经递质的影响，发现电针刺激百会、印堂可使模型大鼠脑皮层降低的 5 – 羟色胺/5 – 羟基吲哚乙酸（5 – HT/5 – HIAA）与 NE/5 – HT 恢复正常，使脑皮层多巴胺酸

（DOPAC）含量降低，纹状体 5 - HT/5 - HIAA 比值升高，但对纹状体多巴胺/多巴胺酸（DA/DOPAC）的降低无影响，提示电针抗抑郁与提高脑内 5 - HT 及 DA 能神经元的活性有关。

6.3.2.2 针刺治疗抑郁症及其对患者下丘脑 - 垂体 - 肾上腺轴的影响

徐虹等在《针刺治疗抑郁症及其对患者下丘脑 - 垂体 - 肾上腺轴的影响》一文中指出：

本文结论：针刺对抑郁症患者下丘脑 - 垂体 - 肾上腺（HPA）轴的影响是状态依赖性的，即随着针刺疗效的出现，患者的 HPA 轴功能也逐步恢复正常。

6.3.2.3 电针治疗抑郁症研究

卢峻等在《电针治疗抑郁症近 10 年研究进展》一文中指出：

抗抑郁药是目前治疗抑郁症的主要方法，其毒副作用难以避免。电针是在中医学传统针灸疗法的基础上，采用微量电流代替手工捻针，具有刺激时间长、刺激量人为可控、副作用小等特点，在治疗抑郁症中表现出一定优势。

（1）电针治疗抑郁症的机理研究

1）临床研究

对免疫功能的影响：钱瑞琴等研究了电针与舒血宁联合治疗对抑郁症患者免疫功能的影响。结果表明，抑郁症患者外周血淋巴细胞增殖反应受抑制，T 辅助细胞减少，T 抑制细胞增多，白细胞介素 - 2（IL - 2）活性降低。单纯电针、电针与舒血宁联合治疗均可改善抑郁症患者的免疫功能，使 IL - 2 活性增高，T 辅助细胞增多，T 抑制细胞减少。韩毳等发现抑郁症患者治疗前血清 IL - 1β、IL - 6、肿瘤坏死因子（TNF - α）水平明显地高于正常人，经电针和麦普替林治疗，以上细胞因子水平也逐渐下降，至第 6 周末基本恢复正常，两组之间无明显差别。

对甲状腺激素的影响：唐胜修等观察了电针治疗抑郁症患者

过程中对游离甲状腺激素（FT-4）水平的影响。结果表明，在电针治疗抑郁症患者疗效显著时，伴随着甲状腺激素水平的降低，提示了FT-4在针刺治疗抑郁症过程中起媒介作用，并有适度消耗。

对大脑葡萄糖代谢的影响：黄泳等运用正电子发射计算机断层显像技术（PET）观察了头电针顶中线、额中线和双侧额旁1线对抑郁症患者脑部葡萄糖代谢的影响。结果表明，头电针能不同程度地升高双侧额叶、尾核、左侧扣带回和右侧小脑的葡萄糖代谢。

2）动物实验研究

对动物行为的影响：观察对抑郁症模型动物行为学的影响，可以评价电针的疗效。金光亮等研究了电针对正常大鼠活动性和穿梭行为的影响。电针取"百会""印堂"穴，频率100Hz，每日1次，40min/次，共10次。发现在不影响大鼠活动性的前提下，电针可使大鼠在穿梭试验中受到的电击时间明显减少。邱艳明等报道了电针对获得性无助抑郁模型大鼠行为的影响。取"百会""印堂"穴，使用WQ-6F型韩氏电针仪，频率10Hz，每次20min，每天1次，连续5天。发现电针能减少模型大鼠获得性无助逃避失败率。韩毳等采用慢性应激抑郁模型探讨了电针对大鼠活动性的影响。取"百会""二阴交"穴（单侧），电针频率2Hz，共治疗3周。结果表明，3周慢性应激后，抑郁模型大鼠的水平运动和垂直运动次数明显降低，反映了活动减少与兴趣丧失；经电针治疗可以明显增加大鼠的水平运动和垂直运动次数，反映了抑郁状态的改善。孙华等也报道了电针可提高慢性应激抑郁模型大鼠的活动性，不同的是采用"百会"和"足二里"穴（单侧）。俞瑾等观察了电针合用抗抑郁药对小鼠强迫游泳实验不动时间的影响。结果表明，电针和抗抑郁药物都能使小鼠在水中静止的时间显著减少，药物表现出一定的剂量依赖关系；电针合用某些小剂量抗抑郁药后能进一步加强抗抑郁效应。我们比较了

2Hz 和 100Hz 电针对大鼠强迫游泳不动时间的影响。结果显示，2Hz 电针明显缩短大鼠强迫游泳不动时间，效果优于 100Hz，同时不影响大鼠活动性。初步提示了 2Hz 电针有抗抑郁效应。

对单胺类神经递质及其受体的影响：金光亮等报道，经高效液相电化学检测法测定，电针"百会""印堂"穴可降低在穿梭试验中受到电击的大鼠脑皮层 DOPAC 含量，升高纹状体 5 - HT 与其代谢产物 5 - HIAA 的比值。金光亮等还探讨了电针对慢性应激抑郁模型大鼠脑内单胺类神经递质的影响。结果表明，模型组脑皮层 5 - HT/5 - 羟吲哚乙酸（5 - HIAA）、纹状体多巴胺/3，4 - 二羟基苯乙酸（DA/DOPAC）的比值低于对照组，而皮层 NE/5 - HT 比值高于对照组；经电针治疗，模型组脑皮层 5 - HT/5 - HIAA 与 NE/5 - HT 恢复正常，但对纹状体的 DA/DOPAC 降低无影响。韩毳等报道，电针"百会""三阴交"穴可降低慢性应激大鼠血浆升高的 NE、5 - HT，同时升高海马 5 - HT 与 5 - HIAA，下丘脑 DA 及前额叶皮层 NE、5 - HT 和 DOPAC。邱艳明等报道，电针可以增加获得性无助大鼠下丘脑 5 - HT 的含量并降低 5 - HIAA 的含量。孙华等采用放射性配体结合分析法，探讨了电针"百会""足三里"穴对慢性应激抑郁模型大鼠大脑皮层 5 - HT$_1$ 和 5 - HT$_2$ 受体数量和结合活性的影响。结果发现，模型组大脑皮层 5 - HT$_1$ 受体的最大结合率（Bmax）值明显低于正常组，而 5 - HT$_2$ 受体的 Bmax 值和平衡解离常数（Kd）明显高于正常组；电针治疗可翻转上述异常改变。

对下丘脑 - 垂体 - 肾上腺皮质（HPA）轴的影响：韩毳等采用放射性免疫分析法检测慢性应激抑郁模型大鼠血浆皮质醇、促肾上腺皮质激素含量，并用免疫组化方法检测下丘脑室旁核精氨酸加压素阳性神经元表达。结果表明，模型组血浆皮质醇、促肾上腺皮质激素含量增高，下丘脑室旁核精氨酸加压素阳性神经元的数量也明显增高；电针组上述增高的指标降低并接近正常。提示电针可以调整亢进的 HPA 轴功能。

对脑源性神经营养因子（BDNF）的影响：韩毳等采用免疫组化方法检测大鼠海马 BDNF 阳性神经元表达，发现慢性应激抑郁模型大鼠海马 BDNF 阳性神经元显著减少，电针对其有明显改善作用。

对信号传导通路的作用：沈鲁平等用 Wexternblotting 方法探讨了电针对慢性应激抑郁模型大鼠海马鸟普酸结合蛋白表达的影响。结果发现，慢性应激抑郁模型大鼠海马的 Gai、Gaq 蛋白表达无明显变化，Gao 蛋白含量（吸光度）高于正常大鼠，阿米替林可使其降低至正常水平，而电针组未有明显降低作用。提示了阿米替林和电针对大鼠信号传导通路的作用不同。

（2）赵少廉等在《电针治疗抑郁症的临床与作用机制研究》一文中指出：

本文结论：电针可通过降低血浆 CORT 和 ACTH 水平、提高中枢单胺类神经递质水平及调节海马脑源性神经营养因子（BDNF）及 c – fos 蛋白表达等多个方面发挥治疗作用，提示电针治疗抑郁症是通过多途径、多靶点的整体调节起作用的。

韩毳等在《电针治疗抑郁症的临床与实验研究》一文中指出：

本文结论：电针治疗抑郁症疗效肯定。电针可通过降低抑郁症前炎症细胞因子水平、改善海马神经元结构可塑性、调节中枢单胺类神经递质水平及受体功能等多个方面发挥治疗作用，提示电针对抑郁症的作用机制是多途径多靶点的整体调节。

6.3.2.4 调气安神法针灸治疗抑郁症的中枢调控机制研究

李丽萍等在《调气安神法针灸治疗抑郁症的中枢调控机制研究》一文中指出：

我们数年来的大量前期临床工作表明，抑郁症病机为"气机失调，脑神失控"，采用"调气安神法"针灸治疗抑郁症疗效显著。针灸治疗取督脉穴位为主以健脑宁神，取阴经穴位为辅以理气解郁调情志，并筛选出百会、膻中、内关、太冲组成主方，结合辨证治疗抑郁症。我们在前期相关研究工作的基础上提出本课题，旨在阐明针灸对抑郁症的治疗与神经、内分泌、免疫系统及第二信使的内在关系，并从分子水平客观揭示抑郁症的发病机理，发现新的针灸作用靶点。选取调气安神法主方穴位组成两组："百会、太冲"和"膻中、内关"，进行不同穴组间对照研究，以探讨不同穴位针灸的疗效及作用机制。比较手针、电针、艾灸不同刺灸法的疗效差异，为抑郁症的临床治疗确定最佳针灸选穴配方、刺灸法方案。这无疑对丰富针灸科学内涵、推动针灸学术发展具有重大理论和实践指导价值。

结论：

①针灸可明显改善抑郁状态，使抑郁大鼠活动增多，兴趣提高，快感增加，体重增加。

②针灸通过调控 HPA 轴发挥治疗抑郁症的作用。

③针灸通过下调升高的血清炎症细胞因子进而调节 HPA 轴活性，减轻抑郁症状。调控细胞因子是针灸治疗抑郁症的作用机制之一。

④针灸可使大鼠脑内及血清中的 cAMP 含量升高，进而改善抑郁症状。对第二信使系统的调节作用是针灸治疗抑郁症的机制之一。

⑤针灸通过对脑源性神经营养因子的上调保护皮质和海马神经元，对抗应激引起的神经元损伤，从而起到治疗抑郁症的作用。

⑥手针、电针和艾灸不同刺灸法通过选择性地作用于机体的不同部位，发挥抗抑郁的作用。不同穴位对同一刺灸法的不同反应，可能与穴位的相对特异性有关。

6.3.2.5 电针对慢性应激模型大鼠下丘脑－垂体－肾上腺（HPA）轴调节作用的机理研究

贾宝辉等在《电针对慢性应激模型大鼠下丘脑－垂体－肾上

腺（HPA）轴调节作用的机理研究》一文中指出：

根据本实验数据，我们得到如下结论：

（1）基于临床流行病学 RCT 原则，通过对现有针刺治疗抑郁症文献研究，发现百会穴和印堂穴在临床治疗抑郁症使用最为广泛，故作为本试验研究用穴。

（2）慢性应激模型大鼠在行为学上出现显著的抑郁行为改变：长期的慢性应激刺激可导致大鼠体内 HPA 轴的功能亢进及其负反馈功能的障碍；在应激刺激基础上给予一定程度的束缚，可加重大鼠的抑郁状态和病理表现。

（3）糖皮质激素受体拮抗剂 RU486 对下丘脑中 IL－1 水平有明显的上调作用，同时 RU486 对 GR 具有良好的拮抗作用。RU486 可在一定程度上阻断 HPA 轴的负反馈，加重 HPA 轴的亢进。

（4）百优解可改善慢性应激大鼠的抑郁行为表现，对其 HPA 轴的亢进具有调节作用。

（5）电针治疗对慢性应激大鼠的抑郁状态有显著的改善，对 HPA 轴亢进的恶性循环在多个环节有逆转作用。电针的作用可体现在对细胞因子、激素、受体等多个环节的影响上，推测电针可能存在对机体的神经、内分泌、免疫等多系统的整合作用，较作用于单一环节的抑郁治疗药物更具优势。对 HPA 轴的影响，电针比百优解潜在的作用靶点多。

（6）截断 HPA 轴的负反馈通路，电针对 HPA 上激素分泌的调节作用仍存在。从而说明电针对 HPA 轴的激素分泌有调节作用。

（7）电针对 HPA 轴的海马、下丘脑、垂体三条负反馈通路上 GR 的表达均有上调作用；可使海马 MR mRNA/GR mRNA 表达的比例趋于正常；使 Glu 的生成减少，减弱对海马的兴奋性毒性作用，降低海马的损伤。

6.3.2.6 艾灸百会和太冲穴对慢性应激抑郁模型大鼠细胞因子的影响

李丽萍等在《艾灸百会和太冲穴对慢性应激抑郁模型大鼠细胞因子的影响》一文中指出：

本实验用孤养和慢性应激相结合的经典方法造成抑郁大鼠模型，发现模型大鼠血清中 IL-2、IL- 和 TNFα 含量较正常组有明显升高，说明抑郁症伴有多种细胞因子的过度分泌，支持 Maes 等报道的抑郁症患者存在细胞介导的免疫激活的说法。本实验中，采用艾灸治疗后的大鼠血清中 IL-2、IL-6 和 TNFα 含量较模型组均显著下降，这可能是因为艾灸通过下调升高的细胞因子水平进而调节 HPA 轴活性，减轻抑郁症状。说明艾灸对细胞因子的调节是治疗抑郁症的作用机制之一。研究表明艾灸能增强人体免疫功能，对非特异性免疫和特异性免疫功能都有一定的调节作用。Okazaki 发现单壮灸能使皮肤血管和微血管渗透性增强，并有白细胞渗出，吞噬细胞活性增强等反应。朱文莲发现艾灸环磷酰胺小鼠"大椎"穴，对其巨噬细胞吞噬功能的增强作用非常显著。徐兰凤认为从免疫机制来看，灸似乎是类抗原刺激，温灸刺激机体的免疫机制后，对免疫系统具有催化激活调节的作用，从而使免疫系统功能在原来的基础上得到加强。本实验研究表明艾灸能使升高的细胞因子恢复正常，说明艾灸对免疫调节的作用具有双向良性调节作用。

6.3.2.7 靳三针疗法治疗焦虑症的机理初探

李佳霓等在《靳三针治疗焦虑症的临床研究》一文中指出：

本研究仅对焦虑症患者治疗前后的血小板 5-HT、血浆 CS 和 ACTH 进行了研究，从神经递质水平和神经内分泌功能两个方面探讨本病可能的病理机制及其针刺治疗本病的作用机理。

（1）靳三针疗法对焦虑症患者血小板 5-HT 的影响

本研究结果显示：焦虑症患者血小板 5-HT 的含量较正常对

照组明显升高（$P<0.01$），支持与前文所述 5 - HT 系统功能亢进假说。经治疗后焦虑症状缓解，血小板 5 - HT 的含量也随之减少并基本恢复正常，且三组间无显著差别（$P>0.05$），提示针刺对神经递质 5 - HT 的调整作用与 BZDs 及 SSRIs 药物基本相同。

（2）靳三针疗法对焦虑症患者血浆 CS 和 ACTH 的影响

本研究结果显示：焦虑症患者血浆 CS 的含量与正常对照组无显著差别（$P>0.05$），ACTH 的含量较正常对照组明显升高（$P<0.01$），在经过治疗焦虑缓解后，ACTH 水平下降，HPA 轴功能趋于正常。提示广泛性焦虑属慢性应激，此时 CS 的分泌可能接近耗竭状态，而使 ACTH 水平反馈性地增高；而当焦虑症状缓解后，CS 水平恢复正常，反馈性地使 ACTH 释放减少而达到正常平衡状态。在治疗前后三组患者间的血浆 ACTH 和 CS 水平均无显著差别（$P>0.05$），提示针刺对 HPA 轴的调整作用与 BZDs 及 SSR 工 s 药物基本相当，对 HPA 轴的调整作用可能是靳三针治疗焦虑症的作用途径之一。

综上所述，靳三针疗法和常规西药治疗焦虑症的临床疗效相似，但副作用却显著少于西药疗法，针药同时应用时，针刺还可以有效拮抗西药的副作用。靳三针疗法对焦虑症的躯体症状具有明显优于常规西药的治疗作用。另外，针刺对血小板 5 - HT 和血浆 CS 及 ACTH 水平的调整作用可能是靳三针治疗焦虑症的作用途径之一。

6.3.3 艾灸治疗癌症与艾滋病机理研究

6.3.3.1 传统艾灸疗法治疗癌症的研究进展

宋佳霖等在《传统艾灸疗法治疗癌症的研究进展》一文中指出：

"近年来，有关灸法治疗癌症的研究日益增多，并取得了一定进展。本文对传统灸法治疗癌症的临床和实验研究情况及治疗机理进行了综述，并提出了目前存在的问题和不足。"

（1）灸法治疗癌症的机理研究

灸法抗癌在临床和实验中已得到应用和验证，对于其机理和作用途径可以从两方面进行探讨。

1）局部效应

人们在研究灸法治疗癌症机理时，多侧重于灸法对于机体的神经内分泌及免疫系统的调节作用，即从整体的角度，而忽略了灸的局部效应，特别是温热效应，灸法抗癌的作用可能与温热刺激对于施灸部位皮肤组织的变化和肿瘤的组织学变化有着内在的关系。日本须腾实等曾证明施灸部位组织提取物对小鼠移植性肿瘤有抗癌作用，这种组织提取物可能含有抗癌因子，从而提高了机体抗肿瘤的能力。在进一步的实验中还发现皮肤组织有潜在的抗癌作用，当施灸后皮肤组织得到活化，移植到荷瘤机体内亦不会丢失，而在荷瘤晚期更加激化。灸刺激还可诱导局部肌肉产生热休克蛋白，有人发现施灸可使对含有热休克蛋白的纯蛋白衍生物（PPD）有特异反应的淋巴细胞数增加，提示施灸时产生的与PPD成分呈交叉反应的自身成分成为施灸激活免疫的引发物，进而认为施灸部位产生的热休克蛋白作为免疫原而激活了免疫系统可能是灸法作用机制的一个重要方面。

2）整体机制

大量的资料表明，中枢及外周的神经阿片样肽类与细胞免疫、体液免疫以及肿瘤细胞的杀伤具有密切关系。灸法对神经－内分泌－免疫系统的整体调整作用是灸法治癌的主要机理。阿片样肽物质通过灸刺激释放，它是沟通神经系统调节免疫机能的桥梁，现已证明亮脑啡肽能增加自然杀伤细胞（NK）的杀伤力，内源性阿片样肽的结构、功能与促肾上腺皮质激素（ACTH）及内啡肽相同，能进一步调控细胞的免疫功能。灸法治癌的整体机理具体可通过下面两个途径起效：①艾灸可通过增强网状内皮系统的机能活性，尤其是巨噬细胞途径发挥抗癌作用。桂金水等实验表明，灸法增强巨噬细胞的吞噬能力，随之肿瘤所致组织的坏死、损害均获改善。②艾灸可通过神经－内分泌－免疫途径作用于 NK 细胞而发挥抗癌作用。NK 细胞是体内的一种天然杀伤细胞，在防御疾病及杀伤细菌、病毒、肿瘤细胞中具有重要作用。总之，灸法能通过神经内分泌系统以维系患者生理稳态，通过调节免疫机能，如增强 NK 细胞机能，增进巨噬细胞吞噬活性，从而抑制肿瘤细胞的增殖或使之向正常细胞转化。

灸法大多不是直接针对病变组织取穴，而主要是通过对机体的整体调节，调动机体的内因来抑制肿瘤生长或促使肿瘤分化。因此，灸法对肿瘤机体紊乱功能的调整作用是一个复杂的过程，其作用机理尚有待于进一步的深入研究。

（2）灸法治疗癌症的实验研究

大量动物实验表明，灸法对动物移植性肿瘤的生长有明显的抑制作用，对肿瘤机体免疫机能有良好的调节作用。杨友泌等采用健康成年小鼠，将瘤株为小鼠肉瘤 180 腹水型，以 $(1.5 \sim 2) \times 10^2$ 瘤细胞／只进行接种，全部接种后随机分为荷瘤组与艾灸组（灸"大椎"）。在灸后第 14 天测体重，并将两组动物处死，剥出肿瘤，称取瘤体重量，求出瘤重抑制率，该实验共进行 2 次。结果是艾灸组 2 次瘤重抑制率分别为 44.6% 和 54.0%，瘤体重量平均值皆小于荷瘤组，两组对照有显著差异（$P < 0.01$），表明艾灸对瘤体的生长确有一定的抑制作用。孙兰英的实验观察也表明，艾灸"大椎"对小鼠实体瘤和腹水瘤均有明显的治疗作用，并使肿瘤细胞的增殖受到抑制。艾灸对肿瘤生长的抑制作用的强弱，与肿瘤生长的不同阶段有密切关系。翟道荡等在艾灸"关元"抗小鼠肿瘤的实验中观察到，艾灸对早期肿瘤生长有明显的抑制作用，随着时间的推移此作用逐渐降低，至第 3 周时肿瘤体积绝对值与对照组已非常接近。桂金水等观察到小鼠接种肿瘤细胞后，巨噬细胞的活性降低，经灸"关元"穴后，其吞噬能力明显增强。随之，肿瘤组织的坏死、损害、细胞分化、淋巴浸润皆得到相应改善。杨志新等研究表明艾灸能明显抑制恶性淋巴瘤在小鼠

体内的生长，显著增强小鼠腹内巨噬细胞吞噬能力、杀伤活性及释放肿瘤坏死因子的能力。

（3）传统灸法治疗癌症的临床研究

研究表明，灸疗可以提高免疫力、改善癌症患者的临床症状，减轻放化疗的毒副作用。

大量的临床研究证实灸法能够提高机体免疫机能，对机体紊乱的免疫功能具有良好的双向调节作用，可使高值降低，低值升高，异常恢复正常。

欧阳群对 69 例肺癌患者施用隔盐灸神阙并检测其免疫功能，结果表明经灸治后患者临床症状均获改善，免疫功能相应提高，T 细胞亚群 CD_4 和 CD_8，自身比较与对照组比较均有显著性差异。翟氏等取大椎、肺俞、脾俞，采用小艾炷直接灸，治疗 9 名未做手术或术后复发转移的癌症患者，发现：①艾灸对接受过化疗、白细胞数明显低下者，有一定提升作用；②艾灸对癌症患者的 K 细胞抗体依赖细胞介导的细胞毒作用似有双向调节作用；③艾灸可提高癌症患者的淋巴细胞转化率；④艾灸可使癌症患者明显低下的 NK 细胞活性得到显著增强；⑤艾灸对癌症患者的 CD_3^+、CD_4^+、CD_8^+ 细胞绝对值无明显影响，但能显著提高 CD_4^+/CD_8^+ 值。据此认为，艾灸可提高癌症患者的免疫功能，增强机体抗癌效应。庄芝华采用化脓灸治疗 21 例中晚期恶性肿瘤患者，其中 19 例患者淋巴细胞转化率均获提高。陈良良等研究发现针灸可明显提高肺癌患者低下的淋转率水平，使 NK 活性恢复正常。李娟等研究表明针灸可使外周血中的 T 细胞总数趋于正常。

6.3.3.2 艾灸治疗恶性肿瘤机理研究概况

李娜等在《艾灸治疗恶性肿瘤机理研究概况》一文中指出：

目的：总结近十年来国内艾灸治疗恶性肿瘤的机理研究概况，以期探讨抗癌机理；方法：从临床机理研究、实验机理研究（艾灸血清、增强机体免疫功能等）方面进行资料收集、整理、汇总。结论：艾灸对肿瘤病人的体液免疫、细胞免疫均有显著调节作用，并且对肿瘤病人的放、化疗骨髓抑制有显著改善作用，不失为一种简便、经济、安全、有效的辅助治疗措施，对其机理尚有待进一步深入探讨。

（1）临床研究

临床研究表明艾灸对肿瘤病人的细胞免疫、体液免疫及放、化疗后骨髓抑制的改善有显著疗效。

1）对肿瘤病人细胞免疫功能的作用

田氏等采用温针灸治疗 106 例恶性肿瘤患者，取穴：关元、足三里、三阴交、血海，结果：提高了肿瘤患者的 NK、IL－2 含量，降低 IL－2R 水平。黄氏等采用隔药饼灸关元、大椎，发现艾灸能增强对乏氧肿瘤细胞的杀伤作用，明显提高 NK、LAK、IL－6 活性及 IL－2 含量，促进肿瘤放疗后免疫系统损伤的恢复。翟氏等采用小艾柱直接灸对 9 名癌症患者治疗，取大椎、肺俞（双）、脾俞（双）；发现：①对接受过化疗、白细胞数明显低下者，有一定的提升作用；②对癌症患者的 K 细胞 AD－CC 活性似有双向调节作用；③可提高癌症患者的淋巴细胞转化率、增强 NK 细胞毒活性提高 $CD_4{}^+/CD_8{}^+$ 值、提高癌症患者的免疫功能。又有姜氏等的研究表明艾灸组 $CD_4{}^+/CD_8{}^+$，$bcl-2$ 较对照组有显著差异。沈氏等的研究表明艾灸可提高红细胞 C_3b 受体花环的形成率，增强患者红细胞免疫黏附功能，延缓 TNF 的下降趋势。

2）对肿瘤病人体液免疫功能的作用

范氏等将 63 例恶性肿瘤患者随机分为 3 组：艾灸组（足三里、三阴交）、穴注组（穴位同上）、西药组。艾灸组在提高免疫球蛋白方面，优于其他两组。喻氏等用琼脂扩散法测定 36 例放疗加艾灸和 30 例单纯放疗病人治疗前后的 IgG、IgA、IgM。发现艾灸组免疫球蛋白明显高于单纯放疗组，尤其 IgG 有非常显著意义。

3）对放、化疗后骨髓抑制的改善

路氏将自制药膏贴于肿瘤患者大椎等穴，发现外周血中白细胞计数、中性粒细胞、淋巴细胞和血小板计数在治疗后差异有极显著意义（$P < 0.001$），治疗后骨髓中性粒细胞中的幼稚粒细胞、成熟粒细胞（杆状核、分叶核）明显增多，粒系百分和、粒红比相应升高。姜氏将 45 名恶性肿瘤患者分为温和灸组（足三里、关元）和对照化疗组，艾灸组治疗前后 WBC、RBC、Hb、PLT 无明显性差异（$P > 0.05$）。

（2）实验研究

试验研究表明艾灸不仅能改善肿瘤细胞的生物学特性，还对患瘤机体的免疫功能有显著改善。

1）艾灸血清

"艾灸血清"是近年来针灸研究中提出的一种新的研究思路和方法。实验研究表明："艾灸血清"中可能含有多种免疫活性因子，具有非特异性免疫作用；可影响肿瘤的生物学特性等。"艾灸血清"能明显延缓 $C_{57}BL/6$ 荷瘤小鼠肿瘤结节形成，延长其生存期；预治组抑瘤效应优于治疗组，艾灸存在穴位相对特异性；能诱导肿瘤细胞凋亡，引起肿瘤细胞在形态上发生较典型的凋亡改变，影响肿瘤细胞由 S 期向 G2M 其中的转变过程，提高肿瘤 DNA 断点标记阳性率；可明显提高 T 淋巴细胞转化率，NK、LAK 细胞活性；并能协同细胞因子 rIl - 2 持续升高 $CD_3{}^+$ 阳性细胞数，维持 $CD_4{}^+$ 阳性细胞，显著提高 $CD_8{}^+$ 阳性细胞，使 $CD_4{}^+/CD_8{}^+$ 比值显著升高，调节 $CD_4{}^+/CD_8{}^+$ 比值紊乱；还能明显提高指数 TIL 中 CTL 的杀伤活性，"艾灸血清"培养的 TIL 存在对同种异体的肿瘤有特异性杀伤得 T 细胞克隆，"艾灸血清"能促进 TIL 细胞诱生 $TNF - \alpha$ 和 $IFN - \gamma$，显著提高 $TNF - \alpha$ 含量，一定程度上增强 TIL 产生 $IFN - \gamma$ 的水平。

2）对免疫功能的影响

①细胞免疫

付氏等艾灸荷瘤小鼠（S37）的大椎、后海二穴，发现可正向调节小鼠 IL2 – IFN – NKC 网的相关网络 MΦ – IL1 – Th 和抑瘤作用。叶氏等采用温针灸抑制性肝癌小鼠"神阙"穴，可提高荷瘤小鼠的胸腺指数，降低血清唾液酸量（$P < 0.05$）；腋窝淋巴结癌细胞的侵犯程度较对照组减轻。这说明艾灸神阙穴具有抗癌细胞淋巴道转移的作用。裴氏等通过艾灸"大椎"穴可增强荷瘤小鼠的 T 细胞转化率、NK、LAK 细胞活性。唐氏等艾灸"关元"穴能恢复与提高荷瘤小鼠对 ConA（刀豆球蛋白 A）、LPS（脂多糖）诱导的脾淋巴细胞增殖反应及 IL – 1、IL – 2 的活性，提示灸疗有抗肿瘤作用及提高机体免疫力。陈氏等取 6 – 8 周龄 $C_{57}BL$ 品系雄性小鼠制作 S_{180}（淋巴肉瘤）与 HAC（腹水型肝癌）模型，在移植癌细胞的同时，分别取"关元"或"中脘"施以直接艾柱灸，进行预防性实验。结果反映：艾灸组脾脏 NK 细胞活性、淋巴细胞转化功能与溶血空斑形成能力均明显强于对照组（分别为 $P < 0.01$，$P < 0.001$，$P < 0.05$），巨噬细胞活性也明显强于对照组（$P < 0.05$）；艾灸的 HAC 小鼠 OKT_4^+/OKT_8^+ 值明显升高。欧氏等用隔盐灸小鼠"神阙"穴，结果显示：增强正常小鼠脾 NK 细胞活性，提高荷瘤小鼠的 $ANAE^+$ 和 PFC 数值，促进正常和荷瘤小鼠的腹腔巨噬细胞吞噬功能，降低小鼠子宫颈癌 U_{14} 自发肺转移率和转移指数，提高细胞免疫功能，减轻放、化疗的毒副作用，改善临床症状。翟氏等灸荷瘤小鼠"关元"穴发现可提高脾 NK 细胞毒活性和腹腔巨噬细胞 AD – CC 活性，并能提高脾淋巴细胞转化和分泌 IL – 2 功能。刘氏等观察乳腺癌小鼠发现针灸组 NK 细胞活性、T 淋巴细胞 α – 醋酸萘脂酶（AEAE）阳性率、淋巴细胞转化率、淋巴细胞百分率均明显增高，与对照组比较有非常显著性差异（$P < 0.01$），腺样结构、淋巴细胞浸润程度与对照组比较差异显著（$P < 0.05$）。刘氏等对荷瘤小鼠的研究显示：针灸可提高巨噬细胞吞噬率、提高胸腺重量和淋巴转化率、有效地阻止环磷酰胺对荷瘤动物白细胞、淋巴细胞转化率的抑制作用。孙氏等发现艾灸 Lewis 肺癌荷瘤小鼠 SIL – 2R 水平下调，LAK 细

胞活性增强，且以穴贴加中药组疗效最优。

②通过神经－内分泌－免疫系统调节

翟氏等的研究表明艾灸"关元"可以使荷瘤小鼠的细胞和体液免疫功能维持在正常或较高水平。艾灸疗法的这一免疫调节功能可能是艾灸疗法的适当刺激，引起亮氨酸－脑啡肽（Leu－enk）和甲硫氨酸－脑啡肽（Met－enk）从垂体及肾上腺髓质等处释放入血增加，这些肽类激素用于免疫细胞表面受体，从而调解了荷瘤小鼠的免疫功能。又有研究表明艾炷灸关元、大椎、中脘，可引起血浆 β－EP 和 ACTH 水平升高，其中关元穴较大椎、中脘穴增高显著，可推测出艾灸调节免疫与调节 β－EP 和 ACTH 有关。郭氏等用小艾炷直接灸荷瘤小鼠"中脘"穴，发现 CAMP：CGMP 比值明显提高，免疫调节作用可能是通过中枢儿茶酚胺神经元的作用实现的。

③细胞因子

田氏等使用抗癌腹水膏贴敷艾氏腹水癌小鼠的水分、肝俞、脾俞等穴，发现可显著下调外周血 SIL－2R 水平，从而调节细胞因子网络的平衡，促进细胞免疫功能。杨氏等发现艾灸可提高淋巴瘤小鼠的 Mφ 吞噬功能、杀伤活性及释放 TNF、NO 的能力。刘氏等采用甘遂、牵牛子等十余种中药制成的抗癌腹水膏贴敷于水分、肝俞等穴，结果；抗癌腹水膏穴位贴敷较其余组显著提高了荷瘤小鼠外周血 TNF 的杀伤活性（$P < 0.01$）。

3）对细胞生物学特性的影响

裴氏等用 Northern 印迹分析：艾灸"大椎"及其结合免疫调节剂抑制肿瘤细胞的增殖，可能与下调 C－erbB－2 基因转录水平，降低基因表达水平有关。赵氏等的研究显示艾灸结合免疫调节剂能明显降低小鼠 HAC 肿瘤细胞某些凝集素受体和 C－erbB－2 的表达。王氏等艾灸荷瘤小鼠气海、足三里穴，发现腹水瘤细胞膜流动性降低，红细胞膜脂流动性升高，使机体生物学活性升高，提示抗肿瘤的机理可能是对肿瘤细胞某些生物学特性的影响。赵氏等发现艾灸、免疫调节剂及灸药结合均不同程度地降低 HAC

肿瘤细胞对十二种凝集素中 BSL、ConA、LCA、RCA、WGA 物种凝集素的阳性结合率及阳性程度的作用，以灸药结合最明显。

4）对肝细胞功能的影响

翟氏等采用先进的核磁共振谱分析新技术发现艾灸荷瘤小鼠"关元"穴可以明显提高肝细胞内的 ATP 分子水平，显著增加肝细胞的热力学储备和磷酸化潜力，以增强肝细胞的功能活动。桂氏等灸荷瘤小鼠"关元"穴，发现艾灸组荷瘤小鼠肝脏 ATPase 反映上升，接近正常。

5）其他

张氏等艾灸 S－180 抗阿霉素抗药细胞荷瘤 BABL/C 小鼠"关元"穴能显著增加钙通道抑制剂异博定对多药抗药基因产物（P－170）糖蛋白泵出药物功能的抑制作用，这种作用只在允许药物剂量范围才显示出来，此研究为分子水平探索针灸作用机理研究开拓新途径。查氏等温针灸 CTX 化疗小鼠"足三里"穴可保护血清 SOD 酶活性和降低血清 MDA，说明温针灸"足三里"可见减小荷瘤 CTX 化疗小鼠机体脂质过氧化损伤。施氏等针灸荷瘤小鼠的大椎、命门、足三里（双）等穴，与肿瘤组相比，红细胞 C3b 受体花环形成率，先接种后针灸组、先针灸后接种组均明显升高（$P < 0.05$）。提示针灸可以有效地改善荷瘤小鼠的红细胞免疫功能，增强机体的抗肿瘤能力。

（3）结语

艾灸对恶性肿瘤的治疗机理研究，从增强机体免疫力、"艾灸血清"回输、降低肿瘤细胞的生物学特性，增强肝细胞功能及抑制对治疗恶性肿瘤药物的抗药性等方面进行研究。众多研究者侧重于对恶性肿瘤患者机体免疫力的增强的研究，正所谓"正气存内，邪不可干"，尤其是近年来"艾灸血清"作为一种新的思路和方法的提出和研究。其他研究也在深入开展，但其详细机理和治疗规律尚需进一步深入探索。

6.3.3.3 艾灸对 HCC 癌前病变大鼠细胞周期调控基因 cyclinD1、cdk4 影响的实验研究

敖有光等在《艾灸对 HCC 癌前病变大鼠细胞周期调控基因 cyclinD1、cdk4 影响的实验研究》一文中指出：

本文结论：艾灸可能对减缓 HCC 癌前病变的形成有一定作用，这种作用与抑制细胞周期调控基因 cyclinD1、cdk4 过度表达有关。

6.3.3.4 艾灸调控大鼠 HCC 癌前病变的细胞凋亡机制

郭子衣等人在《艾灸调控大鼠 HCC 癌前病变的细胞凋亡机制》一文中指出：

本文结论：艾灸可能对减缓 HCC 癌前病变的形成有一定作用，其作用机制可能与调控部分凋亡基因有关

6.3.3.5 艾灸对气虚血瘀型慢性粒细胞白血病骨髓白细胞染色体和细胞免疫调节的影响

张丽束等在《艾灸对气虚血瘀型慢性粒细胞白血病骨髓白细胞染色体和细胞免疫调节的影响》一文中指出：

慢性粒细胞白血病，是一种造血组织的恶性肿瘤。为了探讨艾灸对气虚血瘀型，慢性粒细胞白血病病人的疗效及对骨髓白细胞染色体和细胞免疫力的调节作用及安全性。故采用 30 例病情稳定的气虚血瘀型慢性粒细胞白血病患者进行艾灸治疗，主穴取：大椎、膏肓（双）、膈俞（双）、脾俞（双），配穴取：肾俞（双）、足三里（双）、三阴交（双）。每周 3 次，每次艾灸 15 分钟，一个疗程三个月。然后评估艾灸前后 T 细胞族群，B 细胞及自然杀伤细胞的变化。以及艾灸前后骨髓白细胞染色体的变化。结果证明艾灸可使 CD_8^+ T 细胞族群在统计学上有意义的下降，即自然杀伤细胞有明显的下降。而 T 细胞 CD_3^+、CD_4^+ 及 B 细胞 CD_{19}^+ 有上升趋势。同时骨髓白细胞染色体亦有缓解情况。结论是短期艾灸，亦可能对气虚血瘀型慢性粒细胞白血病患者免疫力及

临床症状有调节作用。由于艾灸能够从整体上双向调节机体的免疫防御功能，增强正常机体免疫功能，提高低下的免疫能力，抑制亢盛的免疫反应，使机体免疫作用达到新的动态平衡和内外环境的协调稳定。故艾灸有以下各种优点：（1）能减轻放疗（电疗）、化疗毒损伤的副作用；（2）抑瘤、消瘤及提高人体免疫力；（3）安全、简便、经济、不产生任何副作用并有效改善各种临床症状；（4）提高患者生存质量。

6.3.3.6 放化疗法配合艾灸神阙穴治疗晚期鼻咽癌 42 例近期疗效观察

成拯等在《放化疗法配合艾灸神阙穴治疗晚期鼻咽癌 42 例近期疗效观察》一文中指出：

目的：观察放化疗法配合艾灸神阙穴治疗晚期鼻咽癌的近期疗效。

方法：将 84 例患者随机分为 2 组各 42 例。治疗组采用放化疗法配合艾灸神阙（隔盐艾灸神阙穴：艾炷底径 1.5 cm，高 2 cm，重 0.64 g，每天 1 次，30 次为 1 疗程，共治 1 疗程。）治疗；对照组采用放化疗法配合西药治疗。

结果：总有效率治疗组为 97.6%，对照组为 92.9%，2 组比较，差异无显著性意义（$P > 0.05$）。治疗组治疗后 T 细胞亚群比较 CD_3、CD_4、CD_8 明显上升，与治疗前比较，差异有非常显著性意义（$P < 0.01$）；与对照组治疗后比较，差异有显著性意义（$P < 0.05$）。2 组治疗后外周血 ABC 均较治疗前降低，但治疗组治疗前后比较，差异无显著性意义（$P > 0.05$）；对照组治疗前后比较，差异有非常显著性意义（$P < 0.01$）。

结论：放化疗法配合艾灸神阙穴治疗晚期鼻咽癌有一定的抗肿瘤和抗放化疗损伤作用。

6.3.3.7 艾灸治疗艾滋病的优势

中医学认为艾叶具有辟秽化浊，温经透达性能，作用于人体的特定穴位，可以发挥经络的调整功能，振奋人体正气。中医讲"大病宜灸，保命之法，灼热第一"。艾滋病是目前世界性不可根治之症，故延长生存时间，提高生活质量仍是当前的主要治疗目标。艾灸系保命之法，故对艾滋病的治疗有美好前景。通过许多临床实践，艾灸对艾滋病也初步显示出其独特的治疗效果。

周立华等在"从艾灸治疗艾滋病腹泻看艾灸治艾优势"一文中指出：

目的：观察艾灸治疗艾滋病腹泻的疗效。方法：运用艾条灸法，选基本穴位关元、神阙、足三里、天枢，每天灸治1次，10天为1疗程。结果：30例中，29例临床痊愈，1例无效。结论：艾灸法能够提高T淋巴细胞数，升高CD_4、CD_8水平。

自80年代末至今，中医药在艾滋病的治疗上取得了较好的效果，尤其在改善临床症状，提高病人生存质量方面疗效显著，积累了一定的经验，对艾滋病的认识正在深入，中医治艾思路和治艾方法也在不断拓展和创新。笔者2004年受河南省政府派遣驻艾滋病高发村进行帮扶救治HIV患者，通过运用艾灸疗法，HIV患者免疫力提高，生存质量改善，临床效果显著，取得了较好的疗效。现将运用艾条灸法治疗艾滋病相关性腹泻30例进行分析，为艾滋病的治疗寻找简便廉验的方法做一尝试。

6.3.3.8 艾灸治疗艾滋病腹泻60例临床观察

郭燕等在《灸治疗艾滋病腹泻60例临床观察》一文中指出：

目的：观察艾灸疗法治疗艾滋病腹泻的疗效。方法：将90例患者随机分为治疗组60例，采用艾灸疗法治疗；对照组30例，采用口服黄连素片加糖盐水补液治疗。结果：治疗组60例临床有效率为93%，对照组30例临床有效率为80%，疗效结果比较，$P < 0.01$。结论：治疗组疗效明显，且方法简便易行。

第❸篇

中医药学给予西医药学的启迪

第7章 中医给予西医的启迪

无论中医、还是西医，目标都是人体的健康；中医学和西医学虽然经历着不同的历史进程，具有不同的理论体系，但中西医的研究对象是一致的，疾病发生的物质基础也是一致的，二者之间理应存在着一个共同的生理解剖体系，它可以把两者统一起来。

作者几十年来始终坚持钱学森院士所指出的方向，终于发现了"人体整体调控网络"科学概念。以 NEI 为主导的"人体整体调控网络"科学概念是人体科学的基因概念，它是连接中西医学的桥梁，把两者统一起来生物学基础。

7.1 创建"西医整体调控医学"

《科学中医整体调控医学》一书论证了整体调控是传统中医药学的特色与优势，以中医阴阳学说、气机升降学说、经络学说与方剂作用的整体综合调节理论为核心理论的"中医整体调控医学"是传统中医药学的合理科学内核。在"人体整体调控网络"科学概念的基础上，进一步阐明了中医"气"与中医"证"的科学内涵，中医治病整体调控机理，实现了科学"理法方药"的统一，夯实了"中医整体调控医学"的现代生物学基础。并在此基础上建立起既能体现中医学科的实质和精华，又能适应现代诊疗的全新中医理论体系，也是代表未来医学发展方向的中医学——

"科学中医整体调控医学"。

姚泰编著的《人体生理学（上、下册）第三版》指出："人类对于自身的结构和功能的研究和认识，一方面是向分子生物学的水平深入，另一方面是从机体的整体水平来认识身体各个组成部分的复杂的相互关系和它们如何统一成为一个整体，以及机体如何与自然、社会环境相互作用和统一。生理学研究的一个极其重要的任务，就是要建筑一座桥梁，把细胞、分子水平的知识和整体水平的知识联系起来，用愈来愈多的细胞、分子水平的知识来认识和阐明机体整体的各种生命活动。这也是生命科学各个学科的共同任务。但是目前科学的发展水平离这个目标还有很大的距离，所以在我们这本书中仍是在细胞和分子、器官和系统以及整体三个水平上对各种生理现象进行叙述，尤其是身体的各部分之间通过复杂的相互联系和反馈调节，使机体内环境相对恒定的机制。"

因此，应该创建"西医整体调控医学"这一西医药学的新分支。"西医整体调控医学"与"科学中医整体调控医学"生物学基石都是"人体整体调控网络"；"人体整体调控网络"调节机制失调，"现代气"紊乱是患病的根本原因；西医的病和中医的证皆是"人体整体调控网络"调节机制失调时机体不同的状态；治疗的最终目的是激发和提高"人体整体调控网络"的调节能力，使人体恢复健康。所谓药（方）的治病机理，即是药（方）对"人体整体调控网络"具体影响与作用机制。

7.1.1　现代医学对"人体整体调控网络"的研究概况

（1）神经-内分泌-免疫网络概述

现代医学对生命规律的认识逐步由整体器官水平向细胞分子乃至基因水平深入，在不断发现新事物新现象的同时，越来越重视机体整合调控机制的探索。机体各细胞、器官、系统的功能活动不仅依靠神经内分泌系统的调节，而且有赖于免疫系统的参与。神经内分泌免疫（NEI）3 大系统在保持平衡协调的同时，完成对内环境稳态及循环、呼吸、消化、泌尿、造血、生殖等系统的调节整合。目前已有无可辩驳的实验证明，一些细胞因子、肽类激素、神经递质以及它们的受体是神经系统、内分泌系统以及免疫系统共同使用的生物学语言。免疫系统通过免疫调节介质如白介素、干扰素（IFN）、肿瘤坏死因子等作用于下丘脑 - 垂体前叶 - 肾上腺皮质轴而影响神经和内分泌系统的状态。神经系统可通过下丘脑 - 垂体前叶 - 肾上腺皮质 - 免疫器官这一多级路径调节内分泌和免疫系统的功能，而内分泌系统则可通过激素控制神经系统和免疫系统的活动。这 3 个系统之间不仅存在大的回路，而且彼此之间进行着直接的双向交流，对机体在不同条件下稳态的维持起着决定性的作用。神经内分泌系统在感受情绪、物理、化学等刺激产生相应反应的同时，还通过递质、激素将信息传递到免疫系统。免疫细胞可随血液循环在全身各处移动，起一种"游动脑"的作用，能感受神经系统不能感知的刺激如肿瘤、病毒、毒素等，通过免疫系统释放的各种细胞因子和神经内分泌激素及递质，对这些刺激做出恰当的反应，包括免疫系统本身的反应以及上述物质作用到神经内分泌系统和全身各器官系统后所作出的反应，最终实现清除病因，保持机体稳态的目的。

神经 - 内分泌 - 免疫网络学说的提出和发展，打破了传统现代医学还原论的束缚，与几千年来中医理论提倡的整体观念可谓不谋而合、殊途同归，并在一定程度上为来源于长期临床实践的中医理论提供了现代医学证据。

（2）下丘脑 - 垂体 - 肾上腺皮质 - 胸腺轴（HPAT）简介

HPAT 轴的反馈调节由如下步骤组成：①肾上腺皮质分泌过高的皮质醇和皮质酮；②抑制下丘脑促肾上腺皮质激素释放激素（CRH）的分泌；③抑制垂体 ACTH 的分泌；④继上述 3 项之后，使肾上腺皮质激素降低，低水平的循环皮质激素刺激各种成熟淋巴细胞的活性，加速未成熟前淋巴细胞发育为效应淋巴细胞；⑤低水平糖皮质激素还能增加胸腺激素的分泌，胸腺激素能影响淋巴细胞的成熟；⑥高水平的胸腺激素通过对下丘脑和垂体的正反馈调节而升高肾上腺皮质的糖皮质激素刺激淋巴细胞和单核细胞分泌的 IL－1、糖皮质激素增高因子（GIF），IL－1 和 GIF 分别作用在下丘脑－垂体使糖皮质激素升高。

（3）肾素－血管紧张素系统

肾素－血管紧张素系统（RAS）传统上被认为是一个内分泌系统，尤其是在心血管活动与肾脏功能的调节中起重要的作用。

RAS 是一个重要的水电解质平衡调节系统，包括血管紧张素原、肾素、血管紧张素 I（AngI）、血管紧张素转换酶（ACE），血管紧张素 II（AngII），近年来增加了 Ang 1～7。除循环 RAS 外，局部组织如心脏、血管壁、肾脏、脑等也具有独立的 RAS，主要调节局部组织的生长和分化。AngII 是 RAS 中主要生物活性成分，其生物学效应通过位于组织细胞上的特异性受体介导，AngII 受体分 AT_1 和 AT_2 两种亚型，均为 G 蛋白偶联受体家族的成员。AngII 和 AT_1 受体结合后可激活 MAPKs、JAK－STAT、SAPKS、RPTK、$IP3/Ca^{2+}$、DG/PKC、PI－3K 等信号传导途径，其主要效应为：（1）强烈的缩血管及促血管增生作用；（2）增加心肌收缩力；（3）引起心室肥厚和心肌纤维化；（4）促进肾上腺皮质球状带分泌醛固酮，增加水钠潴留，降低血钾；（5）促进肾素释放，增加肾小管钠的重吸收；（6）引起渴感和促进加压素的释放；（7）增加交感神经系统兴奋性；（8）促凝血作用；（9）引起细胞凋亡。

（4）众多的小网络

1984 年 Jerne 因提出免疫网络学说而获得诺贝尔奖，该学说提出抗体分子具有双重性，既可特异性识别并结合外来抗原，它的可变功能区（V 区）又成为独特型抗原，导致另一些淋巴细胞一系列互补的抗独特型抗体以级联方式不断产生，从而构成了免疫分子网络。过去认为单一效应的细胞却被证明无一例外都是多种功能的，而每种功能又可由多种细胞因子所介导，在不同因子之间还有相互协调或相互制约的效应，这也是免疫网络调节的基础。

近年生命科学最热门的 3 个领域是基因组研究、细胞凋亡、细胞信号传导。细胞凋亡是一种在基因调控下的细胞主动死亡过程，生物体经过几百万年的进化，才获得"凋亡"这个绝妙的体系，用以清除那些对机体无用或有害的细胞，有利于细胞数量的准确调控。凋亡方式从启动到结束是一个严密完整的程序，其信息通路（启动相、效应相、清除相）涉及促凋亡和抗凋亡分子之间相互制约、相互促进达成的相对平衡，组成一个完整的细胞凋亡机制网络系统。

网络又是由许多信号转导通路所组成，细胞内一些主要的，如与细胞代谢、增殖有关的信号转导通路已经基本阐明；与细胞凋亡相关的信号转导通路也有了大体的了解；与细胞运动、黏附、转运有关的信号转导通路正逐渐形成研究的新热点，这方面的研究正方兴未艾。

分子生物学的研究证实，细胞内存在着受体介导的多种细胞信号传导通路，这些通路之间存在着复杂的相互作用，形成了一个个细胞信号转导通路组成的网络系统。一种信号往往可同时激活几种细胞内不同的网络，或信号转导通路，细胞具有分拣信号、合并同类信号，即具有信号会聚能力，并且对不同的信号区别轻重缓急，做出最有利于细胞生存和发挥功能的效应，即具有信号整合能力，这种会聚和整合反映了调控的整体性。同时哪一个信号转导通路被激活与不断放大而呈强者态势，就会在网络的牵动变化中占主导地位。例如损伤常可同时启动细胞保护和细胞凋亡的信号转导通路，细胞的最终命运取决于两种相反信号的强度和力量对比。

基因不可能单独发生作用，也不能单独产生生命。基因的活动涉及基因组中一群基因的协同作用、程序化表达，从而使生命活动有条不紊地进行。疾病或证候（包括肿瘤和衰老）也就是不同层次的基因群或基因网络的失衡，因此不能以某个基因的功能来代表整体的功能状态。基因群或基因网络在体内还存在互相对立又互相依赖的对子，好比中医所说的相生相克的状态，从而构成了基因调控的基础。

生物有机体是由无数个大大小小、由众多小节点（蛋白质、RNA、DNA、小分子）组成各种各样，如规则的、随机的、复杂的网络所构成。

7.1.2 西药比较中药调节功能欠缺

中科院沈自尹院士指出：“自从 Basedovsky 提出了著名的神经内分泌免疫（NEI）网络学说，神经、内分泌、免疫三个系统已不是过去认为的彼此不相干，各司其功能，各行其职，而是构成了一个完整的网络系统，这是现代医学从局部观点到整体观点的一大进步，并已成为国际上研究的热点之一，但还缺少调节平衡的手段。”“值得深思的是现代医学揭示了大量的机体内部的调节机制，以至达到分子水平，但缺少调节的手段，也很少有意识地应用一对或一组相反的药物进行有效的调节性治疗。”“中医则根据‘有诸内必形诸外’，从由表知里的认识方法，针对各种证候进行药物配伍，组成最优选的处方，这种复方里常常包含着相反作用的配伍，在各个水平上进行调节而达到整体功能的平衡。这种微观水平的调节在有证可辨时是如此，对于隐性的证或尚未显于外表的体内隐潜性变化亦是如此。显示补益药是立足于调动机体巨大的自稳调节与储备潜力，使得人体在已经失衡状态下获得新的动力，以多环节、多途径的整体调节作用方式来达到治病的目的，可以说这是补益药对机体功能的‘再调整’，这或许就是对复杂的人体进行‘调理’能获得卓著疗效的奥秘。”“西方科学家所探索的基因治疗方法是遵循经典的单基因遗传病采用单基因植入进行治疗的思路，很少顾及单基因植入对绝大多数多基因失衡的情况会造成新的不平衡，因此，目前在实验室研究出的许多有关基因治疗的结果，能否应用在复杂的人体上都还是未知数。而中医学遵循整体观念，也就是说从人体整个系统去调节，以达到新的平衡。中医药对于疾病或证候的治疗是立足于调节基因的表达和基因产物的功能，这正是其优势所在。"

7.1.3 从中药中分离出青蒿素给开发新的西药的启迪

中国科学家因为在中国本土进行的科学研究而首次获诺贝尔科学奖：据诺贝尔奖官网的最新消息，瑞典斯德哥尔摩当地时间5日中午11时30分，2015年诺贝尔生理学或医学奖在当地的卡罗琳斯卡医学院揭晓，爱尔兰医学研究者威廉·坎贝尔、日本学者SatoshiOmura以及中国药学家屠呦呦荣获了该奖项。

诺贝尔生理学或医学奖评选委员会主席齐拉特称：中国女科学家屠呦呦从中药中分离出青蒿素应用于疟疾治疗，这表明中国传统的中草药也能给科学家们带来新的启发。她表示，经过现代技术的提纯和与现代医学相结合，中草药在疾病治疗方面所取得的成就"很了不起"。

20世纪六七十年代，在极为艰苦的科研条件下，屠呦呦团队与中国其他机构合作，经过艰苦卓绝的努力并从《肘后备急方》等中医药古典文献中获取灵感，先驱性地发现了青蒿素，开创了疟疾治疗新方法，全球数亿人因这种"中国神药"而受益。目前，以青蒿素为基础的复方药物已经成为疟疾的标准治疗药物，世界卫生组织将青蒿素和相关药剂列入其基本药品目录。诺贝尔奖评选委员会说，由寄生虫引发的疾病困扰了人类几千年，构成重大的全球性健康问题。屠呦呦发现的青蒿素应用在治疗中，使疟疾患者的死亡率显著降低；坎贝尔和大村智发明了阿维菌素，从根本上降低了河盲症和淋巴丝虫病的发病率。今年的获奖者们均研究出了治疗"一些最具伤害性的寄生虫病的革命性疗法"，这两项获奖成果为每年数百万感染相关疾病的人们提供了"强有力的治疗新方式"，在改善人类健康和减少患者病痛方面的成果无法估量。

7.1.4 从淫羊藿总黄酮对应一个药靶的探索过程给开发新的西药的启迪

中科院沈自尹院士关于淫羊藿总黄酮对应一个药靶的探索过程：细胞凋亡是一种受多基因严密调控的生理性细胞死亡过程，在调节机体发育、衰老、内环境稳定中起着极其重要的作用。

我们的研究证实了老年人和大鼠 T 细胞都呈过度凋亡状态，两个补肾复方（右归饮和补肾益寿胶囊）都能改善老年 T 细胞过度凋亡，并下调促凋亡 FasL、TNFR1 基因表达。鉴于两个补肾复方仅淫羊藿为共有，为了解单味淫羊藿在复方中的地位，一项实验采用模拟"肾阳虚"的皮质酮模型大鼠，以淫羊藿及其提取物总黄酮（EF）和多糖（EPS），分别观察其对神经内分泌和免疫系统有何不同作用。结果表明模型组的下丘脑－垂体－肾上腺皮质（HPA）轴和细胞免疫功能同时受到明显抑制。淫羊藿水煎剂对 HPA 轴和细胞免疫均有明显改善，EF 对 HPA 轴有明显改善，对细胞免疫亦有一定程度的改善作用；而 EPS 仅对细胞免疫有改善作用，由此提示淫羊藿所含不同有效组分具有对 NEI 系统不同侧重的调节作用。鉴于两个补肾复方（右归饮和补肾益寿胶囊）仅淫羊藿为共有，又因 EF 比 EPS 作用更为全面，故本研究以皮质酮大鼠为模型，设 EF 与两个补肾复方进行比较。结果表明 EF 与两个补肾复方对于皮质酮大鼠 T 细胞过度凋亡均有明显下调作用，而且在下调促凋亡 FasL、TNFR1 基因的 mRNA 表达，上调抗凋亡 bcl-2 基因的 mRNA 表达，及降低凋亡启动酶 caspase8、执行酶 caspase3 的活性方面都具有完全相同的调节方式。由此看到 EF 在 T 细胞凋亡及其基因调控过程中，可以代表补肾复方保护

NEI 系统拮抗外源性激素对 T 细胞的抑制，对撤除激素或减轻激素的不良反应有其良好的应用前景。

讨论：中药的筛选体系不同于西方采取高通量而盲目的筛选模式，中药多数是在中医理论指导下取得疗效，尤其是中药复方的临床疗效往往是其多种成分的综合效应。复方针对着病或证的多个环节、多个靶点，设想遵循中医理论，以临床疗效为基础，希望从有效的复方中，找到最具效应的单味药，又从单味药中找到它的有效成分或有效部位。多年来，我们在这方面做过一系列的探索。我们认为，单味中药的有效成分或有效部位虽然不能代表复方的全方，但可针对病证的某个方面（甚至是主要方面）作为药靶，以发挥中药的调节作用，也是一种开发新药的思路。

7.1.5 利用组分配伍研制机理清楚的现代中药给开发新的西药的启迪

组分配伍是以中医学理论为基础，以复杂性科学思想为指导，以临床有效的名优中药二次开发为切入点，遵循传统方剂的配伍理论与原则，在基本搞清方剂药效物质和作用机理的基础上，以组效关系为基础，优化设计，针对临床适应病证，筛选有效的中药处方。利用组分配伍研制机理清楚的现代中药是中药现代化的重要方向。

现代分析、分离技术和生命科学的进展为有效成（组）分配伍积累了丰富的资料，对中医药配伍理论的科学认识使有效成（组）分配伍有了正确的理论指导。因此，组分或成分配伍可完善中药物质与活性成分研究的现代技术体系，突破以临床经验积累作为中药研制新药的模式，为创新药物的研究提供方法和技术体系。

例一：清开灵组分配伍治疗小鼠脑缺血的药理机制比较研究

荆志伟等在《清开灵组分配伍治疗小鼠脑缺血的药理机制比较研究》一文中指出：

近年来，中药复方药效物质基础及其作用机理研究的方法学，方剂多途径、多靶点发挥整合调节的作用原理，方剂配伍规律内在机制，已成为关键科学问题。

目的：

比较清开灵4个单一组分和4个不同组分配伍治疗脑缺血小鼠的基因表达和药理作用通路，揭示清开灵组分配伍方的配伍与组分的内在机制。

结论：

（1）清开灵单一组分和组分配伍均可以不同程度地改善脑梗死面积，起到脑保护的作用。而全组分配伍组的效果明显优于各个单一组分和部分组分配伍组，体现了"君、臣、佐、使"四部分配伍的优势。

（2）栀子苷能发挥和黄芩苷＋栀子苷（BJ，BA＋J）、黄芩苷＋栀子苷＋胆酸（BJU，BA＋JA＋UA）配伍组相似的药理通路效应，在清开灵4个组分中起主导作用，但仍需与其他三组分配伍使用，达到最佳疗效。

（3）组分配伍组黄芩苷＋栀子苷＋胆酸（BJU，BA＋JA＋UA）和全组分配伍组（BJUC）通过激活 MAPK、PI3 – K/Akt、JAK – STAT、NF – KB、Wnt、TGF – β、Ca^{2+}、IGF1R – CEBPA 等多条信号转导通路，整合调节后起到总体上的脑保护作用。

例二：白术黄芪方组分配伍研究

李茹柳等在《白术黄芪方对溃疡性结肠炎及紧密连接相关蛋白影响的实验研究》一文中指出：

由白术、黄芪、甘草组成的白术黄芪汤是金元医家刘完素治疗泻痢恢复期的古方，因此考虑以白术 AMPS – II、黄芪总皂苷、甘草总黄酮组成的白术黄芪方新组方（以下简称白术黄芪方）是否具有原方的疗效和适应证等特点，是否可以向创新药物方向继续研究。所以在继续对三者单用和组方作用机理深入研究的同时，也向创新药物研制作进一步探索。完成了白术 AMPS – II、黄芪总皂苷、甘草总黄酮提取分离工艺研究，包括定量分析方法学考察、不同提取方法比较、有效部位提取实验室或中试研究等，三者均达到中药新药有效部位的要求，并将其以均匀设计的方法通过动物药理实验而计算出白术黄芪方最佳配伍比例，为后续研究提供了符合创新药物要求的受试药。

（1）白术黄芪方和白术黄芪汤治疗溃疡性结肠炎的疗效比较

白术黄芪方的前期研究已有 6 年时间，本实验室在国家自然科学基金项目"益气 健脾中药对鸟氨酸脱羧酶作用的物质基础研究"（39970906，2000—2002 年）等资助下，陈蔚文教授及其博士生等研究人员从美国引进大鼠小肠隐窝细胞株（IEC-6）；采用溶剂分离、层析及大孔树脂吸附等方法提取分离得到党参、白术、黄芪和甘草有效部位共 18 个。发现有促进 IEC-6 细胞增殖作用的部位 14 个（包括甘草总黄酮），诱导细胞分化的部位 3 个（包括白术 AMPS-II 和黄芪总皂苷），促进细胞迁移的部位 3 个（包括白术 AMPS-II 和黄芪总皂苷），提高肠黏膜修复的关键酶—鸟氨酸脱羧酶（ODC）蛋白、ODCmRNA 表达、ODC 活性和腐胺含量的部位 2 个（白术 AMPS-II 和黄芪皂苷），提高细胞吸收功能的指标之一转铁蛋白的 3 个部位（包括白术 AMPS-II 和黄芪皂苷）。其中白术 AMPS-II 具有较强的诱导细胞分化的作用，从超微结构和绒毛蛋白水平证实其作用。表明益气健脾中药以不同有效组分的形式，可通过鸟氨酸脱羧酶和多胺机制促进小肠隐窝细胞增殖、迁移、分化和吸收功能，其有效组分的配伍运用可协同增强药效。

在以上工作基础上筛选出的 3 个药理活性较强的有效部位白术 AMPS-II、黄芪总皂苷和甘草总黄酮组成了白术黄芪方。木实验室近 2 年来进行了白术 AMPS-II、黄芪总皂苷、甘草总黄酮提取分离工艺的研究，包括定量分析方法学考察、不同提取方法比较、有效部位提取分离实验室或中试研究等。在动物实验中观察了白术黄芪方的药理作用，结果表明该方能提高 TNBS 致结肠炎小鼠 SOD（过氧化物歧化酶）活性、降低 MPO（髓过氧化物酶）含量，改善小鼠一般状况和组织病理损伤程度；能减少冰乙酸所致小鼠扭体次数，有镇痛作用；能减轻二甲苯所致的耳郭肿胀，有抗急性炎症的作用；能减轻小鼠包埋滤纸所致的慢性肉芽肿，有抗慢性炎症作用；能减慢正常小鼠粪便炭末排出；但对小鼠番泻叶致泻无明显作用。

在以往工作基础上，本实验主要比较白术黄芪汤与白术黄芪方治疗溃疡性结肠炎的疗效。结果在 TNBS 致大鼠溃疡性结肠炎模型中，白术黄芪方的疗效优于白术黄芪汤，提示药物经过化学提取和工艺质控、细胞实验筛选、最佳配比组方等过程后，能达到较合理的组方配比，从而有助于提高疗效。

（2）白术黄芪方提取部位单用、配伍、组方对结肠炎小鼠髓过氧化物酶的影响

中药配伍、组方能提高疗效是传统中药的特色和优势，为了考察白术黄芪方经过提取、筛选、组方后是否能保持这一特点，本实验在 TNBS 致结肠炎小鼠上，观察白术黄芪方提取部位单用、配伍、组方对反映炎症程度的指标—髓过氧化物酶的影响。

髓过氧化物酶（myeloperxidase MPO）是中性粒细胞中含量较高的一种酶（在单核和巨噬细胞中也有少量存在），其含量的增高可以反映中性粒细胞在某一组织中的增高，间接反映炎症在组织中的存在，凡是存在中性粒细胞浸润的组织都可以通过 MPO 活性测定来决定细胞浸润程度。因此 MPO 是衡量炎症程度的重要指标。

本实验结果表明，在 5 个中药组中单用白术 AMPS - II 能降低小鼠 MPO 活性；单用黄芪总皂苷、甘草总黄酮则对 MPO 无明显影响；方中两个主要药物白术 AMPS - II 和黄芪总皂苷配伍后效果略优于单用白术 AMPS - II；白术黄芪方降低结肠炎小鼠 MPO 活性的效果最好。说明益气健脾中药经过有效部位提取后，

其配伍、组方能提高疗效，与中药汤剂配伍组方能增效的特点相似。

本实验结果表明，虽然以白术黄芪方代替了白术黄芪汤，但其益气健脾的功效和主要用于治疗泻痢恢复期的性质没有改变。本研究方案设计了白术黄芪方对不同造模时间大鼠溃疡性结肠炎的治疗作用，从实验结果来看，白术黄芪方对实验早、中期的治疗作用不明显，对实验后期炎症慢性期的治疗效果较好，提示该方不适宜用于湿热蕴结的泻痢急性期，而比较适于用在脾虚湿胜为主的泻痢后期，与白术黄芪汤原方设立的本意较相符。

7.2 科学中医整体调控医学临床的特点

"西医整体调控医学"与"科学中医整体调控医学"生物学基石都是"人体整体调控网络"，因此，科学中医整体调控医学临床的特点也应该对"西医整体调控医学"的临床有所启迪。

本节所谓的"科学中医整体调控医学临床"是建立在以下三个特点基础上的：①病证结合；②以"科学中医整体调控医学"理论为核心；③科学"理法方药"统一。其中，"病证结合"是基础；以"科学中医整体调控医学"理论为核心是科学中医整体调控医学临床的特色；科学"理法方药"的"法"是指诊断法与治疗方法，它们是传统中医诊断法与治疗方法的新发展；传统中医临床强调方证对应，而科学中医整体调控医学临床强调"病证"方药对应；科学"理法方药"统一是建立在"人体整体调控网络"科学概念的基础上。以 NEI 为主导的"人体整体调控网络"是连接中西医学的桥梁，是连接西医"病"与中医"证"的桥梁，是"病证"的生物学基础，也是"病证"方药对应生物学基础。

7.2.1 病证结合

"病证结合"中的"证"是传统"辨证论治"的证，而"病证结合"中的"病"是现代医学所指的病。"证"是传统"辨证论治"的核心，"病证"则是科学中医整体调控医学临床的核心，故我们的工作也是围绕"病证"这一主线而进行的：病证结合，由传统的"四诊合参"扩展为"五诊合参"，在"病证"为中心的医学模式上实现科学"理法方药"的统一，科学中医整体调控医学临床将由传统的"辨证论治"变化成"辨'病证'论治"。

7.2.1.1 "病证结合"诊疗体系的现实意义

《现代中医治疗学》认为：

（1）为中医学吸取现代科技敞开了大门

中医学术发展史表明，中医学的每一次飞跃，都是吸取了当时最新自然科学成就的结果。现代科技的发展，为今人创造了古人梦想不到的丰富多彩的成果，也为中医学的发展提供了前所未有的雨露沃土。现代科技使人们对疾病的认识有了相当的高度和深度，许多疾病的本质得到彻底认清，而这些是中医学在漫长的摸索中未能做到的。通过对"病"（指现代医学定义的病）的中医辨证，"病证结合"以"病"为桥梁，为中医学汲取现代科技找到了方法，结束了中医临床医学固步自封、封闭发展的不良局面。

（2）统一了认识疾病的宏观辨证论与微观分析论

《现代中医治疗学》认为："所谓辨病论治，现今实际上是以现代医学疾病为基础，着重病源因子及其造成的病理损伤为治疗目标。这种治疗方法，对于病源因子及其病理损伤始终起着主导作用的许多疾病疗效显著。……然而辨病论治也存在不足，主要是轻视人体的整体联系性，及其丰富的自身调节、适应和抗病能力，以及反应状态的个休差异性。……辨证论治的核心是扶正祛邪、调整阴阳，因时因地因人制宜。……体现了对疾病的整体、动态分析和重视个体差异的治疗特点，根据不断变化发展的具体病情，调整治疗方法，使之更切病机。显然，辨证论治的这些优点，恰恰补充了辨病论治之不足，然而，辨证论治有应当引起重视的局限性。……究其原因，就是缺乏对这些疾病的成因、病理损伤的本质认识。由此可见，辨病论治与辨证论治相结合，确有取长补短，相得益彰之妙。"

（3）拓展了中医临床医学的治疗范围

中医历来强调"不治已病治未病"。然而，怎样察知"未病"，却是中医学长期未能解决的问题。而现代医学的检查技术已能察知许多单凭四诊根本无法察知的疾病，如：深部肿瘤、隐性糖尿病、无症状体征的肝炎、慢性肾炎等等。通过"病证结合"，使中医治疗范围扩展到这些领域，大大地拓展了治疗范围，对一些疾病还取得可喜成果，如隐匿型冠心病的中药防治。此外，随着现代社会的发展，许多过去不曾有过的疾病，如艾滋病、电脑病、空调病等等，同样可以以"病证结合"的方式将中医中药应用于这些疾病，并已显示出其强大的生命力。

（4）为未来中医临床医学的发展指明了方向

在中医学基础理论未取得实质性突破以前中医临床医学的发展应当沿着"病证结合"的道路发展。至少建国50年来的中医临床研究所取得的多数重大成果是在这理论指导下获得的。例如：乙脑、乙肝、冠心病、脑血管意外、慢性胃炎、慢性肾炎等等的中医治疗，正如《现代中医治疗学》所言："在'病证结合'的基础上，针对中医临床的基本病机与证候，如阳虚、阴虚、脾虚、气滞、血瘀等等，卓越有成效地进行了不同层面的实践研究，有的已深入到分子水平，不断揭示其本质，阐明其发生机理。这些研究不仅深化了中医病机与证候的认识，使其具备了深一层的物质基础，还为实现中医的客观化、标准化和量化提供了可能。"进言之，随着"病证结合"的中医临床研究深入，"不仅给中医的许多理论赋予了现代科学的解释"，更有可能给中医基础理论研究带来新思维、新突破，从而迎来传统中医学真正春天。

7.2.1.2 病证结合是对中医药学的发展

中医在长期的临床诊疗实践中，一直非常重视辨证的作用，非常重视证在疾病发生、发展中的作用。诚然，辨证论治的积极意义是任何人都无法否认的，它把中医的诊疗指向了病人，而非简单地针对疾病，体现了高度个体化的诊疗过程，是"以人为本"临床诊疗思想的具体体现。而中西医结合的病证结合使得中医在重视证的同时给予疾病以足够的重视，重视疾病对患病人体的影响，尤其是重视疾病作为共性问题对人体的影响，提倡在临床治疗中将辨证与辨病有机地结合在一起，是对中医药学的发展。如在高血压病人的治疗上，以往，中医比较重视患者证及症方面的改善，有时却因为并非从疾病的角度评价疗效，忽略了降血压的问题；而西医则会把治疗的重点放在降血压上，部分病人尽管血压已降至正常范围，但相关症状仍无法改善，影响患者的正常工作与生活。如果将西医和中医两者结合起来，发挥各自所长，在降低高血压的同时兼顾其伴随症状，也就是用病证结合的方法治疗病患，使血压降至正常范围，而伴随症状也得以缓解，疗效就可以提高，患者的生活质量得以改善，也更容易被广大的患者所接受。病证结合的诊疗模式已经成为当前中医临床诊疗和研究的最重要的模式之一。病证结合的诊疗思想是中西医结合的产物，使中医临床疗效得以提高。从上述的事例中，我们不难看出，明确的作用机理、确定的作用靶点和病证结合的治疗思想可以使中医临床疗效的可重复性得以提高，可以使病患的生命质量得以改善，是对医学的巨大贡献，更是对中医药学的发展。

临床诊断的目的在于确定疾病的性质，把握疾病发生、发展及其演变规律，为临床治疗提供依据。传统中医的诊疗方法比较重视患者的临床表现，重视患者自身的感受，但对疾病的发展规律缺乏足够的了解。病证结合的临床诊断方法，对中医证候的外延有了更明确、科学的界定，使得中医辨证不但能够准确把握患者特定的临床表现，而且，更能体现中医证候自身的演变规律，并在疾病范围的限定下，使之演变规律更加清晰，同时，还可以用疾病的演变这条主线将不同阶段的中医证候贯穿起来，突出了不同疾病阶段的中医证候特点，使之更加易于把握。中西医结合的病证结合诊疗思想在临床上的广泛应用是对中医诊断学的发展，同时也是对中医药学发展的巨大贡献。

随着现代科学技术的不断进步和发展，人们对生命、健康及疾病的认识日益加深。目前，我们已经基本了解了大多数疾病的病因、病理、发生、发展及其预后、转归的一般规律，疾病的诊断是对疾病性质的确定和疾病规律的客观反映，也是对患同一类疾病患者共性规律的高度概括，但是，在临床上，不同的患者虽罹患同一种疾病，但由于性别、年龄、体质以及内、外环境等方面的不同，临床表现可以有所差异，由此也导致中医辨证的不同。临床辨证则是对患病个体个性特征的充分体现，既是对患病个体某个阶段、时期特定临床症状、体征的高度归纳，也是对疾病个体间差异的高度总结，同一疾病在不同的患者身上可以表现为不同的中医证候类型，当然也会导致治疗上的差异，两者的有机结合才能准确反映疾病及患者的状态，才能为医者提供预测疾病预后和正确评判疗效的可能。

以冠状动脉粥样硬化性心脏病为例，从目前来看，冠心病主要是因为冠状动脉粥样硬化导致局部动脉狭窄，影响了相应供血区的心肌供血而出现的一系列临床问题。以心肌缺血而致的心绞痛而言，血脉不畅、脉络闭阻是这类患者共同的中医病机，反映了冠心病心绞痛的共性特征。在此基础上，中医还可以根据病人情况的不同，分别辨为寒凝、火郁、痰阻、肝郁、血瘀、气阴两虚、阳气不足、阴虚等证型，其中，遇寒则犯者多为寒凝；内热甚者多为火郁；嗜食肥甘厚味属痰者居多；发病与情绪相关者多为肝郁；病久者则以血瘀为多；疲劳过度则可见气阴两虚；年老体弱则以虚证多见。而且，两种及两种以上证型同时兼见也不在少数。因此，上述证型均是基于心绞痛的不同证型，现代医学的心绞痛与病人的血脉不畅、脉络闭阻是这类病人的共同特征，不同证型体现了不同病患的个性特征，临床治疗只有考虑到上述两方面的问题，才有可能收到满意的临床疗效。但是，一旦缺乏冠心病心绞痛的明确诊断，导致胸前区疼痛的原因就可以增加到十余种之多，各种疾病的预后也不尽相同，治疗产生的临床疗效也就失去了可比性，如此，就会颠覆中医药临床疗效评价的科学基础。反之，不进行中医辨证，也就失去了中医治疗的基础，无法使患者真正得到两种医学的共同治疗，也就无法使临床疗效得到最大程度的提高。病证结合的临床诊疗和研究思想体现了疾病共性规律与患病个体个性特征的有机结合，病证结合的临床模式为在科学层面开展中医药学的研究提供了可能。

病证结合的临床研究模式源于近半个世纪的中西医结合临床实践，目前，它已经成为重要的中西医结合医学理论，对临床研究及治疗具有重要的指导作用，并被广大中西医结合工作者广泛地应用于临床实践，是中西医两种医学在理论层面结合的范例，也是构建中西医结合医学理论体系的重要组成之一，病证结合的临床研究模式是"以人为本"的诊疗思想的具体体现，是较高层次中西医结合的表现形式。

7.2.2　由传统的"四诊合参"扩展为"五诊合参"

"联表析里"是《内经》的运筹方法之一。人体内外是紧密联系的，"有诸内必形诸外"，人体内部发生病变，必然会反映到体表，使神色或形态有异常的变化。现设 G 代表里，F 代表表，其关系形式表示为 $f \subset F \times G.$ 由表析里的一种方案是通过对表象的认识了解机体内部变化，形式地描述为令 $\varepsilon \in E_s [F]$，则诱导出 $\varepsilon' = f^{-1} \circ \varepsilon \circ f \in E_s [G].$

《内经》的诊法，不仅在方法上奠定了望、闻、问、切四诊的基础，而且指出了四诊合参的重要性。如《素问·五脏生成篇》说的"能合脉色，可以万全"，就是这个意思。《灵枢·邪气脏腑病形》篇说："余闻之，见其色，知其病，命曰明；按其脉，知其病，命曰神；问在病，知其处，命曰工。"《难经·第六十一难》更加明确指出：通过望诊而知道疾病的称为神，通过闻诊而知道疾病的称为圣；通过问诊而知道疾病的称为工；通过切诊而知道疾病的称为巧。这就是说，一个高明的医生应当兼有"神""圣""工""巧"。

中医四诊方法的形成受到历史条件的限制，但它的一种"无创性"检测方法，在今天仍应大力推广。因为无论哪种检测方法，其目的都是为了防病治病，而现代西方的许多检测方法，在检测过程中却人为地给机体造成一定的损害和痛苦。因此，从人们的愿望及医学发展的方向看，以四诊为代表的"无创性"检测方法将逐步取代破坏性、半破坏性检测方法。

四诊不仅在临床中有重要的现实意义，而且四诊合参隐含着深刻的方法论意义。从数学角度看，其一是由"影象"的分类而诱导"原象"的分类；其二是通过对"原象"的等价或半等价关系的运算。这种运算或转化，正如不同构形的格子网叠合而成一种更加细密的新型格子网一样，使分类更加细致，或者使模糊变得相对清晰。四诊合参隐含的方法我们称之为影象会诊法，下面我们给出严格的数学定义。

定义 1·1（关系定义）从集合 A 到集合 B 的一个关系 R 是 $A \times B$ 的一个子集，记为 $R \subset A \times B$.

定义 1·2（影射或函数定义）一个影射或函数 $f: X \to Y$ 是一个满足下列两个条件的关系：

（1）对每一个 $x \in X$，必存在 $y \in Y$，使得 $(x, y) \in f$.

（2）对每一个 $x \in X$，也只存在一个 $y \in Y$，使得 $(x, y) \in f$ ——唯一性条件。

对于 $f: X \to Y$，若 $f(X) = Y$，则称 Y 为 X 的"影象"，而 X 称为 Y 的"原象"。

定理 1·1 若 $f: X \to f(X)$，$\theta \in E(f(X))$（或 $\theta \in E_s(f(X))$），则 $f \circ \theta \circ f^{-1} \in E(X)$

（或 $f \circ \theta \circ f^{-1} \in E_s(X)$）．

定理 1·1 的直观意义是由"影象" $f(X)$ 的分类而诱导"原象" X 的分类。或者说，由"影象"的认识可导出对"原象"的认识。一般的情况是"原象"比"影象"复杂，这是《易经》握简驭繁的思维，也是中医学认识论的重要方法。

定义 1·3（影象会诊定义）设 $f_i: X \to f_i(X)$，$\theta_i \in E(f_i(X))$（或 $\theta_i \in E_s(f_i(X))$），则称 $\wedge f_i \circ \theta_i \circ f_i^{-1} \in E(X)$（或 $f_i \circ \theta_i \circ f_i^{-1} \in E_s(X)$）为影象会诊等价关系（或半等价关系）。而称其对应的商集 $\dfrac{X}{\wedge f_i \circ \theta_i \circ f_i^{-1}}$ 为影象会诊划分。

如上所述，影象会诊相当于把不同构形的格子网叠合而成一种更加细密的新型格子网一样，使分类更加细致。下面我们严格定义细分的概念。

定义 1·4（细分定义）设 S_1 和 S_2 是非空集合 X 的划分，如果 S_1 的每一块都包含于 S_2 的每一块中，则称 S_1 细分 S_2，或说 S_1 是 S_2 的细分。

定理 1·2 对于非空集合 X，若 ε_1，$\varepsilon_2 \in E(X)$，则 $\dfrac{X}{\varepsilon_1 \wedge \varepsilon_2}$ 是 $\dfrac{X}{\varepsilon_1}$ 与 $\dfrac{X}{\varepsilon_2}$ 的细分。

现设 $g_i: F \to g_i(F)$（$i = 1, 2, 3, 4$）分别为四诊，则 $g_i(F)$ 为医生通过四诊所获取的表象信息集。对于每一 $\delta_i' \in E_s(g_i(F))$，则相应诱导出 $g_i \circ \delta_i \circ g_i^{-1} \in E_s(F)$，然后对它进行某种运算，如令 $\varepsilon = \bigwedge_{i=1}^{4} g_i \circ \delta_i \circ g_i^{-1} \in E_s(F)$，这就是四诊合参的一种形式描述。如果我们增加为五诊 $g_i: F \to g_i(F)$（$i = 1, 2, 3,$

$4, 5$）。则 $F/\bigwedge\limits_{i=1}^{5}g_i{}^{\circ}\delta_i{}^{\circ}g_i^{-1}$ 是 $F/\bigwedge\limits_{i=1}^{4}g_i{}^{\circ}\delta_i{}^{\circ}g_i^{-1}$ 的细分。

由四诊（望、闻、问、切）扩展为五诊（望、闻、问、切、查）。其中，望、闻、问、切是中医传统内容，而"查"是西医获取病人症状的手段，为方便起见，把通过"查"而获取的信息简称为检查症。并称 $F/\bigwedge\limits_{i=1}^{5}g_i{}^{\circ}\delta_i{}^{\circ}g_i^{-1}$ 为中医五诊合参。

事实上，西医也运用影像会诊，其典型的例子的CT。CT是一种"无创性"检测方法，属于影像会诊。CT是西医学最先进工的诊断工具之一，但其原理的发现，最早可追溯到1917年。当时的澳大利亚数学家 J. Rodon，就已证明，任何一个物体都可以由它所有方向上的投影来决定。这就告诉人们，投影法可以复原出物体的本来面目。CT也是以"司外揣内"方法研究的产物，CT代表的意思是"计算机断层成像"，作为发明人之一的计算机与图象处理专家 G. Hounsfield，其发明CT的动机，在于他关心"如何依据从物体外部测量的数据，获知物体内部构造"。

从理论上说来，"四诊合参"扩展为"五诊合参"是没有问题的，关键是否合理与科学。

这里所说的"合理"，其一是指符合中医学的基本理论；其二是在"五诊合参"中，中医"四诊合参"是核心，而第五诊（查）在目前仍然是参考。下面我们将对这一问题作一分析与研究。

设 $A = A' \cup A''$，其中 A'，A''分别为中西医的症空间，亦即 A'是通过传统中医四诊获取的，而 A''是通过第五诊"查"获取的，故 A 是通过"五诊"获取的；设 $B = B' \cup B''$，其中 B'，B''分别为中西医的证空间与病空间；设 $C = C' \cup C''$，其中 C'，C''分别为中西医的药空间；设 $E = E' \cup E''$，其中 E'，E''分别为中西医的方空间。

我们假设中西医学各自相关知识为已知，并用 $f' \subset A' \times B'$，$g' \subset B' \times E'$，$m' \subset E' \times C'$ 分别表示中医的症证、证方、方药关系。

用 $f''\subset A''\times B''$，$g''\subset B''\times E''$，$m''\subset E''\times C''$ 分别表示西医的症病、病方、方药关系。

从影象会诊法可知，西医在临床所获取的信息或诊断结果，应该有利于中医加深对疾病的认识。但现实生活中则不然，在中医临床中是不能直接利用西医的检测手段。究其原因，关键在于中医的证与西医获取的临床信息没有直接关系。因此，我们必须抓住这一关键，即围绕中医的证来探讨。

与中医的证直接相关的关系有两个，其一是通过第五诊"查"获取的症与中医证的关系，现假设为 $f'''\subset A''\times B'$，即是所谓的"微观证"；其二是西医病与中医证的关系，现假设为 $h\subset B''\times B'$。科学中医整体调控医学临床疾病诊断应包括辨病（现代医学的诊断）、辨证（传统中医临床宏观辨证）、微观辨证或专病微观辨证（更先进的诊疗手段）。其中，微观辨证是用微观指标认识与辨别证，辨证微观化是探寻各种证的微观标准。专病微观辨证是用更先进的微观指标认识与辨别具体疾病的证，专病微观辨证化则是探寻各个具体疾病各种证的更先进的微观标准。科学中医整体调控医学临床将由传统的"辨证论治"变化成"辨'病证'论治"。

7.2.3　科学"理法方药"统一

辨证论治是中医临床的操作系统，可以概之为理、法、方、药四方面内容。理是关于诊断和治疗的理论，四诊揭示诊断以后，就可以确立治则，治则是属于辨证论治中"理"的一部分。治法就是辨证论治中的"法"，它们是具体的治疗手段。治则和治法厘定处方、用药。

中医不是"经验医学"，中医是具有严密理论体系的医学，"理法方药"的统一是传统中医学的特色之一，传统中医临床遵循这一原则，科学中医整体调控医学临床同样遵循这一原则，随着中医药理论不断创新，理法方药统一必然增加新的内容。

科学"理法方药"的"法"是指诊断法与治疗方法,它们是传统中医诊断法与治疗方法的新发展;传统中医临床强调方证对应,而科学中医整体调控医学临床强调"病证"方药对应,其中"病证"中的病是指西医的病,"病证"中的证是指有科学内涵的"证",在临床中,西医称之为某某病,中医称之为某某证,在病证结合中称之为"某某病某某证",简称为"病证"。随着中医药现代化的深入,"病证"将由"病"与"证"的表面联系而发展成有机的联系,此时的"病证"将有别于"病"与"证",而成为一个独立的概念,也是科学中医整体调控医学临床的核心概念。"病证"方药对应,其基础仍然是传统"辨证论治"中的方证对应。

7.2.3.1 传统"辨证论治"中的方证对应

1973年长沙马王堆汉墓出土的《五十二病方》记载了283首涉及内、外、妇、儿各科证治的方药,且多为复方。从该书的相关分类及所用之药桂、椒、姜等若干组方来看,已经摆脱单纯经验用药的状况,开始进入辨证论治的阶段。在武威汉简中,有《治百病方》,其方已开始有辨证论治的思想。但对方证将治则治法、组方配伍不断完善上升到理论,使辨证论治和方证对应确立的应是张仲景的《伤寒杂病论》。

伤寒论原文16条云:"太阳病三日,已发汗,若吐,若下,若温针,仍不解者,此为坏病,桂枝不中与之也。观其脉证,知犯何逆,随证治之"。这即是辨证论治的确立。研读伤寒论会发现,伤寒论中113方都是"证以方名方由证立",方证一体,构成了伤寒论证治的主要内容。

(1)方证对应的概念

方证对应也称方证相应,是指方剂的主治病证范畴及该方组方之理法与病人所表现出来的主要病证或病机相符合。无论是先辨证后处方(辨证论治),或是先有处方后辨方与证相符与否

（方剂辨证），都以方证对应为原则，即方证对应是辨证论治与方剂辨证的总目的。

方证对应的思想是以药物（方）的阴阳寒热之偏来纠机体阴阳寒热之偏（证）。热证用寒药，寒证用热药，虚证用补药，实证用泻药。这种法则在《素问·至真要大论篇》中有诸多论述，如："寒者热之，热者寒之，微者逆之，甚者从之……上之下之，摩之浴之，薄之劫之，开之发之，适事为故"等等。

（2）方证对应关系

方证对应不仅可一方与一证相对应，也指方与证多多对应。方剂由药物组成，其中蕴含了药物功效、四气五味、归经等方面的特性，方剂的功效取决于药物的特点。研究发现，一种药物在同一首方中，可取其某一种功效对应相关的疾病，由于同一药物的其它组分尚具备另外的功效，故本方还能对应另一种疾病。一方多证是以方中药物具有多层次、多方位的作用特点为基础，其在不同环境中有不同功效，因此掌握一个方的多面性有重要意义，对不同疾病，应用同一方会更为灵活自如。反之，由证的病机决定，其对应的治法是单一的，但同一治法可对应多个方，因此一证可与多方对应。

（3）方证对应是中医治病的优势和特色

中医学在认识疾病过程中，没有采用西医分析还原的方法，治病也没有从寻找特异性病因入手，而主要观察和辨别患者的机体反应状态，即使病因不同，机体主要反映状态相同，也给以相同的方药治疗。另一方面，按西医诊断认为是同一种疾病，由于患者的反应状态不同，所处的方药就不同。所以方证成为中医学诊断治疗最为重要的单位。临床上疾病谱不断变化，但机体反应方式的证没有变，抓住主要证候，就能使用古方治今病。即使是那些病因尚不明确或无特效疗法的疾病，中医仍有其治法。目前用黄连解毒汤治疗脑血管意外，用白虎汤治疗乙型脑炎，用半夏泻心汤治疗幽门螺杆菌感染，用小柴胡汤治疗艾滋病等报道，即是对中医特色优势的最好诠释。

（4）与辨证论治的关系

方证对应是辨证论治的重要环节。辨证论治是理、法、方、药的有机结合体，辨证是理，论治是立法、处方、用药，理、法、方、药环环相扣，证变则法、方、药都随之改变，即随证治之；证不变则法、方、药都不变，即方证对应。不管何种辨证方法，最后总要落实到一个证和一个或几个与之相对应的方剂上进行治疗，证与方剂之间愈是丝丝入扣，疗效就愈佳。方剂乃是根据证而立法选药、配伍组合而成，方与证之间有着内在的牢固的对应关系。这就是辨证论治中的方证对应。因此，当辨证论治成为一个完整的中医诊治体系时，方证对应便成为辨证论治中的一个重要环节。

7.2.3.2 病证结合与"病证"

形式上病证结合属于病证关系 $h \subset B'' \times B'$（其中 B'，B'' 分别为中西医的证空间与病空间。）

在临床中，中医与西医仅是从不同的角度去看相同的一个病人。在同一个病人身上，病与证是有机联系的，这是病证关系的客观基础。病证结合的临床研究是加深对疾病认识，提高疗效的需要，中医药理论现代化的的需要。病证结合的临床实践与研究，不仅造福于病人，也充分证明中医药学不仅是古老的医学科学，也是现代的医学科学。

从形式看，辨病方式属于通过"五诊"而建立起来的症空间 $A = A' \cup A''$（其中 A'，A'' 分别为中西医的症空间，亦即 A' 是通过传统中医四诊获取的，而 A'' 是通过第五诊"查"获取的，故 A 是通过"五诊"获取的）的半等价关系，可以看成是与六经辨证、脏腑辨证等同类。病证结合，实质上就是症空间 $A = A' \cup A''$ 的半等价关系运算，因而是对证的一种加细的划分。但病相对于证是属于客观化与现代化的概念，因此，病证结合事实上也促进了证的客观化与现代化。在临床中，西医称之为某某病，中医称之为某某证，在病证结合中称之为"某某病某某证"，简称为"病证"。随着中医药现代化的深入，"病证"将由"病"与"证"的表面联系而发展成有机的联系，此时的"病证"将有别于"病"与"证"，而成为一个独立的概念，也是科学中医整体调控医学临床学的核心概念。

当症状或体征出现时，病人有了就医的诉求，医生根据症状、体征及实验室指标进行病证归纳与判别，依照相关的诊断处以方药或其他治疗，无论中医还是西医其医疗过程大体一致。临床上为了实现医疗目标，需要贯彻"病证"方药对应的原则，这就是：张仲景所说的"病皆与方相应者，乃服之"。

7.2.3.3　在"病证"为中心的医学模式上实现科学"理法方药"的统一

（1）以"病证"为中心的医学模式

从复杂巨系统科学观点看，人体是一个开放的复杂巨系统，由无数个大大小小的网络所构成，比如脑神经系统、呼吸系统消化系统、生殖系统、血液循环系统以及免疫系统等等；这些子系统下又包含种类繁多的子系统。子系统之间既是独立、变化的，又是相互联系、作用的。构成了一个不仅庞大而且复杂的体系。人体受到外界干扰而形成的"病"或"证"亦都是以众多的分子网络变化为基础。因此，"病证"的网络基础是有层次的，而受影响的器官会引发组织与功能的病变，这些又会引起机体宏观的一系列变化，它们决定了以"病证"为中心的医学模式。

以"病证"为中心的医学模式：宏观症状（传统中医"辨证论治"所指的"证"）—器官组织与功能的病变（以解剖为基础的传统西医所指的器官组织与功能的病变）—"人体整体调控网络"调节机制失调（包括以下不同的层次：从涉及整体性系统之

间调节的神经－内分泌－免疫网络，到局部性质的如下丘脑－垂体－肾上腺皮质－胸腺轴网络、肾素－血管紧张素系统（RAS）等，直到细胞网络，分子网络与基因网络）。也就是说，"病证"的诊治、评价都是建立在这个医学模式之上，因此它也是科学中医整体调控医学临床医学模式。

（2）建立在以"病证"为中心的医学模式上的科学"理法方药"的统一

科学"理法方药"的统一是建立在以"病证"为中心的医学模式上。

1）传统中医"辨证论治"

通过"四诊"获取"宏观症状"，并在"宏观症状"的基础上进行传统中医"辨证论治"，而且必须符合传统中医"理法方药"的统一，这是科学中医整体调控医学临床"理法方药"与传统中医"理法方药"一致的地方。科学"理法方药"的核心仍然是传统中医"理法方药"。

2）"病证"方药对应的生物学基础是"人体整体调控网络"

这里"病证"的病是指西医学临床所确诊的病，其病因病机明确，病因与机体相互作用而引起机体的一系列变化，主要是"人体整体调控网络"调节机制失调，器官组织与功能的病变；"方"仍然是中医的"方"，其疗效目标的追求也已经相应地发生了根本的变化，从单纯追求证的减轻或消失到现代医学疾病病变实质及相应的客观指标的改善和恢复，疗效必须有现代临床研究或科学实验依据，要符合现代医学的医理。

大量的科学事实充分说明，"人体整体调控网络"调节机制失调，"现代气"紊乱是患病的根本原因。中医的各证候正是"人体整体调控网络"调节机制失调时机体不同的功能态，治疗的最终目的是激发和提高"人体整体调控网络"的调节能力，使人体恢复健康。所谓中药（方）的治病机理，即是在病证结合中，中药（方）对"人体整体调控网络"具体影响与作用机制。

因此，"病证"方药对应的生物学基础是"人体整体调控网络"。即"病证"发生是"人体整体调控网络"调节机制失调，"现代气"紊乱的结果，"病证"对应的"方药"则是能激发和提高"人体整体调控网络"的调节能力，使人体恢复健康的方药。

7.2.4 实例：慢性心力衰竭研究

心力衰竭是一种常见的复杂而严重的临床综合征，是一种进行性加重的疾患。心力衰竭患者的总体预后很差，根据美国的流行病学调查资料，心力衰竭患者的 6 年病死率，男性高达 80%，女性也高达 65%。即使欧美国家，慢性心力衰竭的发病率、患病率以及伴随而来的致残致死危险性也正在不断增高。这种情况在各种主要的心血管疾病中是独一无二的。我国的一项权威调查结果显示，我国 35～74 岁成人心衰患病率为 0.9%；其中男性为 0.7%，女性为 1.0%。按照这一患病率计算，我国目前 35～74 岁成人中约有 400 万心衰患者。如何降低心力衰竭的发病率、患病率、致残率和病死率是一个全球性的医学难题，防治心力衰竭的任务十分艰巨。

慢性心功能不全是指在适量静脉回流的情况下，由于心脏的收缩或（和）舒张功能障碍，引起心排血量减少，不能满足组织代谢需要的一种综合征。临床以肺循环和（或）体循环瘀血以及组织血液灌注不足为主要特征，又称充血性心力衰竭（CHF）是各种心脏病的终末阶段，临床发生率高，病死率高，是严重危害人民健康的常见疾病。目前 CHF 的治疗目标已从单纯改善症状向提高患者长期生活质量和降低病死率方面转变，而仅凭西药治疗仍难实现这一目标。西药治疗常须联合应用多种药物，存在一些难以避免的毒、副作用，而中医药治疗具有多靶点、多途径和副作用相对较小的优势。

7. 2. 4. 1 慢性心力衰竭西医病理生理机制与治疗策略

（1）慢性心力衰竭西医病理生理机制与治疗策略的演变

慢性心力衰竭西医治疗策略的改变取决于其病理生理机制的进展，从 20 世纪 40 年代的心 - 肾机制，到现代的心室重塑机制，对于慢性心力衰竭发生发展机理的认识有了重大的改变，与之相应的治疗策略也有了很大的飞跃，主要包括以下几个阶段。

1）短期对症支持策略——纠正血流动力学异常

20 世纪 40 ~ 60 年代慢性心力衰竭的病理生理机制是心 - 肾机制，认为慢性心力衰竭的主要原因是肾脏灌注不足、水钠潴留。60 ~ 80 年代则更进一步提出心脏 - 循环机制，认为室壁张力增高是慢性心力衰竭的主要原因。心脏因损伤而致左室肥厚和扩张，左心室功能减低引起前负荷与后负荷增加；左心室增大引起室壁张力增高，心脏做功减少。血流动力学异常被认为是慢性心力衰竭发生发展的核心环节。在这一阶段，慢性心力衰竭的治疗策略主要是纠正血流动力学异常，强心、利尿、扩张血管是主要的治疗方法。这显然是一种短期的对症支持策略，但其后的研究发现，短期症状的改善并没有带来长期的获益。

2）长期修复性策略——拮抗神经内分泌的激活

20 世纪 80 年代后期，神经 - 体液机制逐步明确，认为交感神经系统、肾素 - 血管紧张素 - 醛固酮系统以及其他神经体液因子等一系列神经内分泌激素的激活不仅对血流动力学有恶化作用，而且有独立于血流动力学的、对心肌的直接毒性作用，从而促进慢性心力衰竭的发生和发展。拮抗慢性心力衰竭时神经内分泌的激活是这一阶段的治疗策略，血管紧张素转换酶抑制剂、β 受体阻滞剂是主要的代表。这种策略并非将短期症状的改善作为目标，相反某些治疗措施如 β 受体阻滞剂甚至可使症状加重，但却可以对衰竭的心脏起到一定程度的修复作用从而能够改善慢性心力衰竭的长期预后。

3）全程综合防治策略——预防、阻断和逆转心室重塑

20世纪90年代后，逐渐确立了心室重塑是心衰发生发展的基本机制。在初始的心肌损伤以后，神经激素－细胞因子系统的长期、慢性激活促进心室重塑，加重心肌损伤和心功能恶化，后者又进一步激活神经激素－细胞因子等，如此形成恶性循环。于是，预防、阻断和逆转心室重塑成为到目前为止慢性心力衰竭的治疗策略，具体主要包括进一步拮抗神经内分泌的激活以阻断心室重塑的发生和恶化、修复受损心肌以逆转心室重塑，具体措施包括：在血管紧张素转换酶抑制剂、β受体阻滞剂基础上应用醛固酮拮抗剂、内皮素拮抗剂等，同步化治疗，干细胞和基因治疗等。

自从AHA/ACC于2001年提出将慢性心力衰竭分为A、B、C、D期进行治疗，对于心力衰竭高危因素的防治将慢性心力衰竭的预防提到了与治疗同等重要的地位，再加上心衰终末期的替代治疗和心脏移植，使慢性心力衰竭从萌芽到发生发展的全过程均被纳入防治的范围，而越来越多药物和治疗措施的涌现则使慢性心力衰竭的防治越来越综合。

循证医学的理念的融入更将慢性心力衰竭的治疗策略提到了一个新的高度，治疗的目标不仅局限于改善病人的症状、相关血流动力学参数和提高运动能力，还需要提高患者的生存质量、延长寿命和降低病死率。

（2）心室重塑西医研究进展

心力衰竭发生发展的基本机制是心室（肌）重塑（构），心衰是心室重塑的结果。心室重塑是由于一系列复杂的分子和细胞机制导致心肌结构、功能和表型的变化，包括：心肌细胞肥大、凋亡，胚胎基因和蛋白质的再表达，心肌细胞外基质量和组成的变化。心室重塑临床表现为心肌质量、心室容量的增加和心室形状的改变。神经内分泌细胞因子系统的慢性激活促进心肌重塑，血管紧张素、内皮素、醛固酮、肿瘤坏死因子、白介素是导致心

室重塑的重要因素。

血管紧张素 II（Ang II）的两种受体 AT1（有 AT1A 和 AT1B 两种亚型）和 AT2 在心脏中均有表达，缺 AT1A 基因小鼠心肌梗塞后成活率增高，左室重塑减轻，纤维化明显减轻。结果提示，AT1A 信号系统可促进心梗后心衰的发生。

肿瘤坏死因子 α（TNFα）是一个作用十分复杂的细胞因子，近来的研究表明 TNFα 与冠心病和心衰的发生、发展有关。TNFα 可以使心肌细胞蛋白质合成加速并使蛋白质降解呈时间依赖性的减低，其中肌动蛋白合成净增 2.4 倍，肌凝蛋白重链合成净增 3.3 倍，从而导致了心肌细胞本身的肥厚。TNFα 还可以通过直接影响胶原的表达或通过影响基质金属蛋白酶（MMPs），基质金属蛋白酶组织抑制物（TIMP）等的表达和/或活性间接影响细胞外基质的代谢，使胶原含量改变，从而促进心室的重构。

白细胞介素 -1（IL -1）是细胞因子网络中的关键分子，在感染、炎症、细胞分化、组织重塑甚至细胞死亡过程中均起着重要的作用。心肌细胞能够产生 IL -1，同时 IL -1 能促进心肌细胞产生其它的细胞因子，从而调节心肌细胞的功能。IL -1 具有负性肌力作用，并且能促进心衰发展过程中的心肌重塑。

内皮素（ET）主要产生于血管壁，是最强大的血管收缩因子，对心血管系统起主要的调节作用。ET 可增加血管平滑肌、心肌细胞、成纤维细胞中的 DNA 合成，诱导蛋白合成，可引起原癌基因的表达及细胞的增生、肥大。它与转化生长因子、上皮生长因子、血小板生长因子及成纤维生长因子等协同增强细胞转录和复制。

醛固酮（ALD）具有不完全依赖于 Ang II 的独立作用，特别是在心肌和血管壁的重塑功能方面。在心肌组织中发现了大量盐皮质酮受体（MRs）、ALD 可通过 MRs 直接介导心肌重塑。ALD 致心肌纤维化的机制可能与 Na^+ 负荷下 Ang II 的 AT1 型受体上调有关，ALD 通过心肌 AT1 型受体促进心肌纤维化。

基质金属蛋白酶（MMPs）是一组能特异地降解细胞外基质成分的 Zn 依赖的酶家族，心肌中的 MMPs 能够降解心脏中所有的基质成分，是心肌间质重构中基质降解的推动力量。MMPs 的表达与活性受到肿瘤坏死因子 α、白介素 - 1β、血管紧张素 II、内皮素以及金属蛋白酶组织型抑制物等因子的调控。新近研究表明，血管紧张素 II、内皮素可以刺激离体心肌细胞表达 MMP - 2，并且增强 MMP - 2 的活性。

如何预防和逆转心室重塑是目前研究的热点。血管紧张素转换酶抑制剂（ACE I）和 β 受体阻滞剂成为慢性心力衰竭的基本治疗是近十年心力衰竭研究的重要进展，实验和临床研究证实 ACEI 和 β 受体阻滞剂可以通过阻断心力衰竭神经内分泌激活等途径防止和逆转心室重塑。

7.2.4.2　慢性心力衰竭中医病机与论治

尽管中医治疗慢性心力衰竭相关病证有数千年的历史，但从严格意义上而言，中医治疗慢性心力衰竭仅走过了半个多世纪的历程，中医认为，慢性心力衰竭属本虚标实之证，故而总的策略概括而言就是扶正祛邪。

中医对心力衰竭相关病证的治疗有着悠久的历史且疗效确切，特别是经过近二十余年中医治疗心力衰竭的实践和研究，中医界已就心力衰竭的基本病机（气虚阳亏、血瘀水停）基本达成共识，益气、温阳、活血、利水也就成为被广泛认同的治疗心力衰竭的基本治疗大法。有人曾统计 1982 年～1994 年关于充血性心力衰竭的中医药治疗的报道，结果发现益气、活血、温阳、利水四大治法的运用达 56%～93%。

中医病证的临床证候取决于该病证的中医病机，慢性心力衰竭中医病机核心为气虚阳虚、血瘀水停，与之相应，气虚证、血瘀证、水停证、阳虚证则是慢性心力衰竭四类基本证候。临床观察表明，气虚证为慢性心力衰竭必有的初始证候，血瘀证则见于除表现为单纯气虚证之外的所有慢性心衰患者，故而按此四类基本证候进行辨证分型，其常见证型必然是气虚证、气虚血瘀证、气虚血瘀水停证、气虚阳虚血瘀证、气虚阳虚血瘀水停证五种类型。按气虚、气虚血瘀、气虚血瘀水停、气虚血瘀水停阳虚顺序，从中医临床而言患者的病情在逐步加重，本研究结果更显示患者的心功能分级、左室重量指数和射血分数也呈逐步恶化的趋势，而心功能分级代表慢性心力衰竭患者临床症状的轻重不同，左室射血分数则是左室收缩功能的客观指标，左室重量指数则是作为心力衰竭核心病机的心室重塑的相关指标。结果提示气虚是慢性心力衰竭最初始的基本证候，病情较轻，血瘀、水停、阳虚证候的依次出现意味着心力衰竭心功能的逐步减退和心室重塑的逐步进展，也就是意味着慢性心力衰竭病情的逐渐加重，故而可以认为气虚、血瘀、水停、阳虚四类证候分别代表着慢性心力衰竭由轻到重的不同阶段，可以为本病中医临床辨病论治提供依据和有益的指导。

根据相关研究的结果，慢性心力衰竭中医证候的演变应是气虚→气虚血瘀→气虚血瘀水停→气虚阳虚血瘀水停，而这仅为传统中医宏观证候的演变。结合慢性心力衰竭的病理生理机制和现代中医对于慢性心力衰竭的研究成果，慢性心力衰竭的发生必然伴随着血瘀，一则因为心脏泵血功能的减退必然导致血流的瘀滞，二则因为慢性心力衰竭作为多种心脏疾病主要如冠心病、高血压、风湿性心脏病等终末期的综合征，在心衰发生之前即大多存在血脉瘀滞。对于水停证候而言，慢性心力衰竭的发生在导致血流瘀滞的同时也启动了水液停滞的进程，在这一点上，现代医学的"心－肾机制"和古代中医"血不利即为水"可以提供异曲同工的精妙注解。而根据中医阴阳理论，气属阳，血和水属阴，血瘀水停日久必然阴损及阳而导致阳虚，而阳虚也可以视为气虚的加重。综上，慢性心力衰竭中医证候的演变规律应是：气虚（隐性血瘀）→气虚血瘀（隐性水停）→气虚血瘀水停→气虚阳虚血瘀水停。根据这样的演变，在慢性心力衰竭的中医治疗中，益气是自始至终必用的关键治法，活血法也几乎贯穿治疗的全程，利水法在中后期则越来越重要，而温阳法则是慢性心衰后期的重要治法。根据气属阳的特性，以及中医"少火生气"的理论，温阳法在慢性心衰早期也有应用的价值。

根据相关研究的结果还提示此种按慢性心力衰竭四类基本证候进行辨证分型与心功能和左室重塑的相关指标相关性良好，左室重量指数和左室射血分数可以作为慢性心力衰竭中医辨病辨证的量化指标，为心力衰竭中医证候的规范化研究提供了一条新途径。

中医界广为认同心力衰竭的基本病机为气虚阳亏、血瘀水停，益气温阳、活血利水也就成为治疗心力衰竭的基本大法。中医治法具体体现于具有相应功效的中药，相关研究以四大治法中十分常用从而极具代表性的中药组方，可以在很大程度上代表相应治法的作用，结果显示，益气温阳、活血利水法不仅在显性心衰期疗效显著，在心衰前期和早期也有良好的效果。在配伍方面，不论是在心衰前期和早期，还是显性心衰期，标本兼治的益气温阳活血利水法均优于纯治本的益气温阳法和纯治标的活血利水法，而益气温阳法优于活血利水法，活血利水法则多在显性心衰期才显示明显的效益。以上结果提示，对于心梗后心室重塑而言，预防和治疗均宜标本兼治，早期应以治本为主，后期则宜治本治标并重。由此推论，对于心梗后心衰乃至所有慢性心力衰竭，中医论治的具体策略应是慢性心力衰竭的中医预防和治疗应以辨病论治为主，治疗大法为益气、温阳、活血、利水。对于心衰的预防和早期治疗应以益气温阳为主，以活血利水为辅；在显性心衰期，治以益气温阳、活血利水并重。在此辨病论治的基础上，再结合个体性证候予以辨证论治。

（1）充血性心力衰竭"心气虚"证研究

徐强等在《充血性心力衰竭"心气虚"证研究》一文中

指出:

本文将在临床对 CHF 人群"心气虚"证候研究的基础上,以结扎左冠状动脉前降支的方法造成 CHF 大鼠模型,选用两种临床用于治疗 CHF 且以益气为主要治则的药物:益气活血的强心片和益气温阳的参附强心丸进行干预,观察其心功能和神经内分泌指标的变化,并结合其对离体心脏的药效学研究结果,试图找出与"心气虚"证相关的指标,进而将其作为,"心气虚"证候诊断因素之一。并在此基础上试图探索一种在经典的药理学动物模型平台上,进行中医证候研究的可行的方法。

1)方法:

①对 124 例 CHF 患者进行中医学证候调查,了解"心气虚"证候在 CHF 人群中的分布情况及特点,以及 CHF 患者中"心气虚"证和非"心气虚"证的区别,并寻找其生物学基础。

②应用 Langendorff 离体心脏灌流系统对补益心气的中药强心片和其主要的组成药物香加皮的有效部位提取物的药理作用进行评价,了解补益心气的中药方剂的作用特点和机理,寻找可能与心气虚相关的微观指标。

③采用结扎冠状动脉前降支的方法造成 CHF 大鼠模型,并选用两种不同的补益心气类中药方剂:益气活血的强心片(组成包括香加皮、黄芪、丹参等,功能益气、活血、强心)和参附强心(组成包括人参、附子、葶苈子、猪苓、大黄、桑白皮等,功能益气助阳、强心利水)丸对模型进行干预,观察大鼠心功能的变化情况。了解益气活血和益气温阳法治疗 CHF 的异同点,揭示补益心气的作用途径。

④采用结扎冠状动脉前降支的方法造成 CHF 大鼠模型,并选用强心片和参附强心丸对模型进行干预,观察可能与心气虚有关的神经内分泌指标。了解益气活血和益气温阳法治疗 CHF,对过度激活的神经内分泌系统的作用特点以及二者之间的区别,从中寻找可能与心气虚相关的内分泌指标。

2）结果：

①临床研究结果显示，全部 CHF 患者中，符合"心气虚"诊断标准的有 103 例，占全部病例的 83.1%，其余患者多以阳虚、血瘀和水停等证候表现为主，但所占比例相对较少。对心气虚组与非心气虚组患者证候差别的研究显示，心气虚组患者平均病程短于非心气虚组（$P < 0.05$），其中病程超过 5 年的病例，心气虚组占 12.6%，而非心气虚组高达 47.6%。心气虚组患者平均心功能级别优于非心气虚组（$P < 0.01$），Lee 氏疾病分级积分和生活质量评价也稍优于非心气虚组，但无显著性差异（$P > 0.05$）。提示非心气虚组的患者平均发病时间更长，心衰程度比心气虚患者严重。"心气虚"证候贯穿于 CHF 的整个病理过程，但随着病情的不断加重，出现气损及阳的情况，血瘀和水停的症状成为主要表现，因此心气虚不再是最主要的矛盾，可能是重要的原因之一。

对 CHF 患者的超声心动检查结果显示，心气虚组与非心气虚组患者心脏收缩功能均下降，但 LVDd、LVDs、SV、CO、EF、FS% 等指标组间比较均无显著性差异（$P > 0.05$），但非心气虚组 E/A 值高于心气虚组（$P < 0.05$），心气虚组患者存在更为严重的左室舒张功能不全。对神经内分泌指标的观察结果显示，心气虚和非心气虚的 CHF 患者血浆 ET 和 EDLS 水平存在显著差异。

Langendorff 离体心脏灌流实验结果显示，香加皮提取物（主要成分为杠柳毒甙）作用单一，只能增强心肌收缩力，提高 LVSP，但同时具有升高 LVEDP 的弊端，可能与其直接的正性肌力作用有关。而强心片由香加皮、丹参、黄芪等药物组成，不仅具有单味香加皮所具有的增强心脏收缩能力的作用，而且还能明显改善左室舒张功能。这也提示我们，中医补益心气的作用，包括对心脏收缩功能和舒张功能两方面的影响，具有双向调节的作用。

②CHF 模型大鼠出现了比较明显的"心气虚"的表现，普遍

活动减少，多呈蜷缩状，

尾部水肿及紫绪，毛发枯稿发黄，抓起时反抗较轻。呼吸频率和心率加快，体重增加指数下降，心功能参数 EF、CO、FS 以及 E/A 均明显下降。我们把补益心气的中药运用于上述模型，各指标改善明显。具有益气活血功效的强心片和具有益气温阳功效的参附强心丸可明显改善 CHF 大鼠左室收缩和舒张功能，提示左室功能特别是舒张功能的降低，可能与中医"心气虚"证候有一定的内在联系。强心片和参附强心丸的作用也存在不同之处：表现为强心片对 CHF 大鼠心率有减慢的趋势，而参附强心丸却使心率加快。强心片可有效抑制 CHF 时心室壁变厚，从而有效抑制心室重构，而参附强心丸此方面作用不明显。而两种药物作用的区别提示，"心气虚"证与心率快慢及心脏形态学指标无明显的直接联系。这不仅与此前的临床证候学研究的结果相吻合，同时也可从以往的文献中得到验证。

③对于 CHF 大鼠神经内分泌系统的研究显示：CHF 时出现明显的 RAAS 过度激活，ATII、Ald 和 ET 水平升高，CGRP 和 EDLS 水平显著降低，而补益心气的中药方剂强心片参附强心丸对血浆 ET 以及 EDLS 水平的改变具有一定的调节作用，两种中药之间无明显差异。

（2）益气活血中药对慢性心衰 Ang II 的影响

张艳等在《益气活血中药对慢性心衰 Ang II 及其受体信号传导的影响》一文中指出：

国内外研究发现，老年人慢性心衰时交感神经系统肾素－血管紧张素系统（RAS）过度激活。RAS 系统的主要活性介质为 Ang II，Ang II 的血管收缩、醛固酮分泌、儿茶酚胺释放以及促进生长因子的平滑肌细胞的增生和肥大作用均由 ATI 受体介导完成。Ang II 与 ATI 受体结合，通过细胞内三磷酸肌醇（IP3）和甘油二酯（DAG）途径，激活蛋白激酶 C（PKC）使一些必需的转录因子蛋白磷酸化；这些激活的转录因子与 DNA 作用，最后导致新的收缩蛋白生长因子和生长因子受体合成增加而使心肌肥厚，致心力衰竭。

Ang II 受体及其信号传导在慢性心衰发病机理及心肌细胞肥厚，心室重构等病理变化中起着重要作用。Ang II 受体拮抗剂和 ACEI 制剂通过改善心肌细胞肥厚及心室重构而发挥肯定的 CHF 临床治疗作用；阻断或拮抗 RAS 激活，则能治疗心衰或改善心衰预后。阻断 AngII 受体有利于心肌肥厚的缓解，增加血管的顺应性，降低心室压力，减缓 CHF 的发展，提高生活质量，降低 CHF 的死亡率。抑制 RAS 特别是 Ang II 对心脏的作用是治疗心衰的关键环节。

临床研究发现气虚血瘀型约占慢性心衰的85%，证实气虚血瘀是慢险心衰的主要病理机制。尽管许多研究报道中药复方，尤其益气活血复方具有显著的改善心衰的效果，但对其疗效机理却知之甚少；特别是有关慢性心衰气虚血瘀与血管紧张素 II 及其受体 AT1 的关系以及益气活血中药复方对其的影响国内外尚未见报导。

1）目的

本研究旨在确定益气活血复方强心通脉微丸（主要药物为：黄芪、丹参、人参、红花、益母草、三七，共具益气活血，强心通脉之功）治疗 CHF 临床效应基础上，围绕 AngII 受体及其信号传导通路，研究血清 Ang II、PRA、TXB$_2$、PA I–I 等指标的变化，及对慢性心衰 AT1–mRNA 表达和心肌组织 Ang II、PKC 的影响；从而揭示益气活血中药治疗 CHF 的作用机理。

2）方法：

①临床研究：以 90 例 CHF 患者为对象，随机分为试验组 60 例和西药对照组 30 例。试验组以常规治疗加用强心通脉微丸 10g 日三次口服，对照组加用科素亚 50mg 每日一次口服，观察八周，观测两组疗效，一般状况，毒副作用及用我院彩色多普勒测定心脏功能改善情况，采用北京泰诺德 BV–100 血液黏度仪测血液流

变学，采用放射免疫法检测血清中 AngII。

②实验研究：选择 Wistar 雄性大鼠 100 只，随机分为正常组、模型组、西药科素亚组，中药大剂量组和中药中剂量组。用冠脉结扎法造成心梗，又进行饥饿疗法及力竭式游泳形成气虚血瘀证 CHF 大鼠模型。血清中 Ang 11、PRA、TXB$_2$、PA I - I 用 ELISA 法测定。ATl - mRNA 表达用 RT - PCR 方法测定。心肌组织 Ang 11、PKC 应用免疫组化法。

3) 结果：

临床研究中，试验组和对照组均有良好的疗效，但仍以试验组疗效较好，有效率达到 90%，$P < 0.05$ 有统计学意义；症状改善方面总体上两组无明显差异，但试验组对冠心病引起的 III 级心衰疗效较好，$P < 0.05$ 有统计学意义；对高血压引起的 II、IV 心衰试验组和对照组作用相同，$P > 0.1$ 无统计学意义。试验组患者心功能的改善及血清 Ang II 水平和改善血液流变学方面均优于对照组，$P < 0.05$ 有统计学意义。

实验研究中，正常组和模型组大鼠明显不同。模型组大鼠一般状态欠佳，活动较少，毛发无光泽，舌质发暗有瘀斑，呼吸、心率明显加快。心功能明显低下，射血分数，每搏量明显减少。血清中 Ang II、PRA、TXB$_2$、PA I - I 明显上升，心肌组织 ATl - mRNA 表达上调。心肌组织中 Ang II、PKC 活性增强。电镜下观测心肌细胞核固缩，肌原纤维排列紊乱等。应用西药和中药后大鼠一般状态明显好转，呼吸、心率接近正常，能明显降低血清 Ang II、PRA、TXB$_2$、PA I - I 水平，下调 ATl - mRNA 表达，降低心肌组织 Ang II、PKC 活性，电镜下显示心肌细胞排列略整齐，肌浆内线粒体数量较多，心肌细胞核接近正常。观察中我们发现中药中剂量组效果较好，中药大剂量组疗效不如中剂量组；对 ATl - mRNA 表达西药组和中药组作用相似，但对血清中 Ang II、PRA、TXB$_2$、PA I - I 中药中剂量组优于西药组，$P < 0.01$ 有显著性差异。

4）结论：

临床研究证明常规治疗加用益气活血中药能明显改善慢性心衰患者的临床症状，提高临床疗效，减低西药毒副作用，起着增效减毒作用，改善心脏功能，改善血液黏稠度，降低血清中 Ang II 水平，尤其对冠心病所致的 III 级心衰疗效较好，提高了病人的生活质量。动物实验证明益气活血中药通过改善心脏功能，减低血清中 Ang II、PRA、TXB$_2$、PA I – I 水平，抑制 RAS 系统激活，下调心肌组织 ATl – mRNA 表达，降低心肌组织 Ang II、PKC 活性，减少心肌细胞肥厚和增生。揭示了益气活血中药治疗 CHF 的作用机理及靶点，说明了慢性心衰气虚血瘀证与 RAS 激活、Ang II 的相关性，证实强心通脉微丸对治疗和预防 CHF 起着重要作用。

（3）活血益气方药治疗 CHF 心气虚证机制研究

陈金星等在《功能基因群调控慢性充血性心力衰竭气虚证的机制研究》一文中指出：

CHF 是能量供应不足造成基因表达异常而引起的一种超负荷心肌病其特异性病理变化为左心室重构它是由神经 – 内分泌系统过度激活介导涉及心血管肾骨骼肌等多器官组织的慢性全身性适应反应其结果为心脏重构和心功能进行性降低表现为心脏储备力的耗竭。

在整体器官细胞分子基因等水平都有改变血流动力学异常仅是心力衰竭的结果神经内分泌系统过度激活引起信号转导系统异常能量代谢障碍触发部分心肌细胞肥大减数凋亡或坏死重构和间质纤维化防止心脏重构，减少间质纤维化阻止心肌细胞减数成为该病治疗的重要环节。

将传统中医整体观与现代医学理论基因表达谱芯片技术功能基因组学蛋白质组学生物信息学计算机技术相结合建立心梗后心衰心气虚证大鼠模型对其形成稳定恶化三期的心脏功能结构所发生的时空改变进行研究同时以卡托普利为阳性对照用活血益气药

不同剂量配伍的方剂对模型进行干预以基因表达谱芯片技术为手段结合功能学形态学免疫组织化学等方法研究该模型的左心室梗死区非梗死区的基因蛋白质基因－蛋白质相互作用的时空变化规律及其与心衰心气虚证变化的相关性在基因蛋白细胞组织器官整体水平上探讨心衰基因和蛋白序列－结构－功能的复杂相关性揭示心衰心气虚证左心室重构的功能基因表达调控规律阐明中药方剂配伍的药理机制。

1）功能基因群调控慢性充血性心力衰竭气虚证的实验研究

本实验旨在揭示心衰的功能基因组学及其与结构功能的关系。采用冠脉结扎建立心梗后心衰模型，在后期加用左旋精氨酸升高血压致心衰恶化，观察心衰形成（术后 10 天）、稳定（术后 8 周）、恶化（术后 12 周）三期气虚证的基因表达谱变化及其与心脏功能、结构改变和蛋白质原位表达的关系。结果显示了模型动物的基本特征：

①复制了心衰心气虚证的模型：心悸（心率加快，$P < 0.01$）；气促、胸闷（呼吸加快，$P < 0.01$）；乏力：行动迟缓、蜷卧；舌质色紫暗少津、胖大、舌尖偏右可见到一处明显青紫。

②发现了功能基因群表达的时空变化：对心衰形成、稳定、恶化三期大鼠的左心室梗塞区、非梗塞区和同期假手术组的左心室分别取材提取总 RNA、以 9 张大鼠 40S 基因芯片（4096 个基因/张芯片）对其进行检测，发现有参与能量代谢和心肌细胞骨架及纤维等 13 类共千余条表达上调和下调的基因，基因差异表达在梗塞区为形成期最多（1086 条）、稳定期次之（724 条），恶化期较少（372 条），而非梗塞区为形成期最多（196 条），恶化期次之（183 条），稳定期最少（97 条）。

③确定了决定 CHF 的关键功能基因群；以基因芯片分析软件，用聚类分析法，结合生物信息学意义分析结果显示：受体、信号转导的基因表达极度降低，引起：代谢类（尤其是能量代谢）、离子与通道类、抑制凋亡（bcl2）基因表达随之下调，同时

心肌胚胎基因再表达、收缩舒张类基因下调。部分细胞调节蛋白类（尤其是激活心肌间质纤维化的基因，如 FN、TIMP 等）、DNA 合成、修复和重组类基因、原癌基因和抑癌类基因、促进早期凋亡的基因、细胞周期蛋白类基因表达明显上调。表达下调最低的为磷酸甘油酸变位酶，参与信号转导、氧化磷酸化和能量代谢过程，下调近 10 – folds。表达上调最高的为纤溶酶，激活心肌间质纤维化系统，如 FN、TIMP，其上调近 25 – folds。基因表达调控紊乱的结果是心肌细胞肥大、坏死或凋亡、心肌纤维化的左室重构发生，最后导致心脏功能降低。

2）功能基因群调控慢性充血性心力衰竭气虚证的干预研究

本实验旨在验证功能基因群调控 CHF 气虚证的基本规律。以胶原纤维蛋白基因及其调控基因的表达改变为例，采用活血益气方药以及卡托普利对 CHF 关键功能基因群改变的干预作用，以反证功能基因对 CHF 的调控作用。结果显示了干预因素对 CHF 关键病变（左室重构）的基因调控作用。

①干预因素影响了 CHF 模型的病理进程

• 活血药占全方总量的 75% 的活血益气组（HXYQ：由丹参 30g，川芎 30g，赤芍 30g，红花 30g，黄芪 20g，党参 20g 组成），活血药占全方总量 25% 益气活血组（YQHX：由黄芪 60g，党参 60g，丹参 10g，川芎 10g，赤芍 10g，红花 10g 组成）的心功能显著好转，与模型组比较 $P < 0.1$。

• 心电图改善，以 HXYQ 明显。

心气虚证候减轻：心悸缓解（$P < 0.01$，$P < 0.05$）、气促明显改善（各治疗组 $P < 0.01$）、舌瘀血表现缓解（HXYQ 明显）。

②干预因素逆转 CHF 病变的主要机制

• HXYQ，QXY（由黄芪 40g，党参 40g，丹参 20g，川芎 20g，赤芍 20g，红花 20g 组成，活血药占全方 50%）的心脏系数明显减小。

• HXYQ 的左室腔面积减小、左心室面积增加、左心室梗死面积和梗死百分比减小、室壁变薄比增加均有意义（$P < 0.01$ 或 $P < 0.05$）。

● 与模型组比较，各治疗组心肌细胞数量、面积增加（$P < 0.01$ 或 $P < 0.05$），各中药组梗死区单个心肌细胞面积增大，移行区心肌细胞减小（除外 YQHX）。

● 与模型组比较，各治疗组胶原面积减少，HXYQ 更明显（$P < 0.01$），YQHX 胶原光密度增加（$P < 0.01$）。

● 超微结构：各组均有改善，尤以 HXYQ 典型：肌原纤维清晰，线粒体嵴规则、数量明显增多，少量线粒体小空泡变，糖原颗粒增多。毛细血管数量增多。

● 与模型组比较，HXYQ 的左心室 TIP 蛋白表达降低（$P < 0.01$），Collage – Ⅲ白表达上调，逆转模型增高的 Collage – 1/Ⅲ比值，减轻纤维化。

综上所述：心肌梗死致心肌缺血心衰模型的基因表达调控紊乱，能量代谢障碍、心脏纤维化加重，导致左室重构和心功能降低。不同剂量配伍的活血益气药方剂对模型干预，以 HXYQ 疗效最好。其药理机制为通过大量活血改善模型的能量代谢障碍，抑制凋亡和纤维化，阻止左室重构，改善心衰心脏的功能和症状。

7.2.3.3 心力衰竭"心阳虚"证论治

（1）益气温阳活血化痰法治疗实验性 CHF 的机理研究

沈雁等在《益气温阳活血化痰法治疗实验性 CHF 大鼠的机理研究》一文中指出：

近年来研究显示，中医药防治 CHF 取得了可喜成果，特别是在控制症状，改善心功能，降低病死率等方面，疗效显著，充分显示了强大生命力。但是就目前研究来看，仍然存在许多不足之处，既能立足中医 CHF 病机本质认识，又能密切联系实践进行系统研究的中医药复方较少，且当前研究尚未摆脱 CHF 传统病机与治疗认识，缺少从细胞分子水平进行深入系统的机理研究。因此，为了促进中医药防治 CHF 研究进一步发展和完善，应当结合现代研究成果，对临床疗效肯定的中医药复方从细胞、分子水平及进行深入系统的机理研究。

温心胶囊是导师曹洪欣教授基于大量临床实践，针对 CHF 中医病机特点，遵循益气温阳活血化痰法研制而成的纯中药复方制剂。其源于临床，作用显著，疗效肯定。为深入探讨 CHF 发病机制及益气温阳活血化痰法防治 CHF 机理研究，本文利用分子生物学前沿技术 RT - PCR、免疫组化、光镜、电镜及放免等技术检测了心肌重构的相关调控因素 TNF - α、ICAM - 1、MMP - 9、TIMP - 1 及神经内分泌系统在 CHF 发病中的作用及相互关系，同时观察了益气温阳、活血化痰法对其表达的影响，以期多基因、多靶点、多方位揭示该法防治 CHF 的作用机制，为中医药防治 CHF 提供有力的科学理论及实验依据。

1）药物配伍及分析

益气温阳、活血化痰法由温心胶囊化裁而来（方取甘温之白参、桂枝为君，重用白参大补元气，补脾益肺，还包含薤白、半夏、瓜蒌、川芎、赤芍、茯苓、泽泻、川连、麦冬、甘草等），是导师于大量临床实践基础上，谨审因机，详辨寒热而制。因 CHF 发生的根本原因是心阳亏虚，无力运血行津，致寒凝痰瘀、水停气滞，故治以温阳益气为首要；且"病痰饮者，当以温药和之""血得温则行，得寒则凝"，温阳既可以化痰蠲饮利水，又能散寒化瘀行气，故温阳益气为"治病求本"之意。方取甘温之白参、桂枝为君，重用白参大补元气，补脾益肺，"通血脉破坚积"（《名医别录》）。《本草经疏》谓"人参能回阳气于垂绝，却虚邪于俄倾。"《本草正》亦指出人参"对阳气衰竭者，此能回之于无何有之乡"；桂枝入心、肺、膀胱经，可温阳通脉，化气利水，《本草备要》云："温经通脉，发汗解肌"，《本草再新》也认为桂枝能"温中行血，健脾燥胃，消肿利湿。"二药合用，意在温阳益气而通脉，使心阳来复，阴寒尽散，痰饮得化，瘀血悉消，即"阳光普照，阴霾自散"。现代药理研究证明人参所含人参茎叶皂甙具有强心、利尿之效，能扩张血管，增加心输出量和冠脉血流量，降低心肌耗氧量，阻止细胞钙通道，防止钙超载，促进心肌细胞恢复及保护缺氧条件下心肌细胞。桂枝具有扩张血管，减轻心脏负荷，增加冠脉血流，改善心功能作用。

　　CHF 中痰瘀水湿等标实之候，常令病急势重，固当速除，故方遣薤白温中通阳，苦泄痰浊，行气散结；以半夏之辛温，燥湿化痰，消痞散结，降逆止呕；取瓜蒌涤痰散结，利气宽胸，上三味可散胸中痰浊，通达阳气。现代药理研究表明瓜蒌可扩张冠状动脉，增加冠脉血流量，抗心肌缺血，增加心肌 Ca^{2+} - Mg^{2+} - ATP 酶 Na^+ - k^+ - ATP 酶活力，改善心功能；半夏具有一定的降血脂、抗心律失常作用；薤白则具有抗氧化、耐缺氧、抑制血栓形成等作用。本方又针对 CHF 血脉凝涩、气机不畅之病机配伍川芎与赤芍，川芎可辛温行散，通脉活血行气，《本草从新》言川芎："乃血中气药，升清阳而开诸郁。"丹溪亦谓："气升则郁自降，为通阴阳血气之使"；赤芍苦微寒，清热凉血，祛瘀止痛，二者可活血化瘀，行气通络。药理研究发现，二药均能增强心肌收缩和舒张功能，增加心排血量；扩张外周血管及冠脉，减少心脏负荷，增加冠脉流量，改善心肌缺氧，纠正心衰，赤芍还能扩张肺血管，降低肺动脉高压，改善心肺功能；此外二者还可降低血小板表面活性，抑制血小板聚集等。本方还取茯苓入心、脾、肾经，功在健脾渗湿、祛痰利水、宁心安神，既化已聚之痰，又杜生痰之源，且与半夏相配，半夏降逆泄痰，为治痰之标，而茯苓健脾渗湿，系治痰之本，故二者相须为用，标本兼治，共收燥湿化痰之功；若与桂枝相伍，则温通心阳，化饮利水，使津液敷布如常。方中泽泻甘淡性寒，直趋膀胱，利水渗湿。且等泻相伍，可使肺气肃降，水湿下利。现代药理研究证实二者能利尿，适于心衰伴浮肿者，可加强心肌收缩力，减轻心脏前负荷，且持续时间长，较少引起电解质紊乱。以上七味共为臣药，既可温通心阳以助君药，又可豁痰化瘀，利水行气，共除水湿痰瘀，使邪祛正安。

此外，痰瘀等邪郁结日久易从热化，而久用温燥又有化热之弊，故方中复佐川连泻热降火，并制半夏、薤白之温燥。现代药理发现川连所含小檗碱可改善衰竭心室功能，增加心脏射血分数，降低外周阻力及心率，使 Ca^{2+} 内流增加，加强心肌收缩力。方中还酌加麦冬养阴生津，清心除烦。一则久用温燥渗利之品，伤阴耗液；且痰瘀气结日久易化热伤阴，而麦冬可养心阴、补心体、以助心用；二则病久多阳损及阴，因此于补阳药中酌加补阴之品，以阴中求阳，使阳得阴助而生化无穷；此外，麦冬还与人参相伍，取生脉之意，现代药理研究表明参麦注射液可提高心肌收缩力及心输出量；减慢心率，降低心肌耗氧量；扩张冠状动脉及外周血管，降低心脏前后负荷；改善心肌缺血，提高机体耐缺氧能力，具有防治 CHF 作用。方中以甘草调和诸药，为使药。综观全方，标本兼治，寒热并图，五脏兼顾，补泻并施，且补不滞邪，攻不损正。诸药相伍，共奏温阳益气、活血化痰（利水）之效。

2）益气温阳活血化痰法能够有效改善血流动力学

血流动力学是产生各种临床症状的基础，血流动力学损伤可引发神经内分泌系统激活，造成心功能持续恶化。心功能检测方法有多种，其中血流动力学的直接测定是评价心功能最准确方法，也是评价其他无创性心功能检查法的基础。本实验通过左室插管技术，检测血流动力学各项参数变化以衡量心功能。

心脏泵血功能主要取决于心肌收缩和舒张特性，也受心脏前、后负荷和心率影响，常用评价指标包括：

①心输出量

心脏通过泵血满足机体代谢需要，心输出量是衡量泵功能重要指标，受心率、前后负荷与收缩能力影响。CHF 由于心肌重构，影响心脏泵血功能，光镜下可见 ISO 诱导 CHF 大鼠心肌发生明显病理损伤，心肌细胞部分溶解、坏死，部分坏死细胞被纤维母细胞替代，造成心肌舒缩功能障碍；同时，神经内分泌系统的异常激活导致血浆 Ang II、BLD 升高，使外周血管阻力增加及容量扩张，前、后负荷加重，阻碍左室排空，导致心排血量减少。实验结果显示 CHF 大鼠心输出量显著降低，而益气温阳活血化痰法能有效提高实验性 CHF 大鼠心输出量，改善心功能。说明该法具有抑制心肌重塑，改善心肌收缩和舒张功能，降低心脏前后负荷等作用。

②心率、血压

CHF 由于心输出量降低、心房压力增高等原因，通过压力感受器反射性引起交感神经兴奋，迷走神经抑制，故心率加快。益气温阳活血化痰法能有效降低心率，从而减少心肌耗氧量，延长心室舒张期，改善心肌收缩和舒张功能，增加心排血量。

尽管 ISO 诱导 CHF 大鼠未见明显血压变化，但中药对照组血压水平仍有升高趋势，而益气温阳活血化痰组血压与空白组水平相仿，二者相比，说明益气温阳活血化痰法对血压调整作用优于参附注射液。

③左室收缩功能

dp/dtmax 是心室等容收缩期室内压上升的最大速率，可以较好评价心肌收缩性能；LVSP 为左室收缩压，代表等容收缩期左室内压力变化，二者是综合判断心肌收缩性能的重要指标，因此本实验选择 dp/dtmax 和 LVSP 评价左室收缩功能。实验结果显示 dp/dtmax 和 LVSP 明显降低，说明 CHF 大鼠存在严重收缩功能障碍，而益气温阳活血化痰法通过抑制心肌细胞及细胞间质重塑，能够改善心肌结构和功能，保护心肌细胞，并提高左室收缩功能。

④左室舒张功能

本实验通过测定 dp/dtmin 和 LVEDP 水平衡量左室舒张性能。dp/dtmin 是心肌舒张参数，代表等容舒张期室内压下降的最大速率；LVEDP 为左室舒张末压，代表左室前负荷，二者作为评价心室舒张功能的指标具有重要意义。实验结果表明，与正常对照组相比，dp/dtmin 水平明显减低，LVEDP 水平显著升高，提示 ISO 诱导 CHF 大鼠不但收缩功能受损，还存在舒张功能障碍。CHF 时心输出量减少，射血分数降低，使神经激素系统激活，造成水钠潴留，前负荷增加，致左室舒张末压上升，等容舒张期主动舒张速度下降。益气温阳活血化痰法通过调节 RAAS，减少心脏前负荷，故能降低舒张末压，提高等容舒张期主动舒张速度及舒张末期心室顺应性，从而改善受损的舒张功能。

越来越多的证据表明，舒张功能不全在 CHF 发病占有重要地位，某些疾病中舒张功能受损先于收缩功能，有人认为左室舒张功能更能灵敏地反映心脏的功能状态。本实验研究结果显示该法对 dp/dtmin 的改善作用较其他各组更为明显（$P < 0.01$），提示该法对舒张功能改善作用较收缩功能更为明显，具有良好 CHF 防治效应。

综上所述，益气温阳活血化痰法能有效改善血流动力学各项参数，调整心脏收缩和舒张性能，降低心率，提高心输出量，从而改善心功、延缓 CHF 进程，其机理可能与该法纠正 RAAS 紊乱有关。

3）益气温阳活血化痰法拮抗神经内分泌系统激活

血流动力学障碍造成的神经内分泌系统激活，可在短期内能够维持循环与重要器官灌注，但是过度代偿则加重心肌负荷，使血流动力学进一步紊乱，并促进心肌重塑，加重心肌损伤，继而又进一步激活神经内分泌系统，形成恶性循环。因此神经内分泌系统激活为 CHF 进行性恶化的内在机制，其活化程度与 CHF 严重性相平行。主要包括 SNS、RAAS 激活及神经激素因子过度释放，造成肾素、Ang II、BLD、ET 和 ANP 等水平增高。其中，肾素活性虽高，但个体差异较大，不能准确反映 RAAS 功能状态，故本实验选择与 CHF 严重程度一致的 Ang II、BLD、ET 及 ANP

等指标进行观察，以探讨神经内分泌系统在 CHF 发病中作用及益气温阳活血化痰法作用机制。

①对血管紧张素 II 和醛固酮的影响

血管紧张素 II（Ang II）是 RAA S 激活后产生各种有害作用的主要生物调节物质，也是直接作用于血管平滑肌强有力的血管收缩剂。CHF 时心输出量下降，交感神经兴奋，肾灌注压降低，促使球旁细胞肾素分泌增加，肾素作用于肝脏合成的血管紧张素源产生血管紧张素 I（Ang I），血管紧张素转换酶又使无活性 Ang I 降解为有活性 Ang II；此外，当循环神经内分泌系统激活恢复后，心脏局部 RAAS 开始活化，并通过自分泌和旁分泌系统产生 Ang II，因此循环与局部 RAAS 的激活造成了 Ang II 显著增加，并产生下列效应：收缩血管，增加心肌耗氧量；促交感神经末梢释放去甲肾上腺素；刺激醛固酮、抗利尿激素分泌，引起水钠潴留；增加循环血量，加重心脏负荷：介导心肌重构，促进心肌和平滑肌细胞增生、重构及间质胶原增生；诱发心肌细胞、平滑肌细胞凋亡等，因而进一步造成心功能恶化。

醛固酮（BLD）由肾上腺皮质球状带细胞合成并释放入血，对维持机体内环境稳定具有重要作用。CHF 时机体发生应激反应，通过垂体前叶促肾上腺皮质激素作用于肾上腺皮质球状带细胞，使 ALD 急性升高，引起水钠潴留；同时，ALD 还作为一个独立因素参与心室重塑，尤其在心肌纤维化方面作用突出。

实验发现，CHF 大鼠 BLD 和 Ang II 浓度明显高于正常对照组，经益气温阳活血化痰法治疗后 BLD 和 Ang II 水平显著降低。表明 ISO 诱导的 CHF 模型，由于心输出量减少，导致 RAAS 在内各种代偿机制被激活，以维持心输出量和组织灌注。益气温阳活血化痰法能够抑制 RAAS 活性，降低血浆 BLD 和 Ang II 水平，具有 AECI 样作用，且效果优于卡托普利。本法通过抑制 Ang II 生成，使外周容量血管和阻力血管扩张，从而减少水钠滞留，降低心脏前后负荷，改善血流动力学，缓解症状；同时还可抑制 AngII 和 ALD 升高介导的心肌和平滑肌细胞增生、凋亡以及间质胶原的增生，从而逆转左室肥大和重构，具有综合防治之功。由此可见，减少 Ang II 和 BLD 生成，抑制 RAAS 活性是益气温阳活血化痰法防治 CHF 的重要机制之一。

②对血浆心钠素的影响

心钠素（ANP）主要由心房合成、贮存和分泌的一种内分泌激素，具有强大利钠、利尿、扩张血管和对抗 RAAS 等作用，参与循环血容量的调节。

血浆心钠素水平反映 CHF 严重程度，是衡量心功能的重要指标。CHF 时由于 RAAS、SNS 激活造成水钠潴留，同时心输出量减少，舒张期心室充盈压升高，作用于心房壁机械感受器，促使 ANP 释放增多，造成血浆 ANP 浓度升高。可见心脏负荷和机械牵张是造成 CHF 中 ANP 分泌增加的主要因素，而血浆 ANP 增高是对钠盐和容量负荷过重的一种适应性或代偿性反映，有助于促进钠、水排泄，血浆 ANP 水平与肺毛细血管楔压和房内压呈正相关，与心输出量和心脏射血分数呈负相关。

实验显示，CHF 大鼠经益气温阳活血化痰法治疗后，心肌坏死程度减轻，数量减少，间质胶原纤维化得以明显改善，无论是病理形态学，还是血流动力学检测均提示心肌收缩和舒张功能已显著改善，心输出量及射血分数提高；另一方面，本法通过抑制 Ang II 生成，降低前后负荷，减少机械牵张力，特别是缓解水钠潴留，使静脉回流减少，上述因素促使 ANP 的合成和分泌减少，生物活性降低。实验结果也表明，益气温阳活血化痰法能够显著降低 CHF 大鼠血浆 ANP 水平，改善心功能，且疗效优于卡托普利和参附注射液。

③对血浆内皮素的影响

内皮素（ET）是由血管内皮细胞、心肌细胞分泌的一类具有多种功能的生物活性多肽，是目前体内已知最强的血管收缩剂，具有正性肌力作用，能够激活有丝分裂，促进细胞生长，还可刺激肾素及醛固酮释放。

CHF 时血浆中 ET 的浓度上升，且与心功能级别有关，是判断心功能障碍程度的指标。由于肺血管床是 ET-1 的主要清除场所，CHF 造成肝肾等器官瘀血，所以对 ET-1 的清除能力降低，使血浆 ET 升高；此外血管内皮细胞在机械张力、Ang II、ALD 和去甲肾上腺素等因子刺激下，合成释放 ET-1 增多；此外，心脏局部 ET 系统，尤其是左室心肌，受到激活，也可导致 ET-1 生成增加。本实验结果也证明，血浆 ET 水平显著升高，说明 ET 参与了 CHF 发生和发展。

益气温阳活血化痰高、低剂量组血浆 ET 含量均显著下调，说明本法能够抑制 CHF 中血浆 ET 过度释放，并具有一定的剂量依赖性。由于该法能够抑制 SNS 和 RAAS 神经内分泌系统活性，从而减少了 Ang I、Ang II 和 BLD 等 ET-1 生成刺激因子释放，故 ET 合成和释放减少；同时 HE 染色观察可见益气温阳、活血化痰法能显著改善肝肾等脏器充血情况，使肝肾血流量增加，血管阻力下降，促进 ET 的灭活与排泄，故血浆 ET 含量下降。益气温阳活血化痰通过抑制 ET 合成和释放，能够扩张阻力血管和容量血管，减轻心脏前后负荷，故降低心肌耗氧量，改善了心功能；同时本法还可抑制 ET 介导的心肌细胞肥大，减少间质胶原沉积，具有延缓或逆转心肌肥厚及间质纤维化之功。因此，抑制 ET 过度分泌，从而调节血管张力，改善心肌重构，是本法有效防治 CHF 作用机理之一。

综上所述，神经激素系统的激活最初是 CHF 一种代偿性适应机制，目的是恢复心排血量。但是神经激素系统持续激活又进一步引发心脏和血管内靶器官的继发性损害，造成心室重构，使心功能不断恶化。由此可见，神经激素系统活化在 CHF 发生发展中占有举足轻重地位。因此，CHF 治疗不应局限于纠正血流动力学紊乱，还应干预神经内分泌系统失调。实验结果显示，益气温阳、活血化痰法可以拮抗神经激素系统激活，降低活化后大量释放的 Ang II、BLD、ANP 和 ET 水平，从而消除上述物质对机体的不良影响。可见，有效调节神经内分泌系统活性及抑制内分泌激素过度释放，为本法有效阻止心肌重塑的重要机制之一。

4）益气温阳、活血化瘀法抑制心肌细胞肥大

心肌重塑包括心肌细胞和细胞外基质重塑，而心肌细胞肥大是心肌细胞重塑的重要病理之一。一般认为，成熟心肌细胞为终末分化细胞，蛋白合成缓慢，细胞体积变化甚微。各种刺激因素，包括心脏超负荷、缺氧、Ang II、ET 和 TNF - α 等都能诱导原癌基因 c - myc、c - fos、c - jun 表达增强，随后胚胎型基因（如肌动蛋白）表达增加，使蛋白合成加速，但这种胚胎表型不能进入细胞周期，故蛋白合成加速而细胞分裂受阻，使细胞纵向或横向增长，造成一种适应不良性的心肌肥大。此外，循环、特别是心脏组织的肾素 - 血管紧张素系统与心脏肥厚密切相关，Ang II 可以通过介导血管紧张素受体 I 亚型，引起一系列细胞内反应，使心肌细胞蛋白合成增加，细胞肥大；Ang II 还能增强交感神经活性，促进去甲肾上腺素释放，通过兴奋 α 1 受体使心肌肥大。目前认为，心肌细胞肥大主要受机械负荷调控，与 Ang II、ET 和 TNF - α 等因素关系较为密切。

心脏肥厚初期具有有益的代偿作用，可在短期内增加肌小节数量，提高收缩力，但是心肌线粒体数目不能与心肌细胞体同步增加，线粒体膜表面积与心肌纤维面积比值降低；随着心肌肥大发展，线粒体功能受到抑制，这些均可导致衰竭肥厚心脏能量供应不足，使心肌缺血缺氧，最终导致细胞死亡，造成心肌收缩单位减少，同时存活心肌的负荷不断加重，引起心肌进一步肥厚伴进行性纤维化，并使肥厚心肌组成发生变化，如此恶性循环，导致持续性心肌损害和肥厚衰竭心脏自发恶化，故目前又认为 CHF 实质是一种超负荷心肌病，是心肌储备力的耗竭，可见逆转心肌肥大病理对延缓 CHF 的发生和发展具有重要意义。

心脏重量指数是判断心肌肥大的重要标准之一。实验结果显

示，模型组心脏重量指数明显增加，差异极其显著（$P < 0.001$）；且心肌病理形态学显示心肌纤维肥厚肿胀、心肌间大片纤维化区域，心肌纤维增粗；而舒张功能紊乱又是判断心肌肥厚最敏感的指标，血流动力学检测 dp/dtmin 水平下降和 LVEDP 值显著升高，均表明 ISO 诱导大鼠存在明显的心肌肥大和重构现象。

益气温阳、活血化瘀法能够有效减轻肥大心肌的重量，抑制心肌重构，表现在心脏重量指数明显下降（$P < 0.01$），接近正常组；形态学检查示心肌细胞轻度肥厚，散在的纤维化区域；dp/dtmin 和 LVEDP 值均有所恢复（$P < 0.05$）。综合心脏重量指数、病理学检查及血流动力学测定各项指标来看，益气温阳、活血化瘀法防治心肌肥大的效果优于中、西对照药物。其机理可能与抑制激活的 RAAS 及相关细胞因子的表达有关。一方面，本法有效抑制了 RAAS 活性，降低血浆 Ang II、ET 水平，阻止心肌细胞蛋白质的过度合成，从而对抗心肌重塑，延迟和逆缓心肌肥大。另一方面，该法还能显著降低 TNF-αmRNA 和蛋白水平，从而抑制 TNF-α 所介导的心肌肥大。此外，另有研究证明钙超载是 ISO 诱导 CHF 大鼠心肌肥大的重要机制之一，与心肌细胞核钙转运功能降低有关。益气温阳、活血化瘀法能够阻止心肌细胞的肥大，还可能与其提高心肌细胞膜钙泵及钠泵活性、增加肌浆网（SR）Ca^{2+} 摄取能力，阻止钙内流，修复心肌作用有关。

5）益气温阳、活血化瘀法抑制心肌细胞坏死或凋亡

心肌细胞数量的逐渐减少是造成心功能恶化主要原因，也是 CHF 重要病理特征之一。坏死和凋亡为心肌细胞死亡主要形式，凋亡为程序化的细胞死亡过程，是基因控制下的细胞主动死亡；而坏死是外因所致严重的多细胞损害，为"意外"或"非计划内"细胞被动死亡。

坏死和凋亡不但使死亡细胞本身丧失舒缩功能，而且细胞死亡后发生替代性间质增生和纤维化，导致心肌重构。心肌代谢障碍愈严重，心肌细胞死亡愈多，心肌重构愈明显，心功能恶化愈

严重，这是心肌肥大由代偿转变为失代偿的重要因素，也是 CHF 难以治愈的根本原因。因此，阻止心肌细胞的坏死和凋亡，减少坏死心肌细胞数量，既是 CHF 治疗关键，也是当前研究崭新领域之一。

越来越多证据表明，神经内分泌学说不能完全解释 CHF 的发病进程，而细胞因子与 CHF 发生发展的密切关系日益引起极大关注，其中肿瘤坏死因子 - α 与细胞间黏附分子 - 1 在介导心肌细胞死亡过程中发挥重要的调控作用。

①细胞间黏附分子 - 1 与细胞坏死（或凋亡）

细胞间黏附分子 - 1（ICAM - 1）在炎症发生及免疫反应中发挥重要作用，可以介导中性粒细胞与心肌细胞的黏附造成心肌细胞坏死（或凋亡），这是 CHF 产生或恶化最主要的病理基础之一。

正常情况下，心肌细胞与中性粒细胞不黏附或很少黏附。当心肌细胞表达 ICAM - 1 时，才能使中性粒细胞与心肌细胞黏附，并释放细胞毒性介质，导致心肌细胞坏死（或凋亡）。可见，ICAM - 1 在介导细胞坏死（或凋亡）的过程中发挥关键作用。国外学者的研究发现，在慢性缺血性心脏病、急性心肌炎、扩张性心肌病等 CHF 患者心肌组织中，ICAM - 1 含量较正常人明显升高，可作为检测 CHF 进程的重要指标。因此，抑制 ICAM - 1 表达，阻止心肌细胞与中性粒细胞黏附，是减少坏死心肌数量，有效防治 CHF 的重要措施。

ICAM - 1 在 CHF 的发生发展中的作用不容忽视，但是目前研究多侧重于血浆可溶性细胞间粘附分子 - 1，少见对心肌细胞 ICAM - 1 进行实验研究者，特别是中药对心肌细胞 ICAM - 1 影响的研究尚属空白。有鉴于此，本研究采用逆转录一聚合酶链反应（RT - PCR）与免疫组化技术，对心肌细胞 ICAM - 1 mRNA 和蛋白质表达情况进行检测，同时观察了益气温阳、活血化痰法对其表达的干预作用。

心肌细胞在正常生理情况下仅表达少量的 ICAM-1，某些病理因素的刺激，如严重损伤，心肌缺血再灌注，TNF-α 等细胞因子可使其显著增加。本实验研究结果也显示，正常组心肌细胞 ICAM-1mRNA 未见表达，而 ICAM-1 蛋白表达含量极低，可能因取材部位及检测方法差异，导致二者结果有所不同，但可以肯定正常心肌细胞 ICAM-1 表达量极低。其余各组中 ICAM-1 mRNA 与蛋白含量均有不同程度上升，其中模型组 ICAM-1 mRNA 与蛋白表达含量最高，说明 ISO 严重损伤大鼠，并通过 ICAM-1 mRNA 水平改变引起蛋白含量增加，致心肌细胞 ICAM-1 表达增强，从而引发细胞间粘附，使中性粒细胞直接浸润并损伤心肌细胞。益气温阳活血化痰法、中西对照药能够不同程度抑制心肌细胞 ICAM-1mRNA 与蛋白表达，从而保护心肌，减少坏死心肌数量，其中各组蛋白水平较模型组显著性下降（$P < 0.05$），而益气温阳、活血化痰法效果最佳。

RT-PCR 测得各组光密度吸收值虽无明显差异，但其变化规律与蛋白表达情况一致，并与各组病理形态学所示细胞坏死程度呈现一致的变化规律。上述结果提示，ISO 引发的 CHF 大鼠心肌细胞 ICAM-1 表达增强是通过 mRNA 水平调节引起蛋白翻译增加，而益气温阳、活血化痰法能够降低 CHF 中升高的 ICAM-I 表达，提示本法通过抑制 ICAM-1 基因转录及其蛋白表达，降低心肌细胞 ICAM-I 含量，从而减少中性粒细胞与心肌细胞的黏附，使细胞损伤减少，增加了心肌收缩单位，从而改善了心肌收缩与舒张功能。可见抑制心肌 ICAM-1mRNA 和蛋白表达是益气温阳、活血化痰法减少细胞死亡，提高心肌收缩力的重要机制。

②肿瘤坏死因子-α 与细胞凋亡及坏死

TNF-α 是由激活的巨噬/单核细胞产生的一种多功能蛋白质，具有杀伤肿瘤细胞，参加细胞免疫，介导炎症反应等作用。当前 TNF-α 与 CHF 发病的密切相关性已得到广泛重视。

正常心肌细胞不能产生 TNF-α，但在室壁张力增高等多种因素刺激下，心脏产生大量 TNF－α mRNA 并表达 TNF－α 蛋白，与胞膜受体 TNFR1 结合后，产生负性肌力、诱导细胞凋亡并介导心肌重构，继而引发和加重 CHF。在 CHF 病人血浆和心肌内发现 TNF－α 增高，与病因无关，但和病变严重程度一致。可见，TNF－α 的激活是 CHF 的一个重要病理生理环节。

TNF－α 引起心功能损伤的重要机制之一便是造成心肌细胞数目减少，细胞凋亡和坏死是其主要途径。研究证实，TNF－α 可以诱导培养的哺乳动物细胞发生凋亡和坏死，具体机制尚不明确，可能与 TNF－诱导氧自由基大量产生有关。CHF 时心脏前后负荷增加，体内 RAAS 和 SNS 激活，加重机体和心肌氧化应激反应，促进心肌组织合成诱导型一氧化氮合成酶（iNOS），释放一氧化氮（NO），直接损害 DNA，诱导心肌细胞凋亡和坏死；TNF－α 还可使促进细胞凋亡的原癌基因表达增强，造成心肌细胞进行性丧失。因此抑制心肌细胞 TNF－α 的表达也是减少心肌细胞死亡的有效手段之一。

本实验采用 RT－PCR 与免疫组化技术检测了心肌组织 TNF－α mRNA 及蛋白表达情况，同时观察了益气温阳、活血化痰法对其表达的影响，以期揭示其作用机制。

综合各组一般状况及血流动力学指标来看，TNF－α 的表达与心功能恶化程度一致。空白组心肌呈弱阳性表达，模型组心肌组织 mRNA 和蛋白含量均较空白组明显升高，证明心脏能直接合成或分泌 TNF－α mRNA 和蛋白质，并通过自分泌和旁分泌方式作用于心脏，使心肌细胞坏死或凋亡，降低心肌收缩力，诱发心肌重构，导致心功能恶化。

从 RT－PCR 和免疫组化的检测结果来看，益气温阳、活血化痰法能够显著抑制心肌细胞上调的 TNF－α 表达，其疗效优于中、西对照药物。无论是 mRNA 相对含量，还是蛋白质浓度均较模型组显著下降，且二者变化趋势一致，说明本法能够改善心功能，通过抑制 TNF－α mRNA 表达降低其蛋白含量，拮抗 TNF－α

对心肌损伤，具有保护心肌，减少细胞死亡，增加心肌收缩力，调控细胞因子网络等重要作用。可能的机制为，益气温阳、活血化痰法能够改善心肌缺血缺氧状态，调节神经内分泌系统，降低心脏前后负荷，并有效地抑制了 TNF-α mRNA 表达及蛋白合成，使心肌细胞 TNF-α 表达减少，因此抑制 TNF-α 等细胞因子表达是益气温阳、活血化痰法有效防治 CHF 的重要机制之一。

③益气温阳、活血化痰法对 TNF-α 和 ICAM-I 表达影响

研究体内 ICAM-I 表达影响因素具有重要指导意义。在多种炎性介质和细胞因子刺激下，心肌细胞 ICAM-I 表达增强，其中 TNF-一便是调节心肌细胞 ICAM-I 表达的重要细胞因子，其作用尤其突出。已有大量研究表明，ICAM-I 基因启动因子上存在转录因子 NF-kβ 结合部位，TNF-α 通过 NF-kβ 活化促进 ICAM-I 表达。NF-kβ 是调控细胞因子基因转录的关键因子，静息时，NF-kβ 与抑制蛋白 Ikβ 结合，以无活性的形式存在胞质中，当细胞受到 TNF-α 刺激时，胞浆中的 Ikβ 磷酸化并与 NF-kβ 解离，NF-kβ 得以激活，然后进入胞核与 ICAM-I 基因中反应成分结合，参与 ICAM-I 基因的转录，使其表达增强。

本研究 RT-PCR 和免疫组化结果显示，在 ISO 诱发的实验性 CHF 大鼠模型中，同时检出 TNF-α 和 ICAM-I 表达增强，无论是 mRNA 还是蛋白水平均明显升高，且二者变化规律一致，充分说明 TNF-α 和 ICAM-I 同时参与了 CHF 发病，且二者相互作用在 CHF 发生发展中具有重要意义。已有多项研究证实，TNF-α 能明显增加心肌细胞 ICAM-I 表达。TNF-α 处理培养的心肌细胞 ICAM-I mRNA 及其表达明显增加，且呈剂量依赖性。因此 CHF 心肌细胞膜 ICAM-I 表达增加可能是上调的 TNF-α 作用结果，TNF-α 升高并活化转录因子 NF-kβ，促进 ICAM-I 基因表达增强，使其蛋白合成增多。由此可见，TNF-α 造成心肌细胞死亡的机制可能与其诱导 ICAM-I 表达有关，TNF-α 通过多种作用机制参与 CHF 发生与发展，其中刺激 ICAM-I mRNA 和蛋白表达

增加，导致心肌细胞的坏死和凋亡，造成心肌收缩力下降，可能是 TNF-α 介导 CHF 的重要机制之一。

益气温阳、活血化痰法对 CHF 大鼠心肌 TNF-α 和 ICAM-I 蛋白及 mRNA 表达水平呈显著下调作用，表明该法可明显抑制 TNF-α 及其诱导的 ICAM-I mRNA 及蛋白表达，能有效阻止粘附过程发生，减轻中性粒细胞对心肌细胞毒性损伤，从而保护心肌，提高心肌收缩力。因此，抑制 TNF-α 和 ICAM-I 等心肌细胞重塑相关调控基因的转录与表达，是益气温阳、活血化痰法抑制心肌细胞凋亡和坏死，减少心肌细胞死亡数量，有效防治 CHF 的重要依据。

6）益气温阳、活血化痰法抑制心肌间质重塑

心肌组织由心肌细胞和间质组成，间质包括间质细胞和基质，胶原为间质基质的主要成分，主要由 I 型和 III 型胶原构成，其中 80% 以上为 I 型，胶原纤维粗，抗张力强度大，III 型占 11%，纤维较细，具有良好的弹性。此外还有少量的 IV 型 V 型胶原等。成纤维细胞不断产生和分泌胶原蛋白，但胶原的降解需多种酶参与。间质胶原纤维相互连接，心肌胶原基质对维持心肌细胞排列、左室几何形状及协调心肌收缩性具有重要作用。

心室重构不但与心肌实质细胞结构和功能改变有关，还取决于心肌间质重构，体现在心肌间质纤维胶原合成和降解动态平衡的破坏，造成胶原含量和结构改变，包括胶原沉积、降解和种类的变化。因此抑制心肌间质重塑，是延缓 CHF 进程，积极防治 CHF 有效措施之一。

①益气温阳、活血化痰法抑制胶原增生

CHF 中肌纤维溶解消失代之以纤维母细胞增生，使胶原合成分泌增多，胶原蛋白异常过量堆积，造成心肌间质纤维化。心肌纤维化既可在心肌细胞坏死后发生（修复性纤维化），也可在无心肌细胞坏死的情况下发生（反应性纤维化）。

心肌间质纤维化受非血流动力学的体液因素调控，与 Ang II、

ALD 和 ET 等因素有关。Ang II 促使成纤维细胞合成胶原增多，或者降低胶原酶活性而影响胶原清除。ALD 的激活在心脏胶原沉积和纤维化方面发挥了重要作用，血浆 ALD 水平与间质纤维化的发生呈正相关。ALD 致胶原增生的机制，可能是通过直接进入成纤维细胞内，与胞浆内皮激素受体结合，在转录水平上调节 I、III 型胶原的基因表达，影响 mRNA 水平，从而促使胶原合成增加。ET 则通过介导成纤维细胞上的 ETA、ETB 受体，促进胶原合成，还可通过 ETA 受体影响胶原酶活性。

胶原增生致心肌间质纤维化，一方面影响左室顺应性，使心肌僵硬度增加，造成舒张功能障碍；另一方面，胶原含量的增加使心肌细胞被增生的胶原网络所包围和封闭，故收缩及力的传递作用受限，导致收缩功能障碍。可见，细胞外基质改变也是导致心功能不全进展的重要因素。

本实验经 HE 染色可见模型组心肌组织大量成纤维细胞增生，天狼猩红特异染色也证实胶原含量明显增加，偏振光下可见坏死与非坏死区域的心肌间质与血管周围折射出大量耀眼闪亮的猩红色光芒，且伴随益气温阳活血化痰法治疗而得以明显改善。提示 ISO 诱发 CHF 大鼠心肌中胶原大量增生，心肌间质纤维化，且修复性纤维化与反应性纤维化同时存在，这与 Ang II、BLD、ET 表达结果基本一致，也证明了胶原的增生系上述因素协同所致。益气温阳活血化痰法通过抑制神经内分泌系统的激活，减少血浆 Ang II、BLD、ET 等物质合成，有效阻止胶原增生，逆转心肌纤维化，抑制左室重构，从而降低心肌僵硬度，改善心肌舒缩功能，

②益气温阳、活血化痰法抑制胶原降解

业已证实，在衰竭心脏中不但存在着胶原的异常堆积，还可以见到胶原网索数目减少，胶原链断裂、缺如，并被缺少连接结构的胶原所取代。胶原网络的破坏，使心肌纤维之间失去固有联系，造成肌纤维滑脱、重排，室壁变薄及扩张，因此胶原网络的

断裂可能是导致 CHF 进行性左室扩张和重构的基本机制，而心肌重构的意义不仅在于胶原的量变，更重要的是心肌基质胶原网络的破坏与消失所导致的质变，所以胶原网络的断裂在间质重塑中可能更具有意义。而积极干预胶原降解及其相关影响因素，也是延缓心功能恶化的有效措施。

● MMPs 和 TIMPs 与胶原降解

近年来研究发现，基质金属蛋白酶（MMPs）是降解细胞外基质成分最主要的酶系，可降解除多糖以外的所有细胞外基质成分，也是最重要的蛋白水解酶系。金属蛋白酶组织抑制因子（TIMPs）是基质金属蛋白酶内源性特性抑制剂，每一种都在心肌表达，可直接参与正常心室几何形状和心功能的维持。因此，MMPs 和 TIMPs 的相互作用，可以调节心肌细胞外基质更新，在细胞外间质重塑中发挥重要作用。

经研究证实，CHF 中在 MMPs 活性升高的同时，伴随 TIMPs 表达的降低，继而导致胶原纤维降解、细胞外基质重构和进行性左室扩张，从而影响了心脏舒缩功能。但是，目前尚无一种专门用于调节心肌细胞 MMPs 与 TIMPs 表达的药物，由于 TIMPs 在人体内半衰期短，不适合作为一种药物用于治疗，故国外学者致力于合成 MMPs 抑制剂，但若投入临床使用尚有许多亟待解决的问题。所以，调节心肌 MMPs 与 TIMPs 的表达，是控制 CHF 基质重构的重要治疗目标，也是当前研究的又一新领域，尽管目前理论报道逐渐增多，但实验研究很少，特别是中药对 CHF 发病中 MMPs、TIMPs 表达影响的研究，国内外尚未见报道。

本实验选择明胶酶 MMP-9 和相应的组织抑制物 TIMP-I 进行研究，由于明胶酶具有降解变性 I、II、III 型胶原和明胶的特异能力，而 I、III 型胶原又是心肌间质主要组成部分，且有研究证实 MMP-9 表达受 TNF-α 调节，故本实验从 MMP-9 和 TIMP-1 研究入手，力图从一个侧面研究 MMPs、TIMPs 与 CHF 细胞外间质重塑的关系，揭示益气温阳、活血化痰法对其表达的影响。

实验采用免疫组化及 RT - PCR 法检测了心肌 MMP - 9 和 TIMP - 1 蛋白含量与 mRNA 表达情况，结果显示，二者的蛋白含量和 mRNA 表达规律基本一致，表明蛋白表达变化是 mRNA 表达水平调控的结果。在正常组心肌组织中可见 MMP - 9 及 TIMP - 1 表达，提示它们能够参与正常间质蛋白降解；而模型组 MMP - 9 蛋白和 mRNA 表达均明显增高的同时，TIMP - 1 蛋白和 mRNA 表达显著下调，经治疗，心肌 MMP - 9 蛋白含量与 mRNA 水平降低，而 TIMP - 1 蛋白含量与 mRNA 表达增加。上述结果表明，伴随 CHF 程度加重，TIMP - 1 mRNA 及蛋白活性降低，抑制 MMP - 9 作用减弱，故引起 MMP - 9 mRNA 及蛋白表达上调。可见，CHF 程度越重，TIMP - 1 表达越低，MMP - 9 活性越强，导致胶原纤维降解加速，胶原结构破坏，胶原连结消失，造成心肌细胞滑动，故室壁变薄，左室扩张重构，继而影响心肌收缩功能。病理形态学可见胶原网络断裂及排列紊乱，而且其病理程度与 MMP - 9 和 TIMP - 1 表达规律一致。由此可见 MMP - 9 和 TIMP - 1 之间相互作用，并介导了心肌间质重构，是 CHF 发生发展的重要因素。

实验结果显示，益气温阳、活血化痰法能够有效调节心肌细胞 MMP - 9 和 TIMP - 1 基因转录与表达，通过增强 TIMP - 1 mRNA 转录及蛋白分泌，有力地抑制 MMP - 9 基因转录与表达，从而有效阻止胶原降解及基质重构，防止左室扩张，延缓心室重构，明显提高了衰竭心脏左室射血功能。从免疫组化及 RT - PCR 法检测结果还可以看出，尽管卡托普利对 MMP - 9 和 TIMP - 1 也具有一定调节作用，但是不如益气温阳、活血化痰法及参附注射液作用效果显著，特别是益气温阳、活血化痰法能显著提高 CHF 中被抑制的 TIMP - 1 表达，其水平与正常组相仿，从而有效阻止细胞外基质重塑。因此提高心肌细胞 TIMP - 1 mRNA 和蛋白活性表达，同时降低 MMP - 9 mRNA 和蛋白活性表达可能是益气温阳活血化痰法有效干预间质重塑的重要机制之一。总之，本法不但能够抑制心肌细胞增殖和间质胶原沉积，还可以阻止胶原降解，既可延缓和逆转心肌纤维化，也可调整基质破坏性损伤，防止左室扩张，从而有效调控细胞外基质代谢。因此，抑制细胞外基质重塑，提高左室射血功能，也是本法有效防治 CHF 的重要机理之一。

● TNF – α 与胶原降解

TNF – α 作为一种多效性细胞因子，通过各种机制，参与 CHF 的发生。其中之一便是刺激细胞外基质金属蛋白酶大量表达，造成胶原网络的破坏，参与心肌间质重塑。

本研究结果也显示，模型组在 MMP – 9 和 TIMP – 1 异常表达的同时，还伴有 TNF – α mRNA 和蛋白表达升高，表明 TNF – α 与 MMP – 9 共同参与了 CHF 心肌间质重构。目前对 MMPs 表达调控和功能信号通路尚未完全清楚。机体 MMPs 活性除受 TIMPs 调节外，包括 TNF – α 在内细胞因子及生长因子也参与 MMPs 基因表达调节，经研究证实，TNF – α 可诱导 c – jun 基因持续激活，并与 MMPs 基因调控区 AP – 1 位点结合，随后激活 MMPs 基因，使其转录增加。心衰病人中 TNF – α 表达升高，可造成心脏中 MMPs 活性升高。上述研究提示，TNF – α 是刺激心肌细胞 MMPs 表达的重要细胞因子，故本实验中 MMP – 9 表达增强可能是上调的 TNF – α 作用结果，而促进 MMP – 9 mRNA 和蛋白质表达为 TNF – α 介导心肌间质重塑，导致胶原降解及左室重构的主要途径。可见，多基因的共同调控作用参与了心肌间质重塑。益气温阳活血化痰法不但能有效抑制 TNF – α 及其诱导的 MMP – 9 mRNA 和蛋白表达，还能增强 TIMP – 1mRNA 和蛋白的表达来阻止 MMP – 9mRNA 和蛋白表达。可见，通过对上述多种影响基质重塑的相关基因进行有效调控，是益气温阳活血化痰法抑制胶原降解及改建，防止病变进行性发展的重要机制。

综上所述，心肌重构是一个极其复杂的病理过程，其中包括多种因素的参与调节。除神经内分泌系统外，TNF – α、ICAM – 1、MMPs 及 TIMPs 也在 CHF 的发生发展过程中发挥重要的调控作用。本研究结果表明，ISO 诱导的 CHF 动物模型中，在心肌细

胞 TNF - α 表达增高的同时，还伴有 MMP - 9 与 ICAM - 1 mRNA
和蛋白表达增强、TIMP - 1 mRNA 和蛋白质表达降低，且彼此相
互作用。可能的机制是，心肌细胞在缺血、缺氧等因素刺激下，
自分泌、旁分泌作用增强，分泌包括 TNF - α 在内的多种细胞因
子，继而刺激了 ICAM - 1，MMP - 9mRNA 表达增加，使心肌细
胞 ICAM - 1 和 MMP - 9 蛋白表达上调，并共同介导了心肌细胞肥
大、坏死及细胞外基质重塑。因此，NF - α 作用下的心肌细胞及细
胞外基质重构，实际为 NF - α、ICAM - 1 及 MMP - 9 等多种基因协
同作用的结果；而伴随 MMP - 9 的升高，TIMP - 1 分泌又呈下降之
势，可见 CHF 是一个由多系统、多基因、多环节的异常表达所介
导的疾病，益气温阳、活血化痰法不但能有效干预神经内分泌系统
异常改变，还能调整细胞因子网络、基质金属蛋白酶及其组织抑制
物，并调节心肌重塑相关的调控基因 TNF - α、ICAM - 1、MMP - 9
和 TIMP - 1 转录与表达，从而抑制心肌细胞及细胞外基质重塑，
可见多系统、多基因、多靶点、多方位的有效调节是益气温阳、
活血化痰法发挥显著 CHF 防治作用的重要依据。

7）益气温阳活血化痰法减轻脏器充血

除心肌重塑外，长期持续的静脉压增高引起的器官充血也是
CHF 重要病理改变。当心功能减退，SNS 和 RAAS 激活，造成水
钠潴留，血容量增多，加之静脉收缩，心脏前负荷显著增高。当
左室充盈压 > 2.0 ~ 2.4kPa（15 ~ 18mmHg），心搏量不再增加甚
至下降，可出现明显的循环淤血状态。

本研究结果显示，模型组动物不但心脏重量指数增加，而且
肝肺重量指数也明显升高，说明实验组动物肝肺器官充血明显。
同时，光镜下还可见肝肺脾肾等全身重要脏器充血征象，肝小
叶、中央静脉及肝窦扩张充血，肝细胞肿胀、气球样变；肺间质
毛细血管扩张充血；脾脏淤血性肿大；肾皮质见肾小球肿胀，毛
细血管扩张充血。说明造模损伤致静脉压长期持续增高引起器官
充血，也提示 CHF 动物模型复制成功。

益气温阳、活血化痰法可使肝、肺重量指数明显下降，与模型组相比，差异显著（$P < 0.05$），而参附注射液对肝肺充血状况的改善不甚理想（$P > 0.05$）。病理形态学可见，益气温阳活血化痰法高剂量组示肝肺脾肾等全身重要脏器的充血程度较其他各组明显减轻，仅见少部分肺泡壁毛细血管扩张充血；肝小叶中央静脉轻度扩张充血；脾脏红、白髓可见，红髓内见脾小梁；肾毛细血管轻度充血，表明益气温阳、活血化痰法明显改善各脏器充血，且疗效优于中西对照药。由于益气温阳、活血化痰法能够抑制 RAAS 活性，降低血浆 Ang II、BLD 水平，扩张外周容量血管和阻力血管，从而减少水钠滞留，降低静脉压，故能有效缓解脏器充血。

8）益气温阳、活血化痰法是防治 CHF 的有效治法

CHF 是一种复杂的临床综合征，为各种严重心血管疾病的最终病理转归。其确切机制尚未明确，长期以来始终认为是血流动力学障碍所致，但是大量研究发现，当血流动力学障碍改善后，症状虽然暂时缓解，却不能阻止其病情进展，长期治疗反而会增加死亡率及病残率。目前，伴随 CHF 研究工作的逐步深入，传统的病理生理及治疗观念均发生了根本改变，目前已明确，心肌重塑是 CHF 发生发展的基本机制，也是决定发病率和死亡率的主要因素。心肌重塑的结构基础是心肌细胞及细胞外基质变化，表现为心肌细胞坏死或凋亡、肥大以及胶原沉积或不适当降解等。而CHF 治疗目标不仅仅是改善症状，提高生活质量，更重要的是抑制心肌重塑的有关刺激和介导因素，从而延缓或逆转心肌重塑，防止 CHF 发生和发展。

本研究结果表明，除神经内分泌系统外，细胞因子、细胞间粘附分子、MMPs 及 TIMPs 在心肌重塑中同样发挥了重要的调节作用，而益气温阳、活血化痰法通过上述各个环节的综合调节作用，有效地阻滞了心肌重塑，延缓了 CHF 发生和发展，具有良好的 CHF 防治效果。

祖国医学认为，CHF 的发生多因素体阳虚、年高体弱、久病

正虚，导致心中阳气亏虚，无力行津而生痰留饮，无力运血致瘀阻气滞，同时瘀痰血水又是介导 CHF 许多病理损伤的关键因素。一方面瘀痰血水难以速除，复伤心阳，阳气益虚，无力行血，即心肌收缩力降低；另一方面，痰瘀内阻还可造成心肌细胞肥大和心肌间质纤维化。总之，阳气亏虚，痰瘀内停是 CHF 心肌重塑的重要病理机制，也是疾病进行性发展的根本原因。其病理基础包括神经内分泌系统的异常激活、细胞因子网络调节紊乱、MMPs 及 TIMPs 调节失常等。

心肌细胞为心之阳气进行功能活动的物质基础，心肌细胞坏死或凋亡造成的心肌数量减少和功能减退，则是 CHF 中心阳亏虚导致心肌收缩力下降的根本原因。一方面久病伤正，可致阳气亏虚，另一方面，痰瘀为阴邪，易耗伤阳气，令心阳更虚。实验证明，心肌细胞死亡是由 TNF – α 诱导 ICAM – 1 mRNA 及蛋白表达增强介导的中性粒细胞对心肌细胞黏附损伤所致。TNF – α 和 ICAM – I mRNA 及蛋白在正常心肌细胞基本不表达，但在衰竭心脏表达，并与 CHF 病变程度一致，提示 TNF – α 和 ICAM – 1 可能是病理性代谢产物痰瘀的病理基础，另有研究也证明了 ICAM – I 与中医痰浊具有一定相关性。上述激活的细胞因子导致心肌细胞渐进性死亡，数量减少，继而造成纤维母细胞替代性增生及剩余的心肌负荷进一步加重，导致心阳亏损，心肌收缩力下降。因此，若要减少心肌细胞死亡数量，提高心肌收缩功能，不应单纯温阳益气，还应活血化痰，否则痰瘀不除，重伤心肌，使阳气愈虚。

益气温阳、活血化痰法既能振奋心阳、补益心气，增强心肌收缩力，还可通过活血化痰法调节心肌凋亡或坏死的相关调控基因 TNF – α 和 ICAM – I 介导的心肌细胞死亡，从而减少死亡心肌数量，提高心肌收缩力，具有显著的心肌保护效应。结果显示，本法对心肌细胞上调的 TNF – α 和 ICAM – 1 mRNA 与蛋白表达的改善作用优于卡托普利和参附注射液，同时病理形态学及血流动力学检测结果也证明，本法对心肌细胞的保护效应以及对心肌细胞收缩性能指标的改善确实优于卡托普利和参附注射液，说明益气温阳、活血化痰法能有效抑制心肌细胞的坏死及凋亡，从而增强心肌收缩功能。

中药对照药物参附注射液是由参附汤经剂型改造而成，是中医治疗厥脱的经典名方，并为静脉给药，温阳益气效果理应优于本法，但实验结果显示参附注射液对心肌细胞的保护效应及收缩功能的提高稍逊于益气温阳、活血化痰法。究其原因，可能是参附注射液主要通过温阳益气法提高心肌收缩力，尽管温阳益气法也可间接通过活血化痰之功，干预 TNF－α 和 ICAM－1 介导的细胞死亡，但其活血化痰之力毕竟不如益气温阳、活血化痰法显著，故疗效不著。这也提示，除温阳益气外，活血化痰法也是提高心肌收缩功能的重要途径。同时，也说明中药的正性肌力作用与其减少心肌死亡、增加心肌收缩单位有关，具有显著的心肌保护作用，故有良好的应用前景。目前研究已证实，心肌细胞不是终末细胞，尚具有再生增殖能力，实验结果已证明益气温阳活血化痰中药能够保护心肌细胞，减少死亡，但能否促进心肌细胞的再生与增殖值得进一步深入细致的研究。

另一方面，阳气亏虚所产生的病理性代谢产物瘀痰水饮还介导了心肌细胞代偿性肥大，基质重塑等病理改变。因瘀痰等邪气皆为有形之邪，若停滞心脉，阻滞气机，可致心脏重量指数增加，结缔组织增生，左室扩张等病理变化。有学者提出，各种组织的增生和变性，均属瘀血范畴。因此，心肌细胞肥大、心肌间质纤维化及胶原降解等病理变化的形成与阳虚痰瘀有关，治疗时重在活血化痰，兼以温阳。实验结果显示，Ang II、BLD、ET 等神经内分泌系统激活参与心肌细胞肥大与心肌纤维化，而胶原降解导致的基质重构为心肌细胞 TNF－α 诱导 MMP－9 表达增强所致。本法主要通过活血化痰、豁痰散结之功拮抗神经内分泌系统激活，改善心肌细胞肥大及间质纤维化，通过降低心肌 TNF－α

表达、提高金属蛋白酶组织抑制剂 TIMP - 1 mRNA 与蛋白表达，降低了心肌 MMP - 9 表达，从而改善心肌细胞肥大，逆转心肌纤维化及胶原降解，提高心肌舒缩功能。同时，从病理形态学观察结果、心脏重量指数到上述各项指标的改善，均表明益气温阳活血化痰法的疗效较无直接活血化痰作用的参附注射液显著，也从另一侧面反证痰瘀是造成心肌细胞肥大和心肌间质重塑的主要因素。

此外，痰瘀还可停留于肝肺脾肾等其他器官，故 CHF 可出现全身重要脏器的充血，光镜下也可见肝脾肺肾等器官充血，肝肺重量指数增加。实验结果显示，益气温阳活血化痰法较卡托普利和无活血化痰效果的参附注射液更能有效改善脏器充血，减轻肝肺重量指数，也说明阳虚痰瘀是造成全身脏器充血的内在原因。

综上所述，阳衰气弱、血瘀痰凝是导致 CHF 心肌重塑的基本病理，也是心功能进行性恶化的关键所在，它主要包括神经内分泌系统的异常激活，细胞因子释放紊乱、MMPs 及 TIMPs 调节失常等多方面异常改变。本研究通过益气温阳活血化痰法可有效调节上述各系统的异常改变，能够改善血流动力学，拮抗神经内分泌系统的激活，减少心肌细胞死亡，减轻心肌细胞肥大，抑制细胞心肌纤维化及胶原纤维降解，减轻脏器充血水肿等，充分说明益气温阳、活血化痰法具有抑制心肌重塑，保护心脏超微结构，防治 CHF 的显著作用。

本实验结果显示，TNF - α、ICAM - 1、MMP - 9 及 TIMP - 1 的 mRNA 表达与其蛋白质水平变化相一致，说明益气温阳活血化痰法通过对心肌细胞及细胞外基质重塑的相关基因进行综合调控，从而有效干预了心肌重塑，延缓了 CHF 的发生与发展。现代研究已证明 CHF 是心肌组织中某些相关基因表达与调控异常的结果，为多基因疾病。实验结果也证实，在 ISO 诱发的 CHF 大鼠中，可见 TNF - α、ICAM - 1、MMP - 9 及 TIMP - 1 多种基因的异常表达及其相互关系失调。本法既能降低心肌细胞 TNF - αmRNA 和蛋白质表达量，又可抑制它所诱导的 MMP - 9 和 ICAM - 1 mR-

NA 和蛋白表达；同时通过上调 TIMP－1 mRNA 和蛋白质表达量来抑制 MMP－9　mRNA 和蛋白质表达，说明益气温阳活血化痰法并非单纯针对某一特定环节来发挥作用，而是通过协调心肌重塑相关的多种基因与蛋白的异常表达，进行全身性的综合调节，并对参与心肌重塑的神经内分泌、细胞因子及基质金属蛋白酶及其组织抑制物等多个环节进行有效干预，从而抑制心肌细胞的肥大、坏死及细胞外基质重构，具有多基因、多系统、多靶点、多方位的综合防治作用。

研究结果还显示，益气温阳、活血化痰法对各项指标的改善，明显优于卡托普利及参附注射液，具有良好的综合疗效，这充分体现了中医学的整体观念和辨证论治的优越性。相信随着现代研究的不断深入，中医药防治 CHF 的作用机理将被不断发现，必将更好地造福于 CHF 患者。

（2）益气温阳、活血利水法干预心力衰竭心室重塑

黄平东在《益气温阳活血利水法干预心力衰竭心室重塑的临床及实验研究》一文中指出：

现代医学认为，心力衰竭的核心病理生理机制是心室重塑，慢性心力衰竭的中医病机是（心）气虚阳亏、血瘀水停，益气、温阳、活血、利水是被广泛认同的治疗心力衰竭的基本治疗大法。本研究旨在观察心衰中医证候和心室重塑的关系以及常用中医治法对心梗后心衰大鼠心室重塑的影响，探讨心衰四大基本治法的作用机制及其效益，探求心力衰竭中医论治策略。

1）临床研究

①目的

观察心衰患者中医证候与左室重量指数（LVMI）及左室射血分数（LVEF）的关系，以期揭示心衰患者中医证候的特点以及和心室重塑的相关性，为心衰的中医治疗提供依据和指导。

②方法

采用 Framingham 心衰诊断标准，入选病例 2% 例，按心力衰

竭常见四种基本证候气虚、阳虚、血瘀、水停的常见组合进行分类。检测左室射血分数（LVEF）、左室舒张末内径（LVDd）、室间隔厚度（IVST）、左室后壁厚度（PWT）。根据 Devereux 校正公式计算左室重量指数（LVMI）

③结果

统计显示，气虚证为所有慢性心力衰竭患者共有的证候，而血瘀证则见于除少数单纯气虚证以外的患者，水停证和阳虚证所占比例不足 50%。按气虚证、气虚血瘀证、气虚血瘀水停证、气虚阳虚血瘀证、气虚阳虚血瘀水停证的顺序，左室重量指数呈递增趋势，而左室射血分数则呈递减趋势。气虚证、气虚血瘀证、气虚血瘀水停证三组间左室重量指数和左室射血分数有显著性差异（$P < 0.05$），气虚阳虚血瘀证、气虚阳虚血瘀水停证两组间左室重量指数和左室射血分数无显著性差异（$P > 0.05$），但此两组和其它三组相比较，左室重量指数和左室射血分数有显著性差异（$P < 0.01$）。

对于 NYHA 心功能分级而言，气虚证和气虚血瘀证患者大多数为心功能 II 级，气虚血瘀水停证患者以心功能 III 级最为多见，而气虚阳虚血瘀证和气虚阳虚血瘀水停证患者则以心功能 IV 级最多见，以上三者其心功能分级构成比差异有显著的统计学意义（$P < 0.01$）。

④结论

慢性心力衰竭四类基本证候气虚、血瘀、水停、阳虚分别代表着慢性心力衰竭由轻到重的不同临床阶段。按慢性心力衰竭四类基本证候进行辨证分型与 NYHA 心功能分级、心功能和左室重构的相关指标相关性良好。左室重量指数和左室射血分数可以作为慢性心力衰竭中医辨病辨证的量化指标。

2）实验研究

①目的

观察常用中医治疗大法益气温阳活血利水法的常用不同配伍

对于心梗后心力衰竭不同时相心室重塑、神经内分泌—细胞因子及基质金属蛋白酶的影响。探究中医预防和治疗心梗后心衰的效能和机制以及四大常用治法的配伍特点，探求慢性心力衰竭中医论治策略。

②方法

选用益气温阳活血利水四大法的代表药组方，益气法选用人参、黄芪，温阳法选用熟附子、桂枝，活血法选用益母草、毛冬青，利水法选用车前子、葶苈子（具体剂量：人参 10g，黄芪 30g，熟附子 10g，桂枝 10g，益母草 30g，毛冬青 30g，车前子 15g，葶苈子 15g）。组方为：①益气温阳方；②活血利水方；③益气温阳、活血利水方。上方加水文火煎成水剂，将其浓缩至要求的药物浓度，每次取 3ml 灌胃，每天 1 次。以卡托普利作为阳性对照药物，安慰剂则用生理盐水。

SPF 级 SD 大鼠 180 只，结扎 SD 大鼠左冠状动脉前降支建立心梗后心衰模型，假手术组除不结扎冠状动脉外，其余操作与 AMI 模型组动物相同。术后 3 天存活且状态尚可的大鼠除假手术组外随机分为空白组、阳性药对照组、益气温阳组、活血利水组、益气温阳活血利水组。假手术组和空白组用安慰剂治疗；阳性对照组用开搏通治疗；益气温阳组用益气温阳方治疗；活血利水组用活血利水方治疗；益气温阳、活血利水组用益气温阳、活血利水方治疗。将每组大鼠随机分为 3 天给药和 5 周给药两个亚组，3 天给药亚组从术后第 3 天开始给药，连续给药至术后第 4 周末，5 周给药亚组则从术后第 5 周开始给药，连续 4 周。

用多导生理记录仪描记左室内压峰值（LVSP）、左室舒张终末压（LUEDP）和左室压力上升最大速率（+dp/dtmax）。用电子天平称心室重量 W 叨，计算心室重量指数（vwI）。采用酶联免疫吸附法（（ELISA）定量测定血清脑钠肽（BNP）、血管紧张素 II（AngII）、肿瘤坏死因子 α（NF-α）、内皮素 1（ET1）浓度和心肌基质金属蛋白酶 2（MMP-2）、基质金属蛋白酶 9

（MMP－9）活性。

③结果

在3天给药亚组和5周给药亚组，按假手术组、益气温阳活血利水组、益气温阳组、阳性对照组和空白组的依次顺序，各组大鼠＋dp/dtmax依次下降，血清BNP、Ang II、TNF－α、ET1浓度均依次升高，心室重量指数和MMP－2、MMP－9活性均依次增高，除益气温阳、活血利水组和益气温阳组之间心室重量指数的差异无统计学意义外（$P > 0.05$），其余组间差异均有统计学意义（$P < 0.05$）。

在两个亚组中，与益气温阳活血利水组和益气温阳组相比，活血利水组大鼠＋dp/dtmax明显下降，血清BNP、Ang II、TNF－α、ET1浓度均明显升高，心室重量指数和MMP－2、MMP－9活性均明显增高，差异均有统计学意义（$P < 0.05$）。

与空白组相比，在两个亚组中，活血利水组心室重量指数和MMP－2、MMP－9活性均明显降低（$P < 0.05$）。在3天给药亚组，活血利水组＋dp/dhnax稍优于空白组，脑钠肽水平亦较低，但均无统计学意义（$P > 0.05$），而在5周给药亚组则有显著性差异（$P < 0,05$）。在3天给药亚组，活血利水组血清Ang II、ET－1浓度明显低于空白组（$P < 0.05$），而TNF－α浓度虽低于空白组但无统计学意义。在5周给药亚组，活血利水组血清Ang II、TNF－α、ET－1浓度均明显低于空白组（$P < 0.05$）。

④结论

对于心梗后心衰，益气温阳活血利水法常用配伍均可以明显改善心功能，降低血清BNP、AngII、TNF－α、ET－1水平，降低心室重量指数和MMP－2、MMP－9活性，其效应的强弱顺序依次为益气温阳活血利水、益气温阳、活血利水。活血利水法的效益在显性心衰期优于心衰前期和早期。

3）结语

综合临床及实验研究的结果，可以得出如下结论：慢性心力衰竭的中医预防和治疗应以辨病论治为主，治疗大法为益气、温阳、活血、利水。对于心衰的预防和早期治疗应以益气温阳为主，以活血利水为辅；在显性心衰期，治以益气温阳、活血利水并重。在此辨病论治的基础上，再结合个体性证候予以辨证论治。

（3）益气温阳活血方干预心梗后心衰的研究

杨庆有在《益气温阳活血方干预心梗后心衰的研究》一文中指出：

中医药治疗 CHF 具有悠久的历史和良好的疗效，中草药具有价格低廉、毒副作用小等特点。随着对 CHF 病理病机认识的深入，中医药在缺血再灌注治疗、抑制心肌细胞凋亡、防治左室重构等方面显示出良好的作用。但是，经文献检索查新，国内外还没有应用中药动员骨髓干细胞或诱导骨髓干细胞分化为心肌细胞治疗心梗后心衰的研究。广州中医药大学第一附属医院心血管内科 20 年来对中药治疗 CHF 进行了系列研究，完成了从国家"七五"攻关课题开始的中医药方法治疗 CHF 的系列课题 8 项，在此基础上筛选出人参、附子、黄芪中药，大量的临床和实验研究证实其治疗 CHF 确切有效。

1）临床研究：

目的是观察益气温阳活血方（人参 10g，黄芪 15g，制附子 5g，毛冬青 30g，益母草 10g）对心肌梗死患者骨髓干细胞的动员作用和对患者左室重构和心功能的影响

所有病例来自 2004 年 11 月 ~2006 年 3 月广州中医药大学心内科和急诊科住院病人，采用简单随机法分为观察组和对照组，每组 30 例。

①结果：

干细胞动员情况：入院即刻两组患者外周血 CD_{34}^+ 细胞数没有统计学差异。使用益气温阳活血方第 5 天和第 10 天观察组外周血 CD_{34}^+ 细胞明显高于入院即刻，差异具有显著性意义（均为 $P <$

0.01）；而对照组外周血 CD_{34}^+ 细胞与入院即刻比较无统计学差异。观察组外周血 CD_{34}^+ 细胞在治疗 5 天和 10 天时均高于对照组，差异在统计学上具有显著性意义（均为 $P < 0.01$），显示了中药良好的干细胞动员作用。

对 QRS 记分及梗死面积的影响：入院即刻观察组 QRS 记分和梗死面积与对照组相比无统计学差异（均为 $P > 0.05$），两组具有可比性。观察组第 21 天和入院即刻比较，QRS 记分和梗死面积均显著下降（均为 $P < 0.01$）；第 21 天观察组 QRS 记分和梗死面积与对照组相比均显著下降（均为 $P < 0.1$），具有显著性差异，提示益气温阳活血汤动员干细胞后能减少梗死面积，疗效优于对照组。

对左室功能的影响：入院即刻观察组 LVEDVI、LVESVI、LVEF 和 WMS 与对照组相比差异无统计学意义（均为 $P > 0.05$），两组具有可比性。第 21 天观察组与对照组相比，LVEDVI、LVESVI 和 WMSI 均显著减少（均为 $P < 0.01$），LVEF 显著升高（$P < 0.01$），差异具有显著性意义，提示中药动员干细胞抑制了左室重构，改善了心功能，疗效优于对照组。

②结论：益气温阳活血方具有良好的干细胞动员作用；益气温阳活血方动员干细胞能减少梗死面积，抑制左室重构，改善心功能，疗效优于对照组。

2）实验研究

①实验 1：

目的是观察益气温阳活血方对骨髓干细胞的动员作用与对心肌梗塞模型鼠左室重构的影响

结论：益气温阳活血方具有良好的动员骨髓干细胞作用，其动员干细胞作用较粒细胞集落刺激因子持久；在防治心室重构方面有优于粒细胞集落刺激因子的趋势。对益气温阳活血方动员干细胞抑制心梗后心室重构的机制值得进一步深入研究。

②实验 2：

目的是观察益气温阳活血方中单味药物含药血清体外诱导骨

髓间充质干细胞分化为心肌样细胞的作用。

结论：最终浓度为 25μml/ml 黄芪含药血清可诱导 MSC 分化为心肌样细胞。

（4）温阳化饮、益气活血法防治充血性心力衰竭的实验研究

杨华升等在《温阳化饮、益气活血法防治充血性心力衰竭的实验研究》一文中指出：

本研究通过分析大量的中医古代文献及近年来中西医对 CHF 的研究进展，结合临床经验，认为阳气虚衰，瘀血痰饮互结是 CHF 的主要病机。在此基础上提出运用温阳化饮、益气活血法治疗 CHF，选用附子、人参、黄芪、丹参等十位药物组成强心胶囊并进行了实验研究。

本研究的结论是：

1）充血性心力衰竭的病机主要是阳气虚衰、瘀血痰饮互结，温阳化饮、益气活血法是治疗 CHF 的有效治法，按此治法组成的强心胶囊是治疗 CHF 的有效药物。

2）采用阿霉素腹腔注射可成功复制大鼠 CHF 模型，符合 CHF 的病理生理学特点。

3）强心胶囊能抑制 CHF 大鼠的神经内分泌激活，表现为能够降低 CHF 大鼠血浆 ANP、Ang II 和 Ald 水平。

4）强心胶囊能降低 CHF 大鼠血浆肿瘤坏死因子及内皮素水平。

5）强心胶囊能改善 CHF 大鼠的心功能，减轻脏器淤血，改善心脏病理变化及超微结构，逆转心室重构。

6）强心胶囊能抑制 CHF 大鼠 Fas 基因表达，促进 Bcl－2 基因表达，并进而减少心肌细胞凋亡。

（5）温阳化饮益气活血法对慢性心功能不全大鼠心室舒缩功能、神经内分泌及心肌重塑的影响

陈晶等在《温阳化饮益气活血法对慢性心功能不全大鼠心室舒缩功能、神经内分泌及心肌重塑的影响》一文中指出：

温阳化饮、益气活血法是针对慢性心功能不全心肾阳虚、瘀血水饮互结的基本病机而提出的，选用附子、人参、黄芪等十味药物组成中药复方强心胶囊（炮附子、红参、黄芪、茯苓、焦白术、白芍、葶苈子、三七、丹参、元胡等十味药物组成，组方比例为 1.5∶2∶5∶2∶2∶1.5∶3∶2∶1∶1.5）。强心胶囊是基于大量的临床实践、针对慢性心功能不全的病机特点，遵循温阳化饮、益气活血法而研制的纯中药复方制剂。前期实验研究工作已证明强心胶囊具有降低细胞因子水平，抑制心肌细胞凋亡等作用。故本实验试图进一步研究强心胶囊对慢性心功能不全大鼠神经内分泌改变、肌浆网 Ca^{2+} – ATP 酶、基质金属蛋白酶及其组织抑制物蛋白表达、心肌肌球蛋白重链（MHC）基因表达的影响，从而探讨温阳化饮、益气活血法抗心室重构的作用机制，进而从分子水平揭示中医药防治慢性心功能不全机理，为寻求中医药治疗心功能不全的新途径和研制新药提供理论基础和科学依据。

本研究采用腹腔注射阿霉素法复制了慢性心功能不全大鼠动物模型，利用 RT – PCR、免疫组化、光镜、电镜及放免等技术检测了心肌重构的相关调控因素 α – MHC、β – MHC、MMP – 1、MMP – 9、TIMP – 1，血浆 Ang Ⅱ、ALD、心肌 SR Ca^{2+} – ATP 酶活性等在慢性心功能不全发病中的作用及相互关系，同时观察了温阳化饮益气活血法对其干预作用，从细胞和分子水平揭示了该法治疗慢性心功能不全的作用机制。研究结果表明：

1）慢性心功能不全大鼠血流动力学异常改变，温阳化饮益气活血法能提高± dp/dt max、LVSP 水平，降低 LVEDP 水平，增强心脏收缩和舒张性功能，降低心率，从而有效改善血流动力学异常。

2）温阳化饮、益气活血法能显著降低慢性心功能不全大鼠血浆 Ang Ⅱ、ALD 水平，阻断 RAAS 的激活，调节神经内分泌水平，防止心肌重塑。

3）温阳化饮、益气活血法能够增强心肌 SR Ca^{2+} – ATP 酶活性，改善能量的供给，使肌浆网对 Ca^{2+} 摄取能力提高，将更多的 Ca^{2+} 从肌浆液泵入肌浆网，从而降低胞浆 Ca^{2+} 浓度，具有逆转细胞内钙超载，改善心脏舒张和收缩功能的作用。

4）温阳化饮、益气活血法能够提高心肌组织 TIMP - 1 的蛋白表达和活性，同时降低 MMP - 1、MMP - 9 的蛋白表达和活性，从而有效地阻止了胶原的降解及基质的重构，防止左室扩张，延缓了慢性心功能不全的进程。

5）温阳化饮、益气活血法能降低慢性心功能不全大鼠心脏重量指数，上调慢性心功能不全大鼠 α - MHC 基因的表达，下调 β - MHC基因的表达，使 V_3 向 V_1 转化，ATP 酶活性升高，肌纤维收缩速度加快，心肌收缩力加强，从而逆转心室重构进程。

6）温阳化饮、益气活血法能够有效抑制心肌重塑，并具有多基因、多系统、多靶点、多方位的综合调节作用，是防治慢性心功能不全的有效方法之一。

（6）健心力口服液对充血性心力衰竭的作用机制研究

王梅等在《健心力口服液治疗充血性心力衰竭的临床与实验研究》一文中指出：

健心力口服液是导师邵念方教授根据多年临床经验研制而成，具有益气温阳活血利水之功效，曾用汤剂形式治疗充血性心力衰竭（心气心阳虚兼血瘀水停型），疗效显著，后经科学加工提取而制成口服液。2000 年被列入河南省中医药管理局重点攻关科研项目，二年多来，进行了临床试验、药效学研究、急性毒性实验等。

临床试验：分别在河南中医学院第一附属医院、河南中医学院医院、郑州市黄河中心医院三家医院按随机分组原则，共观察300 例（试验组 200 例、对照组 100 例）充血性心力衰竭患者。结果表明：健心力口服液能显著减轻充血性心力衰竭（心气心阳虚兼血瘀水停型）患者症状，改善心功能，减少洋地黄类强心剂和利尿剂的用量，从而避免了其毒副作用，提高患者生存质量，降低再住院率。试验组中医证候临床治愈率 18.5%，显效率 34.5%，总有效率 96%，心力衰竭临床治愈率 14.5%，显效率 30%，总有效率 92%，明显优于对照组（ P 均 < 0.01）。心功能检查有关心脏收缩功能和舒张功能的各项指标明显改善，血液流变学指标、免疫球蛋白 G（IgG）、免疫球蛋白 M（IgM）、补体 3（ C_3 ）亦显著改善，提示健心力口服液（健心力口服液 I 号由人参、熟附子、黄芪、丹参、茯苓、泽泻、葶苈子、香附组成）具有增强心脏收缩和舒张功能，降低血液黏稠度，改善微循环，提高体液免疫功能等作用。改善舒张功能可能与抑制肾素-血管紧张素-醛固酮系统（RAAS）过度激活、降低血液黏稠度及改善微循环等间接作用有关。三家医院疗效相似，提示健心力口服液疗效稳定可靠，未发现不良反应。

药效学研究：实验选取 50 只家兔，随机分为 5 组，每组 10只。设正常空白组、模型空白组、健心力口服液高、低剂量两组及培哚普利对照组五组。采用静脉注射阿霉素的方法制备心功能不全模型。实验分三个阶段：造模阶段、治疗阶段、检测阶段，历时 11 周。结果显示，健心力口服液能明显改善心衰模型大耳白兔的症状，使大耳白兔活动量增加，精神好转，畏寒等症状消失，延长左室射血时间（LVET），增加左室短轴缩短率（FS）及射血分数（EF），降低心率（HR），说明健心力口服液能增强心衰模型兔心肌收缩力，显著增加每搏输出量（SV）及心输出量（CO），因此心脏泵血功能得到改善。放免指标检测结果，心钠素（ANF）、血管紧张素 II（Ang II）、醛固酮（Ald）水平降低，血管紧张素 I（Ang I）水平升高，从而使过度激活的神经内分泌系统得到改善。

急性毒性试验结果表明健心力口服液安全无毒。

综合上述研究表明：健心力口服液具有益气温阳、活血利水之功效。经临床试验及药理实验研究证实，该口服液能增强心肌收缩力，提高心排出量，改善心肌能量代谢及能量储备，提高心肌耐缺氧能力，对改善血液循环、利尿都有肯定的作用，对充血性心力衰竭病理生理变化有良好的综合药理功效，部分揭示了健心力口服液的作用机制，且临床试验及动物实验未发现健心力口服液有明显的不良反应。健心力口服液是治疗充血性心力衰竭有效、安全的理想药物。

附　　录

一、系统研究中医理论的三本力著

2009 年 12 月 24 日　中国中医药报　学术与临床

系统研究中医理论的三本力著

本报记者　樊岚岚

20 世纪以来，中医药在管理、医疗、教学、科研上遇到的种种困难和问题，其深层次的原因，皆与"中医药是否是科学有关"。近两年来，李立希等编著的三本书《中医医学科学理论研究》《中医药治病疗效的机理研究》《科学中医气学基础》，正是针对上述问题而系统研究中医科学理论之力作，具有较高的临床与学术价值。

《中医医学科学理论研究》客观地论证了中医的科学地位，并系统地阐述了中医医学科学理论。该书的特色是实现传统中医与现代科学相结合，深入挖掘中医理论的科学内涵，并用西方科学的语言与方法来论述天人相应理论、整体调控医学理论、藏象学说与辨证论治，并对用现代科学方法处理中医药数据作了详细介绍。

《中医药治病疗效的机理研究》认为中医药治病疗效的机理，是中医药与当代科学最重要的结合点之一，不仅系统研究中药与方剂治病疗效的机理，而且对相应的"证"的科学内涵进行了深入探讨；不仅有利于促进中医现代临床疗效的提高，而且也为中医药理论注入了现代科学的新鲜血液。

《科学中医气学基础》认为传统中医气学所谓的"气"是人机体中具有调节、推动功能或具有能量作用的微物质；在此基础上提出了"现代气"的概念，然后系统阐述"现代气"的重要组成部分。该书系统研究并阐述了气虚、阳虚、阴虚、气郁、气虚血虚、气虚血瘀、气滞血瘀与"现代气"的密切关系，相应中药（方）对"现代气"的影响；该书提出并论证了称之为"经络－人体整体调控网络"的经络模型是客观存在的，并在此基础上系统研究并阐述了针灸穴位是怎样作用于内脏器官、作用途径与针灸治病原理。该书以大量的科学事实说明，"人体整体调控网络"调节机制失调，"现代气"紊乱是患病的根本原因。中医学的各证候正是"人体整体调控网络"调节机制失调时机体不同的功能态，治疗的最终目的是激发和提高"人体整体调控网络"的调节能力，使人体恢复健康。而中药与针灸的治病机制，主要是通过对"现代气"的影响，从而实施对"人体整体调控网络"的有效调节。该书不仅从理论上为中医气学注入了现代科学基础，系统阐述了科学中医气学的基本内容，而且也提供了许许多多能以中医药理论为指导、有科学实验背景的中医治疗气病现代临床经验。

二、抢救脑出血的87岁岳母的日日夜夜

靠自学的中医知识，运用中医的针刺、艾灸与中药，抢救脑出血的87岁岳母，帮助岳母渡一个又一个的难关，资深的专业医师来看后认为是"创造了奇迹"。180多个忘我的日日夜夜，让我刻骨铭心。

2011 年 10 月 4 号中午接到电话，87 岁的岳母中风病危，下午我们即坐飞机从广州赶往太原市。望诊：躺在床上全身不能动，昏迷，双瞳孔散大。大家叫我拿主意，我善长治中风后遗症，但没有见过岳母的这种病情。决定先针刺放血急救，同时联系做 CT 检查。

针刺放血急救：头保持稳定；针刺穴位：耳尖、十二宣、涌泉。

5 号上午做 CT 检查，确诊为脑出血，出血量为 100ml。大家开会决定，不送医院，在家由我负责治疗。

病因分析：发病的主要病因是高血压，其次是 4 号要参加亲朋的活动而在 3 号晚因激动则一个晚上不睡眠，其三是连续几天多食不好消化的食品；病情急剧加重的直接原因是发病后请人进行按摩治疗。以上几点应该说也是教训。

1. 急救治疗方案：

（1）针刺放血：十二宣、百会、涌泉，1 天 1 次。

（2）艾灸关元，1 天 2 次，每次 1 小时。

（3）安宫牛黄丸 2 个，5、6 号各服一个。

（4）三七粉冲水喝。

原来二便失禁，6 号有一次小便量相当于平常的几倍，这是大好事，治疗方案对脱水、止血、调控血压、防止血肿扩大，改善预后意义重大。

中风起病急骤，病死率、致残率高，是三大主要死因之一，约 1/4 中风患者在 24 小时内死亡，约半数 3 周内死亡。急救的目的是先把命保下，起病 2～3 天内死亡是脑组织直接病损所致，这一关已经安全渡过；如果病后一周死亡多系肺部感染和消化道出血并发症所致。

肺部感染预防与治疗：

肺部感染预防：①看护人员注意保健，若感冒则换人；②亲朋来探望后即用老陈醋对空气消毒。

2. 主攻方向　脑出血急性期昏迷（从 2011 年 10 月 18 号开始实行）

治疗方案：

（1）石学敏院士的醒脑开窍针刺法：主穴：内关、人中、三阴交。配穴：极泉、尺泽、委中。

（2）艾灸关元、百会，1 天 2 次，每次 1 小时。

（3）针剂：血栓通、醒脑静，每天各 1 针。

（4）中药汤剂：活血化瘀、涤痰通腑开窍法

黄芪 30g，当归 10g，赤芍 10g，丹参 12g，地龙 10g，水蛭 6g，生大黄 10g、三七粉 6g，丹皮 15g，生地 15g，胆南星 10g，石菖蒲 15g，葶苈子 10g，郁金 10g，半夏 15g，茯苓 15g。

二剂。（考虑到十多天没有大便，生大黄后下）。

服后连续两天拉大便，而且拉出许多陈旧的硬便，后来第一次睁开眼，说明上述治疗方案起作用。

路在何方？在治疗过程中，有时感到跌进黑洞，看不到光明；有时感到身处惊涛骇浪之中，真是惊心动魄；可怜天下儿女心，是否孝心感动了"天地"？尽管一个又一个坎，我们还是走出来了。主要的问题有：烧伤、褥疮、血压急降、满口黄白疮、气喘、抗拒进食与治疗。

由于用电暖器不小心，腿部烧伤，在治理过程中西医护士使用清创术减菌措施，引发血压急降（高压 90 以下，低压 60 以下）；由于不方便变动躯体体位，引发褥疮；虽然请专科医生治好了烧伤与褥疮，但前后经历了近二个月时间，期间岳母又开始嗜睡，出现满口黄白疮，右边上下肢（患侧）肌肉萎缩，加上本来就有吞咽功能障碍，我们不愿意插胃管鼻饲流汁，主要靠人工日夜从口饲服营养，后增加给脂肪乳剂注射液（脂肪乳）、人血白蛋白、氨基酸或能量合剂等，由于进口商品量大，一次吊针要 20～30 多个小时，又多次引发血压急降，血压急降有可能引起脑

细胞加速死亡和多脏器功能衰竭（MOF）等并发症，我们必须立即抢救，由于一个又一个意想不到的磨难，我们也接二连三的病倒了。不小心烧伤，这是一个惨痛的教训。

治疗方案：

保留以上（1）～（3），增加措施：

（5）每天量温度、血压，检查大、小便，并作好书面记录。

（6）针剂：参附注射剂，每天1针。

（7）满口黄白疮治疗：用维生素水、竹沥水搽患部。

（8）11月5号、6号用的中药汤剂：

黑附子60g，干姜30g，炙甘草10g，红参10g，肉桂15g，砂仁30g，三七粉10g。

煮药方制法：用自制紫煲，三碗水煮黑附子2小时，后放其余药再煮1小时。

气喘：11月17号受寒，咳、特别是气喘严重；治疗：①针刺：头针双胸腔，耳针：支器管、肺；②服复方甘草液。

抗拒进食与治疗：岳母一直抗拒进食与治疗，这也是我们最无奈、最头痛与最伤心的，给治疗与康复增加了许许多多意想不到的困境。真的"可怜天下父母心"，同时也要"可怜天下儿女心"。

3. 康复治疗（12月2号开始）

（1）调理身体汤剂

①高丽参15g，红枣10个，生姜10g。如痰多则用②黄芪30g，高丽参10g，炙甘草10g，茯苓10g，半夏10g，红枣10个，生姜10g。

（2）治右边瘫痪中医方剂（根据情况加减）

黄芪30g，全当归10g，赤丹参15g，全瓜蒌12g，炒葶苈子9g，郁金10g，法半夏10g，茯苓10g，炙甘草10g，生姜10g，白芍10g，制首乌20g，广橘红10g，炒杜仲12g，沙参15g，仙灵脾12g。

（3）治失语（12 月 17 号开始）

1）焦顺发头针：语言 1、2、3 区

2）解语丹加减：白附子 10g，天麻 10g，胆南星 10g，石菖蒲 10g，郁金 10g，蝉衣 10g，僵蚕 10g，远志 6g，全蝎 5g，红花 5g，羌活 15g，木香 15g，川芎 15g。

经治疗后，开始能说一些简单的话，后来能说一些有逻辑性的话，如她不想喝汤药就说"已经喝了很多啦!"，又如女儿帮她换衣服，看我在一边，就大声叫："立希还在这!"春节时，年三十说，但初一以后又不说了，后来经不断询问，才说"不爱说"。什么原因? 在我心中还是一个谜。

（4）解决吞咽功能障碍问题

本来就有吞咽功能障碍，我们不愿意插胃管鼻饲流汁，主要靠人工日夜从口饲服营养，是护理中的一大难点。

1）体针：廉泉

2）头针：额中带，额顶带前 1/3，顶颞前斜带下 2/5 对侧，顶颞后斜带下 2/5 对侧。边针边按摩。

经治疗，吞咽功得到改善，能张开口吃喝，能用左手（健则）拿着奶瓶自己喝奶。

（5）解决坐的问题

坐的问题包括能在床上坐稳、在床边坐稳（脚踏实地）、能长时间坐等几步。

1）中医方剂

黄芪 30g，山萸肉 10g，郁金 10g，法半夏 10g，茯苓 10g，炙甘草 10g，生姜 10g，制首乌 20g，炒杜仲 12g，沙参 15g，仙灵脾 12g。

2）头针：头针运动疗法，扎针与运动并重。

主要穴位：额中带，顶中带，额顶带，顶颞前斜带上 2/5、中 2/5。

第一疗程：2012 年 1 月 7 号 ~ 13 号，第二疗程：2012 年 1

月 16 号 ~21 号。

　　年三十晚（22 号）岳母能自己坐着与大家一起吃年饭。过年后继续治疗，后可以在轮椅坐几个小时。后来学站立、走路，因我病了而没有达到目标。

附　图

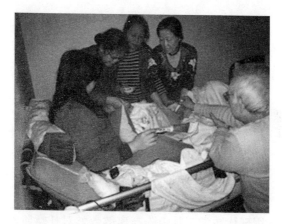

作者在艾灸关元

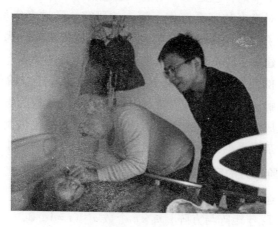

作者在扎头针

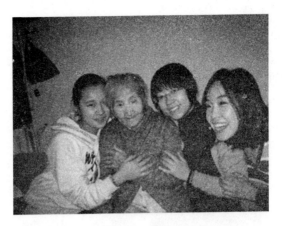

姥姥终于醒了！

三、洛书数字系统研究

本节运用现代数学工具矩阵与离散数学对任意阶幻方作一详细研究。本节的特色是在"易经"思想指导下，运用现代数学工具与幻方对洛书数字系统作了深入的研究。经过多年努力奋斗，我们继承了"我国传统数学在从问题出发以解决问题为主旨的发展过程中建立了构造性与机械化为共特色的算法体系"（吴文俊院士语）的传统，不仅获得由简单幻方可构造任意阶幻方的算法，从而解决了幻方的世界难题，而且从取象运数的思维看，这种构造生成法也可以模拟复杂系统三种类型的演化机制：自我复制机制、杂交系列机制、在低级基础上演变为高级机制。

1. n 阶幻方的定义

本节运用现代数学中的矩阵定义 n 阶幻方。

定义 1：［矩阵与方阵］ $m \times n$ 个数 a_{ij}（$i = 1, 2, \cdots, m; j = 1, 2, \cdots, n$）按确定的位置排成矩形阵列，称为 $m \times n$ 矩阵，记作

$$A = \begin{pmatrix} a_{11} & \cdots & a_{1n} \\ \vdots & \ddots & \vdots \\ a_{m1} & \cdots & a_{mn} \end{pmatrix}$$

其中横的一排叫作行，竖的一排叫作列，a_{ij} 称为矩阵的第 i 行第 j 列的元素。矩阵 A 简记为 (a_{ij}) 或 $(a_{ij})_{m \times n}$。

$n \times n$ 矩阵也称之为 n 阶方阵。a_{11}，a_{22}，$\cdots$，a_{nn} 称为矩阵 A 的主对角线元素，而 a_{1n}，a_{2n-1}，$\cdots$，a_{n1} 称为矩阵 A 的付对角线元素。

在本节中，n 阶方阵也可以用方格表示。例如

$$A = \begin{pmatrix} a_{11} & a_{12} \\ a_{21} & a_{22} \end{pmatrix}$$

也可以表示为 A =

a_{11}	a_{12}
a_{21}	a_{22}

记 $N(a, n) = \{1+a, 2+a, \cdots, n+a\}$，$N(a-1, n^2) = \{a, a+1, \cdots, a+(n^2-1)\}$，其中 n 为自然数。

定义 2：若一个 n 阶方阵的元素恰好是连续自然数 $N(a-1, n^2)$，且其每行、每列以及主付两条对角线元素的和都相等，则这个方阵叫作 a - 幻方，记为 $A(a, n)$，特别在当 $a=1$ 时，这个方阵称为 n 阶幻方，记为 A (n)。

2. 递归构造 n 阶幻方（$n > 5$）的方法与证明

［1］可以看作是一阶幻方，2 阶幻方不存在，3 阶幻方 A (3) 和 4 阶幻方 A (4) 的例子为

4	9	2
3	5	7
8	1	6

1	12	8	13
14	7	11	2
15	6	10	3
4	9	5	16

2.1　递归构造 n 阶幻方（$n > 5$）的方法：

总的思路是执简驭繁，也即是易经的基本思维模式。《辞海》

说《易经》的"易"有三义（易经三易）：变易（穷究事物变化）、简易（执简驭繁）、不易（不变性）。执简驭繁，就是要把"繁"的变成"简"的，利用繁简之间的相对不变性来解决问题。具体的思路是：已知 A $(n-2)$，而由 A $(n-2)$ 构造 A (n)。如果可行，则可由 A（3）构造 A（5），由 A（5）构造 A（7），……，即任一奇数阶幻方皆可以 3 阶幻方一步一步构造出来；同理，即任一偶数阶幻方皆可以 4 阶幻方一步一步构造出来。记为

$$A（3）\Rightarrow A（5）\Rightarrow \cdots A（2n+1），A（4）\Rightarrow A（6）\Rightarrow \cdots A（2n）.$$

从而可以递归构造任意 n 阶幻方（$n > 5$）。

首先要分析 A (n) 与 A $(n-2)$ 的异同与相关性。要构造 A (n) 即是要将 $1 \sim n^2$ 填入 $n \times n$ 方阵，使每行、每列以及主付两条对角线元素的和都为 $\dfrac{n（n^2+1）}{2}$。而 A $(n-2)$ 即是要将 $1 \sim (n-2)^2$ 填入 $(n-2) \times (n-2)$ 方阵，使每行、每列以及主付两条对角线元素的和都为 $\dfrac{(n-2)（(n-2)^2+1）}{2}$。A (n) 与 A $(n-2)$ 的差别如下：

（1）A (n) 比 A $(n-2)$ 多两行两列。

（2）A (n) 比 A $(n-2)$ 多 $n^2 - (n-2)^2 = 4n-4$ 个自然数。

（3）对于行、列以及主付两条对角线元素的和 A (n) 比 A $(n-2)$ 多 $\dfrac{n（n^2+1）}{2} - \dfrac{(n-2)（(n-2)^2+1）}{2} = (n^2+1) + (n-2)(2n-2).$

由于 A $(n-2)$ 已知，我们充分利用它。假定把 A $(n-2)$ 作为 A (n) 的中间部分。例如 $n = 5$，则 $n-2 = 3$，即已知 A（3）构造 A（5）。第一步构造下图表

	4	9	2
	3	5	7
	8	1	6

目标是行、列以及主付两条对角线元素的和为 $\dfrac{n(n^2+1)}{2}$，而 A(n) 比 A$(n-2)$ 多 $(n^2+1)+(n-2)(2n-2)$。这个差分两部分，我们先解决 $(n-2)(2n-2)$，即对 A$(n-2)$ 的每一个元素增加 $(2n-2)$，当 $n=5$ 时其值为 8（$2\times5-2=8$），则上图变为

	12	17	10
	11	13	15
	16	9	14

第二步是解决 (n^2+1) 的问题，即如何填放在第一行与第 n 行，第一列与第 n 列的元素。首先要分析在 $1\sim n^2$ 的自然数中，哪些数是可以填放的？因为已用的数为

$2n-1\sim(n-1)^2+1$，而可用的数为：

$$1,\ 2,\ \cdots\cdots,\ 2(n-1)$$
$$n^2,\ n^2-1,\ \cdots\cdots,\ (n-1)^2+2$$

当 $n=5$ 时，可用的数为：1，2，3，4，5，6，7，8

25，24，23，22，21，20，19，18

由于目标是行、列以及主付两条对角线元素的和都要增加 n^2+1，当 $n=5$ 时，即是要增加 26。故可选定相应的数对，如 $(1,25)$，$(2,24)$，$\cdots\cdots$，$(8,18)$。对于一般的 n，则选定 $(1,n^2)$，

$(2, n^2-1)$，……，$(2(n-1), (n-1)^2+2)$。通过 A（3）而用上述方法构造的 A（5）为：

25	6	7	24	3
4	12	17	10	22
8	11	13	15	18
5	16	9	14	21
23	20	19	2	1

下面我们把这种方法归纳一下，并加以证明。在 A（$n-2$）的基础上构造 A（n）用符号表示为 $A(n-2) \Rightarrow A(n)$。记 A_{ij}（n）为 A（n）中第 i 行 j 列的元素。

（1）由幻方 A（$n-2$）构造幻方 A（$2n-1, n-2$）放到 A（n）中间：

首先，我们取：

$A_{ij}(n) = A_{i-1, j-1}(n-2) + 2n - 2, (2 \leqslant i \leqslant n-1; 2 \leqslant j \leqslant n-1)$

也就是说，A（n）去掉第 1 行，第 n 行，第 1 列，第 n 列后得到 A（$2n-1, n-2$），容易知道，只要再使 $n \times n$ 矩阵从第 2 行到第 $n-1$ 行（列）首末两数之和，两对角线两端两数之和都是 n^2+1，而第 1 行（列）、第 n 行（列）各数之和都为 $n(n^2+1)/2$，便可得到 A（n）。

此时 $1 \sim n^2$ 除了 A（$2n-1, n-2$）的元素（数）后，还余以下元素（数）

$$1, 2, \quad ……, \quad 2(n-1) \qquad (1)$$
$$n^2, n^2-1, ……, (n-1)^2-2 \qquad (2)$$

为方便起见，称（1）中的数为小数，（2）中的数为大数。要选择两数之和为 n^2+1，即选择（1）与（2）相对应的数。我们称 b 和 b$' = n^2+1-b$ 为一组大小数对应数。令

（2）$A_{1j}(n) = n^2+1-A_{nj}(n)$；$A_{j1}(n) = n^2+1-A_{jn}(n)$ $(2 \leqslant j \leqslant n-1)$.

$A_{11}(n) = n^2 + 1 - A_{nn}(n)$；$A_{1n}(n) = n^2 + 1 - A_{n1}(n)$，而且满足

$$\sum_{j=1}^{n} A_{1j}(n) = \sum_{j=1}^{n} A_{j1}(n) = \frac{n(n^2+1)}{2}.$$

则经由（1）、（2）两步操作即可构造 n 阶幻方 A (n)。

2.2　证明

下面我们加以证明：

令 $H_i(n)$ 为 $n \times n$ 方阵中第 i 行元素和。

$L_i(n)$ 为 $n \times n$ 方阵中第 i 列元素和。

$Z(n)$ 为 $n \times n$ 方阵中主对角线元素和。

$F(n)$ 为 $n \times n$ 方阵中付对角线元素和。

显而易见，若第 1 列（行）元素和 $= \dfrac{n(n^2+1)}{2}$，则相应的

第 n 列（行）元素和必 $= \dfrac{n(n^2+1)}{2}$。事实上由（2）知

$$L_1 = \sum_{j=1}^{n} A_{j1}(n) = \frac{n(n^2+1)}{2}$$

而

$$L_n(n) = \sum_{j=1}^{n} A_{jn}(n) = A_{1n}(n) + A_{nn}(n) + \sum_{j=2}^{n-1} A_{jn}$$

$$= (n^2+1) - A_{n1}(n) + (n^2+1) - A_{11}(n) + \sum_{j=2}^{n-1} [(n^2+1) - A_{j1}(n)]$$

$$= n(n^2+1) - \sum_{j=1}^{n} A_{j1}(n)$$

$$= n(n^2+1) - \frac{n(n^2+1)}{2}$$

$$= \frac{n(n^2+1)}{2}$$

同理可由 $H_1(n) = \dfrac{n(n^2+1)}{2}$ 而证 $H_n(n) = \dfrac{n(n^2+1)}{2}$。

下面证明第 i 行元素之和为 $H_i(n) = \dfrac{n(n^2+1)}{2}$，其中（$2 \leqslant i \leqslant n-1$）：

$$H_i(n) = \sum_{j=1}^{n} A_{ij}(n) = A_{i1}(n) + A_{in}(n) + \sum_{j=2}^{n-1}(A_{i-1,j-1}(n-2) + 2n - 2)$$

$$= n^2 + 1 + \sum_{j=2}^{n-1} A_{i-1,j-1}(n-2) + (n-2)(2n-2)$$

$$= n^2 + 1 + \frac{(n-2)\left[(n-2)^2+1\right]}{2} + (n-2)(2n-2)$$

$$= \frac{n(n^2+1)}{2}.$$

同理可证 $L_i(n) = Z(n) = F(n) = \dfrac{n(n^2+1)}{2}$. 故由（$n-2$）阶幻方可构造 n 阶幻方。

3. 递归构造 n 阶幻方（$n > 5$）的具体操作

如果 n 比较大，则如何选择对应数填入第 1 行与第 1 列，使之符合条件也不是一件容易之事。下面我们要进一步研究更具体的可操作的方法。

具体操作可以分四种情况考虑：$n = 4k+2$，$n = 4k+4$，$n = 4k+3$，$n = 4k+1$（k 为自然数，$k \geqq 1$）。

下面只考虑前面两种情况作为示例。

3.1 $n = 4k+2$

（1）计算基本数据

$n-2 = 4k$，$2n-2 = 8k+2$（小数与大数的个数）。

（2）列出大小数：

小数　　1，2，　3，　……，　$8k+2$

大数　　n^2，n^2-1，n^2-2，……，n^2-8k-1

（3）固定取 $a_{11} = n^2$，$a_{nn} = 1$，对大小数分两组，数目为 $8k+2/2 = 4k+1$。

第一组：2，　3，　……，　$4k-2$，　$4k-1$，　$4k$，　$4k+1$

$n^2 - 1$, $n^2 - 2$, ……, $n^2 - 4k + 3$　$n^2 - 4k + 2$　$n^2 - 4k + 1$, $n^2 - 4k$, 共有 $4k$ 对大小数。

第二组: $4k + 2$,　$4k + 3$,　$4k + 4$,　$4k + 5$,　$4k + 6$ ……, $8k + 2$

$n^2 - 4k - 1$, $n^2 - 4k - 2$, $n^2 - 4k - 3$,　$n^2 - 4k - 4$, $n^2 - 4k - 5$,　……, $n^2 - 8k - 1$, 除了 $4k + 2$ 一对外, 共有 $4k$ 对大小数。

即两组共有 $8k$ 对大小数, 也即有 $2k$ 组 4 个连续大小对应数。下面先研究这种连续 4 对大小对应数的性质。对于每连续 4 对大小对应数对来说, 其通用形式可表示为:

i　　　　$i+1$　　　　$i+2$　　　　$i+3$
$n^2 - i + 1$　$n^2 - i$　　　$n^2 - i - 1$　　$n^2 - i - 2$

取

i　　　　$i+1$　　　　$n^2 - i - 1$　　$n^2 - i - 2$

则其和

$i + (i+1) + (n^2 - i - 1) + (n^2 - i - 2) = 2n^2 - 2$ 是一个常数。我们称这种取法为"取法 1", 其相应的和为 $2n^2 - 2$。

（4）求 a_{1n} 与 a_{n1}

因为取用于第 1 行与第 1 列的大小数, 如果符合要求, 则剩下的填入第 n 行 n 列也必然符合要求。因此我们仅考虑取用于第 1 行与第 1 列的大小数。由于先取 $a_{11} = n^2$, 它是一个大数, 考虑取相应小数 $4k + 2$。然后按取法 1, 取 $2k$ 组 4 个的大小数, 其和为 $2k(2n^2 - 2)$。因为 $a_{1n} + a_{n1} = n^2 + 1$, 故仅求 a_{1n} 即可。1 行与 1 列的总和为:

$$2n^2 + a_{1n} + 2k(2n^2 + 1) + (4k + 2) = 2 \times \frac{n(n^2 + 1)}{2} = n(n^2 + 1)$$

可求得 $a_{1n} = 4k$, 故 $a_{n1} = n^2 - 4k + 1$。

（5）选取分别用于第 1 行与第 1 列的大小数

把选出来的大小数分成两组，然后将第 1 组填入第 1 行，第 2 组填入第 1 列。下面作一分析，其中 $a_{11}=n^2$，第 1 行与第 1 列共有；而通过计算可知 $a_{1n}=4k$，$a_{n1}=n^2-4k+1$。在（3）中的两组大小数中，除了（$4k+2$）一对外，还有 $2k$ 组其和为（$2n^2-2$）的连续的四个大小数对。因此先把 $a_{1n}=4k$ 放在第 1 组，而把 $a_{n1}=n^2-4k+1$ 放在第 2 组。

我们先考虑 $2k$ 组其和为（$2n^2-2$）的连续的四个大小数对的划分：为了充分利用连续性的性质，又考虑 $a_{1n}=4k$，$a_{n1}=n^2-4k+1$，以及没有分的（$4k+2$）。从第一组后 4 对，从第二组前 5 对中选定 10 个数：

$4k-2$，$4k-1$，$4k$，$4k+2$，$4k+3$，$4k+4$，n^2-4k+1，n^2-4k，n^2-4k-4，n^2-4k-5

为什么这样选？主要考虑两点。其一是，因为 n 不是一个具体的数，故不容易操作。我们希望选出具体的若干个数后，剩下的要容易操作。如果剩下的是若干组 4 个连续大小对应数，则利用其和与参数无关的性质。事实上，通过上面的选择，第 1 与第 2 组都各剩下 $4k-4=4(k-1)$ 对大小数，即（$k-1$）组 4 个连续大小对应数。其二是，除了 $a_{1n}=4k$，$a_{n1}=n^2-4k+1$，其余的大小对应数中，或者取小数，或者取大数，仅限于一种，因为要把相应数填入 n 行或 n 列。

第 1 行选定的数为 $a_{11}=n^2$，$a_{1n}=4k$，其他的数为

$4k-1$，n^2-4k，$4k+4$，n^2-4k-4

第 1 列选定的数为 $a_{11}=n^2$，$a_{n1}=n^2-4k+1$，其他的数为

$4k-2$，n^2-4k-5，$4k+3$，$4k+2$

为什么这样选？关键的是要保证行与列的和要相等。事实上，$4k-1+n^2-4k+4k+4+n^2-4k-4+4k=2n^2+4k-1$，$4k-2+n^2-4k-5+4k+3+4k+2+n^2-4k+1=2n^2+4k-1$，符合

要求。

当 $k > 1$ 时，第 1 行再加上

$\{4i+2, 4i+3, n^2-4i-3, n^2-4i-4\}$，$0 \leq i \leq k-2$，

$\{4i+1, 4i+2, n^2-4i-2, n^2-4i-3\}$　$k+2 \leq i \leq 2k.$

这 $2(k-1)$ 组数中任取 $(k-1)$ 组数（除 a_{11} 和 a_{1n} 外，其它可随意填，下同）。而第 1 列再加上上式剩下 $(k-1)$ 组数。

（6）实例 A（4）$\Rightarrow A$（6）

◇计算基本数据：$n = 6$，$n - 2 = 4$，$2n - 2 = 10$，$n^2 + 1 = 37$，$n = 4k + 2$，故 $k = 1$。

◇把 A（4）每个元素加 10 即幻方 A（11，4）填入 A（6）中间，见下图：

◇

	11	22	18	23	
	24	17	21	12	
	25	16	20	13	
	14	19	15	26	

◇列出大小数：

小数　1，2，3，4，5，6，7，8，9，10

大数　36，35，34，33，32，31，30，29，28，27

◇分别选取用于第 1 行与第 1 列的大小数：

第 1 行选定的数为 $a_{11} = 36$，$a_{1n} = 4$，其他的数为

3，32，8，28

第 1 列选定的数为 $a_{11} = 36$，$a_{n1} = 33$，其他的数为

2，27，7，6

◇构造 A（6）：

36	3	32	8	28	4
6	11	22	18	23	31
7	24	17	21	12	30
27	25	16	20	13	10
2	14	19	15	26	35
33	34	5	29	9	1

3.2　$n = 4k + 4$

（1）计算基本数据

$n = 4k + 4$，$n - 2 = 4k + 2$，$2n - 2 = 8k + 6$

（2）列出大小数

小数　1，　　2，　　　3，　　……，$8k + 6$

大数　n^2，$n^2 - 1$，$n^2 - 2$，……，$n^2 - 8k - 5$

（3）将其平均分成两部分

因为 $(8k + 6) \div 2 = 4k + 3$，而 $a_{11} = n^2$，$a_{nn} = 1$，每一部分取 $4k + 2$ 个对应数。

第一部分：$\left.\begin{matrix} 2, & & 3, & \cdots, & 4k + 3 \\ n^2 - 1, & n^2 - 2, & \cdots, & n^2 - 4k - 2 \end{matrix}\right\}$共

有 $4k + 2$ 对大小数．

第二部分：$\left.\begin{matrix} 4k + 4, & \cdots, & 8k + 6 \\ n^2 - 4k - 3, & \cdots, & n^2 - 8k - 5 \end{matrix}\right\}$除去 $4k + 4$ 的一

对，共有 $4k + 2$ 对大小数．

由于 $4k + 2 = 4(k - 1) + 6$，即每一部分都有 $4(k - 1) + 6$ 对大小数。

（4）取第 1 行与第 1 列的大小数

同样，我们希望选出具体的若干个数后，剩下的要容易操作，即剩下的是若干组 4 个连续大小对应数。故第一步从每一部分各选出 6 对大小数：

$$2, \qquad 3, \qquad 4, \qquad 5, \qquad 6, \qquad 7$$

$$n^2 - 1, \qquad n^2 - 2, \qquad n^2 - 3, \qquad n^2 - 4, \qquad n^2 - 5, \qquad n^2 - 6$$

$$4k + 5, \qquad 4k + 6, \qquad 4k + 7, \qquad 4k + 8, \qquad 4k + 9, \qquad 4k + 10$$

$$n^2 - 4k - 4, \ n^2 - 4k - 5, \ n^2 - 4k - 6, \ n^2 - 4k - 7, \ n^2 - 4k - 8, \ n^2 - 4k - 9$$

从 12 对中取出下面 12 个数

$$2, \qquad\qquad 3, \qquad\qquad 4,$$

$$n^2 - 4, \qquad\qquad n^2 - 5, \qquad\qquad n^2 - 6$$

$$4k + 5, \qquad\qquad 4k + 6, \qquad\qquad 4k + 7,$$

$$n^2 - 4k - 7, \qquad n^2 - 4k - 8, \qquad n^2 - 4k - 9$$

作为第 1 行与第 1 列的元数，其和为 $2(3n^2 - 6)$。另 12 个数是第 n 行与第 n 列的元数。此外 $4k + 4$ 也作为第 1 行与第 1 列的元数。

剩下的还有 $4(k - 1)$ 对大小数，对于这 $(k - 1)$ 组 4 个连续的大小数对，用取法 1，其和仍为 $2n^2 - 2$。下面求 a_{1n}

$$a_{1n} + 2n^2 + 2(k - 1)(2n^2 - 2) + (4k + 4) + 2(3n^2 - 6) = n(n^2 + 1)，$$ 解方程得

$$a_{1n} = 4k + 8，则 a_{n1} = n^2 - 4k - 7。$$

（5）分别选取用于第 1 行与第 1 列的大小数：

第 1 行选定的数为 $a_{11} = n^2$，$a_{1n} = 4k + 8$，其他的数为

$$2, \ 4k + 4, \ 4k + 7, \ n^2 - 4k - 8, \ n^2 - 4k - 9, \ n^2 - 4,$$

第 1 列选定的数为 $a_{11} = n^2$，$a_{n1} = n^2 - 4k - 7$，其他的数为

$$3, \ 4, \ 4k + 5, \ 4k + 6, \ n^2 - 5, \ n^2 - 6,$$

当 $k > 1$ 时，第 1 行再加上

$$\{4i, \ 4i + 1, \ n^2 - 4i - 1, \ n^2 - 4i - 2\}, \ 2 \leqslant i \leqslant k,$$

$$\{4i - 1, \ 4i, \ n^2 - 4i, \ n^2 - 4i - 1\} \ k + 3 \leqslant i \leqslant 2k + 1.$$

这 $2(k - 1)$ 组数中任取 $(k - 1)$ 组数。而第 1 列再加上上式剩下 $(k - 1)$ 组数。

（6）实例 A（6）$\Rightarrow A$（8）

◇计算基本数据：$n=8$，$n-2=6$，$2n-2=14$，$n^2+1=65$，$n=4k+4$，故 $k=1$。

◇把 A（6）每个元素加 14 即幻方 A（15，6）填入 A（8）中间，见下图：

	50	17	46	22	42	18
	20	25	36	32	37	45
	21	38	31	35	26	44
	41	39	30	34	27	24
	16	28	33	29	40	49
	47	48	19	43	23	15

◇列出大小数

小数　1，2，3，4，5，6，7，8，9，10，11，12，13，14，

大数　64，63，62，61，60，59，58，57，56，55，54，53，52，51

◇将其平均分成两部分

因为 $14 \div 2 = 7$，而 $a_{11}=n^2$，$a_{nn}=1$，每一部分取 6 个对应数。

第一部分：2，3，4，5，6，7，
　　　　　63，62，61，60，59，58

第二部分：8，9，10，11，12，13，14，
　　　　　57，56，55，54，53，52，51

分别选取用于第 1 行与第 1 列的大小数：

第 1 行选定的数为 $a_{11}=64$，$a_{18}=12$，其他的数为

2，8，11，52，51，60

第 1 列选定的数为 $a_{11}=64$，$a_{81}=53$，其他的数为

3，4，9，10，59，58

构造 A（8）：

64	2	8	11	52	51	60	12
3	50	17	46	22	42	18	62
4	20	25	36	32	37	45	61
9	21	38	31	35	26	44	56
10	41	39	30	34	27	24	55
59	16	28	33	29	40	49	6
58	47	48	19	43	23	15	7
53	63	57	54	13	14	5	1

3.3　$n = 4k + 1$

（1）计算基本数据

$n = 4k + 1$，$n - 2 = 4k - 1$，$2n - 2 = 8k$

（2）列出大小数

小数　1，　2，　　3，　……，$8k$

大数　n^2，$n^2 - 1$，$n^2 - 2$，　……，$n^2 - 8k + 1$

（3）选择第 1 行与第 1 列的元数并求 a_{1n}

共 $8k$ 个大数，除了 a_{11} 拿出 $4k-2$ 个大数：

$n^2 - 1$，$n^2 - 2$，…，$n^2 - 4k + 3$，$n^2 - 4k + 1$，要把这 $4k—2$ 个分成两个含 $2k—1$ 个数且和相等的集合。还是从两头取若干分成两组，使其之和相等，同时使剩余部分是 4 的倍数而且连续的自然数。由于

$(n^2 - 1) + (n^2 - 3) + (n^2 - 4k + 1) = (n^2 - 2) + (n^2 - 4) + (n^2 - 4k + 3)$，剩下的 $(n^2 - 5)$，…，$(n^2 - 4k + 4)$ 共 $4(k - 2)$ 个数，又可分为 $(k - 2)$ 个 4 个连续的自然数的组合。所以 $4k - 2$ 个大数可分为各含 $2k - 1$ 个大数且和相等的集合。

每个集合之和 $= \dfrac{1}{2}\left(\dfrac{(4k - 3)(2n^2 - 4k + 2)}{2} + n^2 - (4k - 1)\right)$

$$= \frac{(4k-2) \ n^2 - (2k-1) \ (4k-1) \ -1}{2}$$

$$= \frac{(4kn^2 - 8k^2 - 2n^2 + 6k - 2)}{2}$$

第 1 行与第 1 列的元素的总数为 $2n-2=8k$，现已选定大数 $4k$—2 个，除了 a_{1n} 外，还需要 $8k - (4k-2) - 1 = 4k+1$ 个小数。则应选择 $4k+1$ 个与前面的 $4k-2$ 个大数不是对应数的小数：

$4k$—1， $4k+1$，……，$8k$，总共 $4k+1$ 个小数。这些小数的和为

$$\frac{4k \ (4k+1+8k)}{2} + 4k - 1 = 24k^2 + 6k - 1. \ 则$$

$a_{1n} = n \ (n^2+1) \ - 2n^2 - \ (4kn^2 - 8k^2 - 2n^2 + 6k - 2) \ - (24k^2 + 6k - 1) = 5.$ 故 $a_{n1} = n^2 - 4.$

（4）分别选择第 1 行与第 1 列的元素

$a_{n1} = n^2 - 4$ 在第 1 组 M_1，是第 1 列的元素的集合。小数还是从两头取若干分成两组，使其之和相等，同时使剩余部分是 4 的倍数而且连续的自然数。由于总共 $4k+2$ 个小数：

$4k-1$， $4k+1$，$4k+2$，$4k+3$，$4k+4$，$4k+5$，……，$8k-2$，$8k-1$，$8k$，5，可分成各含 $2k+1$ 个数且其和相等。由于

$(4k-1) \ + \ (4k+5) \ + \ (8k-1) \ = 5 + 8k + \ (8k-2) \ = 16k+3$，$(4k+1) \ + \ (4k+4) \ = \ (4k+2) \ + \ (4k+3) \ =8k+5$，则还剩下 $4k+6$，……，$8k-3$，共 $4 \ (k-2)$ 个连续自然数，即 $(k-2)$ 组 4 个连续自然数组合。故 $4k+2$ 个小数可分成其和相等且数目相同的两部分。其中把包含 5 的为 M_2，它是第 1 行的元素的集合。

第 1 列的元素的集合 M_1 取：

$n^2 - 2$，$n^2 - 4$，$n^2 - 4k + 3$，$4k-1$，$4k+1$，$4k+4$，$4k+5$，$8k-1$。

第 1 行的元素的集合 M_2 取：

$n^2 - 1$，$n^2 - 3$，$n^2 - 4k + 1$，$8k - 2$，$4k + 2$，$4k + 3$，$8k$，5.

（5）实例 A（7）$\Rightarrow A$（9）

◇计算基本数据：$n = 9$，$n—2 = 7$，$2n - 2 = 16$，$n^2 + 1 = 82$，$n = 4k + 1$，故 $k = 2$.

◇把 A（7）每个元素加 16 即幻方 A（17，7）填入 A（9）中间，见下图：

65	23	27	28	61	64	19
22	53	34	35	52	31	60
24	32	40	45	38	50	58
25	36	39	41	43	46	57
26	33	44	37	42	49	56
62	51	48	47	30	29	20
63	59	55	54	21	18	17

◇列出大小数

小数　1，　2，3，4，5，6，7，8，9，10，11，12，13，14，15，16

大数　81，80，79，78，77，76，75，74，73，72，71，70，69，68，67，66

◇选择第 1 行与第 1 列的元数

共 16 个大数，除了 a_{11} 拿出 6 个大数：

80，79，78，77，76，74，要把这 6 个分成两个含 3 个大数且和相等的集合。由于 $80 + 78 + 74 = 79 + 77 + 76 = 232$，故 80，78，74 与 79，77，76 各为一组。

$A_{91} = 77$ 在第 1 组 M_1，是第 1 列的元素的集合。小数还是从两头取若干分成两组，使其之和相等。由于总共 6 个小数：

$4k - 1$，　$4k + 1$，$4k + 2$，$4k + 3$，$4k + 4$，$4k + 5$，……，

$8k-2$，$8k-1$，$8k$，5，可分成各含 $2k+1$ 个数且其和相等。由于

$7+13+15=5+16+14=35$

$9+12=10+11=21$

故 10 个小数可分成其和相等且数目相同的两部分。其中把包含 5 的为 M_2，它是第 1 行的元素的集合。所以

$M_1=\{76,77,79,7,13,15,9,12\}$，

$M_2=\{74,78,80,5,14,16,10,11\}$

◇构造 A（9）：

81	74	78	80	14	16	10	11	5
76	65	23	27	28	61	64	19	6
79	22	53	34	35	52	31	60	3
7	24	32	40	45	38	50	58	75
13	25	36	39	41	43	46	57	69
15	26	33	44	37	42	49	56	67
9	62	51	48	47	30	29	20	73
12	63	59	55	54	21	18	17	70
77	8	4	2	68	66	72	71	1

3.4 $n=4k+3$

（1）计算基本数据

$n=4k+3$，$n-2=4k+1$，$2n-2=8k+4$

（2）列出大小数

小数 1， 2，   3，   ……，$8k+4$

大数 n^2，n^2-1，n^2-2，……，n^2-8k-3

（3）将其平均分成两部分

因为 $(8k+4)\div2=4k+2$，而 $a_{11}=n^2$，$a_{nn}=1$，每一部分取 $4k+2$ 个对应数。

第一部分：
$$\left.\begin{array}{llll} 2, & 3, & \cdots, & 4k+2 \\ n^2-1, & n^2-2, & \cdots, & n^2-4k-1 \end{array}\right\}$$共有 $4k+1$

对大小数.

第二部分：
$$\left.\begin{array}{llll} 4k+3, & 4k+4, & \cdots, & 8k+4, \\ n^2-4k-2, & n^2-4k-3, & \cdots, & n^2-8k-3 \end{array}\right\}$$除去

$4k+3$ 的一对，共有 $4k+1$ 对大小数.

（4）选择第 1 行与第 1 列的元素并求 a_{1n}

首先研究一下四个连续自然数的性质。设连续自然数 i, $i+1$, $i+2$, $i+3$，则有

$$i+(i+3)=(i+1)+(i+2).$$

总共有 $8k+4$ 个大数，除了 n^2 外，还有 $8k+3$ 个大数。第 1 行与第 1 列的不重复的元素共有 $n+n-1=2n-1=8k+5$。除了 n^2 外，再按大小顺序选择 $4k$ 个大数

$$n^2-1, \quad n^2-2, \quad \cdots\cdots, \quad n^2-4k$$

这样与 n^2 一共有 $4k+1$ 个，还差 $4k+4$ 个，可从小数中选定。考虑到 a_{1n} 为所求之数，则应选择 $4k+3$ 个与前面的 $4k+1$ 个大数不是对应数的小数，而且从数量少的选择

$$4k+2, \quad 4k+3, \quad \cdots\cdots, \quad 8k+4$$

求 a_{1n}：

$$a_{1n}=n(n^2+1)-2n^2-\frac{1}{2}4k(n^2-1+n^2-4k)-\frac{1}{2}(4k+3)(4k+2+8k+4)=3.$$ 故 $a_{n1}=n^2-2$。因此，第 1 行与第 1 列除了 a_{11} 的元素为

$$3, 4k+2, 4k+3, \cdots\cdots, 8k+4, n^2-4k, n^2-4k+1, \cdots\cdots, n^2-1.$$

（5）分别选择第 1 行与第 1 列的元素

首先分大数，由于 $a_{11}=n^2$，对于 $4k$ 个连续的大数，它们可以分成 k 组数，每一组含有四个连续的整数：

$$\{n^2-4i, n^2-4i+1, n^2-4i+2, n^2-4i+3\}, 1\le i\le k.$$

只要把一组四个连续整数中的中间两数放入一个集合 M_1，首尾两个数放入集合 M_2 即可。设 M_1 中含有 $a_{n1} = n^2 - 2$，即 M_1 中的元素为填入第 1 列的元素。由于所选择的小数共有 $4k+3$ 个，我们将 3，$4k+3$，$8k+3$，$8k+4$，放入 M_2（注意 3 和 n^2-2 不能放入同一个集合），$4k+2$，$4k+4$，，$4k+5$，$8k+2$ 放入 M_1。其它的 $4k-4$ 个连续整数 $4k+6$，……，$8k+1$ 也分成和数相等的各含 $2k-2$ 个整数的两组，分别放入集合 M_1 与 M_2 即可。

（6）实例 A（5）$\Rightarrow A$（7）

◇计算基本数据：$n=7$，$n-2=5$，$2n-2=12$，$n^2+1=50$，$n=4k+3$，故 $k=1$。

◇把 A（5）每个元素加 12 即幻方 A（13，5）填入 A（7）中间，见下图：

37	18	19	36	15
16	24	29	22	34
20	23	25	27	30
17	28	21	26	33
35	32	31	14	13

◇列出大小数

小数　1，　2，3，4，5，　6，7，8，9，10，11，12，

大数　49，48，47，46，45，44，43，42，41，40，39，38，

◇将其平均分成两部分

因为（8＋4）÷2＝6，而 $a_{11}=49$，$a_{77}=1$，每一部分取 6 个对应数。

第一部分：2，3，4，5，6，

　　　　　48，47，46，45，44

第二部分：7，8，9，10，11，12，

43，42，41，40，39，38

◇分别选择第 1 行与第 1 列的元素

第 1 行与第 1 列的元素：

3，6，7，8，9，10，11，12，45，46，47，48，49

第 1 行的元素：M_2：3，7，11，12，45，48，49

第 1 列的元素：M_1：6，8，9，10，46，47，49

◇构造 A（7）：

49	7	11	12	45	48	3
6	37	18	19	36	15	44
8	16	24	29	22	34	42
9	20	23	25	27	30	41
10	17	28	21	26	33	40
46	35	32	31	14	13	4
47	43	39	38	5	2	1

4. 由 m 阶幻方和 n 阶幻方构造 mn 阶幻方

4.1　$A（m）\wedge A（n）\Rightarrow A（mn）$ 的方法一与证明

已知 A（m）与 A（n），构造 A（mn），记为 $A（m）\wedge A（n）\Rightarrow A（mn）$.

设 $A_{i+(j-1)n,r+(s-1)n}（mn）=m^2（A_{ir}（n）-1）+A_{js}（m）$

$$1\leqslant i，r\leqslant n，1\leqslant j，s\leqslant m.$$

当 $i，r$ 取遍 1 到 n 各数，$j，s$ 取遍 1 到 m 各数，则 $i+（j-1）n，r+（s-1）n$

恰好取遍 A（mn）的所有标号.

证明：A（mn）的第 $i+（j-1）n$ 行（$1\leqslant i\leqslant n，1\leqslant j\leqslant m$）总和为

$$\sum_{s=1}^{m}\sum_{r=1}^{n}A_{i+(j-1)n,r+(s-1)n}(mn) = \sum_{s=1}^{m}\sum_{r=1}^{n}(m^2(A_{ir}(n) - 1)$$
$$+ A_{js}(m))$$

$$= \sum_{s=1}^{m}(m^2(\sum_{r=1}^{n}(A_{ir}(n) - 1) + A_{js}(m)) = m^3[(\frac{1}{2}n(n^2 + 1) - n)] +$$
$$\frac{1}{2}nm(m^2 + 1)]$$

$$= \frac{1}{2}mn[m^2(n^2 - 1)] + \frac{1}{2}nm(m^2 + 1) = \frac{1}{2}mn[m^2(n^2 - 1) +$$
$$(m^2 + 1)]$$

$$= \frac{1}{2}mn[m^2n^2 + 1)$$

4.2 A（m）∧A（n）⇒A（mn）的方法二

我们从另一个角度来看方法 1，对于

$A_{i+(j-1)n,r+(s-1)n}$（mn）= m^2（A_{ir}（n）-1）+ A_{js}（m），其左边是 A（mn）是元素，右边有两部分，在第 1 部分 m^2（A_{ir}（n）-1）中，m² 是一个常数，而 A_{ir}（n）是 A（n）的元素。在第 2 部分 A_{js}（m）是 A（m）的元素。其中 A_{ir}（n）与 A_{js}（m）是变数，令

$g = A_{js}$（m）$\in \{A_{11}$（m），A_{12}（m），…，A_{mm}（m）$\}$，$h = A_{ir}$（n）$\in \{A_{11}$（n），A_{12}（n），…，A_{nn}（n）$\}$，

4.3 具体的算法

称 A_{gh}（mn）= m^2（h-1）+ g 为公式 1，下面给出相应的具体的算法：

（1）首先建立 mn×mn 方阵 M =（M_{ij}）$_{mn×mn}$，并清零，即令 M_{ij} = 0，1 ≤ i，j ≤ mn。我们称方阵 M 为 M 方格。

（2）将 M 方格划分 m² 个大方格，每一个大方格都填入与 A（m）相对应方格中的元素，并称这些数为大方格数，记为 g，显然 g $\in \{A_{11}$（m），A_{12}（m），…，A_{mm}（m）$\}$．如大方格数为 g，则同时称此大方格为第 g 个大方格。

（3）在 M 方格中的每一个大方格又划分 n^2 个方格，并称之为小方格。每一个大方格中的 n^2 个小方格都填入与 A（n）相对应方格中的元素，并称这些数为小方格数，记为 h，显然 $h \in \{A_{11}(n), A_{12}(n), \cdots, A_{nn}(n)\}$. 如小方格数为 h，则同时称此小方格为第 h 个小方格。

（4）令 $M_{gh} = g + (h-1) m^2$，$g \in \{A_{11}(m), A_{12}(m), \cdots, A_{mm}(m)\}$.

$h \in \{A_{11}(n), A_{12}(n), \cdots, A_{nn}(n)\}$. 并将 M_{gh} 填入到 M 方格中的第 g 个大方格中的第 h 个小方格中。

同样，可以利用下面的公式构建 A（mn）：$A_{gh}(mn) = n^2(g-1) + h$. 称之为公式 2。

通过以上的研究，我们可以得出以下结论：已知 n 阶幻方与 m 阶幻方，则可构造 nm 阶幻方、n^m 阶幻方与 n^2 阶幻方（其中 m，n 为自然数）。

4.4 实例　1：已知 A（3）与 A（4）构造 A（12）

设 A（3）为　　　　　　A（4）为

4	9	2
3	5	7
8	1	6

1	14	4	15
12	7	9	6
13	2	16	3
8	11	5	10

（1）首先建立 12×12 方阵 $M = (M_{ij})_{12 \times 12}$，并清零，即令 $M_{ij} = 0$，$1 \leqslant i, j \leqslant 12$. M 方格见下图。

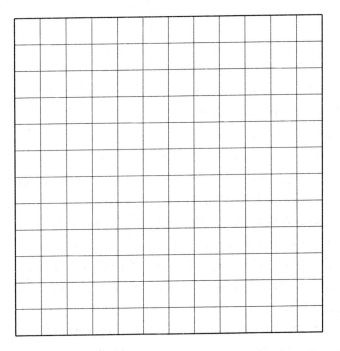

（2）将 M 方格划分 3^2 个大方格，每一个大方格都填入与 A（3）相对应方格中的元素，并称这些数为大方格数，记为 g。

4	9	2
3	5	7
8	1	6

（3）在上面 M 方格中的每一个方格又划分 16 个方格，并称之为小方格。每一个大方格中的 4^2 个小方格都填入与 A（4）相对应方格中的元素，并称这些数为小方格数，记为 h。

为方便阅览，把大方格数与小方格数分开。

4				9				2			
1	14	4	15	1	14	4	15	1	14	4	15
12	7	9	6	12	7	9	6	12	7	9	6
13	2	16	3	13	2	16	3	13	2	16	3
8	11	5	10	8	11	5	10	8	11	5	10

3				5				7			
1	14	4	15	1	14	4	15	1	14	4	15
12	7	9	6	12	7	9	6	12	7	9	6
13	2	16	3	13	2	16	3	13	2	16	3
8	11	5	10	8	11	5	10	8	11	5	10

8				1				6			
1	14	4	15	1	14	4	15	1	14	4	15
12	7	9	6	12	7	9	6	12	7	9	6
13	2	16	3	13	2	16	3	13	2	16	3
8	11	5	10	8	11	5	10	8	11	5	10

（4）令 $M_{gh} = g + (h-1) m^2$，并将 M_{gh} 填入到 M 方格中的第 g 个大方格中的第 h 个小方格中。

4	121	31	130	9	126	36	135	2	119	29	128
103	58	76	49	108	63	81	54	101	56	74	47
112	13	139	22	117	18	144	27	110	11	137	20
67	94	40	85	72	99	45	90	65	92	38	83
3	120	30	129	5	122	32	131	7	124	34	133
102	57	75	48	104	59	77	50	106	61	79	52
111	12	138	21	113	14	140	23	115	16	142	25
66	93	39	84	68	95	41	86	70	97	43	88
8	125	35	134	1	118	28	127	6	123	33	132
107	62	80	53	100	55	73	46	105	60	78	51
116	17	143	26	109	10	136	19	114	15	141	24
71	98	44	89	64	91	37	82	69	96	42	87

4.5 实例2：已知 A（3）构造 A（3²）

设 A（3）为

4	9	2
3	5	7
8	1	6

（1）先建立 9×9 方阵 $M = (M_{ij})_{9 \times 9}$，并清零，即令 $M_{ij} = 0$，$1 \leq i, j \leq 9$. M 方格见下图

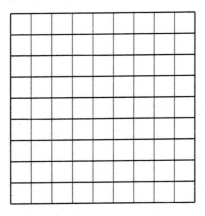

（2）将 M 方格划分 3^2 个大方格，每一个大方格都填入与 A（3）相对应方格中的元素，并称这些数为大方格数，记为 g。

4	9	2
3	5	7
8	1	6

（3）在上面 M 方格中的每一个方格又划分 9 个方格，并称之为小方格。每一个大方格中的 3^2 个小方格都填入与 A（3）相对应方格中的元素，并称这些数为小方格数，记为 h。

为方便阅览，把大数与小方格分开。

4			9			2		
4	9	2	4	9	2	4	9	2
3	5	7	3	5	7	3	5	7
8	1	6	8	1	6	8	1	6
3			5			7		
4	9	2	4	9	2	4	9	2
3	5	7	3	5	7	3	5	7
8	1	6	8	1	6	8	1	6
8			1			6		
4	9	2	4	9	2	4	9	2
3	5	7	3	5	7	3	5	7
8	1	6	8	1	6	8	1	6

（4）利用公式 2 令 $M_{gh} = h + (g-1) n^2$，并将 M_{gh} 填入到 M 方格中的第 g 个大方格中的第 h 个小方格中。

31	36	29	76	81	74	13	18	11
30	32	34	75	77	79	12	14	16
35	28	33	80	73	78	17	10	15
22	27	20	40	45	38	58	63	56
21	23	25	39	41	43	57	59	61
26	19	24	44	37	42	62	55	60
67	72	65	4	9	2	49	54	47
66	68	70	3	5	7	48	50	52
71	64	69	8	1	6	53	46	51

5. 剩余定理与 $A(m) \wedge A(n) \Rightarrow A(mn)$

以上给出的是计算公式，便于计算机机完成。下面我们研究不用计算的 $A(m) \wedge A(n) \Rightarrow A(mn)$。

驰名世界的"中国剩余定理"属于现代数学的同余关系与剩余类，下面研究它们在 $A(m) \wedge A(n) \Rightarrow A(mn)$ 的应用

对于 $A(m)$ 而言，关键在于其每行、每列以及主付两条对角线元素的和都相等。下面我们研究用余数形式表示后 m 个元素和的一些特殊的性质。

令 $C_1 = \sum_{i=1}^{m} a_{1i} = \sum_{i=1}^{m} (q_{1i}m + r_{1i})$, $C_2 = \sum_{i=1}^{m} a_{2i} = \sum_{i=1}^{m} (q_{2i}m + r_{2i})$, 若 $\sum_{i=1}^{m} q_{1i} = \sum_{i=1}^{m} q_{2i}$, $\sum_{i=1}^{m} r_{1i} = \sum_{i=1}^{m} r_{2i}$, 则 $C_1 = C_2$.

对于公式 $1A_{gh}(mn) = m^2(h-1) + g$，令 m^2 为模，则 $(h-1)$ 为商，而 g 为余数，故可以利用余数形式表示后 m 个元素和的一些特殊的性质。即从同余关系看，大方格数 g 属于对余数的分类，而小方格数 h 属于对商的分类。这样我们就找到不用计算的 $A(m) \wedge A(n) \Rightarrow A(mn)$ 方法，即同余关系分类法，下面用上述两个例子来说明。下面给出具体的算法。

5.1 具体的算法

（1）对于自然数的集合 $A = \{1, 2, \cdots\cdots, (mn)^2\}$，可以在其上面定义模 m^2 同余关系

$R = \{<x, y> | x, y \in A \wedge x \equiv y \pmod{m^2}\}$。

（2）利用等价关系 R 对 A 进行分类

$\frac{A}{R} = \{[1], [2], \cdots, [m^2]\}$，其中 $[g] = \{g, g+m^2, g+2m^2, \cdots g+(n^2-1)m^2\}$ $(1 \leq g \leq m^2)$，其中 g 对应大方格数。显然每 1 类共有 n^2 个数。

对于 $[g]$ 也可表示为 $[g] = \{h_0, h_1, \cdots, h_j, \cdots, h_{n^2-1}\}$，事实上是对商的一种分类，即表示其商。由于商从 0 开

始，而小方格数从 1 开始，j 对应小方格数，故有 $h_j = j \times m^2 + g = (h-1) m^2 + g$。

5.2　实例：已知 A（3）与 A（4）构造 A（12）

（1）建立大数小数方格

4					9					2			
1	14	4	15		1	14	4	15		1	14	4	15
12	7	9	6		12	7	9	6		12	7	9	6
13	2	16	3		13	2	16	3		13	2	16	3
8	11	5	10		8	11	5	10		8	11	5	10

3					5					7			
1	14	4	15		1	14	4	15		1	14	4	15
12	7	9	6		12	7	9	6		12	7	9	6
13	2	16	3		13	2	16	3		13	2	16	3
8	11	5	10		8	11	5	10		8	11	5	10

8					1					6			
1	14	4	15		1	14	4	15		1	14	4	15
12	7	9	6		12	7	9	6		12	7	9	6
13	2	16	3		13	2	16	3		13	2	16	3
8	11	5	10		8	11	5	10		8	11	5	10

（2）令 A $= \{1, 2, 3, \cdots\cdots, 143, 12^2\}$，模为 9，对 A 进行分类（用表格表示）

$\dfrac{h-1}{g}$	1	2	3	4	5	6	7	8	9
0	1	2	3	4	5	6	7	8	9
1	10	11	12	13	14	15	16	17	18
2	19	20	21	22	23	24	25	26	27

续表

$\dfrac{h-1}{g}$	1	2	3	4	5	6	7	8	9
3	28	29	30	31	32	33	34	35	36
4	37	38	39	40	41	42	43	44	45
5	46	47	48	49	50	51	52	53	54
6	55	56	57	58	59	60	61	62	63
7	64	65	66	67	68	69	70	71	72
8	73	74	75	76	77	78	79	80	81
9	82	83	84	85	86	87	88	89	90
10	91	92	93	94	95	96	97	98	99
11	100	101	102	103	104	105	106	107	108
12	109	110	111	112	113	114	115	116	117
13	118	119	120	121	122	123	124	125	126
14	127	128	129	130	131	132	133	134	135
15	136	137	138	139	140	141	142	143	144

（3）根据大（小）方格数与 g（h-1）的对应关系，填入 A（mn）方格中。例如下面仅填入大方格数为 4，9，2 对应的小方格：

4

4	121	31	130
103	58	76	49
112	13	139	22
67	94	40	85

9

9	126	36	135
108	63	81	54
117	18	144	27
72	99	45	90

2

2	119	29	128
101	56	74	47
110	11	137	20
65	92	38	83

3

1	14	4	15
12	7	9	6
13	2	16	3
8	11	5	10

5

1	14	4	15
12	7	9	6
13	2	16	3
8	11	5	10

7

1	14	4	15
12	7	9	6
13	2	16	3
8	11	5	10

8

1	14	4	15
12	7	9	6
13	2	16	3
8	11	5	10

1

1	14	4	15
12	7	9	6
13	2	16	3
8	11	5	10

6

1	14	4	15
12	7	9	6
13	2	16	3
8	11	5	10

5.3　实例：已知 A（3）构造 A（3^2）

如4。5实例2，有

4

4	9	2
3	5	7
8	1	6

9

4	9	2
3	5	7
8	1	6

2

4	9	2
3	5	7
8	1	6

3

4	9	2
3	5	7
8	1	6

5

4	9	2
3	5	7
8	1	6

7

4	9	2
3	5	7
8	1	6

8

4	9	2
3	5	7
8	1	6

1

4	9	2
3	5	7
8	1	6

6

4	9	2
3	5	7
8	1	6

（1）令 A = {1，2，3，……，81}，模为 9，对 A 进行分类（用表格表示）

$\dfrac{g-1}{h}$	1	2	3	4	5	6	7	8	9
0	1	2	3	4	5	6	7	8	9
1	10	11	12	13	14	15	16	17	18
2	19	20	21	22	23	24	25	26	27
3	28	29	30	31	32	33	34	35	36
4	37	38	39	40	41	42	43	44	45
5	46	47	48	49	50	51	52	53	54
6	55	56	57	58	59	60	61	62	63
7	64	65	66	67	68	69	70	71	72
8	73	74	75	76	77	78	79	80	81

（2）利用公式 2　$M_{gh} = h + (g-1) n^2$，其中 h 为余数，（g-1）为商，根据大（小）方格数与 h（g-1）的对应关系，填入 A（nn）方格中。例如下面仅填入大方格数为 4，9 对应的小方格：

大方格数为 4，即 g = 4，g - 1 = 3，对应上表的第 4 行

28	29	30	31	32	33	34	35	36

依照顾序填写到大方格数为 4 的各小方格中：

4			9			2		
31	36	29	4	9	2	4	9	2
30	32	34	3	5	7	3	5	7
35	28	33	8	1	6	8	1	6
3			5			7		
4	9	2	4	9	2	4	9	2
3	5	7	3	5	7	3	5	7
8	1	6	8	1	6	8	1	6
8			1			6		
4	9	2	4	9	2	4	9	2
3	5	7	3	5	7	3	5	7
8	1	6	8	1	6	8	1	6

大方格数为 9，即 $g = 9$，$g - 1 = 8$，对应上表的第 9 行

73	74	75	76	77	78	79	80	81

依照顾序填写到大方格数为 9 的各小方格中：

4			9			2		
31	36	29	76	81	74	4	9	2
30	32	34	75	77	79	3	5	7
35	28	33	80	73	78	8	1	6
3			5			7		
4	9	2	4	9	2	4	9	2
3	5	7	3	5	7	3	5	7
8	1	6	8	1	6	8	1	6
8			1			6		
4	9	2	4	9	2	4	9	2
3	5	7	3	5	7	3	5	7
8	1	6	8	1	6	8	1	6

今后，我们称按本节方法构造的幻方为洛书幻方。

国家中医药管理局关于加强中医理论传承创新的若干意见

各省、自治区、直辖市卫生计生委、中医药管理局，新疆生产建设兵团卫生局，局各直属单位，北京中医药大学：

为加强中医（民族医）理论传承创新，更好地指导中医药临床和产业实践，提升中医药服务和创新能力，推动中医药学术进步和事业发展，根据《国务院关于扶持和促进中医药事业发展的若干意见》《中医药创新发展规划纲要（2006－2020年）》和《中共中央国务院关于深化体制机制改革加快实施创新驱动发展战略的若干意见》精神，提出如下意见：

一、充分认识中医理论传承创新的重要性和紧迫性

（一）中医药学是中国医学科学的瑰宝，也是打开中华文明宝库的钥匙。中医理论是中华民族在几千年生产生活实践和与疾病做斗争中逐步形成并不断丰富发展的，对人与自然、人体生命活动、健康与疾病规律性认识的医学知识体系，是中医养生保健、防病治病和产业研发的指导思想和实践指南，是中医药学的基础与核心。加强中医理论传承创新，对于促进中医理论实践应用，发挥中医药原创优势，提高我国科技自主创新能力，保障中医药学术和事业健康发展，加快建设创新型国家，促进健康中国

建设具有重要意义。

（二）近年来，中医理论传承创新取得了一定成绩，为深化研究奠定了良好基础。然而，随着经济社会进步、现代科技的快速发展与健康需求的增加，中医理论发展面临严峻的挑战。一是中医理论传承不足，缺乏对中医理论原创优势的研究，核心理论现代诠释与现代科学基础薄弱，理论对临床的指导作用弱化。二是中医理论创新不足，临床应用不系统，难以满足人民群众日益增长的健康需要。三是经费投入和成果凝练不足，研究平台条件薄弱，专业化人才队伍作用有待发挥，缺乏稳定的传承创新团队，体制机制和政策环境亟待优化。

二、指导思想和基本原则

（一）指导思想。贯彻落实创新驱动发展战略，把理论传承创新放在中医药发展的先导与战略地位，遵循中医药自身发展特点和规律，加强前瞻性部署与顶层设计，稳步推进实施，以满足人民群众对中医药服务的需求为出发点，传承创新中医理论内涵，丰富和发展中医理论体系，提升创新驱动发展能力，有效指导临床和产业实践，推动中医药学术和事业可持续发展，在传承中创新发展，在创新发展中服务人民。

（二）基本原则。

——坚持传承与创新相结合。坚持中医药原创优势，强化继承发掘中医理论精髓，有效利用现代科学技术、成果和方法，创新、丰富和发展中医理论。

——坚持理论与实践相结合。遵循"实践、总结、再实践、再总结"的基本规律，基于临床实践传承创新中医理论，通过传承创新提升中医理论指导实践的能力。

——坚持主体发展与协同创新相结合。增强学术自信，坚持中医理论的主体性，鼓励多学科交叉，兼收并蓄、协同创新，不断丰富中医理论宝库。

——坚持政策引导与多元投入相结合。完善政策机制，扶持培育与需求导向有机结合，形成深入系统的传承创新中医理论新格局。

（三）发展目标。到 2030 年，通过实施相关专项工程与计划，系统深入发掘一批古代医家学术思想与理论精华，基本阐明一批中医核心理论的现代科学内涵，全面提升一批中医药防治有优势疾病的理论认识，建设一批中医理论重点研究室，培养一批中医理论学术带头人，形成传承、创新、丰富、发展中医理论新格局，全面提高中医理论水平和防病治病能力。

三、主要任务

（一）加强中医药古籍文献整理研究。加强中医药古籍文献整理研究与保护利用，制定完善中医药古籍文献整理研究规范，推进《中华医藏》整理编制，加强海外中医药古籍文献回归与孤本医籍整理，强化中医药古籍文献整理研究平台建设，发掘中医药古籍文献精华，丰富创新中医理论。

（二）加强中医理论传承研究。理清中医理论源流与框架，阐发理论内涵，规范理论表述，建立和完善概念明确、结构合理的中医理论体系。加强对传承脉络清晰、理论特色鲜明的古代医家的学术思想研究，深入研究中医对生命、健康与疾病认知理论，系统总结中医养生保健、防病治病理论精华，提升中医理论指导临床实践和产品研发的能力，切实传承中医生命观、健康观、疾病观和预防治疗观。

（三）加强中医理论实践创新。推进基于临床实践的中医理论升华和应用研究，结合实践中面临的新问题、新需求，提出新观点，总结新规律，丰富中医理论；结合临床研究、新药与产品研发，促进中医理论与不同创新领域间的衔接与转化；运用中医理论加互联网、大数据等现代信息技术，推进中医理论的广泛应用。

（四）加强中医理论内涵诠释。结合临床和产业实践，利用现代生命科学等多学科理论、技术与方法，开展中医核心理论的现代诠释研究，阐发中医理论科学基础，科学表述中医认识生命、防治疾病的内在规律。

（五）加强中医理论重点领域研究。开展治未病、养生、藏象、经络腧穴、气血津液、病因病机、诊法与辨证论治、治则治法等理论研究，中药药性、方剂配伍和方药作用机理研究，针灸等非药物疗法作用机理研究，重大疑难疾病和新发传染病等疾病证治规律和理论研究，中医医家学术思想及传承研究，中医理论相关基础性工作与共性实验技术研究，中医理论文化内涵研究等。

（六）加强中医理论传承创新方法探索。深刻理解中医理论构建模式和方法学特点，广泛吸纳和借鉴现代科学方法与技术，探索建立适合中医理论传承创新的新模式与新方法，逐步形成中医理论传承创新的方法学体系和评价体系。

四、保障措施

（一）加强组织领导。提高认识，将中医理论传承创新作为影响中医药学术与事业发展的重要任务来抓，加强领导，创新机制，发挥政府主导作用，成立相应的领导小组或机构，鼓励将中医理论传承创新纳入本地区、本单位发展规划，设立专项，在人、财、物方面给予倾斜支持，建立长期投入的保障机制。

（二）加强平台建设。建设一批中医理论重点研究室，鼓励有条件的中医机构设立中医理论研究室（所），形成一批国家和省级中医理论传承创新基地。加强多层次、全方位、高水平的国际合作；吸引国内外优秀专家参与中医理论传承创新，推进多学科合作和协同创新。

（三）加强队伍建设。将中医理论传承创新人才培养纳入国家中医药创新体系建设，并给予重点扶持，设立专门面向优秀中医理论传承创新的人才计划，以高等院校和科研院所为主体，紧密结合临床和产业实践，加强高层次人才培养和后备队伍建设，加强对中医理论传承创新学术带头人的培育，构建不同层次的人才体系，形成一支中医信念坚定、理论素养深厚、专业能力突出并且相对稳定的传承创新队伍。

（四）完善政策支撑。立足中医理论传承创新特点，改进相应的评价和激励机制，给予有力的政策导向，制定向中医理论专业人才倾斜的绩效、项目、经费和人事等管理办法，调动多学科研究中医理论的积极性，提倡学术平等和学术争鸣，营造风清气正的研究文化，构建宽松的学术氛围。

（五）创新运行机制。坚持政府支持中医理论传承创新的主导作用，强化高等院校和科研院所在知识创新中的主体地位，发挥临床机构和企业的协同创新作用，完善多元投入机制，促进医教研产协同创新，切实保障中医理论传承创新全面协调可持续发展。

国家中医药管理局
2016 年 2 月 18 日